AF402249

TRAITE PRATIQUE

D'AUSCULTATION

OUVRAGES DU MÊME AUTEUR.

MÉMOIRE tendant à prouver que la base du cœur est susceptible de changer de rapports suivant une foule de circonstances. — Paris, 1840.

DE LA PERCUSSION ET DE L'AUSCULTATION DE LA POITRINE à l'état normal; in-4°. — Paris, 1843.

DE L'EXAMEN PLESSIMÉTRIQUE DES REINS à l'état normal et à l'état pathologique, par MM. PIORRY ET MAILLIOT. — Paris, 1843.

TRAITÉ PRATIQUE DE PERCUSSION, ou Exposé des Applications de ce mode d'exploration à l'état physiologique et morbide; un vol. grand in-18. — Paris, 1843.

AUSCULTATION DES POUMONS à l'état normal; in-8°. — Paris, 1847.

COMPTE-RENDU des travaux de la Société anatomique de Paris pour l'année 1849; in-8°.

HISTOIRE DE LA PERCUSSION depuis les temps les plus reculés jusqu'à nos jours; in-8°. — Paris, 1852.

ESSAI SUR L'AUSCULTATION des poumons après la mort, comme pouvant servir à l'enseignement de l'Auscultation. — Paris, 1854.

DE LA PERCUSSION SUR L'HOMME SAIN, procédés opératoires réduits à leur plus simple expression, avec 33 figures; in-8. — Paris, 1855.

AUSCULTATION APPLIQUÉE A L'ETUDE DE LA GROSSESSE, brochure de 95 pages; in-8'. — Paris, 1856.

DISCUSSION SUR LES MOUVEMENTS DU CŒUR à l'Académie de médecine, dans le courant des années 1863-1864; brochure de 84 pages; in-8°. — Paris, 1865.

Paris. — Typ. A. PARENT, rue Monsieur-le-Prince, 31.

TRAITÉ PRATIQUE

D'AUSCULTATION

APPLIQUÉE AU DIAGNOSTIC

DES MALADIES DES ORGANES RESPIRATOIRES

PAR

Le Dʳ L. MAILLIOT,

Professeur particulier de percussion et d'auscultation,
Ex vice-président de la Société anatomique,
Ex membre titulaire de la Société des sciences médicales et de la Société médico-chirurgicale,
Membre correspondant de la Société des sciences naturelles et médicales de Seine-et-Oise,
Ex secrétaire général de la Société médicale de l'ancien 6e arrondissement de Paris,
Ex chirurgien-major du 2ᵉ bataillon de la 6ᵉ légion de la même ville,
Chevalier de l'ordre d'Isabelle-la-Catholique,
Membre adhérent de la Société des Gens-de-Lettres, etc.

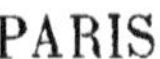

PARIS

J.-B. BAILLIÈRE ET FILS,

Rue Hautefeuille, 19, près le boulevard Saint-Germain.

LONDRES	MADRID
BAILLIÈRE, TINDALL and COX.	CARLOS BAILLY-BAILLIÈRE.

1874

AU LECTEUR.

—

Mon cher lecteur,

Pour peu que vous soyez familiarisé avec les auteurs classiques d'autrefois, vous ne trouverez pas étrange que je m'adresse à vous directement. La forme épistolaire est moins aride qu'une préface, et elle établit une plus grande sympathie entre l'auteur et celui qui lui fait l'honneur de le lire.

Avant de jeter les yeux sur ce livre, veuillez, je vous en prie, me prêter un instant votre attention. Je dois vous rendre compte de mon travail.

Le besoin de ce travail, comme on le dit vulgairement, mon cher Lecteur, se faisait-il sentir ?

A Dieu ne plaise que je réponde à cette question par l'affirmative !

Pourquoi donc ai-je pris la plume? Parce que j'ai voulu vous éviter les recherches que j'ai dû faire dans le but de savoir comment avait progressé l'esprit humain pour nous amener à l'état actuel de nos connaissances stéthoscopiques.

Nous vivons à une époque où l'on traite les questions les plus graves avec légèreté.

Le sentiment d'un devoir à remplir ne devrait-il pas, cependant, exciter les médecins qui prennent la plume à traiter sérieusement les questions médicales?

Le font-ils en général? Je vous laisse le soin de la réponse.

On écrit aujourd'hui beaucoup pour soi et très-peu pour les autres. On publie des ouvrages pour se faire un titre auprès des corps savants et du public.

Apporte-t-on une vérité nouvelle? Détruit-on une erreur accréditée? Confirme-t-on des idées émises par ses prédécesseurs ou par ses contemporains? Il s'agit bien de tout cela pour la majorité des écrivains!

Répéter ce que d'autres ont dit avec moins de sens quelque fois et avec moins d'intelligence; reproduire des phrases ou même des pages tout entières, sans en indiquer la source, telle est la préoccupation principale de la plupart de ceux que Jean Riolan flétrissait du nom d'écrivassiers (1).

Aussi, que d'erreurs bibliographiques, que d'opinions supposées ou mal interprêtées se trouvent dans les auteurs modernes!

Au lieu de lire les travaux originaux, on s'en rapporte trop souvent à ceux qui les ont lus, et si ceux-ci ont fait une faute, on la perpétue. Ainsi l'on fait facilement montre d'érudition et l'on se pare sciemment des plumes du paon. On craint que quelques curieux ne

____

(1) J. Riolani *Opuscula anatomica varia et nova*, in-12, Parisiis, 1652, p. 2-9.

veuillent vérifier telle ou telle assertion, et au lieu de les
mettre à même de s'assurer de l'exactitude de ce qu'on
avance, on se borne à citer des noms propres.

Ce n'est pas ainsi, mon cher Lecteur, que j'ai cru
devoir procéder, et en vous indiquant les lieux où j'ai
puisé, je n'ai pas cru faire une littérature de perroquet
à la manière dont l'entendait Velpeau (1).

Il ne faut faire de la vraie science un mystère
pour personne ; il est temps de faire tomber les voiles
qui séparent celui qui sait de celui qui désire savoir.

Cette manière de faire est peu goûtée, parce qu'elle
exige trop de peine, mais aussi, comme on est délassé
de ses fatigues, lorsqu'on peut enfin reprendre haleine
et mesurer dans son esprit la route qu'on a parcourue !

Chacun se persuade trop facilement, en France, qu'il
est supérieur à tout le monde, aux étrangers surtout.
Vous penserez autrement, mon cher Lecteur, quand
vous aurez lu les passages nombreux dont j'ai fait em-
prunt à John Elliotson, à William Stokes, à Charles
Williams, à Hope, à Walshe, à Bellingham, à Flint,
Graves, etc.

---

(1) « M. Velpeau n'a cité nulle part dans ses *Nouveaux éléments de
médecine opératoire* le titre ni le passage des ouvrages où il a puisé parce que cette méthode, suivant lui, à l'inconvénient de gêner la lecture,
de troubler la mémoire et de favoriser cette littérature de perroquet qui
n'est déjà que trop répandue dans les écoles françaises [1].

« Nous croyons, nous, que ces citations faites au bas de chaque page, ne
gênent en rien la lecture, et favorisent beaucoup moins la littérature de
perroquet, que la citation toute sèche des noms propres. » (Laugier *Archives générales de méd.*, t. 30, p. 423.)

Préface, p. xiv du t. I, in-8. Paris, 1831.

Pour bien comprendre ces auteurs qui jouissent d'une juste estime dans le monde entier, je n'ai pas craint d'étudier la langue anglaise.

Ainsi je me suis donné la satisfaction de saisir plus complètement leurs idées, que si j'avais été livré aux seules ressources de versions françaises souvent incomplètes. Je fais ici une exception honorable en faveur de MM. Sénac et Jaccoud qui nous ont donné une version française fidèle, le premier de William Stokes, et le second de Graves.

J'aurais voulu, mon cher Lecteur, mettre plus souvent les textes sous vos yeux, pour vous mettre à même de vérifier mon exactitude de traducteur, quand vous l'auriez voulu, mais cela m'aurait entraîné trop loin.

Je regrette d'avoir été arrêté par cette considération, parce que, au moment où je trace ces lignes, vous ne trouveriez pas à la Faculté de médecine de Paris un seul exemplaire de Charles Williams qui a eu quatre éditions. Vous n'y trouveriez pas Walshe qui en a eu trois. Et des quatre éditions de Hope, vous n'y trouveriez que la troisième (1).

J'aurais beaucoup à m'étendre, si je voulais étaler à vos yeux les titres des ouvrages que je n'ai pu me procurer qu'au prix de beaucoup d'efforts et de grands sacrifices.

Je vous éviterai la peine qu'on n'a pas toujours voulu

---

(1) Il n'existe aucun de ces auteurs dans les grandes bibliothèques de Paris, pas même à la Bibliothèque de la rue Richelieu !

m'épargner, en vous indiquant sans cesse et les sources où j'ai puisé et les rayons qui m'ont fourni, soit les livres, soit les brochures.

Semblable à l'abeille qui compose son miel du suc de toutes les plantes, j'ai composé mon œuvre de tous les faits pratiques que j'ai rencontrés çà et là. J'aurais cru manquer au passé, si j'avais négligé les leçons et les enseignements de nos pères; j'aurais cru manquer au présent, si, suivant de funestes exemples, j'avais laissé dans l'ombre les travaux de nos contemporains.

Ne méprisons pas la tradition, si nous voulons éviter d'être méprisés dans l'avenir.

Pour construire un édifice durable, on ne se sert pas seulement de pierres nouvellement formées, on en prend encore, et surtout, parmi celles que le temps a durcies.

Ainsi j'ai fait des observations, et je n'ai pas craint de mettre sous vos yeux un grand nombre de celles que j'ai puisées aux meilleures sources dans les ouvrages grecs, latins, anglais et français anciens et modernes.

Ars medica tota in observationibus.

Si le temps me l'eût permis, j'aurais eu le courage de me familiariser avec d'autres langues que la langue anglaise, pour prendre à d'autres qu'à nos voisins ce qu'ils ont dit de bien sur les questions que j'ai traitées. C'est à mon grand regret que je vous signale cette lacune.

Mais aussi, pourquoi la langue latine n'est-elle plus,

comme autrefois, la langue de ceux qui cultivent les sciences !

Il ne m'appartient pas, mon cher Lecteur, en vous offrant mon livre, de faire la critique des ouvrages de même nature que vous avez pu lire et méditer. Vous serez meilleur juge que moi sur la valeur et de l'un et des autres.

Je n'ai eu qu'une préoccupation, en écrivant, celle de vous être utile.

Je me suis dit : si je présente au lecteur l'auscultation telle qu'elle est, et si, par les développements dans lesquels je suis entré, je suis parvenu à l'éclairer, il me pardonnera de l'avoir entraîné dans une route plus longue que celle que l'on suit d'ordinaire.

Si vous voulez avoir seulement une idée générale de chaque question, vous pouvez, mon cher Lecteur, glisser sur les observations et négliger les notes.

Mais agissez autrement, quand vous voudrez approfondir tel ou tel point, pour vous faire une opinion ou pour la fixer. Il vaut mieux vous exposer à vous égarer une fois, en interprétant les faits vous-même, que d'accepter aveuglément le jugement d'autrui.

Que d'erreurs j'ai pu redresser en consultant les observations et les textes que je mets sous vos yeux ! Que de vérités j'ai pu établir ! Ici, l'on supprime une phrase, parce qu'elle contrarie une idée, une théorie. Là, on supprime un article tout entier parce qu'il est gênant.

En revanche, on donne le titre de célèbre à un homme haut placé dans la science, qu'on traitera moins bien quand il ne sera plus.

Par opposition, on ourdit sur une grande échelle la
conspiration du silence, pour faire le vide autour de
ceux dont on veut étouffer la voix.

Les auteurs qui ont recours à de pareils moyens ne
sont pas les médecins honnêtes dont parlait Hippocrate,
ils obéissent à de bas sentiments.

La science est tellement vaste et aride, que ce n'est
pas trop du concours de tous les hommes de bonne volonté pour la constituer.

Molière ne dédaignait pas de prendre l'avis de sa
servante, et j'ai connu maints professeurs qui savaient
très-bien s'approprier les idées qu'ils entendaient émettre par leurs élèves.

Le plus humble praticien ne peut-il pas avoir une
opinion fondée?

Pourquoi serait-elle systématiquement repoussée par
les savants?

Qui oserait affirmer qu'il est en possession de toute
la vérité, à l'exclusion des autres?

Les hommes les plus instruits sont sujets à l'erreur.

ERRARE HUMANUM EST.

Et c'est pour vous convaincre de cette vérité, que je
suis entré parfois dans des détails dont j'aurais bien
voulu pouvoir vous éviter et les longueurs et les ennuis.

N'ai-je pas été contraint de traiter la question physiologique des mouvements du cœur, parce qu'on n'a pas
toujours interprêté sainement les opinions anciennes!

Je reconnais le premier que ce n'était pas ici le lieu.

Mais le mal est moins grand que vous ne pourriez le croire, parce que la solution des questions physiologiques sert de base à celle des questions pathologiques.

Or, il est important de bien établir le diagnostic des maladies, puisqu'il conduit au traitement, donc il ne fallait rien négliger pour atteindre ce but.

Voyez, en effet, pour n'en citer qu'un exemple, combien le Mémoire de Corrigan sur l'insuffisance des valvules de l'aorte a modifié les idées des médecins sur le traitement de cette maladie.

Beaucoup n'ont recours encore, pour la combattre, qu'aux débilitants, à la digitale, aux émissions sanguines, alors qu'il faut laisser au cœur toute sa force et son activité.

Vous vous demanderez peut-être, mon cher Lecteur, pourquoi, à l'inverse de tel ou tel écrivain, j'ai tranché si rarement telle ou telle question ?

Je vous répondrai que dans toutes les sciences, et dans la science médicale surtout, il ne faut trancher que ce qui peut être tranché, sans quoi on est un malhonnête homme.

Je sais bien que quelques-uns voudraient vous faire accroire que rien n'est plus certain que ce dont vous doutez. Mais, si vous ne pouvez pas vous rendre à leur opinion, demeurez inébranlable et ne jurez pas sur la parole du maître.

Pourquoi jureriez-vous ?

Si nos prédécesseurs avaient toujours accepté, sans examen, le dire des anciens, quels progrès aurait-on fait en anatomie, en physiologie, en séméiotique, en diagnostic, en traitement?

Ars longa, vita brevis, experientia fallax.

Il est donc permis, il sera donc toujours permis de chercher à s'éclairer!

Mais on ne trouve pas facilement la lumière.

Jugez-en par ce seul exemple : Hope professe que les ventricules du cœur s'ouvrent instantanément, après leur contraction, pour recevoir le sang des oreillettes, et il s'appuie sur le fait de cette instantanéité, pour expliquer la brièveté du bruit de souffle, dans l'ouverture permanente de l'orifice de l'aorte (1).

Tout le monde croit Hope sur parole.

Mais voilà que des observations nouvelles viennent révéler, qu'au lieu d'être court, le bruit dû à l'insuffisance est, au contraire, très-prolongé (2).

Hope supprime son explication, tout en conservant sa théorie physiologique.

Tout le monde le suit encore.

Où donc est la vérité?

Le bruit anormal était tout à l'heure très-court, parce que l'arrivée rapide du sang dans le ventricule ne lui permettait pas de se prolonger.

Pourquoi donc si l'arrivée rapide du sang, après la systole, est *un fait*, le bruit est-il si long?

Vous le voyez, mon cher Lecteur, l'expérience est trom-

(1) Hope. Diseases of the heart. first édit. in-8, p. 35. London, 1832.
(2) Hope. Diseases of the heart. third edit. in-8, p. 74. London 1839.

peuse. Elle trompe si bien, que Hope qualifiait en 1832 (1re édit., p. 55), et que tout le monde, en France, qualifiait avec lui le bruit anormal de l'insuffisance aortique, de souffle *extrêmement léger* (extremely slight), tandis qu'on l'a trouvé rugueux, sifflant et semblable au roucoulement du pigeon, au bourdonnement de l'abeille, au miaulement du chat, etc. Ceux qui ont tranché, dès le début, vous le voyez, ce point de séméiotique, s'étaient donc trop hâtés.

Et, ce que je vous dis de cette question, je pourrais vous le dire de beaucoup d'autres.

Mais je ne veux pas abuser plus longtemps de vos moments. J'ai voulu vous prémunir contre les travaux faits trop facilement, et contre les conclusions déduites d'observations trop peu nombreuses ou mal interprétées.

Si vous partagez ma conviction à cet égard, après avoir attentivement examiné les matériaux que je livre à votre appréciation, vous ne regretterez pas d'avoir jeté les yeux sur les passages des grands médecins dont il serait ici trop long de vous dire les noms, et vous reconnaîtrez avec moi que, si les savants d'aujourd'hui ne sont pas constamment d'accord avec les savants d'autrefois, et que si, de plus, ils s'accordent si rarement entre eux, cela doit inspirer aux uns pour les autres une grande indulgence, et à chacun de nous, en particulier, autant de modestie que de réserve.

TRAITÉ PRATIQUE D'AUSCULTATION

« Une maladie de poitrine étant donnée, si, pour l'explorer et la connaitre, vous faites marcher de front toutes les méthodes, non-seulement vous pourrez saisir le désordre à son origine, mais encore le suivre dans ses évolutions et ses phases, et régler le traitement sur les variations du diagnostic.

» Toutefois retenez bien que, même dans les cas les plus simples (et les plus simples en apparence sont quelquefois les plus redouta-bles), jamais ce diagnostic ne s'achève et ne s'établit avec sûreté que par l'auscultation.....

» L'oreille appliquée ici ou là sur la poitrine, écoutez les impres-sions qu'elle reçoit, vous entendrez les bruits les plus étranges : des retentissements de caverne ou d'amphore; des murmures, des gar-gouillements, des ronflements, des sons de basse, des tintements de métaux, des râles, des souffles, des râclements, et des cris de râpe; et si vous faites parler les malades, vous entendrez des voix incer-taines, entrecoupées, chevrotantes, et contrefaisant ainsi, par leur timbre, les cris de certains animaux; vous entendrez des éclats de voix qui viendront vous frapper brusquement comme s'ils avaient percé la poitrine; les bruits de toux prendront les mêmes caractères. En un mot, où que soit la lésion, quels qu'en soient la nature, le degré, l'étendue, l'action sur les parties environnantes; quelle qu'en soit la simplicité ou la complication, tenez pour certain que l'air qui entre, que l'air qui sort, que l'air rendu sonore par la toux ou transformé en voix et en parole, recevra du dérangement intérieur un cachet qui vous dira tout, et vous instruira même par son silence. »
(*Éloge de Laënnec*, par E. Pariset, t. II, p. 268 et 269, Paris, 1845, dans : *Histoire des Membres de l'Académie royale de médecine.*)

INTRODUCTION.

Lorsque l'on étudie l'histoire de la séméiotique à ses différen-tes époques, on ne peut s'empêcher de reconnaître l'heureuse influence qu'ont exercée sur cette branche des sciences médi-cales les travaux d'Auenbrugger, de Laënnec, de M. Piorry.

Sans doute, les médecins anciens ont fait faire un grand pas à l'art de guérir, tantôt en découvrant, tantôt en interprétant sainement les signes des maladies; mais les médecins moder-nes que nous venons de citer ont étendu considérablement, à leur tour, par leurs heureuses découvertes, les limites de la séméiotique.

Parmi les auteurs de l'antiquité qui se sont le plus distin-gués, sous ce rapport, Hippocrate et Galien brillent au premier rang.

Le premier mentionne fréquemment dans ses principaux

ouvrages, comme nous le verrons bientôt du reste, des faits d'auscultation. (*De Locis in homine; De Morbis; De Affectionibus; De Internis Affectionibus; Coacæ Prænotiones.*)

Le second accorde une grande place à l'étude du pouls. (*De Pulsibus ad tyrones; De Pulsuum differentiis; De Pulsibus dignoscendis; De Præsagitione ex pulsibus; Synopsis de pulsibus*, etc.) (1).

Avicenne déduit différents signes des maladies de l'habitude extérieure du corps. Il trouve dans la transpiration cutanée (lib. IV, fen. secunda, cap. vii), dans la sécrétion des reins (*ibid.*, cap. viii), dans les déjections alvines (*ibid.*, cap. ix), des signes diagnostiques importants. (1 volume grand in-folio, Basileæ, 1556.)

Fernel répand çà et là dans sa *Pathologie* quelque lumière sur la séméiotique.

Et Lomnius confirme, par sa propre expérience, les connaissances que possédaient sur ce point ses prédécesseurs.

Mercatus, Prosper Alpin, Daniel Sennert, Baglivi, Frédéric Hoffmann, etc., abordent aussi, dans différentes parties de leurs ouvrages, plusieurs questions de séméiotique.

Plus tard, on voit paraître successivement des traités spéciaux sur la respiration, sur les crachats, sur les urines, etc., et de cette manière la science des signes diagnostiques s'étend et se complète tous les jours davantage.

Mais elle ne s'approchera de la perfection qu'après la publication des nouveaux signes fournis, tant par la percussion que par l'auscultation.

Grâce à la percussion directe (1761), Corvisart publie un admi-

____

(1) Aétius traite des signes des maladies, mais c'est dans les œuvres d'Hippocrate et de Galien, bien plutôt qu'au lit du malade, qu'il puise les notions séméiologiques qu'il consigne dans ses écrits. (*Aetii medici Graeci contractæ ex veteribus medicinæ tetrabiblos*, etc. *Per Janum Cornarium medicum physicum latine conscripti.* In : *Medicæ Artis Principes.* Edente Henrico Stephano, un vol. in-folio, Parisiis, 1567.)

On peut faire les mêmes remarques à l'égard de Paul d'Égine (lib. II, cap. iii. In : *Medicæ Artis Principes.* Edente Henrico Stephano, un vol. in-folio, Parisiis, 1567.) et de Rhazès (*De Prognosticis et Signis; De Crisibus; De Urinis.* In : Rhasis, *continens sive omnia ejus opera medica latine facta*, un vol. in-folio, Venetiis, 1506.)

rable traité des maladies du cœur (1806), en attendant que Landré Beauvais d'abord (1809), que Double ensuite (1811-1823), donnent chacun de leur côté un ouvrage sur la séméiotique.

Et, comme pour couronner les efforts de tant d'hommes illustres, l'auscultation de Laënnec (1819) vient à son tour en aide à la percussion d'Auenbrugger.

Puis, quand il semble que la séméiotique va cesser un instant de progresser, on voit intervenir la percussion médiate (1826).

Dès ce moment, la percussion et l'auscultation marchent de pair, et les résultats qu'elles donnent laissent bien loin derrière eux les faits épars consignés dans les œuvres d'Hippocrate, de Galien, d'Avicenne et de leurs successeurs.

On peut se convaincre de cette vérité en parcourant les ouvrages de Laënnec et du professeur Piorry.

C'est pour faire ressortir l'importance de la découverte de M. Piorry que nous avons publié successivement notre *Traité pratique de Percussion* (1 volume grand in-18. Paris, 1843), l'*Histoire* détaillée de ce moyen physique d'exploration, depuis les temps les plus reculés jusqu'à nos jours (broc. in-8° de 62 pages. Paris, 1852), et les *Procédés opératoires de la percussion réduits à leur plus simple expression* (broc. in-8° de 55 pages. Paris, 1855).

C'est pour mettre en relief les faits qui découlent des travaux importants de Laënnec que nous publions aujourd'hui ce traité pratique d'auscultation.

HISTORIQUE.

Si l'auscultation a été de nos jours élevée, par les seuls efforts d'un homme de génie, à la hauteur d'une véritable science, il faut reconnaître cependant qu'on en trouve fréquemment le germe dans les anciens auteurs.

Hippocrate signale alternativement les principales altérations de la respiration, telles que la dyspnée (1), l'orthopnée (2), la respiration haute (3), grande (4), petite (5), fréquente (6), rare (7) et suspirieuse (8).

Il saisit les bruits anormaux ayant leur siége tantôt dans les voies supérieures de l'air (9), tantôt dans le parenchyme

(1) « Sed cùm suffocatur, tum semper difficiliùs spirat et respiratio stertit, indèque à superiore pectore respirat, tandem verò sputis obturatur, ac moritur. » (*De Morbis*, lib. I, cap. vi, t. VII, p. 537, b. Charterio edente. Lutetiæ Parisiorum, M.DC.XLIX.)

— « Si uva in faucibus oriatur, summus curculio aquâ impletur, ejusque pars extrema rotunda et pellucida sit, respirationemque intercipit. Quod si maxillæ utràque ex parte inflammatæ fuerint strangulatur. » (*De Morbis*, lib. II, cap. x, t. VII, p. 561. f. Charterio edente.)

— *Pleuritis*. « Febris detinet, lateralis dolor, orthopnæa, tussis, etc. » (*De Affectionibus* liber, cap. iii, d, tome VII, p. 621. Charterio edente.)

Voyez aussi la respiration difficile, signalée dans les *Prénotions de Cos*, n°ˢ 363, 402, 445, 469, 481, 549 du tome VIII de l'édition de Chartier.

(2) *Pleuritis*. « Pleuritis ubi prehenderit, febris, et rigor detinet et dolor per spinam ad pectus, et orthopnæa, et tussis, etc. » (*De Morbis*, lib. II, cap. xv, tome VII, p. 566, b. Charterio edente.)

— *Alia Pleuritis*. « Et erectus sedens, magis tussit. » (Ibid. F.)

(3) « Sed cùm suffocatur, tum semper difficiliùs spirat et respirando stertit, indèque à superiore pectore respirat. » (*De Morbis*, lib. l, cap. vi, t. VII, p. 537, b. Charterio edente.)

(4) « Spiritus qui densus quidem et parvus est, inflammationem et dolorem in locis principalibus significat; magnus autem et per multum tempus delirium aut convulsionem..... Et qui magnus foràs exspiratur, parvus verò intrò; et parvus foràs, magnus verò intrò pessimus sane est, et morti propinquus. » (*Coacæ Prænotiones*, n° 261, t. VIII, p. 866. Charterio edente.)

(5) Voyez la note précédente.

(6) « Arteriæ autem implentur ab his quæ intùs sunt, pituita ac pure, ob idque stertit, crebròque indè respirat; ad extremum autem omnia obturantur, et interit. » (*De Morbis*, lib. I, cap. xiii, p. 549, b, t. VII. Charterio edente.)

— « Peripneumonia hæc molitur. Febris acuta detinet; spiritum crebrum et calidum respirat. » (*De Morbis*, lib. III, cap. xiv, p. 588, f, t. VII. Charterio edente.)

— « Quùm pleuritis corripuerit, hæc contingunt. Dolor latus *occupat*, febris et horror detinet, crebra est respiratio, orthopnæa vexat... » (*De Morbis*, lib. III, cap. xv, p. 590, c, t. VII. Charterio edente.)

— « Quod si propter crassitudinem humor non fluctuet, neque strepitus edatur in pectore, crebrum autem spiritum trahat... » (*De Morbis*, lib. III, cap. xv, tome VII, p. 593, c. Charterio edente.)

(7) « Facies quæ extumida subsidet, et vox lenior ac debilior evadens et spiritus rarior ac lævior, remissionem in sequentem diem significat. » (*Coacæ Prænotiones*, n° 212, t. VIII, p. 864. Charetrio edente.)

— « Si hyderus in pulmone factus fuerit, febris et tussis detinet, confertim respirat... » (*De Morbis*, cap. xxiv, lib. II, t. VII, p. 576. a. Charterio edente.)

(8) « Quæ suspiriosum efferunt spiritum in febribus, abortiunt. » (Ibid. *Coacæ Prænotiones*, n° 540.)

(9) « Hæc igitur per initia morbo oboriuntur; tussis sicca, et fauces exasperari

pulmonaire (10), et tantôt dans la cavité thoracique (11).

« Il va même jusqu'à surprendre le murmure, le cri du sang dans les vaisseaux ; et ce cri, il le compare au cri du cuir qui sert pour la chaussure (12). » (Citation de Pariset extraite de l'*Éloge de Laënnec*.)

videntur ; et rigor, et febris succedit et orthopnæa. » (*De internis Affectionibus*, lib. cap. xxiv, p. 656, b, t. VII. Charterio edente.)

— « Quum inest, in faucibus respirantis strepit, spiritus periculosus *adest*, et singultus. » (*De Locis in homine* liber. t. VII, p. 367. b. Charterio edente.)

(10) « Sed cùm suffocatur, tum semper difficilius spirat, et respirando stertit... » (*De Morbis*, lib. I, p. 537, b, t. VII. Charterio edente.)

— « Hæc igitur patitur. Vehementer tussit, et sputum liquidum et copiosum expuit, plerumque etiam crassum et album, tanquam a raucedine... Et ex pectore ac pulmonibus velut venter obmurmurat ..» (*De internis Affectionibus* lib. t. VII, cap. vii, p. 642. f. Charterio edente.)

(11) « Hoc igitur pus ad latera procedens, concutitur et intus fluctuat.» (*De Morbis*, lib. I, p. 538, d, du tome VII de la version de Chartier.)

— « Si verò non spuatur ; sed ad latera *sui* significationem exhibeat, secato aut inurito. At si neque spuatur, neque de se in costis significationem præbeat, jejunum copiosâ calidâ lotum, et minimè potu usum, *in sella firma collocato ; quumque alter eum ex humeris apprehenderit, tu ipse eum concutito, aurem costis admovens, ut noscas, utrà ex parte sui significationem præbeat.* » (*De Morbis*, lib. III, page 593 b, du tome VII de la version de Chartier.)

— « Interdum verò ad latus intumescit, et quà parte secandum sit, indicat. Quòd si non indicet, multà calidâ lotum, *humeris comprehensum concutito ; deindè, quonam latere magis* materia *fluctuet, auscultato.* » (*De internis Affectionibus* lib. p. 656 b, du tome VII de la version de Chartier.)

— « Fit verò etiam extrà pulmonem, potissimùm quidem à rupturâ, et ubi caro contusa fuerit, circà quàm pus colligitur, *collectumque, si quis corpus concutiat, fluctuat et strepitum facit.* » (*De Locis in homine* lib. tome VII, p. 366. c. Charterio edente. Paris, 1649.)

— « Suppurati his signis dignoscuntur. Lateris mollitudinem à principio dolor obsidet. Quùm verò jam pus collectum est, et dolor similiter vexat, et tussis suboritur, tum pus excreatur, et spiritus occupat. Quòd si nondum pus eruperit in lateris mollitudine, concutitur, ac velut in utre strepitum edit. » (*De Locis in homine* lib. tome VII, page 366. e. Charterio edente, Paris, 1649.)

(12) « Pulmo in latus procumbens. Si pulmo in latus incubuerit, tussis et spirandi difficultas quà spiritus erectâ cervice trahitur detinet ; sputum album cum tussi expuitur, dolor pectus et dorsum occupat, pulmo lateri adhærescens propellit et pondus quoddam lateri incumbere videtur, dolorque acutus pungit, *sanguis velut corium stridet* et respirationem retinet, in latus quidem affectum decubitum sustinet, in sanum verò minimè, verum et pondus quoddam ex latere dependere et per pectus transpirare videtur. » (*De Morbis*, lib. II du vol. xxii de l'édition de C. G. Kühn, in-8°, Lipsiæ, 1826. — Ce passage se trouve encore, bien que traduit différemment, à la page 575 du t. VII de l'édition de Chartier, Paris, 1649, et à la page 482 de l'édition de Foës, édit. de Genève, 1657.)

Tel est le passage auquel Pariset fait allusion. Nous avons voulu le mettre sous les yeux de nos lecteurs, afin qu'ils pussent juger s'il doit être interprété comme l'a fait l'ancien secrétaire de l'Académie de médecine. Si ce texte reproduit bien l'idée d'Hippocrate, nous devons avouer que nous ne le comprenons pas. Kühn et Chartier ont traduit par le mot *sang* le mot grec αἷμα, qui se trouve dans leur

Et ce n'est pas seulement à distance qu'il pratique l'auscultation, mais encore en appliquant directement l'oreille sur les parois de la poitrine (13).

A la vérité, ces premiers faits d'auscultation, faute d'être rapprochés des lésions organiques, ne traduisent pas toujours exactement les désordres existants (14), et pour cette raison ils jettent souvent le vague dans l'esprit, en portant avec eux l'erreur avec la vérité. Mais ils n'en consacrent pas moins le principe d'un puissant moyen d'exploration.

Ce principe reparaît un instant dans le *Traité des Maladies aiguës* d'un contemporain de Galien, Cœlius Aurelianus (15), puis le fil de l'auscultation se perd bientôt pour la deuxième fois, et ce n'est qu'à de longs intervalles qu'on le retrouve pour le perdre, le retrouver et le reperdre encore.

En effet, un auteur du cinquième siècle, Ætius, signale un bruit que l'on perçoit dans la physométrie (16).

Deux cents ans plus tard, Paul d'Égine indique à son tour

édition. Mais nous préférons nous ranger à l'opinion de Foës (vide ejus *OEconomiam*, p. 241. Genevæ, 1662), qui a substitué le mot στηθος à celui de αἱμα. Il s'agirait, dans ce cas, d'un bruit ayant son siége dans la poitrine. Or, quel peut être ce bruit, si ce n'est celui qui résulte ou du frottement des plèvres (*bruit de cuir neuf*), ou de la dilatation des vésicules pulmonaires desséchées dans la pneumonie (*bruit crépitant*, instar *corii arefacti*, selon l'expression de Van Swieten)?

Nous ne nous dissimulons pas, cependant, qu'avec cette substitution d'un mot à un autre, le texte prétendu d'Hippocrate n'est plus correct. Il perd en précision ce qu'il gagne en clarté. D'ailleurs, le bruit anormal (*râle sous-crépitant*) que le sang épanché dans les voies de l'air peut produire n'a pas moins lieu dans l'intérieur de la poitrine que le bruit crépitant résultant du frottement des plèvres ou du déplissement des vésicules pulmonaires desséchées par l'inflammation.

(13) « Indèque cognoveris, non pus, sed aquam intùs esse. Si quoque diutiùs aure ad latera admotâ auscultaveris, intrinsecus velut acetum olet. » (*De Morbis*, lib. II, cap. XXIV, t. VII, p. 576. A. Charterio edente, Lutetiæ Parisiorum, anno M.DC.XLIX.)

(14) Donnons pour exemple le passage précédent d'Hippocrate. Il s'agit dans ce passage d'un épanchement simple de sérosité dans la cavité thoracique, et Hippocrate croit le reconnaître à un *bruit semblable au frémissement du vinaigre bouillant*. Ainsi le traduit Laënnec. Ce n'est certainement pas là un signe de l'hydrothorax; l'interprétation est erronée. Y aurait-il donc erreur dans la traduction de Laënnec? Nous ne le pensons pas. Cet auteur a d'ailleurs suivi la version de Cornario, de Foës, etc., qui s'accorde avec les textes d'Alde, de Froben, de Mercuriali, etc.

(15) « Gutturis stridor, vel sonitus interius resonans aut sibilans in eâ parte quæ patitur. » (*Acutor. Morbor.* lib. II, cap. XIV. Hallero edente, Lausannæ, 1774, t. I, p. 127.)

(16) « Si itaque flatus in uteri cavitate fuerit conclusus, strepitus ac sonitus quidam in corporis flexu auditur, qualis in intestinis contingit quæ torminibus vexantur. Et

un phénomène d'auscultation symptomatique des tumeurs ané-vrismales des artères (17).

Plus tard encore, c'est-à-dire au dixième siècle, Avicenne parle d'un rugissement, dont le ventre est le siége dans les cas d'hydrométrie (18).

Puis, les auteurs se taisent sur l'auscultation, ou bien ils se bornent à reproduire les propres paroles du père de la méde-cine ou des autres princes de la science, jusqu'à ce qu'enfin, après bien des années encore, Robert Hooke, surveillant de la cité de Londres, vers le milieu du dix-septième siècle, saisit quelques faits d'auscultation (19).

Cet auteur déclare avoir entendu très-nettement les batte-ments du cœur de l'homme (20). Il ajoute qu'il est commun

ad digitorum pulsationem sonus tympani redditur. » (*De uteri Inflatione*, sermo IV, cap. LXXVIII, dans : *Medicæ Artis Principes*, p. 820. C. Edente Henrico *Stephano*, in-folio, Parisiis, anno 1567.)

(17) « Quæ ex osculi arteriæ apertione fiunt, oblongiores apparent, et in profundo consistunt, et ad digitorum impressionem velut strepitus quidam auditur, quum in affectionibus ex ruptione nullus sonitus audiatur, et sint quoque magis hæ rotundæ et in summo occurrant. » (*De Re medicâ*, lib. VI, p. 565, A, cap. XXXVII, *De Arteriæ Dilatatione*. Edente Henrico *Stephano*, in-folio, Parisiis, anno 1567.)

(18) « *De Aquâ in matrice*. i. uteri hydrope.   Cap. 25.

Quandòque aggregatur in matricibus mulierum aqua, et coarctatur seu retinetur in eâ.   *De signis.*   Cap. 26.

« Signa sunt quod antecedit retentio menstruorum, et multiplicatur rugitus in ventre : et propriè commovetur, et ambulat, et accidit in inferioribus ventris apo-stema molle. Et quandòque fit sicut hydropica. » (Lib. III, Fen. XXI. Tract. IIII, p. 737. Avicennæ, medicorum Arabum principis, *Liber canonis*. Un vol. grand in-folio de 2004 pages, Basileæ, 1556.)

(19) On prétend que c'est à M. Thompson, médecin de l'hôpital de Brompton, que nous devons la connaissance de cette découverte bibliographique. Le passage des œuvres de Robert Hooke, qui la consacre, a été reproduit en français dans le tome V du journal *l'Union médicale* (numéro du 2 septembre, p. 414, Paris, 1851.)

(20) Nous devons à la vérité de dire que même avant Robert Hooke, Harvey avait entendu les battements du cœur. Un passage de la *Dissertation anatomique* de cet auteur *sur le mouvement du cœur* fait foi de cette découverte (*Exercitatio anatomica de motu cordis et sanguinis in animalibus*, Guillelmi Harvei, Francofurti, anno 1628, p. 30).

Harvey s'exprimait ainsi dans cette dissertation : « Et, quemadmodùm cernere licet, quùm equus potat, et aquam deglutit, singulis gulæ tractibus absorberi aquam et in ventriculum demitti ; qui motus sonitum facit, et pulsum quemdam et auscul-tantibus et tangentibus exhibet, ita, dum istis cordis motibus fit portionis sanguinis è venis in arterias traductio pulsum fieri, et exaudiri in pectore, contingit. »

Cette allégation d'Harvey parut si peu claire à ses contemporains qu'elle faillit passer inaperçue. Cependant un médecin de Venise, Æmylius Parisanus, la réfuta en ces termes : « Sacci et utris exempla rejecta ante, nunc et cum reliquis fad'entendre le déplacement des gaz dans les intestins et qu'il est facile de reconnaître l'obstruction des poumons au sifflement, l'obstruction de la tête aux bruits sourds et sifflants à la fois, et le frottement des jointures au craquement.

Ce qui encourage Robert Hooke dans la pensée qu'on pourra découvrir les mouvements internes du corps humain, ce sont les faits précédents' d'une part, et, d'une autre part, le rapprochement qu'il fait entre les phénomènes sonores dont il vient d'être parlé et les bruits que produisent les battements du balancier d'une montre, les vibrations d'une cloche mise en mouvement, l'agitation de l'eau bouillante, etc.

Or, dans l'opinion de Robert Hooke, pour que les mouvements des parties intérieures du corps deviennent sensibles, il suffit que ces mouvements soient augmentés ou que les organes deviennent plus forts et plus puissants, toutes choses qui ne sont pas absolument impossibles, que l'occasion peut faire fréquemment rencontrer et qu'avec quelques efforts on pourrait utiliser dans la pratique. (*The posthumous Works* of Dr Robert Hooke. Publish'd by Richard Waller, in-f°, London, 1705, passìm, p. 39 et 40. — Cet ouvrage est inscrit à la Bibliothèque Impériale sous les numéros V, 175.)

Pourquoi faut-il que ces paroles soient restées si longtemps

cessant. In aquæ ab equo deglutitione, et motum percipi et aquæ sonitum exaudiri, facile admittimus : at in sanguinis è venis in arterias traductione pulsum fieri in pectore, et exaudiri, nec nos quidem percipimus, nec imaginatione assequi possumus, nec etiam assequi nos unquàm posse credimus, nisi ab Harveio suum aurium instrumentum acusticum mutuemur. Inprimis jam talem sanguinis traductionem non admittimus. Sed esto, in ejus gratiam; ex corde in arteriam magnam seu in saccum, (ut existimat et tractit,) transmittitur; sic non est ex venis, sed ex corde in arterias traductio. Quod si in pulmonibus, ex eorumdem venis, seu ex ·venæ arterialis ramis et ramulis, in arteriæ venalis ramulos, peragitur; quomodò persentitur in pectore pulsus? quomodò sonitus? innocens ego sum ab hujus speculationis subtilitate. Adde præterea, quod Harveio pulsus fit ex immisso a corde sanguine in aortam, seu in saccum et utrem; ut ita ex sanguine sequatur pulsus et (quod alterius addit) sonitus : quem nos surdastri audire non possumus, nec Venetiis sunt qui audiant. Si tantummodò Londini exauditur, faustum, felix, fortunatum esto, nos Venetiis scribimus. » (Guillelmi Harveii *De Motu cordis et sang. in anim. Anat. exercit.* Cum refutationibus Æmylii Parisani, Lugduni Batavorum, 1639 p. 107.)— Cet ouvrage est inscrit à la bibliothèque de la Faculté de médecine de Paris sous les numéros VI, 8, 5.

ignorées, et que les vérités qu'elles renferment n'aient pas germé dans l'esprit de leur auteur, ou qu'elles ne se soient pas présentées à l'esprit de ceux qui l'ont suivi !

Le temps n'était pas encore venu. Il n'est pas donné à tout le monde de pénétrer les secrets de la science.

En attendant qu'un travail opiniâtre vînt les dévoiler à une intelligence d'élite, Thomas Bartholin, contemporain de Robert Hooke, publiait l'observation d'une de ses parentes, dont il entendait à distance le double bruit des carotides (21).

Théophile Bonet (22), Cullen (23) et Forestus (24) parlaient de palpitations si violentes du cœur, qu'on pouvait entendre les battements de cet organe à une certaine distance.

Van Swieten, se faisant l'écho des médecins de son temps, disait : qu'ils avaient coutume de donner le nom d'*hémoptysie* à la sortie du sang des poumons accompagnée de toux et d'un certain bruit dans la poitrine (25).

Rozière de la Chassagne trouvait que dans les cas de *fausse pneumonie*, la respiration se faisait avec bruit, comme si les malades avaient le râlement (26).

Le Camus comparait au bruit du parchemin sec la crépitation qu'on produit en comprimant avec le doigt l'emphysème sous-cutané consécutif aux plaies pénétrantes de la poitrine (27).

Et comme pour compléter la plupart des idées émises par ses prédécesseurs, un médecin allemand du dix-huitième siècle,

(21) *Historiarum anatomicarum rariorum Centuria I et II.* Hafniæ, 1654. — Historia XVIII primæ centuriæ.

(22) *Sepulchretum*, t. I, p. 8, Lugduni, 1700.

(23) *First lines of the practice of phisic.* Londres, 1777, ou *Éléments de Médecine pratique*, § 1355, t. II, p. 369, 2 volumes in-8. Paris, 1787. Traduction de Bosquillon.

(24) Citation de C. Stalpart Vander Wiel, in observ. XXXVI, paginæ 146, tom. I, *Observationum rariorum medic. anatomic. chirurgicarum*, Leidæ, 1727.

(25) « Hæmoptoen, hæmoptysin solent vocare medici sanguinis ex pulmone eductionem cum tussi et quodam strepitu in pectore. » (Gerardi Van Swieten, *Commentarium* in § 1198 *Hermanni Boërhaave*, p. 3, tom. IV, partis primæ. In-4°. Taurini, M.DCC.LXIV.)

(26) *Manuel des Pulmoniques*, page 124, Paris, 1770.

(27) *Médecine pratique*, t. II, p. 195, in-4°, Paris, 1772.

reproduisant en cela, du reste, assez fidèlement les paroles de Van Swieten (voyez le commentaire du § 826 de Boerhaave), Joseph Quarin, notait comme un signe fâcheux, dans la *péripneumonie*, un bruit fatigant qu'on entend dans la poitrine, une espèce de *crépitation* que produisent, à raison de leur aridité, les vésicules pulmonaires dans l'extension et le gonflement qu'elles éprouvent à chaque inspiration (28).

Quarin considérait encore comme un signe dangereux dans la péripneumonie, le bruissement de l'air dans les poumons obstrués de toutes parts par d'abondantes mucosités.,

CONCLUSION.

Ainsi, on avait entendu les battements et les bruits du cœur dans l'état de santé et dans l'état de maladie, on avait entendu des bruits normaux et anormaux de la respiration, on avait saisi des bruits intestinaux et, qui plus est, des bruits carotidiens, et personne n'avait songé à réunir ces matériaux pour en faire la base d'une science nouvelle.

A Laënnec seul appartient la gloire d'avoir conçu et presque en même temps porté jusqu'à ses dernières limites l'auscultation.

Nous reproduirons successivement les principaux traits de l'œuvre de cet auteur, et nous ajouterons à notre travail, pour compléter cet historique, les découvertes stéthoscopiques que d'autres ont pu faire, et les perfectionnements qui sont nés de l'étude et de l'observation.

(28) «Damnatur et ingratus in pectore strepitus cum tussi siccà et fervore, qui fit vel ab aere muco collecto irretito, vel a vesiculis pulmonum siccitate crepitantibus, dum inspirando extenduntur. » (Josephi Quarin *Methodus medendarum inflammationum*, caput V, *De Peripneumoniâ*, p. 101, Vindobonæ, 1774.)

— « Plerumque tunc simul adest ingratus in pectore strepitus qui fit, vel ab aere muco hic collecto irretito, vel à vesiculis pulmonum siccis, hincque crepitantibus instar corii arefacti, dum inspirando extenduntur. » (Gerardi Van Swieten *Comment.* In Herm. Boerhaave Aphor. 826, page 725, tom. secundi, partis secundæ in-4°, Taurini, 1747.)

DÉFINITION DE L'AUSCULTATION

Buisson, qui a introduit ce mot dans la physiologie, le définit : la volonté présente dans l'audition. Il n'exprime donc pas autre chose que l'action d'écouter, ou, en d'autres termes, de prêter l'oreille, de faire attention à certains sons. C'est dans ce sens que plusieurs auteurs, tels que Chartier et Harvey par exemple (voyez plus haut, à l'article *Historique*, les notes 11, 13 et 20), se sont servis du verbe latin *Auscultare*.

Appliquée à l'une des branches des sciences médicales, celle du diagnostic, l'auscultation est un des meilleurs moyens d'exploration.

Elle a pour but de faire percevoir différents bruits qui se produisent à l'état de santé ou qui peuvent se produire à l'état de maladie, dans les différentes régions du corps de l'homme.

DIFFÉRENTES MÉTHODES D'AUSCULTATION

Tantôt on se contente d'appliquer l'oreille nue sur les points qu'on explore (auscultation directe ou immédiate), tantôt on fait usage d'un instrument que Laënnec avait appelé stéthoscope (de Στῆθος, poitrine, et Σκοπεῖν, examiner), à l'époque où il n'en faisait l'application qu'à l'étude de la poitrine (auscultation indirecte ou médiate), et qu'on désigna plus tard sous le nom de cylindre, lorsque l'auscultation s'étendit au delà des limites de la cavité thoracique.

Y a-t-il une méthode d'auscultation qu'on doive préférer à l'exclusion de l'autre ?

Il serait superflu de discuter aujourd'hui sur la valeur absolue ou relative de l'auscultation directe et de l'auscultation médiate. La question est désormais jugée. L'application directe de l'oreille dans l'étude de la poitrine est, en général, sinon préférable à l'auscultation médiate, au moins aussi avantageuse.

De l'aveu de tout le monde, Laënnec accordait trop d'importance à sa méthode.

« L'oreille nue peut, aussi bien que le stéthoscope, nous révéler tous les secrets de l'auscultation. » (Fournet, *Recherches cliniques sur l'Auscultation,* p. 47, in-8°, Paris, 1839.)

« On a cherché à imiter, par l'évasement de la partie inférieure du stéthoscope, l'organe collecteur des sons que représente la conque auriculaire ; mais cette imitation est grossière. D'ailleurs, où trouver dans le stéthoscope des conditions aussi parfaites d'élasticité et de vibratilité que celles qui se trouvent réunies dans les cartilages et dans les membranes de l'oreille externe ? Placée à l'extrémité du stéthoscope, au lieu de l'être sur les parois thoraciques, l'oreille me semble moins heureusement disposée au but qu'elle doit remplir. » (*Ibid.*, p. 365.)

Ce n'est donc que dans les cas où l'oreille ne peut être appliquée directement ou décemment sur telle ou telle région (1) qu'il est indispensable de recourir au stéthoscope.

DESCRIPTION DE QUELQUES STÉTHOSCOPES

Stéthoscope de Laënnec.

Malgré cette critique générale du stéthoscope, nous ne pouvons pas nous dispenser de dire quelques mots de cet instrument. Nous ferons connaître d'abord celui qu'avait proposé Laënnec, et nous indiquerons ensuite les modifications principales que ce premier instrument a subies dans sa forme comme dans sa longueur.

(1) Exemples : le sommet des poumons sous l'aisselle ; les points situés au-dessus comme au-dessous des clavicules ; la partie inférieure du sternum, quand elle est fortement enfoncée, et souvent la région interscapulaire ; enfin la région mammaire chez la plupart des femmes.

Après bien des essais, Laënnec s'était arrêté à un «cylindre de bois de 36 millimètres de diamètre, long de 26 centimètres, percé dans son centre d'un tube de 8 millimètres de diamètre et brisé au milieu, à l'aide d'un tenon garni de fil qui était arrondi à son extrémité et long de trois centimètres. Les deux pièces dont il se composait étaient évasées à leur extrémité, à 3 centimètres de profondeur, de manière que l'une pût recevoir exactement le tenon, et l'autre un obturateur de même forme. » (Laënnec, t. I, p. 13 de la 4ᵉ édit., 3 vol. in-8°, Paris, 1837.)

Voici, du reste, l'image de ce stéthoscope, réduit au 5ᵉ de ses dimensions réelles :

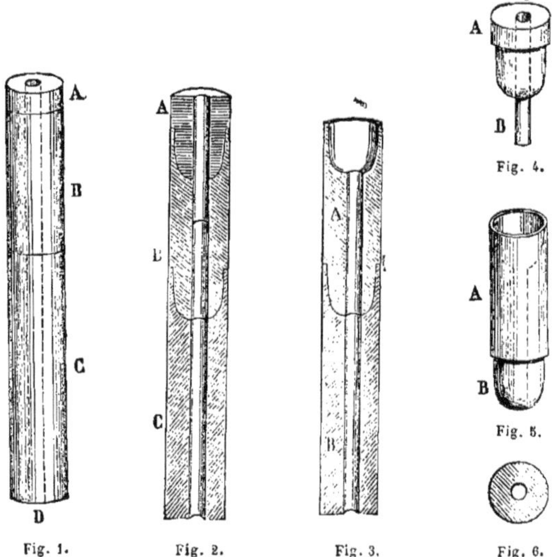

Fig. 1. *Le stéthoscope articulé.*

A. L'obturateur ou en-bout.
B. Le corps inférieur du stéthoscope.
C. Le corps supérieur.
D. L'extrémité auriculaire.

Fig. 2.   *Coupe du stéthoscope dans le sens de sa longueur.*

    A. L'obturateur.
    B. Point de réunion des deux corps du cylindre.
    C. Le corps supérieur.

Fig. 3.   *Même coupe que ci-dessus, l'obturateur étant
enlevé.*

    A. Corps inférieur.
    B. Corps supérieur.

Fig. 4.   *L'obturateur.*

    A. Corps de l'obturateur.
    B. Tube de cuivre qui traverse l'obturateur et sert à
le fixer dans le canal du stéthoscope.

Fig. 5.   *Corps inférieur du stéthoscope.*

    A. Le corps.
    B. Le tenon entouré de fil.

Fig. 6. — Réduction au cinquième des diamètres du stéthoscope et de son canal.

Laënnec ajoutait ce qui suit à la description qu'on vient de
lire : « Les dimensions que je viens d'indiquer ne sont pas tout
à fait indifférentes. Un plus grand diamètre ne permet pas
toujours d'appliquer le cylindre exactement sur tous les points
de la poitrine : plus long, il devient difficile à maintenir dans
cet état d'application exacte ; plus petit, il serait difficile à appliquer au haut de l'aisselle..... il exposerait le médecin à
prendre une position gênante, etc. » (P. 13 et 14.)

Stéthoscope de M. Piorry.

Ces réflexions sont justes. Cependant on a renoncé généralement, en France, à la forme et surtout aux dimensions pre-

mières de cet instrument, pour se servir, de préférence à tout autre, du stéthoscope de M. Piorry (fig. 7 et 8).

Fig. 7. *Stéthoscope articulé réduit au quart.*
Fig. 8. *L'obturateur* ou *en-bout.*

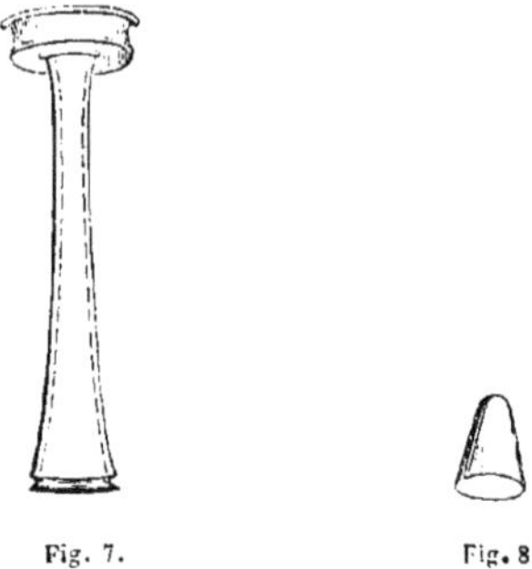

Fig. 7.　　　　Fig. 8.

Cet auteur a diminué le diamètre du cylindre, tout en conservant l'étendue de l'extrémité évasée de l'instrument (fig. 7). Il a remplacé l'obturateur métallique par un petit cône en bois (fig. 8) qui est logé tout entier dans cette partie évasée et y est maintenu au moyen d'un opercule à vis; une autre plaque, également à vis, est adaptée à l'autre extrémité de l'instrument et appliquée contre l'oreille lorsqu'on pratique l'auscultation. Ce stéthoscope est celui que l'on emploie le plus communément aujourd'hui. (Andral dans Laënnec, t. I, p. 14.)

Depuis cette modification de M. Piorry, on en a fait beaucoup d'autres auxquelles on a attribué plus ou moins d'importance.

Stéthoscope de M. Scelle-Montdezert.

M. Scelle-Montdezert a proposé de se servir d'un cylindre, fait en baudruche, contenant un fil de fer roulé en spirale et flexible, pour les cas où il serait difficile ou dangereux de déplacer les malades dont on aurait à examiner la poitrine en arrière. (Voyez pour plus de détails le *Procédé opératoire de la Percussion* de M. Piorry, p. 27, année 1831.)

Stéthoscope de M. Landouzi.

Dans le double but de rendre l'auscultation moins fatigante pour les malades et de la vulgariser en la faisant pratiquer en même temps par plusieurs élèves, M. Landouzi a conseillé de faire usage d'un stéthoscope présentant plusieurs articulations mobiles pouvant se fléchir à volonté en différents sens, suivant la position des malades et des médecins (1).

Il serait à souhaiter que cette idée fût reprise et fécondée par les professeurs de clinique.

Stéthoscope de M. Bigelow.

M. Bigelow, professeur à l'hôpital de Massachusetts, à Boson (États-Unis), a introduit dans la pratique un stéthoscope (fig. 9) que j'ai mentionné dans mon *Traité de Percussion.*

Fig. 9 réduite au quart.

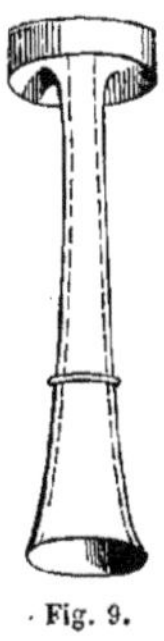

. Fig. 9.

Ce stéthoscope est bien, comme l'a dit M. le docteur Andry (*Manuel de Percussion et d'Auscultation,* p. 120, Paris, 1844), infundibuliforme dans tout son trajet, plus étroit à son extrémité inférieure qu'à son extrémité auriculaire, qui est épanouie comme un parasol ; mais M. Andry s'est trompé quand il m'a fait honneur de cet instrument.

(1) *Mémoire sur les Procédés acoustiques de l'Auscultation et sur un nouveau Mode de Stéthoscopie applicable aux études cliniques.* Broch. in-8° de 32 p. Reims, 1841.

Je suis le premier qui me suis servi, en France, du stéthoscope de **M. Bigelow**. C'est moi qui l'ai fait connaître et qui l'ai
répandu en le recommandant à mes élèves, mais il ne m'en revient pas d'autre mérite. Cet instrument est un des meilleurs
que je connaisse. Toutefois, je ne craindrais pas de mettre
sur la même ligne, parmi les nombreux stéthoscopes qu'on a
proposés, celui de **M.** le docteur Williams de Londres et celui de
M. Depaul.

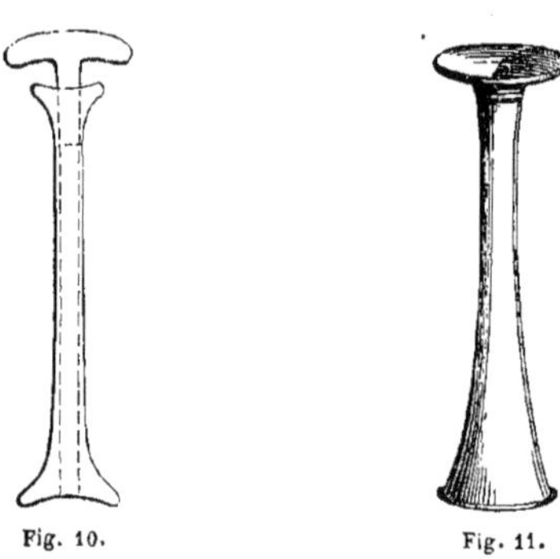

Fig. 10.   Fig. 11.

*Stéthoscope de **M**. Williams.*

Le stéthoscope de M. Williams (fig. 10) a 17 centimètres de
longueur ; le diamètre de son corps est de 1 centimètre ; celui
de son extrémité inférieure est de 4 centimètres. Le diamètre
de l'extrémité auriculaire n'a que 2 centimètres. A cette extrémité s'adapte un opercule large de 4 centimètres et demi,
composé du même bois que le stéthoscope et percé à son centre. Dans les explorations ordinaires, cet opercule reste engagé
dans l'extrémité supérieure, mais on l'introduit dans l'autre
extrémité quand on veut ausculter les artères ou les veines.

*Stéthoscope de **M**. Depaul.*

Le stéthoscope de M. Depaul (fig. 11) est long de 16 centimètres ; l'extrémité auriculaire est représentée par une plaque
circulaire qui a 5 millimètres d'épaisseur et 5 centimètres de
diamètre.

La surface destinée à s'appliquer sur le pavillon de l'oreille présente une concavité telle, qu'une ligne verticale menée de la tangente au centre offre une longueur de 6 millimètres.

La surface inférieure est conique et longue de 5 centimètres ; elle présente un diamètre de 4 centimètres et demi à sa base et de 15 millimètres à son sommet ; le canal central a 8 millimètres de diamètre jusqu'au moment où commence la portion conique.

Cet instrument, que M. Depaul a fait confectionner surtout pour l'étude de la grossesse, ne présente aucune brisure.

C'est au bois de cèdre que M. Depaul a donné la préférence ; c'est le même bois qu'ont choisi MM. Piorry, Williams et Bigelow. Ce bois léger transmet mieux les sons que les bois les plus durs, qui entrent moins facilement en vibration. Faits d'une seule pièce, ils l'emportent de beaucoup sur ceux qui sont brisés ou garnis de viroles, de plaques d'ivoire, etc.

Il nous resterait beaucoup à dire, si nous voulions faire un historique complet des divers stéthoscopes qu'on a tour à tour proposés.

Mais nous ne devons pas perdre de vue que nous avons à nous préoccuper davantage de l'auscultation elle-même que des instruments à l'aide desquels on peut la pratiquer.

DIVISION DE L'OUVRAGE

Je me propose de traiter successivement de l'auscultation de l'appareil respiratoire tout entier (*fosses nasales ; arrière-bouche ; larynx ; trachée-artère ; bronches ; vésicules pulmonaires ; plèvre*), et d'une grande partie de l'appareil circulatoire (*cœur ; artère aorte ; artères sous-clavières et carotides ; veines jugulaires*, etc.).

Cette étude terminée, je consacrerai quelques pages à l'auscultation de la grossesse.

SECTION PREMIÈRE

—

AUSCULTATION DE L'APPAREIL RESPIRATOIRE

Avant d'étudier les résultats de l'auscultation pratiquée sur les différentes sections des voies aériennes, il convient d'être bien fixé sur la situation et les limites de chacune de ces sections. Il est indispensable également de connaître parfaitement les principales différences qu'elles présentent dans leurs conditions matérielles. A ce prix seulement il est possible de se rendre compte du siége précis des phénomènes sonores de la respiration et de leur différence de nature.

CHAPITRE PREMIER

AUSCULTATION DES VOIES SUPÉRIEURES DE L'AIR A L'ÉTAT PHYSIOLOGIQUE.

(*Fosses nasales, pharynx, larynx, trachée-artère.*)

Règles à suivre. — C'est à distance que l'on pratique généralement l'auscultation des narines et de l'isthme du gosier, pourvu que l'on se rapproche autant qu'il est nécessaire des malades; mais le larynx et la trachée-artère réclament l'auscultation directe ou l'intervention du cylindre.

On fait asseoir pour cela les individus qu'il s'agit d'examiner.

Si on les trouve couchés, on leur fait porter légèrement la tête en arrière, pour l'exploration du larynx, et latéralement pour celle de la trachée-artère, du côté droit ou du côté gauche, suivant qu'on est placé soi-même à gauche ou à droite du lit.

Il faut avoir soin de ne pas trop appuyer la tête sur le cylin-

dre, de peur de rendre douloureuse l'exploration. Cette pratique aurait encore l'inconvénient de déplacer et même de rétrécir les conduits de l'air.

Résultats généraux de l'auscultation des voies supérieures de l'air.

En traversant les fosses nasales, le pharynx, le larynx, la
trachée-artère et les premières divisions des bronches, l'air
atmosphérique entre en vibrations, et ces vibrations produisent
des phénomènes sonores qui diffèrent suivant le lieu de leur
production.

Toutes choses égales d'ailleurs, ces phénomènes présentent
des variétés qui sont en rapport 1° avec la rapidité plus ou moins
grande du passage de l'air dans les cavités nasales, buccale,
pharyngienne, laryngée, trachéale; 2° avec la conformation
particulière de chacune de ces cavités aux différents âges;
3° avec le degré absolu ou relatif chez l'homme et chez la
femme des ouvertures du nez, de la bouche et du larynx;
4° avec la direction oblique ou rectiligne des différentes parties
constituantes des voies supérieures de l'air.

A. Bruits respiratoires nasaux, buccaux et pharyngiens.

Ce sont les seuls qui, à l'état normal, puissent être entendus à distance, surtout pendant le sommeil.

Cela tient, d'une part, à ce que leur timbre est plus élevé,
et, d'une autre part, à ce que les organes qui en sont le siége
sont plus superficiellement placés.

On les entend d'autant plus loin, qu'ils se forment dans une
section plus élevée des voies aériennes.

A l'état de veille et dans les cas les plus ordinaires, les bruits
nasaux, buccaux et pharyngiens ne s'entendent pas à distance,
lorsque les cavités qui sont le siége de leur production sont
parfaitement libres, suffisamment lubréfiées, et qu'il n'existe
dans la poitrine aucune cause capable d'augmenter le nombre
des mouvements respiratoires.

— Si la personne qu'on ausculte est saine dans toutes ses parties, on distingue, à l'aide du stéthoscope appliqué sur les ailes du nez, deux bruits de souffle d'une durée et d'une intensité différentes. C'est le deuxième bruit qui s'entend plus longtemps et plus fortement que le premier.

— Les bruits buccaux et pharyngiens sont également plus courts et plus faibles dans l'inspiration que dans l'expiration.

Si la bouche étant largement ouverte, on faisait entrer et sortir l'air plus rapidement qu'à l'état normal, les bruits nasaux deviendraient plus faibles ou même nuls, et l'on distinguerait mieux les bruits buccaux et pharyngiens.

Indépendamment de ces bruits, qui ne sont, après tout, que des souffles, on entend chez bien des personnes, dans l'état de santé, et durant le sommeil, un ronflement ou ronchus que produit, particulièrement dans l'inspiration, la vibration du voile du palais.

B. Bruits respiratoires laryngés et trachéaux.

Nous pouvons affirmer, d'après notre propre expérience, que le bruit expiratoire laryngé est, en général, plus rude, plus fort, plus prolongé, plus ample que le bruit inspiratoire, et qu'il paraît se faire dans une cavité plus spacieuse.

Les bruits trachéaux sont plus faibles ; ils n'ont pas autant d'ampleur. On sent qu'ils se produisent dans une cavité plus étroite. L'intensité du bruit expiratoire l'emporte sensiblement aussi sur celle du bruit inspiratoire, qui est assez faible.

Au niveau du sternum, on distingue encore dans quelques cas les bruits laryngés et trachéaux, dans l'étendue de deux ou trois travers de doigt.

On les distingue également dans toute la hauteur de la colonne vertébrale cervicale. Leur intensité relative est la même qu'en avant, mais leur intensité absolue diminue à mesure qu'on se rapproche des épines des omoplates.

Ces bruits laryngo-trachéaux arrivent même parfois jusqu'à l'oreille à travers des bruits vésiculaires.

Il faut se rappeler cette circonstance, quand on ausculte les poumons, afin de ne pas prendre les bruits laryngés et trachéaux pour des bruits bronchiques morbides, appelés aussi bruits de souffle.

Il suffit, pour éviter toute cause d'erreur à ce sujet, d'analyser avec soin les caractères des bruits qui frappent l'oreille, et de se rendre compte de leur point de départ, en recherchant leur maximum d'intensité.

En prenant ces précautions, on s'aperçoit bientôt, au timbre, à l'éloignement des bruits, qu'ils viennent des fosses nasales, de la bouche, du pharynx, du larynx ou de la trachée-artère.

CONCLUSION.

Il est impossible, d'après ce que nous venons de dire, de confondre les bruits vésiculaires avec les bruits nasaux, buccaux, pharyngiens, laryngés et trachéaux. Les premiers sont, ainsi que nous le verrons plus loin, plus longs et plus forts à l'inspiration qu'à l'expiration, tandis que le contraire a lieu pour les seconds.

AUSCULTATION DES VOIES SUPÉRIEURES DE L'AIR A L'ÉTAT PATHOLOGIQUE.

Explication de quelques termes dont il faut préalablement bien préciser le sens.

Comme nous aurons à nous servir, dans cet article, de différentes expressions dont la signification doit être connue d'avance, arrêtons-nous un instant sur celles d'entre elles qui méritent une attention particulière.

Nous parlerons d'un bruit de drapeau.

Nous parlerons de la respiration sifflante, soufflante, stridente, rude, râpeuse, suffocante, stertoreuse, ronflante, râlante.

Nous parlerons de la toux rude, sèche, férine, croupale, de la voix rauque, enrouée, voilée, plus ou moins éteinte, éclatante, croupale.

Nous parlerons enfin de phénomènes sonores imitant le chant du coq, l'aboiement des petits chiens, le roucoulement des pigeons ramiers, etc.

D'où viennent toutes ces expressions?

La plupart d'entre elles ont été employées par imitation. Telles sont celles qui ont servi à rappeler le bruit du drapeau que le vent agite, le chant du coq, l'aboiement des petits chiens, etc.

Le bruit aigu que fait encore le vent ou que forment quelques animaux comme les serpents; cet autre bruit que l'on produit avec les lèvres quand on chasse l'air avec une certaine force de la poitrine, s'écrivent aussi ou se traduisent par les mots imitatifs de sifflement, de souffle.

Ce sifflement est plus ou moins aigu; ce souffle est plus ou moins rude, il peut donner à l'oreille la sensation du bruit de râpe.

Tout le monde sait ce qu'il faut entendre par suffoquer. C'est respirer avec une extrême difficulté ou même perdre la respiration.

La respiration stridente est celle qui rend un son aigre et perçant.

De toutes les expressions qui nous serviront à caractériser la toux et la voix, le plus grand nombre n'ont besoin d'aucune explication.

Mais, qu'est-ce que la voix éclatante ?

Qu'est-ce que la toux férine ?

Qu'est-ce, enfin, que la toux et que la voix croupales ?

Les anciens entendaient par *voix éclatante* une voix glapissante, criarde, et par *voix férine* une voix rude.

La qualification de *croupale*, qu'on a donnée à la toux et à la voix de certains malades, est née, pour ainsi dire, le jour où l'on a désigné sous le nom de croup la maladie dont le caractère le plus saillant réside dans la formation de fausses membranes dans les voies de l'air, et qu'on avait désignée plus particulièrement jusque-là sous les noms de *angina stridula*, *angina polyposa*, *angina membranosa*, de *morbus strangulatorius*, de *toux des enfants*. de *toux continue*, *convulsive*, *suffocante*, *cruelle*, etc.

Si tous les auteurs se sont accordés jusqu'ici sur le sens à donner à chacune des expressions que nous venons de passer en revue, il n'en a pas été toujours de même à l'égard des mots *stertor* et *ronflement*.

Dès le principe, et même pendant des siècles, le verbe Ρέγχω des Grecs, et d'Hippocrate en particulier, a été traduit par les Latins, et en particulier par Cicéron, par le verbe *sterto*.

D'où il résulte que, chez les Grecs et les Latins, les mots ῥέγχος (et plus habituellement Ρέγχος) (1) *stertor*, *renchus* (et plus habituellement *ronchus*) (2) servaient à exprimer la même idée,

----

(1) Hippocrate ne s'est pas borné à écrire tantôt ῥέγχος et tantôt Ρέγχος, mais encore il a substitué quelquefois un ὄμικρον a l'ἐψιλον pour faire ρογχος et un ξι au καππα ou au χῑ pour faire ῥέξις. Galien (Γαληνου τῶν Ιπποκρατους γλῶσσων ἐξηγησις. Charterio edente, t. II, p. 79 et suiv., Paris, 1638), et Erotien (Ερωτιάνου τὸ ονομαστικον ἡ τῶν παρ Ιπποκρατει λέξεων συναγωγη. Charterio edente, t. II, p. 108 et suiv., Paris, 1638), ont donné dans leur glossaire le même sens aux mots ῥέγχος, ῥέγχος, ῥέγξις.

On trouve encore dans les auteurs comme synonymes : le mot Ρογμος et les verbes Ρογκιάω (R. de Ῥογχος) Ῥογχαξω (R. de ρογχος).

(2) Nous écrivons ce mot comme les Latins l'ont écrit (Plaute, Martial, etc.), et comme l'ont toujours fait les meilleurs lexicographes (vide Cornelii Schrevelii

et qu'ils avaient été créés par imitation du son, comme on peut le voir dans Galien (1); ainsi que devaient l'être plus tard, dans notre langue, ceux de *ronflement* et de *râle*.

Blancard était donc d'accord avec la tradition quand il donnait comme synonymes les mots : *râle*, ῥέγχος, *stertor* et *ronflement* (2).

Si le père de la médecine avait signalé comme pouvant se produire dans l'apoplexie (3) le son grave ou ῥέγχος que font entendre certaines personnes qui dorment d'un profond sommeil, il le signalait aussi, dans une foule d'autres cas, comme on peut s'en convaincre en lisant ses principaux ouvrages (4).

Lexicon) et les médecins les plus illustres (Chartier, Foès, Boerhaave, Van Swieten, etc.), mais nous devons prévenir que les modernes l'écrivent aussi de la façon que voici : Rhoncus.

(1) « Ῥέγξιν, καὶ ῥέγκος, ὠνοματοπεποιηται παρα τὸν γινόμενον ψοφον. ὥσπερ καὶ τὸ ῥέγκειν. »

(Γαληνου τῶν Ιπποκράτους γλώσσων εξήγησις. Charterio edente. Tom. II, p. 100. Lutetiæ Parisiorum, 1638.)

(2) Stertor, Gr. Ρόγχος, à Ρέγχω, sterto, est sonus insolitus, qui inter respirandum auditur, maximè vexat quosdam moribundos, cum viribus detritis, loquela abolita est. Sed etiam multi inter somniandum stertunt, sic ut alios secum dormientes excitent, iisque molesti sint. In asthmate verò, apoplexia et epilepsia frequens est stertor. Sed asthma nunquàm sine stertore, aut si gradus minor sit, sine sibilo, sive sonitu paulò arctiore respirationem difficilem facit : cum tussi denique etiam, stertor sæpè auditur et tum asthmatis initium; et in tussi etiam sonus auditur qui tamen non est stertor. Gal., *Ronflement, le râle.* » (Steph. Blancardi *Lexicon medicum*, p. 820, 1 vol. in-8°. Lugduni Batavorum, 1735.)

(3) « Ὁκόσοισιν ὑγιαίνουσιν ὄδυναι γίγνονται εξαιφνης ἐν τῇ κεφαλῇ, καὶ παραχρῆμα ἄφωνοι γινονται, καὶ ῥέγχουσιν, απολλυνταὶ ἐν ἐπτὰ ἡμερησίν, ἤν μὴ πυρετὸς επιλαβη. Quibus sanis dolores derepentè fiunt in capite, et statìm muti fiunt, ac stertunt, in septem diebus pereunt, nisi febris apprehenderit. » (*Aphoris.* 51, sect. VI, p. 224 et suiv. de l'édit. de Lorry. Ιπποκρατους, Αφορισμοι, Parisiis, 1784.)

— « Εξαπινης υγιαίνοντα οδυνη ελαϐε τὴν κεφαλην, καὶ παραχρῆμα ἄφωνος γινεταὶ, καὶ ῥέγχει, καὶ το ϛομα κεχηνε. Derepente sanum capitis dolor prehendit, confestimque obmutescit, et stertit, et os hiat. » (*De Morbis*, lib. II, cap. vii, p. 558. E. tom., VII de l'édit. de Chartier, Paris, 1649).

(4) « Τε ῥέγχει διαπνέων. Et stertit respirando. » (*De Morbis*, lib. I, cap. vi, p. 537. B. *De Pulmone suppurato ex peripneumoniâ*, t. VII de l'édit. de Chartier. Paris, 1649.)

— « Καὶ ἐπὴν καθευδῃ, ῥέγχει, et quum dormit, stertit. » (*De Morbis*, lib. II, cap. xi, p. 562. E. *De Polypo*. t. VII de l'édit. de Chartier. Paris, 1649.)

— « Καὶ ῥέγχη ἐν τοισι στήθεσιν, et stertat in pectore. » (*De Morbis*, lib. III. cap. xv, p. 592, c. *de Pleuritide*, t. VII de l'édit. de Chartier. Paris, 1649.)

— « Ρέγγος, stertor. » (*Epidemiorum*, lib. V, p. 352, D. *De Muliere anginosâ*, t. IX de l'édit. de Chartier. Paris, 1689.)

Mais aujourd'hui, si le plus grand nombre (1) des auteurs continuent à donner l'acception primitive au mot *râle* et au mot *ronflement*, quelques-uns réservent : 1° le nom de *stertor* au phénomène sonore qui s'accompagne de gêne et de difficulté dans les mouvements respiratoires, et qui se produit dans le larynx et la trachée-artère à l'occasion de l'apoplexie et de l'épilepsie ; et 2° celui de *ronflement* au bruit sourd qui se produit dans le nez et dans l'arrière-bouche, sans gêne et sans difficulté dans les mouvements respiratoires, à l'occasion de certaines maladies des fosses nasales (polypes, tumeurs de diverses natures, coryza intense, mucosités desséchées, croûtes, etc.,) et même sans maladie aucune.

Fosses nasales, pharyx et isthme du gosier.

Phénomènes sonores dont les fosses nasales, le pharynx et l'isthme du gosier peuvent être le siége, dans l'état pathologique,

Ils ne sont pas nombreux comme ceux que nous verrons bientôt liés à l'existence des lésions ou des maladies qui sont susceptibles d'affecter le larynx et la tranchée-artère.

Mais ils ne méritent pas moins, pour cela, d'être signalés.

— « Ρέγχωδης. Stertens » (Ibid. *De Muliere perpineumoniâ laborante.*)

— « Ετερός τις ἐπὶ του υπερωου ρέγχωδης, γλῶσσα ξηρὴ περιπνευμονικη, εμφρων ετελεύτησεν. Alter quidem in palato stertens, lingua arida qualis peripneumonica, mentis compos mortuus est.» (*Epidemiorum*, lib. VII, p. 561. E. t. IX de l'édit. de Chartier. Paris, 1689.)

— « Αφώνος, ρόγχος, voce captâ, stertor. — (*Angina apud Metronem.*» *Ibid.*, p. 562. D.)

— « Καὶ ου πολύ υστερον ἀφωνιη πνιγμος μετα ρέγχοις, καὶ ετελεύτησεν. Neque multò post vox deficit, suffocatio cum stertore, et mortuus est.» (*Ibid.*, p. 563. A.)

(1) Nous sommes obligé de nous exprimer ainsi, parce qu'il est des auteurs qui n'ont cessé de considérer et qu'il en est encore qui considèrent le râle comme synonyme de *stertor*, de *ronflement* et même de *ronchus*, ainsi que nous le verrons un peu plus loin.

Ils se réduisent presque exclusivement à des bruits de souffle, à des sifflements variés, à du ronflement, à des râles.

*Circonstances dans lesquelles on peut rencontrer l'un ou l'autre
de ces phénomènes sonores.*

La sécheresse de la membrane muqueuse qui tapisse les fosses nasales, le pharynx et l'isthme du gosier ; le rétrécissement de ces cavités naturelles par une cause ou par une autre, suffisent pour rendre plus rudes, soufflants ou sibilants les bruits respiratoires nasaux, buccaux et pharyngiens.

Les liquides accumulés dans les cavités olfactives ou dans l'arrière-gorge suffisent aussi pour déterminer des bruits sifflants, ronflants et même bulleux, suivant les conditions dans lesquelles ces liquides se placent par rapport à l'air qui traverse ces différents conduits.

Si les liquides se bornent à rétrécir les fosses nasales ou le pharynx, la respiration est rude, soufflante, sifflante même.

S'ils constituent des bulles par le moyen de l'air atmosphérique, il se produit des râles lorsque ces bulles crèvent.

Dans des cas rares, un polype des fosses nasales peut devenir la cause du ronflement.

Dans des cas plus rares encore, cette même affection donne lieu au bruit de drapeau.

On s'explique sans peine pourquoi la plupart des causes précédentes peuvent rendre la respiration plus précipitée, plus ou moins gênée et même impossible.

Ces explications une fois données, arrivons aux faits particuliers.

Fosses nasales.

1° Étroitesse naturelle des fosses nasales.

Il suffit que l'une des narines soit naturellement rétrécie pour qu'il en résulte une gêne plus ou moins grande dans la respiration et des bruits de souffle plus rudes.

2° Congestion des fosses nasales.

Il suffit encore d'une simple congestion de la membrane de Schneider, pour qu'on observe les mêmes résultats.

3° Inflammation des fosses nasales.

Ordinairement la dyspnée est plus forte, la respiration plus accélérée dans l'inflammation que dans la congestion, parce qu'elle détermine un épaississement plus considérable de la muqueuse olfactive.

Ordinairement aussi la raucité de la voix et le ronflement font partie des symptômes de l'inflammation pour peu qu'elle soit intense.

4° et 5° Catarrhe et hémorrhagie des fosses nasales.

Enfin, et à plus forte raison, une certaine quantité de sang ou de mucosités déposée dans les fosses nasales, non-seulement amène la dyspnée et précipite la respiration, mais encore elle produit des râles qui peuvent s'élever jusqu'au gargouillement.

6° Mucosités desséchées, croûtes ou sang coagulé dans les fosses nasales.

La respiration des enfants est très-gênée par la présence de mucosités qui se sont desséchées ou de croûtes qui se sont formées dans les narines et qui les oblitèrent plus ou moins complétement.

Tantôt les bruits nasaux sont de simples bruits de souffle plus ou moins rudes, qui s'entendent ordinairement dans les deux temps de la respiration avec une intensité plus grande, soit dans l'inspiration, soit dans l'expiration; tantôt ce sont des bruits sifflants qui se produisent ; tantôt enfin, après plusieurs respirations successives, une inspiration profonde devient indispensable, et elle amène une sorte de ronflement.

Tous ces bruits ne laissent pas que d'être fort pénibles à entendre pour les personnes qui sont couchées dans la chambre de ces enfants.

Si vous craignez qu'ils se produisent dans le larynx ou dans la trachée-artère, faites respirer exclusivement par la bouche et vous cesserez de les entendre.

M. Piorry a écrit de belles pages sur ce sujet, que les auteurs ont généralement dédaigné de traiter (*Diagnostic*, n°ˢ 874, 882, 883, 891, 919, 921, 925. — *Médecine pratique*, n°ˢ 5656, 5657, 5659, 5660, 5661, 5662, 5665, 5681). C'est à l'obstruction des fosses nasales par des mucosités desséchées que sont dues certaines dyspnées presque permanentes qu'on observe à tous les âges et surtout chez les enfants. Cette obstruction accélère la respiration, interrompt souvent le sommeil et nécessite de fréquents besoins de respirer profondément.

On recherche parfois la cause de cette respiration gênée, laborieuse, pénible, tantôt dans la cavité thoracique, tantôt dans la cavité abdominale et on ne la trouve pas.

S'il suffit de mucosités desséchées pour produire les phénomènes sonores dont nous venons de parler, à plus forte raison en arrive-t-il ainsi, quand il s'est formé des croûtes dans les narines ou quand du sang s'y est coagulé, durant la fièvre typhoïde, par exemple, la variole ou d'autres maladies.

L'auscultation à distance fait reconnaître le rétrécissement des fosses nasales; elle peut en indiquer le siège d'un côté seulement ou des deux côtés à la fois.

7· Rétrécissement de l'ouverture des fosses nasales par le fait d'une brûlure de la gangrène, de la petite vérole, etc.

Lorsque l'une ou l'autre de ces maladies a déterminé un rétrécissement assez considérable des fosses nasales, l'air produit un sifflement incommode en parcourant ces cavités, la respiration devient fatigante pour les malades, surtout pendant la nuit; le timbre de leur voix est altéré. Cette altération tient *à ce qu'ils ne peuvent point parler par le nez.*

8· Corps étrangers dans les fosses nasales.

Leur présence ne détermine presque jamais qu'une sensation désagréable, qu'une apparence de douleur, qu'une difficulté de respirer.

9° Polype des fosses nasales.

Lorsqu'une personne dont les narines sont libres fait une forte expiration, pendant qu'elle tient la bouche fermée, on n'entend ordinairement qu'un bruit de souffle très-fort.

Lorsqu'il existe, au contraire, un polype dans les fosses nasales, il n'est pas rare d'entendre une espèce de *frôlement* qu'on a désigné sous le nom de *bruit de drapeau.*

On a observé quelquefois ce phénomène dans des cas où il n'a pas été possible de constater l'existence de la maladie que nous venons de signaler.

Mais nous n'avons pas oublié que M. Chrestien avait annoncé, sur la foi du *bruit de drapeau* et *du timbre de la voix* (1), chez une jeune dame, un polype des fosses nasales dont l'autopsie révéla l'existence plusieurs années après.

Cependant, le diagnostic porté par M. Chrestien n'avait ren-

____

(1) *De la Percussion et de l'Auscultation dans les maladies chirurgicales,* p. 36 in-4° et in-8°, Paris, 1842.

contré que de l'incrédulité parmi les médecins qu'avait con-
sultés la malade.

Les polypes des fosses nasales peuvent donner lieu parfois
aussi à la production de la *respiration ronflante* qu'on observe
chez quelques personnes qui dorment la bouche ouverte. Hippocrate en avait déjà fait la remarque dans son livre deuxième
des Maladies (1).

10° Tumeurs des fosses nasales autres que des polypes.

Ajoutons que des tumeurs autres que des polypes, peuvent
être accompagnées d'une respiration ronflante également.

Pharynx.

1° Polypes des fosses nasales faisant saillie dans le pharynx.

Celse avait déjà vu que lorsque les polypes descendaient des
fosses nasales dans le pharynx et qu'ils augmentaient de volume au point de pouvoir être aperçus derrière la luette, ils
amenaient la mort par suffocation. (Aurelii Cornelii Celsi, *De Re
medica*, liber VII, caput viii, pagina 129. *De narium morbis*. In :
Medicæ Artis Principes. In-folio. Edente Henrico Stephano,
Parisiis, 1567 .)

2° Gangrène du pharynx.

Arétée avait vu, de son côté, que la suffocation pouvait être
la conséquence de la gangrène du pharynx, par l'obstacle ab-

---

(1) Πωλύπος. — Ην πωλύπος γίνηται ἐν τῇ ῥινι, εκ μεσου τῶν χονδρων κατακρέμα-
ται, οἷον γαργάρεων· καὶ ἐπήν ὥση τὴν πνοίην, προσέρχεται ἔξω, καὶ ἔστι μαλθακὸν,
καὶ ἐπὴν ἀνάπνευσῇ, οἴχεται ὀπίσω. Καὶ φθέγγεται σομφὸν, καὶ ἐπὴν καθεύδῃ, ῥέγχει.
Polypus. Si polypus oriatur in naso, ex mediis cartilaginibus velut curculio de-
pendet ; et ubi spiritum expellit, foras progreditur, ac mollis est; ubi verò spiritum attrahit, retrocedit ; obscurè loquitur, et quùm dormit, stertit. » (*De Morbis*,
lib. II, caput xi, p. 562. E. t. VII. Charterio edente. Lutetiæ Parisiorum, anno 1649.)

solu que cette maladie mettait enfin à la respiration. (*De Causis et Signis acut. morb.*, lib. I, cap. ix, p. 5, *De Tonsillarum ulceribus.* In : *Medicæ artis principes.* In-folio. Edente Henrico Stephano, Parisiis, 1567.)

M. Cruveilhier a communiqué, en 1848, à la Société anatomique, l'observation d'une femme chez laquelle l'autopsie révéla une gangrène complète du pharynx, sans altération du larynx ni des cordes vocales.

La voix avait été affaiblie, mais non complétement éteinte ; tous les signes d'un œdème de la glotte avaient existé. L'imminence de la suffocation avait fait penser à pratiquer la trachéotomie. Mais il était trop tard, la malade ayant succombé la nuit suivante. (*Bulletins de la Société anatomique* pour l'année 1848, p. 329 et 330.)

Isthme du gosier.

Inflammation des amygdales, de la luette, du voile du palais et des muscles pterystaphylins.

Lorsque toutes ces parties sont le siége d'une vive inflammation, la respiration se fait peu ou elle ne se fait point par les narines.

La dyspnée est d'autant plus grande que la tuméfaction est portée plus loin et que, par conséquent, l'ouverture de la gorge est plus étroite.

Rarement cette tuméfaction grandit au point d'intercepter complétement le passage de l'air. Les malades ne suffoquent donc point. Mais leur respiration est très-pénible, et lorsque des mucosités spumeuses remplissent la gorge, elles augmentent encore davantage le rétrécissement de cette cavité, et elles donnent lieu, suivant l'expression de Boerhaave (§ 807) et de Van Swieten (*Comm.* du § précédent), à la respiration stertoreuse qu'Hippocrate avait signalée dans un article relatif à l'angine tonsillaire. (Καὶ ἐν τῳ φαρύγγι κάτω ῥέγχει, *et in imis faucibus stertit.* cap. ix, p. 560, A. tom. VII, Charterii.)

La respiration devient, de plus, sifflante.

En même temps la voix subit une altération qui est en rapport avec le degré de la tuméfaction des amygdales. Ainsi, « tant que cette tuméfaction n'est que médiocre, l'articulation des sons est gênée, douloureuse, sans néanmoins cesser d'être distincte : quand l'engorgement est plus considérable, les malades n'articulent qu'avec peine et lenteur quelques sons confus dans lesquels on distingue encore les mots : à un degré plus avancé, les malades ne peuvent plus faire entendre aucune parole. » (Boyer, t. VI, p. 426 de la 4e édition du *Traité des Maladies chirurgicales.*)

M. Bouillaud a souvent reconnu au timbre de la voix qui est dite alors pharyngienne ou gutturale (1), l'angine tonsillaire. (*Traité de Nosographie médicale*, t. II, p. 650.)

Ce diagnostic est en général très-facile à porter. Un sourd ayant été présenté à Vidal (de Cassis), ce chirurgien reconnut au caractère de sa voix un engorgement des amygdales, ce qui lui fut confirmé par l'inspection de la gorge et par le toucher, qui lui prouvèrent qu'il y avait hypertrophie.

On avait inutilement employé jusque-là le catéthérisme de la trompe d'Eustache et les insufflations ; Vidal réduisit le volume des amygdales, et la surdité disparut.

(*Prolégomènes*, p. 19 du Ier volume du *Traité de Pathologie externe et de Médecine opératoire*, in-8°, Paris, 1855.)

---

(1) On dit encore assez communément que les malades parlent du nez. Dupuytren disait, au contraire, *qu'ils parlaient sans le nez.* Il avait raison. Haller avait déjà tenu le même langage en faisant allusion au rétrécissement des cavités olfactives, déterminé par différentes causes. (Citation de Boyer, p. 89 du t. VI de la 4e édit. du *Traité des mal. chirurgicales.*

Larynx et trachée-artère.

*Phénomènes sonores dont le larynx et la trachée-artère
peuvent être le siége.*

Les bruits qui sont susceptibles de se produire dans le tube
laryngo-trachéal sont de deux espèces.

Les uns, pour être plus forts, plus rudes, plus amples, plus
râpeux que les bruits normaux, ne présentent pas moins avec
ces derniers une ressemblance assez grande.

Les autres consistent dans des sifflements, dans des cris
aigus, dans des ronflements, dans des râles à bulles plus ou
moins volumineuses, dans des bruits frémissants, etc.

Les premiers de ces phénomènes sont des bruits laryngo-
trachéaux seulement altérés ; les seconds constituent réellement des bruits anormaux.

A. *Circonstances dans lesquelles on peut rencontrer l'altération des bruits laryngo-trachéaux.*

Une inflammation aiguë ou chronique, simple ou tuberculeuse du tube laryngo-trachéal, une tumeur extérieure à
ce tube, une hypertrophie du corps thyroïde, un cancer, un
kyste, etc., sont susceptibles, soit en desséchant l'intérieur du
larynx et de la trachée, soit en diminuant le calibre de ces
conduits, de rendre plus forts, plus rudes, râpeux et même
sibilants les bruits respiratoires supérieurs.

La modification de ces bruits va quelquefois si loin, que la
respiration laryngo-trachéale prend de l'ampleur au point de
paraître se passer dans une caverne plus ou moins spacieuse.
Toutefois, le souffle caverneux se passe de préférence dans le
larynx.

B. — *Circonstances dans lesquelles on peut rencontrer des bruits anormaux dans le larynx et la trachée-artère.*

Une compression suffisante du larynx ou de la trachée par une tumeur anévrysmale, thyroïdienne ou autre ; l'accumulation de mucosités, de sang ou de pus dans le larynx ; la présence de corps étrangers dans les voies supérieures de l'air ; la laryngite aiguë, la laryngite chronique, l'épiglottite, l'infiltration séreuse ou sanguine de la glotte ; le spasme de la glotte ; la trachéite ; le croup ; le faux croup ; l'asthme aigu de Millar ; la coqueluche, sont susceptibles de donner lieu à des phénomènes sonores qu'il est important de considérer d'une manière générale avant de les étudier dans leurs rapports avec les maladies que nous venons de signaler.

DES BRUITS ANORMAUX LARYNGO-TRACHÉAUX EN GÉNERAL.

Les phénomènes sonores, tels que le ronflement ou stertor, et que le sifflement surtout, se produisent dans les cas de rétrécissement du calibre du larynx ou de la trachée.

Ce rétrécissement peut tenir à la compression de ces conduits par une tumeur extérieure, au boursouflement des cordes vocales, à la contraction spasmodique de la glotte, à la présence de fausses membranes, de mucosités épaisses ou de corps étrangers dans le larynx ou la trachée-artère.

C'est assez dire que des lésions de nature bien différente peuvent donner lieu à la production de phénomènes sonores identiques.

C'est pourquoi le médecin devra s'attacher à saisir les moindres nuances de ces phénomènes sonores, le siége précis de leur production, leur fixité dans les mêmes points ou leur mobilité, leur persistance ou leur disparition, leur périodicité, le rapprochement des accès ou leur éloignement, leur isolement ou leur coïncidence avec d'autres phénomènes se produisant dans les poumons eux-mêmes.

En portant une suffisante attention à toutes ces circonstances, et en ne négligeant pas, d'ailleurs, les autres moyens d'exploration, on distinguera, sans trop de difficulté, si la cause des bruits anormaux réside plutôt à l'extérieur qu'à l'intérieur des voies aériennes.

Le maximum de ces bruits, dans un lieu voisin de l'origine des bronches, fera songer à la possibilité d'une tumeur; leur intermittence et leur retour périodique appellera de préférence l'attention sur la contraction spasmodique de la glotte.

Le déplacement ou la disparition momentanée de ces phénomènes indiquera un obstacle mobile, un corps étranger dans les voies de l'air.

La coïncidence d'un phénomène sonore résidant dans les voies supérieures de l'air, avec certaines maladies des poumons, permettra de porter un diagnostic sur la nature de la maladie du larynx.

Ainsi, des bruits humides, râpeux, striduleux, siégeant au niveau du larynx, indiqueront des ulcères tuberculeux du larynx, lorsque les poumons seront eux-mêmes le siége de tubercules.

On n'oubliera pas que l'œdème de la glotte peut être la conséquence d'ulcérations de diverse nature, de pustules varioliques, etc.

On conçoit de quelle importance est, pour le traitement, le diagnostic des affections du larynx et de la trachée.

Telle de ces affections peut réclamer l'usage de la trachéotomie, tandis que telle autre est une contre-indication formelle à cette opération.

Quelle différence n'entraînent pas encore, dans les moyens curatifs, le spasme de la glotte, l'asthme aigu de Millar, l'œdème de la glotte, le croup, la coqueluche, etc.?

MALADIES DANS LESQUELLES PEUVENT SE PRODUIRE LES BRUITS ALTÉRÉS
OU LES BRUITS ANORMAUX DONT NOUS VENONS DE PARLER.

A. — *Diminution du calibre du larynx et surtout de la trachée-artère par des tumeurs de diverse nature placées en dehors de leur cavité.*

1° Compression du larynx et de la trachée-artère par le corps thyroïde hypertrophié.

M. Plainchant a présenté, dans le temps, à la Société Anatomique, un corps thyroïde dont le lobe droit, hypertrophié, comprimait la trachée-artère.

On avait noté, pendant la vie, entre autres phénomènes, des étouffements, une voix aiguë et quelquefois sifflante. (*Bulletins de la Société Anatomique*, 5ᵉ année (1830), 2ᵉ édition. Paris, 1846, p. 79.)

Nous avons eu l'occasion d'observer un assez grand nombre de glandes thyroïdes hypertrophiées, et nous avons noté seulement, au début de la maladie, une respiration à peine gênée, une voix peu ou point altérée.

Mais lorsque les glandes thyroïdes étaient devenues assez volumineuses pour comprimer fortement le larynx et la partie supérieure de la trachée-artère, nous avons remarqué que non-seulement la respiration était gênée, mais encore que les bruits laryngés étaient rudes et que la voix était affaiblie et rauque.

Un degré de plus dans la maladie rendait la respiration désormais impossible et la suffocation imminente.

2° Compression de la trachée-artère par un anévrysme de l'aorte.

Les symptômes les plus ordinaires qui se manifestent dans les cas de compression de la trachée-artère par un anévrysme de l'aorte sont la rudesse des bruits laryngés d'abord, puis le sifflement laryngo-trachéal, l'affaiblissement de la respiration, la dyspnée, l'anxiété, la suffocation, la défaillance.

Mais, à côté de ces symptômes, il en est un autre qui, bien que plus rare, n'a pu échapper à l'observation des médecins : nous voulons parler de la *respiration stertoreuse*.

On en trouve de fréquents exemples dans les livres, et en particulier dans la 17e lettre de Morgagni (*de Sedibus et Causis morborum*, nos 14, 19, 20 et 26).

3° Compression de la trachée-artère par un épanchement de sang qui avait contracté presque la dureté de la pierre.

Vit. Riedlin a rapporté l'histoire d'un vieillard qui ayant fait une chute grave quelques années auparavant, avait commencé dès lors à éprouver de la douleur vers le larynx et avait toujours eu, depuis cette époque, de la difficulté à respirer.

Le malade étant mort, on trouva près de la trachée-artère, qu'elle comprimait, une petite quantité de sang grumeleux qui avait presque la dureté d'une pierre. (P. 211 des *Miscellanea curiosa* sive *Ephemeridium medico-physicarum... Naturæ curiosorum*, décuriæ, III, Annus 7 et 8, — anni 1699 et 1700, — édita 1702.)

4° Compression de la trachée-artère par une tumeur développée dans les parois de l'œsophage.

M. Landré Beauvais a observé assez longtemps la respiration stertoreuse ou râlante, chez une femme morte avec une tumeur développée dans les parois de l'œsophage. Cette tumeur gênait beaucoup le passage de l'air. (*Séméiotique* ou *Traité des signes des maladies*, 1 vol. in-8°, 2e édit. Paris, 1813, p. 87.)

5° Compression de la trachée-artère par la présence de vers arrêtés dans l'œsophage.

On a vu des vers réunis en si grand nombre dans l'œsophage que les malades étaient à chaque instant menacés de suffocation par le fait de la diminution de calibre que la trachée-artère en éprouvait.

Pyrrhus Marie Gabriel a cité l'exemple d'une femme âgée de 40 ans, qui fut prise subitement d'une telle orthopnée, qu'il crut à une mort prochaine. Cette femme ne pouvait proférer une seule parole. Mais portant ses mains autour de sa gorge comme si elle y avait quelque chose qui l'étranglât, elle demandait du secours avec une grande anxiété. Gabriel soupçonna qu'il y avait peut-être, dans l'œsophage, des vers qui lésaient la respiration en comprimant la trachée.

Sous l'influence d'une médication vermifuge, la malade obtint, au bout de deux heures environ, un grand soulagement et elle rendit par les selles trente vers ronds et oblongs en partie vivants, à moitié morts ou morts. A dater de ce moment, la malade jouit d'une bonne santé.

— Le même auteur avait observé également un homme sain et robuste qui avait survécu peu de jours à une orthopnée dont il avait été pris subitement.

Il trouva après la mort un grand nombre de vers dans l'œsophage et dans la trachée-artère. Ces deux conduits présentaient plusieurs ouvertures faites par les vers et c'étaient eux qui, sans aucun doute, avaient donné la mort. (P. 307 et 308 des *Miscellanea curiosa* sive *Ephemeridium medico-physicarum Germanicarum*, decuriæ III. Annus 7 et 8. Anni 1699 et 1700. Edita 1702.)

6° Compression de la trachée-artère par une tumeur développée sur les premiers cerceaux cartilagineux de ce conduit.

Chez une femme qu'a citée Morgagni (15ᵉ lettre, n° 15), et qu'avait observée Mediavia, il s'était développé, par derrière la trachée-artère, à un travers de doigt au-dessous du cartilage cricoïde une tumeur, formée par le développement énorme des glandes placées derrière la trachée-artère. Cette tumeur, qui comprimait à la fois l'œsophage et la trachée dont elle rétrécissait considérablement le canal, était de la grosseur de la moitié d'une noix. Elle avait amené une telle difficulté de respirer qu'un jour elle faillit tuer la malade. Heureusement, elle s'ouvrit dans la trachée par une fente oblongue, et des crachats d'un pus fétide mêlé de sang s'échappèrent, mais la mort n'arriva pas moins, peu de jours après, par asphyxie sans doute.

7° Compression de la trachée-artère par une tumeur développée sur les derniers cerceaux cartilagineux de ce conduit.

Une femme, jeune encore, après avoir renversé violemment sa tête en arrière, sentit intérieurement, à l'instant même de cet effort, à la partie inférieure du cou, une sorte de déchirement qui lui causa une douleur assez aiguë. Cette douleur resta fixée, pendant plusieurs jours, dans le lieu où elle s'était d'abord fait sentir. Peu après la voix devint rauque ; à cette raucité de la voix succéda bientôt une aphonie complète.

Pendant la respiration, qui se faisait avec une extrême difficulté, on entendait un sifflement aigu.

La malade avait le sentiment d'un corps dur placé derrière le sternum, et c'est à cette cause qu'elle attribuait la gêne qu'elle éprouvait dans sa respiration.

Corvisart soupçonnait aussi, de son côté, qu'un corps d'une nature particulière comprimait la trachée-artère vers son extrémité.

La mort étant survenue après un temps assez long, du reste, Corvisart constata l'existence d'une tumeur semblable à une glande bronchique endurcie, de la forme et du volume d'une amande, qui avait non-seulement déprimé, mais même détruit plusieurs anneaux cartilagineux de la trachée. (Corvisart, *Essai sur les Maladies et les Lésions organiques du cœur et des gros vaisseaux*, p. 352 et suiv. de la 3e édition, 1 vol. in-8°. Paris, 1818.)

B. — *Diminution du calibre du larynx et de la trachée-artère par l'accumulation de mucosités, de sang ou de matières purulentes dans leur cavité.*

Lorsqu'il se forme dans le larynx, dans la trachée ou bien à la fois dans l'un et l'autre de ces conduits un rétrécissement, par le fait d'un amas de mucosités, de sang ou de matières purulentes, l'air, en traversant ces liquides, produit tantôt des sifflements variés, tantôt des râles à grosses bulles, et tantôt le phénomène sonore grave qu'on a désigné sous les noms de stertor, de ronflement ou de ronchus.

Les mêmes liquides diversement disposés, c'est-à-dire réunis abondamment sur un même point ou distribués sur une grande étendue de la muqueuse laryngo-trachéale, peuvent produire tour à tour les bruits divers que nous venons de signaler.

Ils déterminent la respiration râlante ou stertoreuse lorsque l'air atmosphérique forme des bulles analogues aux bulles de savon. Lorsqu'ils se bornent à produire un rétrécissement laryngo-trachéal, ils donnent lieu à des sifflements variés et au ronflement.

Tous ces bruits s'entendent ordinairement à distance.

1° Râle des mourants.

S'il existe des mucosités accumulées dans le larynx et dans la trachée-artère , comme on l'observe à la fin de presque toutes les maladies, quelques heures avant la mort, et qu'il se produise un gros râle, par le fait du passage de l'air à travers ces mucosités, c'est du râle des mourants qu'il s'agit. On l'a dénommé ainsi quand il est le symptôme avant-coureur de la mort. On l'a désigné sous le nom de râle caverneux à cause de la sensation qu'il donne ordinairement à l'oreille. On l'a appelé laryngé ou trachéal, suivant le lieu de sa formation.

2° Râle des noyés.

Un râle absolument semblable a lieu chez les noyés.

3° Hémorrhagie laryngo-trachéale.

—Que si c'est du sang en nature que contiennent le larynx et la trachée-artère, des râles variés, des sifflements divers et même le ronflement laryngé sont la conséquence de la pénétration de ce liquide par l'air atmosphérique ou du rétrécissement qu'il produit, par sa présence, dans le calibre du larynx ou de la trachée-artère.

L'exploration de la poitrine par la percussion et par l'auscultation surtout; l'auscultation du larynx et de la trachée-artère feront connaître ordinairement la source de l'hémorrhagie.

— Si les râles sont entendus dans le conduit laryngo-trachéal seulement, sans coexistence d'anévrysme de l'aorte, on peut être à peu près sûr qu'ils sont symptomatiques d'une phthisie laryngée.

— Si ces mêmes râles se retrouvent dans les poumons, c'est qu'il existe une pneumon-hémorrhagie, une apoplexie pulmonaire ou une phthisie tuberculeuse.

— En l'absence d'une maladie des poumons, du larynx ou de la trachée, on étudiera l'artère aorte pour savoir si elle ne serait pas le siége d'un anévrysme qui se serait ouvert dans les voies aériennes.

—Enfin, en l'absence de toute maladie préexistant à l'hémoptysie, et par suite à la production des râles laryngo-trachéaux, il faudra nécessairement songer au tube laryngo-trachéal comme point de départ exclusif de l'hémorrhagie.

C. — *Diminution du calibre du larynx ou de la trachée-artère par la présence d'un corps étranger, ou bien encore par la laryngite aiguë ou chronique, l'épiglottite, l'infiltration séreuse ou sanguine de la glotte , le spasme de la glotte, la trachéite, le croup, le faux croup, l'asthme aigu de Millar, la coqueluche.*

1º Corps étrangers des voies aériennes supérieures.

Ce qui caractérise la présence d'un corps étranger dans le larynx ou la trachée-artère, c'est l'instantanéité des accidents et leur brusque retour.

A peine le corps étranger a-t-il pénétré dans les conduits de l'air, qu'il survient tout à coup des accidents plus ou moins graves, suivant la nature, le volume du corps étranger et la position qu'il prendra dans les voies supérieures de l'air.

On a vu des enfants mourir subitement par le fait d'une aveline, par exemple, d'une balle de plomb ou même d'une simple féve de haricot qui s'étaient arrêtées sous la glotte ou un peu plus bas que cette ouverture, sous les ligaments inférieurs.

On en a vu d'autres résister plus longtemps, c'est-à-dire, deux jours, trois jours, huit jours et même davantage, avant que la mort n'arrivât.

Mais presque toujours cette terminaison funeste suit l'introduction du corps étranger, à moins qu'on ne favorise sa sortie en ouvrant la trachée-artère.

Nous disons presque toujours, parce qu'il arrive quelquefois que le corps étranger soit expulsé, sans l'intervention de l'art, par un effort de toux, comme on peut s'en convaincre en lisant les dix-huitième et vingt-septième observations du *Mémoire* de Louis *sur la Bronchotomie*. Il s'agit, dans ces deux cas, de noyaux de cerise. Ils avaient produit, sur-le-champ, l'un et l'autre, de la toux et une suffocation imminente. Le premier malade toussa pendant trois semaines, après lesquelles il rejeta, à la suite d'une quinte qui dura une heure entière, le noyau entouré de matières muqueuses. Le second malade ne ressentit pas le moindre mal pendant une année ; mais au bout de ce temps, il fut pris d'une toux accompagnée de fièvre qui devinrent plus graves de jour en jour..... Enfin, il rejeta une pierre du volume d'une noix muscade ; elle était formée de matières tartreuses et du noyau de cerise.

Les choses ne se passent pas toujours aussi heureusement, car pour une malade qui en a été quitte pour quelques menaces de suffocation, parce qu'elle avait avalé une pilule, qui fut expulsée en différentes fois, et pour une autre qui a rejeté, avec des crachats purulents, un petit os qui avait pénétré, quatre mois auparavant, jusque dans le poumon, on en compte un grand nombre qui périssent faute de secours.

L'observation démontre que les personnes chez lesquelles le corps étranger vient de s'engager dans le larynx sont prises tout à coup de difficulté de respirer, d'une toux convulsive qui les fatigue extrèmement, d'une grande agitation, d'angoisses inexprimables, d'un danger pressant de suffocation.

Puis le calme se rétablit pour un temps plus ou moins long, tous les accidents cessent, les malades reposent tranquillement, les adultes reprennent leurs occupations, les enfants reviennent à leurs amusements.

Après une intermission plus ou moins longue, la toux renaît, la respiration devient plus difficile, des râles se forment dans le larynx, dans la trachée-artère, dans les bronches ; il survient de nouvelles angoisses, une suffocation nouvelle; les malades portent le doigt sur le point où le corps étranger cause de la douleur; ils éprouvent la sensation de ce corps tantôt fixe, tantôt mobile dans le conduit de l'air.

Le médecin, à son tour, peut sentir ce choc avec ses doigts appliqués sur la trachée-artère. Il peut encore, en appliquant, comme le faisait Dupuytren, l'oreille sur le haut du sternum du malade, ou même simplement en écoutant de près le bruit respiratoire, il peut entendre d'une part le choc du corps étranger dans la trachée et constater d'une autre part, un affaiblissement plus ou moins grand des bruits vésiculaires (1).

Si, nonobstant les symptômes et les signes physiques positifs que nous venons de faire connaître, on refuse d'opérer les malades, ils succombent, pour l'ordinaire, au trouble toujours croissant de la respiration.

Observations cliniques. — Nous venons de parler de la sensation éprouvée par les malades d'un corps étranger tantôt fixe, tantôt mobile dans les voies supérieures de l'air; de la sensation de choc que le médecin peut percevoir au niveau du larynx, soit avec ses doigts, soit avec son oreille; des râles plus ou moins abondants qu'il peut entendre; de l'instantanéité des accidents lors de l'introduction du corps étranger dans le larynx, etc. : nous allons reproduire maintenant trois observations qui réunissent tous ces phénomènes et qui montrent leur enchaînement successif.

La première de ces observations est empruntée à la *Clinique chirurgicale* de Dupuytren (2); la seconde à la clinique de M. Guersent fils (3); la troisième à celle de M. Aubry (4).

(1) Si nous pouvions suivre ici les corps étrangers jusque dans les bronches, nous dirions que s'ils viennent à se fixer dans l'une ou l'autre des premières divisions de la trachée-artère, ils peuvent déterminer des râles à la place qu'ils occupent, et un affaiblissement ou même le silence complet des bruits respiratoires dans le poumon correspondant.

(2) *Leçons orales*, t. III, p. 593 et suiv. Paris, 1833.

(3) *Lancette française*, 28 mai 1842, p. 294 et suiv.

(4) *Archives génér. de Méd.*, vol. II, p. 416 et suiv. Paris, 1856.

I. — *Haricot introduit dans les voies aériennes. — Trachéotomie. —
Guérison.*

Un enfant de six ans s'amusait, le 18 mai 1822, à lancer en l'air des haricots qu'il recevait ensuite dans sa bouche. L'un d'eux franchit brusquement l'épiglotte et passa dans les voies aériennes. A l'instant il fut pris
de toux, de suffocation et resta dans cet état très-pénible pendant une
heure environ.

Devenu calme, il prit des aliments.

Bientôt les accidents reparurent, la toux était suffocante, le vomissement fréquent, l'anxiété extrême.... le râle assez fort, la douleur très-
vive dans la trachée. Le jeune malade fut conduit à l'Hôtel-Dieu de Paris.

Le 23 mai, au moment de la visite, il présentait les symptômes suivants : visage boursouflé ; voix éteinte ; respiration très-accélérée et
accompagnée d'un râle trachéal fort bruyant, qui s'entendait dans une
grande étendue des ramifications bronchiques.

Dans les mouvements inspiratoires (1) on percevait, au bas du larynx, un bruit de frottement ou de choc semblable à celui d'une soupape qui frappe alternativement les bords de l'ouverture qu'elle est destinée à fermer. Cette espèce de choc particulier ne pouvait provenir que
d'un corps étranger qui s'appliquait brusquement sur les bords de la
glotte, ébranlé qu'il était par la colonne d'air.

Pendant la respiration, une toux convulsive revenait à des intervalles
plus ou moins rapprochés, mettait le petit malade hors d'haleine, et le
menaçait d'une prochaine suffocation. L'asphyxie était imminente... On
pratiqua la trachéotomie... Il sortit du mucus mêlé de sang... Le haricot se présenta deux fois à l'ouverture, on en saisit une partie avec les
pinces, le reste fut presque aussitôt rejeté dans une forte inspiration...
Le haricot avait acquis un volume considérable. Il s'écoula une très-
grande quantité de mucosités épaisses, mêlées à du sang qui s'était
épanché dans les voies aériennes pendant l'opération.

Le lendemain de la trachéotomie, il sortit encore beaucoup de mucosités par l'ouverture, et l'on entendit du râle muqueux dans une grande
étendue de la région antérieure et supérieure de la poitrine.

Les jours suivants, ce râle diminua successivement ; la respiration,
toujours gênée et accélérée, revint bientôt à son état normal ; la toux

____

(1) « Ce choc, ce bruit de soupape, perçu à la partie inférieure du larynx,
ne saurait évidemment se produire qu'au moment de l'expiration, et non dans le
mouvement inspiratoire, comme l'ont écrit les rédacteurs des *Leçons orales.* »
(J. Aubry, dans le vol. 2, 5ᵉ série, t. VIII, des *Arch. gén. de Méd.*, p. 420. Paris, 1856.)

diminua; la voix redevint naturelle. Huit jours ne s'étaient pas écoulés depuis l'opération, que le malade était guéri.

II.—*Introduction d'un haricot dans la trachée-artère. — Extraction par la trachéotomie au bout de huit jours. — Guérison.*

Il y avait quatorze jours qu'un enfant, âgé de 4 ans, avait avalé un haricot, qui s'était engagé dans les voies respiratoires... Immédiatement après l'introduction de ce corps étranger, l'enfant, au dire des parents, aurait éprouvé un accès de suffocation qui se serait prolongé pendant une demi-heure. Mais, depuis lors, il n'aurait cessé, pendant 48 heures, d'éprouver le calme le plus parfait, au point de pouvoir reprendre ses jeux habituels.

Un second accès de suffocation serait survenu, bientôt suivi d'autres accès et alternant avec une toux opiniâtre.

Cet état persistant, et la toux ayant pris un caractère de violence extraordinaire, avec menaces de suffocation de plus en plus alarmantes, l'enfant fut transporté à Paris.

On l'admit à l'hôpital des Enfants, salle Saint-Côme, n° 9, le 4 mars, dans le service de M. Guersent fils.

A cette époque, la figure du petit malade était altérée, la toux revenait fréquemment par quintes convulsives et avec suffocations ; quelques râles muqueux existaient à gauche; la voix n'était nullement altérée.

La nuit qui suivit l'entrée du malade à l'hôpital fut signalée par une toux suffocante continuelle.

M. Guersent eut un instant la pensée d'opérer immédiatement, mais, auparavant, il voulut avoir l'avis de Guersent père et de Baudelocque, qui trouvèrent une grande obscurité dans le diagnostic.

Aucun bruit stéthoscopique particulier n'annonçait, d'une manière probante, l'existence d'un corps mobile dans la trachée, éprouvant, sous l'influence de l'inspiration et de l'expiration, des mouvements alternatifs d'ascension vers le larynx et de rechute vers la bifurcation des bronches... L'enfant affirmait bien qu'il sentait le haricot dans le cou, sur un point correspondant de la trachée, qu'il indiquait avec le doigt, mais ce témoignage ne parut pas, aux médecins appelés en consultation, d'une grande valeur. Ils jugèrent de même l'état convulsif de la toux, parce que la toux, disaient-ils, prend assez souvent, chez les enfants, le caractère convulsif.

Aussi Guersent père et Baudelocque proposèrent-ils d'ajourner l'opération, d'autant mieux « que le malade n'avait jamais éprouvé de ces accès de suffocation imminente, ni même de ces menaces d'asphyxie, auxquels sont sujets les individus chez lesquels un corps étranger est parvenu à s'engager dans la trachée. »

On fut d'avis de traiter préventivement la pneumonie qui pouvait se développer consécutivement.

Mais les accidents persistèrent, et à la suite d'une nouvelle consultation, à laquelle prirent part Guersent père, Baudelocque et Bérard, on pratiqua la trachéotomie le 8 mars, 18 jours après l'accident.

La trachée fut à peine divisée, que le haricot, chassé par l'air, s'échappa par l'ouverture de la plaie.

Les quintes de toux devinrent, dès lors, de plus en plus rares ; elles perdirent leur caractère convulsif, et la plaie se cicatrisa le 27 mars, vingt jours après l'opération.

III. — *Trachéotomie nécessitée par la présence d'un haricot dans les voies respiratoires. — Guérison.*

Le 7 décembre 1855, Louis R... âgé de 5 ans, jeta brusquement dans sa bouche un haricot... A l'instant même, il se manifesta une violente quinte de toux avec sensation de suffocation, accompagnée de cris, d'agitation et d'efforts pour vomir.

Justement alarmés de l'état que présentait le petit malade, ses parents le conduisirent le jour même à l'Hôtel-Dieu de Rennes, où M. Aubry le vit à 9 heures du soir. Il était dans l'état suivant : sommeil profond ; figure calme ; respiration forte, s'entendant à distance. Ayant réveillé l'enfant, M. Aubry constata une toux rauque, éclatante comme dans la laryngite striduleuse ; la voix avait les mêmes caractères ; du reste, pas d'accès de suffocation, point de cris, point d'agitation.

Le haricot avait-il été expulsé dans un accès de toux ?

Le 8, au matin, bien qu'il n'y eût pas une suffocation permanente, il existait du moins un certain degré de dyspnée, et lorsque l'enfant parlait ou toussait, elle augmentait au point de constituer de véritables crises, pendant lesquelles le visage s'injectait et devenait livide.

Les doigts appliqués sur la trachée, immédiatement au-dessous du larynx, percevaient, pendant la toux, une sensation de choc des plus distinctes ; chaque fois que la colonne d'air était violemment poussée des poumons vers le larynx, ce phénomène se reproduisait nettement, indiquant ainsi, d'une manière précise, que le corps étranger était encore dans les voies aériennes et, de plus, qu'il était mobile et flottant.

A l'aide du stéthoscope, appliqué sur le devant du cou, on entendait, au moment du choc, un bruit unique et sourd, coïncidant par conséquent avec l'expiration forcée qui accompagnait la toux.

M. Aubry opéra le malade et le haricot fut retiré.

Il est assez facile, comme on voit, de reconnaître, aux caractères que nous avons tracés et aux détails des observations précédentes, la présence de corps étrangers dans les voies de l'air.

Cependant des erreurs ont été commises par des médecins qui n'avaient pas eu de renseignements précis sur l'origine du mal ou qui n'avaient pas assez étudié la marche et la succession des symptômes.

Des erreurs ont été commises encore par ceux qui avaient oublié le danger de la rémittence ou même de l'intermittence irrégulière et quelquefois prolongée des symptômes.

Louis signalait cette circonstance comme propre à obscurcir le diagnostic et à inspirer au chirurgien une dangereuse sécurité. (*Mémoire sur la bronchotomie,* lu à l'Académie royale de Chirurgie, le 26 avril 1759, p. 212 et suiv. du t. VI de l'édit. de Michel Fossone, in-8°, Paris, 1837.)

2° Laryngite aiguë.

Elle est caractérisée par une gêne de la respiration plus ou moins grande suivant le degré du boursouflement des ligaments de la glotte. Cette gêne peut aller jusqu'à suffoquer le malade, si la tuméfaction de la membrane muqueuse du larynx devient assez considérable pour mettre obstacle au passage de l'air, ce qu'on observe plus souvent chez les jeunes sujets que chez les adultes, parce que leur glotte est très-étroite. La laryngite aiguë est encore caractérisée par une respiration petite, fréquente, laborieuse, sifflante et par une dyspnée plus ou moins grande.

La toux rauque, sèche au début devient ensuite humide. On entend alors au niveau du larynx des râles à grosses bulles qu'un bruit de soupape remplace quelquefois.

Les bruits respiratoires laryngés sont fréquemment rudes ou râpeux.

La voix est en même temps grave, rauque, voilée quelquefois, entièrement ou presque entièrement éteinte, avec sifflement pendant l'inspiration.

Si au lieu d'occuper la membrane muqueuse qui tapisse l'intérieur du larynx, l'inflammation s'est emparée seulement des muscles qui servent à élever l'os hyoïde et le larynx, la respiration est assez libre.

3° Laryngite chronique.

M. Bouillaud, qui approuve M. Cruveilhier d'avoir décrit, comme une forme de laryngite chronique, la laryngite ulcéreuse ou phthisie laryngée (*Nosographie*, t. II, p. 394), M. Bouillaud, disons-nous, a noté parmi les symptômes de cette maladie, la raucité de la toux, l'âpreté, la rudesse, l'enrouement ou même l'extinction de la voix. (*Ibid.*, p. 404.)

Nous ajouterons à ces symptômes celui des bruits respiratoires soit râpeux, soit humides que produit la laryngite aiguë.

M. Barth a entendu un *cri sonore* dans des cas d'ulcérations des cordes vocales inférieures avec gonflement et bords saillants (1), et M. Stokes a perçu, dans un cas d'ulcération circonscrite du larynx, un bruit analogue à celui d'une *corde de basse* accompagné d'un *bruit de soupape* (2).

Une malade citée par le baron Boyer éprouvait une toux convulsive lorsqu'elle prenait des boissons. On trouva, après sa mort, la membrane muqueuse du larynx ulcérée et l'épiglotte cariée et détruite dans un point de sa circonférence. C'est à la

(1) *Arch. gén. de Méd.* Juillet 1838 , 3ᵐᵉ observation.
(2) *A Treatise on the diagnosis and treatment of diseases of the chest*, p. 250, Dublin, 1838.

faveur de cette destruction que les liquides pénétraient dans le larynx. (*Traité des Maladies chirurgicales*, t. VII, p. 92, 4° édit., Paris, 1831.)

Nous avons observé maintes fois tous ces phénomènes, mais nous avons en même temps remarqué, du côté du larynx, qui était principalement le siége de la maladie, une respiration semblable à celle qui se produit dans les cavernes pulmonaires vides, tandis que le côté du larynx sain, ou à peu près sain, était le siége de bruits normaux ou du moins qui différaient très-peu de ceux de l'état normal. Nous avons observé en outre, dans quelques cas rares de laryngite chronique, un véritable *ronflement laryngé*.

4° Épiglottite.

Jusqu'à quel point l'inflammation de l'épiglotte peut-elle exister isolément, c'est-à-dire sans complication de l'inflammation du tissu cellulaire qui entoure cet organe et qui se trouve en abondance dans les replis épiglottiques? Il appartient aux anatomo-pathologistes de résoudre cette question. Jusqu'à présent, M. Bouillaud déclare avoir vu l'épiglotte et ses ligaments assez épais pour rétrécir considérablement l'orifice de la glotte.

« Il est évident, dit à ce propos M. Bouillaud (p. 441 du t. II du *Traité de Nosographie médicale*, Paris, 1846) que ces lésions constituent une puissante cause de dyspnée et de suffocation. Cela doit être. Mais il doit y avoir plus que de la dyspnée et de la suffocation. Il appartient aux médecins de déterminer par l'auscultation, lorsque l'occasion s'en présentera, la nature des phénomènes sonores auxquels peut donner lieu la glottite dégagée de toute complication. C'est alors seulement qu'on pourra la diagnostiquer à l'avenir, et compléter ainsi les observations publiées par M. Bouillaud en 1825. » (*Archiv. gén. de méd.*, t. VII, p. 174. Paris, 1825.)

5° Œdème de la glotte (1).

Nous n'avons pas à nous prononcer sur les causes et sur la nature de l'œdème de la glotte. Qu'on l'appelle simplement œdème, qu'on le distingue sous le nom de gonflement œdémateux de nature phlegmasique, qu'il soit actif ou passif, cela nous importe peu au point de vue stéthoscopique. Nous avons à tenir compte seulement de l'état matériel en tant que cause mettant obstacle à l'entrée et à la sortie de l'air atmosphérique.

L'œdème de la glotte s'observe rarement dans l'enfance ; il débute subitement, par des accès de suffocation.

Le malade surpris par ces accès, qui durent plus ou moins de temps (de une à deux minutes d'abord, et ensuite de cinq à dix minutes, et même plus), se relève et fait une brusque inspiration qui commence par un bruit sifflant d'abord, puis rauque, puis encore parfois sifflant. Cette inspiration sonore n'est pas convulsive.

A cette inspiration succède une expiration ordinairement facile. Nous disons ordinairement, parce que M. Bouillaud a cité des cas dans lesquels l'expiration elle-même était laborieuse et bruyante. (*Nosographie médicale,* t. II, p. 432.)

« Peu à peu les inspirations sont moins rauques, moins pénibles, l'air arrive plus facilement dans la poitrine, la gêne de la respiration diminue sans cesser complétement, et l'on n'entend plus qu'une respiration rude encore, mais plus lente et plus tranquille et sans différence tranchée entre l'inspiration et l'expiration. » (Lailler, Thèse de la Faculté de Paris, soutenue le 29 juin 1848, sous ce titre : *De l'OEdème du larynx.*)

Les accès de suffocation se rapprochent plus ou moins ; on entend dans leur intervalle le bruit sonore de l'inspiration.

Au milieu du sentiment de gêne et d'oppression qu'ils

____

(1) Il faut entendre sous ce nom l'infiltration séreuse des replis muqueux qui vont de l'épiglotte aux cartilages aryténoïdes.

éprouvent, les malades portent instinctivement la main à la partie supérieure du larynx, comme pour arracher un corps étranger qui les étouffe.

A la respiration gênée, douloureuse et bruyante succède une toux rauque, sifflante, convulsive.

Et si les malades veulent parler, leur voix est rauque ; elle s'éteint par degrés, devient aiguë, sifflante, et, qui plus est, croupale.

6° Infiltration sanguine de la glotte.

M. Bogros a présenté à la Société Anatomique (1847) les voies aériennes d'un individu qui avait succombé aux suites d'une variole hémorrhagique. Il s'était formé pendant la vie une infiltration sanguine de la glotte qui avait simulé un œdème de la glotte.

M. Bogros avait vu le malade porter la main à son cou comme pour arracher un obstacle qui le suffoquait. Il avait, de plus, observé chez ce malade les phénomènes suivants :

Murmure vésiculaire extrêmement affaibli ;

Inspirations répétées et sifflantes ;

Expirations libres mais prolongées ;

Râle trachéal très-bruyant, entendu de près comme de loin ;

Voix rauque et voilée.

(*Bulletins de la Société anatomique* de Paris pour l'année 1847, p. 141 et suiv.)

7° Spasme de la glotte.

Les médecins sont encore loin d'être d'accord sur ce qu'il faut entendre sous ce titre. Ils confondent dans leurs descriptions le spasme de la glotte avec la laryngite spasmodique, l'œdème de la glotte, la coqueluche, etc. De cette confusion sont nées les dénominations diverses (spasme essentiel de la glotte ;

spasme symptomatique; asthme thymique ou de Kopp; angine thymique; asthme laryngé, convulsif, etc.) sous lesquelles on a décrit les différents symptômes observés, en ayant égard aux causes présumées de la maladie.

Nous ne pourrions pas suivre les auteurs dans l'interprétation qu'ils ont donnée aux symptômes groupés sous telle ou telle des dénominations précédentes sans nous mettre dans la nécessité de faire l'histoire et de donner la description du spasme de la glotte. Cette histoire et cette description seraient déplacées dans cet ouvrage, uniquement consacré à l'auscultation. On trouvera ces questions bien traitées dans la *Thèse inaugurale* de M. le docteur Hérard. (*Du spasme de la glotte.* Paris, 8 janvier 1847.) Nous ne saurions mieux faire que de renvoyer à cette œuvre consciencieuse.

Quant à nous, nous devons nous borner à indiquer ici les faits d'auscultation qui rentrent naturellement dans notre cadre.

Le spasme de la glotte s'annonce ordinairement par une suspension brusque des mouvements thoraciques; la respiration est consécutivement et subitement suspendue. Cet état de choses dure, en général, de dix à quinze ou vingt secondes, pendant lesquelles on observe une suffocation d'une intensité variable suivant la longueur de l'interruption des mouvements des muscles thoraciques, du muscle diaphragme et des muscles constricteurs de la glotte.

A ces phénomènes succède le plus souvent une inspiration sonore, aiguë, fine, convulsive qui constitue le signe certain et quelquefois unique du spasme de la glotte.

L'attaque se compose de cinq à six inspirations successives, non interrompues par un nombre égal d'expirations, ou bien chaque inspiration est suivie d'une expiration. Celle-ci se fait sans bruit ou bien elle s'annonce tantôt par un gémissement plaintif, tantôt par des cris plus ou moins aigus, plus ou moins prolongés.

Dans des cas rares, l'inspiration se fait naturellement et l'expiration est convulsive et saccadée.

Si on ausculte la poitrine au moment des accès, on ne distingue point les bruits respiratoires.

Il n'y a pas de toux dans le spasme de la glotte.

La voix est à peine altérée.

Ajoutons que les accès commencent quelquefois par une ou plusieurs expirations bruyantes suivies de l'inspiration que nous avons décrite et faisons remarquer enfin, pour terminer, que d'autres fois la suspension passagère de la respiration vient à la suite d'une inspiration aiguë et saccadée, sans qu'il y ait toujours pour cela de la suffocation.

8° Trachéite.

Bien que la trachéite existe rarement sans complication de laryngite ou de bronchite, cependant, cet isolement peut à la rigueur se rencontrer. Dans tous les cas, l'auscultation pratiquée sur la trachée-artère et l'auscultation de la voix indiqueront les signes acoustiques de la trachéite.

On a dit que cette inflammation causait ordinairement beaucoup d'anxiété, que la respiration était difficile et fréquente, qu'une toux vive tourmentait les malades. (Roche, article *Trachéite* du *Dict. de Méd. et de Chir. pratiques*, t. XV, 1836.) Il faut ajouter que si la respiration est fréquente, elle est en même temps haute et petite, et que la voix est ordinairement aiguë et sifflante, surtout si la membrane muqueuse trachéale est plus sèche qu'à l'état normal.

Tous ces phénomènes s'expliquent et par l'existence de l'inflammation, et par le gonflement de la membrane muqueuse trachéale. Les malades évitent de faire de profondes inspirations, parce qu'elles sont douloureuses. De là vient que la respiration est petite et sublime; par la même raison elle est fréquente. — Quant à la voix, elle est d'autant plus aiguë et plus sifflante que le calibre de la trachée est plus réduit. Cependant cette acuité de la voix est moindre dans la trachéite que dans la glottite, parce que l'air traverse l'orifice de la glotte avec moins de rapidité dans le premier cas que dans le second. «La largeur du calibre de la trachée empêche que des accidents de suffocation se manifestent aussi souvent dans la trachéite que dans la laryngite. » (Bouillaud, *Oper. cit.*, p. 444.)

9° Croup.

Quelle que soit l'opinion qu'on se fasse sur la nature du croup, et quelle que soit la difficulté qu'on éprouve quelquefois à le reconnaître, il faut avouer cependant qu'il se traduit le plus souvent par des symptômes qui le caractérisent suffisamment.

Une dyspnée plus ou moins grande ; une suffocation qui menace à chaque instant de devenir mortelle ; une respiration plus ou moins accélérée, sublime, entrecoupée, sifflante, stertoreuse ; une toux qui ne ressemble point à la toux ordinaire et qui présente un caractère tout particulier ; une voix altérée d'une telle façon qu'elle a frappé tous ceux qui l'avaient entendue ; le tout suivi très-souvent d'un calme qu'interrompt plus ou moins rapidement un nouvel accès, tels sont les phénomènes principaux qui décèlent l'existence du croup et sur lesquels nous allons donner quelques détails.

Le croup s'annonce le plus souvent par un trouble plus ou moins profond qui survient dans la respiration. Les malades se plaignent d'abord d'enchifrènement, de rhume et de dyspnée. Celle-ci ne se manifeste quelquefois, cependant, que vers le deuxième ou le troisième jour. Mais une fois déclarée, elle devient de plus en plus pénible.

La respiration est alors difficile, fréquente, laborieuse, accompagnée d'anxiété, d'angoisses, d'un sentiment d'étranglement et de suffocation. On ne respire plus que debout, que sur son séant, ou bien qu'étendu sur son lit.

La respiration est élevée dans quelques cas, entrecoupée dans d'autres. On l'a vue longue d'abord, et puis très-courte ; ou bien encore elle s'est fait remarquer tantôt par sa précipitation, tantôt par sa lenteur.

A mesure qu'on s'éloigne du moment de l'invasion de la maladie, les accès de suffocation, qui d'abord étaient éloignés, se rapprochent ; bientôt même ils se suivent sans interruption (1) ; ou bien, si la suffocation diminue brusquement, c'est pour recommencer un peu plus tard avec une nouvelle violence.

Heureux les malades s'ils éprouvent quelque soulagement de l'expectoration de matières visqueuses ou membraniformes !

Ces circonstances, qui sembleraient devoir les favoriser toujours, sont le plus souvent sans effet sur la suffocation.

En même temps que la respiration se modifie dans sa durée, dans sa continuité, dans son étendue, elle devient sifflante et stertoreuse. Elle peut même devenir tremblotante si des fausses membranes se détachent et flottent dans l'intérieur des voies aériennes.

Le stertor a parfois un timbre métallique très-marqué, qui forme un des caractères prédominants du croup. On dirait que l'air vibre dans un tuyau d'airain.

Le sifflement, dont le point de départ est dans le larynx seulement, ou bien à la fois dans le larynx et dans la trachée-artère, s'entend à une distance plus ou moins grande. Il n'existe, dans quelques cas, que par intervalles, mais, le plus souvent, il se produit même entre les accès (2).

C'est dans l'inspiration qu'il se manifeste le plus ordinairement, cependant on l'a perçu quelquefois dans l'expiration, et

(1) Les accès de suffocation étaient fort rares chez les adultes dont M. Louis a donné les observations en 1826. (*Du Croup considéré chez l'adulte* dans : *Mémoires ou Recherches anatomico-pathologiques sur diverses maladies*. 1 vol. in-8°. Paris, 1826.)

(2) La respiration n'était sifflante que chez un petit nombre des malades de M. Louis. (*Oper. cit., passim.*)

plus rarement dans l'inspiration aussi bien que dans l'expiration.

Alexandre Thomson, médecin anglais a signalé, parmi les symptômes du croup « une difficulté de respirer accompagnée d'une espèce de bruit comme de croassements qu'on peut entendre à une distance considérable. » (*La Médecine rendue familière* ou *Instructions simples, relatives à la préservation et au traitement des maladies.* — Ouvrage traduit de l'anglais par Petit-Radel, 2 vol. in-8°, Paris, 1805, p. 161 et 162 du tome 1er.)

Le sifflement est remplacé quelquefois, au rapport de Dugès, par une strideur que cet auteur a comparée (sauf l'intensité qui est moindre) à celle que fait entendre une feuille de graminée mise en vibration, entre deux doigts, par un souffle modéré. (Article *Croup* du *Dict. de Méd. et de Chir. pratiques,* t. V, p. 270. Paris, 1830.)

Dans *le croup*, la toux et la voix sont accompagnées, comme nous l'avons dit, d'un son peu ordinaire.

Si quelques auteurs ont rencontré parfois la toux courte, étouffée, peu convulsive, le plus grand nombre l'ont trouvée comme déchirée, rauque, creuse, sifflante, convulsive, éclatante et semblable au cri d'un animal.

C'est ainsi qu'on l'a comparée le plus souvent au cri du coq, à celui d'une poule.

Dans des cas rares, on l'a trouvée semblable à la toux de la coqueluche, avec cette différence, cependant, qu'elle était sonore dans l'expiration, et non pas dans l'inspiration.

La toux n'est pas constante dans le croup, mais, lorsqu'elle existe, elle est humide ou sèche, rare ou fréquente, forte ou légère.

Dès que la voix vient à changer de timbre, elle est enrouée, souvent grêle et tremblotante ; plus souvent aiguë, glapissante, striduleuse, métallique (1), semblable, comme la toux, tantôt

____

(1) Schwilgué est peut-être le premier qui ait parlé du timbre de la voix qui lui paraissait sortir d'un tuyau d'airain. (*Du Croup aigu des enfants*, p. 16, brochure in-8° de 64 pages. Paris, 1802.)

au cri d'un jeune coq, tantôt à celui d'une poule irritée et, enrouée.

« Cette modification de la voix et de la toux n'est pourtant pas constante ; la rudesse, la raucité, l'extinction de la voix, se rencontrent souvent. Dans l'épidémie décrite par Boudet (*Archiv. génér. de Méd.*, iii° et nouv. série, t. XIII, p. 133 et suiv., et p. 418. Paris, 1842), presque toujours la voix était voilée, et l'on remarquait une aphonie plus ou moins complète. On eut rarement occasion d'observer *cette voix retentissante qui a été comparée au cri du coq.* » (Bouillaud, p. 401 et suiv. du t. II du *Traité de Nosographie médicale*. Paris, 1846.)

Lefebvre de Villebrune a trouvé la voix semblable, en quelque sorte, au son que rend le larynx d'un canard qu'on a enlevé, et dans lequel on souffle par la trachée. (Addition à l'article *Croup* du *Traité des Maladies des enfants*, par Underwood, p. 210. Paris, 1786.)

Tels sont les phénomènes sonores qui constituent le véritable diagnostic de la maladie.

Faisons remarquer cependant que la voix n'est pas toujours aiguë et glapissante, qu'elle peut être rauque, éteinte, et ne ressembler au cri du coq que lorsque les malades toussent, pleurent ou jettent des cris.

Si, dans quelques cas, on a trouvé la voix plutôt rauque que croupale, ce n'était que par exception.

C'est par une exception plus grande encore que quelques auteurs ont observé les symptômes du croup chez des malades dont les voies aériennes supérieures n'ont présenté, après la mort, aucune trace de production membraniforme.

10° et 11° faux croup. — Asthme aigu de Millar.

M. Cruveilhier ne croit pas que l'asthme aigu de Millar et le faux croup de Guersent soient autre chose qu'une laryngite ordinaire, avec accès de suffocation, accès de suffocation qu'il considère alors comme étant la conséquence du spasme qui s'empare des muscles du larynx (1).

Nous ne saurions être de cet avis. Il suffit de lire les observations de Millar (2) pour se convaincre que la maladie qu'il a décrite ne ressemble en aucune manière à la laryngite ordinaire.

Diffère-t-elle du faux croup de Guersent (3)?

L'asthme aigu des enfants appartient-il à l'asthme nerveux ou convulsif, comme l'a dit M. Jolly (4)?

La plupart des asthmes aigus de Millar seraient-ils autres que des croups foudroyants, sans fausses membranes, avec gonflement et injection si nouvelle, que ces lésions auraient disparu après la mort, comme Dugès se l'est demandé (5)?

Ou bien le croup et l'asthme aigu de Millar constitueraient-ils une seule et même maladie, comme le pensaient Underwood (6) et Cullen (7)?

Quelle que soit la réponse que l'on fasse à ces différentes questions, on peut soutenir que si l'asthme aigu diffère du faux croup, il en diffère peu (8), et surtout que si le faux croup est

(1) Article *Laryngite* du *Dictionn. de Méd. et de Chir. pratiques*. Paris, 1834.

(2) *On the asthma and hooping-cough*. London, 1769 ou *Observations sur l'asthme et sur le croup*, traduites par L. Sentex. Paris, 1808. Brochure in-8° de 144 pages.

(3) *Dict. de Méd.*, en 21 vol., article *Croup*. Le faux croup est décrit p. 227 et suiv. sous ce titre : *Pseudo-croup simple*. tom. 6. Paris, 1823.

(4) *Dictionnaire de Médecine et de Chirurgie pratiques*, en 15 vol. t. III, p. 611. Paris 1829.

(5) *Dict. de Méd. et de Chir. prat.*, article *Croup*. tom. V, p. 576. Paris, 1830.

(6) *Traité des Maladies des enfants*, traduct. française de Lefebvre de Villebrune. 1 vol. in-8°, p. 206. Paris, 1786.

(7) *Éléments de Médecine pratique*, traduction française de Bosquillon. Section III, *De l'Esquinancie trachéale*, p. 237. Paris, 1785.

(8) « Quelque obscurité qui règne encore dans l'histoire du pseudo-croup, il me paraît, toutefois, très-vraisemblable que c'est aux différentes variétés de cette maladie simple ou compliquée qu'il faut rapporter presque tout ce qu'on a dit de l'asthme aigu des enfants. » (Guersent. Article *Croup* du *Dict. de Méd.*, en 21 vol. tom. VI, p. 232. Paris, 1823.)

— « L'asthme de Millar a, sinon une identité parfaite, au moins une analogie frappante avec la laryngite spasmodique... L'asthme de Millar n'est autre chose que ce que les médecins français appellent indifféremment laryngite spasmodique, faux croup ou croup nerveux. » (Hérard, *Du spasme de la glotte, Thèse inaugurale*. Paris, 1847, p. 63 et 64.)

le croup véritable, sauf les fausses membranes (1), il n'est pas étonnant qu'il présente, dans la plupart de ses symptômes, une ressemblance souvent frappante avec le croup proprement dit.

— *L'asthme aigu* de Millar surprenait quelquefois les enfants au milieu de leurs jeux, et plus fréquemment encore dans leur sommeil (2).

Dans ce dernier cas, les petits malades s'éveillaient en tremblant, le visage très-rouge, et quelquefois livide, incapables de rendre compte de ce qu'ils avaient éprouvé, respirant difficilement et avec des mouvements convulsifs dans les entrailles, l'inspiration et l'expiration se succédant rapidement et avec le même bruit qu'on entend souvent dans les accès hystériques (3).

Quelquefois la frayeur ajoutait à leur mal ; ils se tenaient attachés à leur garde, et s'ils n'éprouvaient pas un prompt soulagement en toussant, éternuant, vomissant ou évacuant, l'étouffement augmentait, et ils mouraient dans l'accès.

Mais si quelques-unes de ces circonstances arrivaient naturellement ou par l'art, elles faisaient cesser l'accès. Les enfants dormaient parfaitement bien le reste de la nuit ; ils continuaient à respirer librement jusqu'à ce que, le lendemain soir, quand ce n'était pas plus tôt, ils éprouvaient un second accès plus violent et plus long que le premier.

Dans l'intervalle d'un accès à l'autre, les enfants étaient tristes, craintifs, abattus, et quelques-uns éprouvaient des phénomènes nerveux, tels qu'un rire ou que des cris involontaires, du délire, des soubresauts dans les tendons, etc.... Si l'on ne

---

(1) « *Croup.* Nom donné universellement aujourd'hui à une inflammation grave, *le plus souvent avec formation d'une fausse membrane* dans l'intérieur du larynx, et parfois de la trachée et des bronches. » (Ant. Dugès. Art. *Croup* du *Dict. de Méd. et de Chirurg. pratiques*, en 15 vol., t. V, p. 565. Paris, 1830.)

(2) *On the Asthma and hooping-cough*, London, 1769.

(3) Dans les attaques d'hystérie, les narines sont largement ouvertes, la respiration est sublime, profonde, bruyante et laborieuse.

parvenait point à enrayer la marche de la maladie, les paroxysmes revenaient avec plus de violence et à des intervalles
moins éloignés ; la voix devenait rauque, la respiration ne
cessait d'être difficile, elle se faisait avec une sorte de croassement que l'on entendait à une grande distance... et les
épaules s'élevaient à chaque inspiration, qui ne se faisait qu'avec une pénible agonie. (Pag. 7 et suiv. de la version française, déjà citée.)

— La maladie que Guersent a décrite sous le nom de *pseudocroup* a plus d'un trait de ressemblance avec la précédente ;
mais elle présente aussi quelques différences au point de vue
des signes stéthoscopiques. Nous allons les faire connaître.

L'enfant a joui jusque-là d'une santé parfaite. Tout à coup,
vers le soir, dans la nuit, ou plus rarement sur le matin, il est
pris d'une toux sèche, sonore, rauque, sifflante, simulant quelquefois la voix d'un chien qui aboie. La suffocation paraît imminente. Les accès de toux qui suivent cette première quinte
sont ordinairement moins graves.

Après deux ou trois quintes ainsi décroissantes, la voix reste
souvent un peu enrouée, sans s'éteindre jamais, et la respiration s'accompagne quelquefois d'un léger sifflement laryngotrachéal assez analogue à celui du croup, mais qui cesse peu
de temps après la quinte. Le malade tousse peu dans la journée, mais sa voix conserve toujours quelque chose de croupal.

Vers la fin du premier jour, ou bien encore le second jour
ou le troisième, les quintes deviennent de plus en plus courtes,
et le sifflement laryngo-trachéal, qui leur succède, est bientôt
remplacé par du râle muqueux.

Puis, la maladie se termine comme un rhume ordinaire.

Quelquefois cependant c'est par là qu'elle commence (page
227 et suiv. de l'article déjà cité).

12° Coqueluche.

Dans cette maladie, dont les accès sont périodiques, les inspirations sont bruyantes et accompagnées d'un sifflement prolongé qui revient avec chaque quinte de toux. Ces inspirations sifflantes constituent un des caractères prédominants de la coqueluche; elles ne sont pas convulsives, à moins que la coqueluche ne se complique du spasme de la glotte.

Cependant, on entend quelquefois d'autres bruits qui imitent assez exactement le chant du coq, l'aboiement des petits chiens, le roucoulement des pigeons ramiers, etc.

C'est dans les premières sections de l'arbre aérien que ces bruits divers ont leur siége.

L'arrière-gorge n'est pas toujours étrangère, ainsi que l'a constaté Laënnec, à la production de ces phénomènes sonores. Les expirations sont saccadées.

La voix est quelquefois faible et même cassée, on l'a trouvée semblable au braiement de l'âne.

La toux a le timbre ordinaire. Les quintes sont beaucoup plus fortes que celles du croup. Elles sont entrecoupées par une inspiration sonore et pour ainsi dire vocale.

Il n'existe dans le larynx aucun symptôme du croup dans l'intervalle des accès.

Dans le même temps on peut entendre des râles muqueux, des bruits ronflants et sibilants ou les bruits normaux de la respiration.

Durant les quintes, on ne saisit ni les bruits vésiculaires, ni les bruits bronchiques, même dans les parties du poumon qui, quelques instants avant et après les quintes, étaient le siége d'une respiration exagérée.

Laënnec, qui avait noté ces particularités, ne s'expliquait ce phénomène que par le gonflement momentané de la membrane muqueuse ou par une contraction spasmodique des bronches.

Diagnostic différentiel du croup, du faux croup, de l'asthme aigu de Millar, des corps étrangers des voies aériennes, du spasme de la glotte, de la coqueluche, de l'œdème de la glotte et de la compression de la trachée.

Si quelques auteurs ont songé a établir le diagnostic différentiel de l'angine gangréneuse (1), du catarrhe pulmonaire (2), de la péripneumonie (3), de la pleurésie (4), et des corps étrangers égarés dans les voies aériennes, du croup, du faux croup, de l'asthme aigu de Millar, etc., peu d'entre eux ont cru qu'il fût utile de faire ce rapprochement entre ces dernières maladies (corps étrangers, croup, etc.), et le fait de la compression de la trachée-artère par une tumeur anévrysmale, thyroïdienne ou autre.

Les auteurs ont agi de même, en général, à l'égard de la laryngite aiguë, de la laryngite chronique, de l'épiglottite, de la trachéite, de l'œdème et de l'infiltration sanguine de la glotte.

Nous ne suivrons pas entièrement cet exemple, et si nous n'ajoutons rien de plus à ce que nous avons déjà dit de la laryngite, de l'épiglottite et de la trachéite, nous dirons un mot encore du croup proprement dit, du faux croup, de l'asthme aigu de Millar, des corps étrangers des voies aériennes, du spasme de la glotte, de la coqueluche, de l'infiltration séreuse de la glotte et de la compression de la trachée.

C'est sur ces maladies seulement qu'il convient de revenir un instant, parce qu'on peut les prendre et qu'on les a prises même parfois l'une pour l'autre.

(1) Difficulté de respirer, souvent produite par le gonflement et la tension des parties. Voix rauque, mais non sifflante. Sortie de lambeaux membraneux fétides.

(2) La difficulté de respirer, d'abord légère, augmente ensuite par degrés. Point de sifflement de la voix ni de douleur à la trachée.

(3) La difficulté de respirer est continue et augmente sans cesse, mais la crise est moins violente que dans le croup, l'asthme aigu, etc.; point de sifflement de la voix ni de douleur à la trachée.

(4) La difficulté de respirer est continue comme dans la péripneumonie ; elle augmente sans cesse comme la pleurésie.

*Erreurs de diagnostic provenant de la confusion des
symptômes.*

— En effet, ici, l'on croit avoir affaire à une laryngite simple, lorsqu'il s'agit du croup (1).

— Là, les symptômes du croup sont confondus avec ceux
des corps étrangers qui ont pénétré dans le larynx ou la trachée-
artère (2).

— Ailleurs, les symptômes déterminés par la présence des
corps étrangers dans les voies supérieures de l'air sont pris
pour ceux du croup (3).

— Ailleurs encore, le véritable croup se développe et tue
des enfants qu'on croyait atteints seulement du faux croup (4).

(1) M. Hérard a cité l'observation d'une jeune fille de 5 ans, qui avait été prise,
huit jours avant son entrée à l'hôpital, d'une maladie qui avait commencé par *du
rhume, de l'altération de la voix, de la toux et de l'oppression.* Elle éprouvait de
la douleur dans le larynx, mais on ne voyait rien sur la membrane muqueuse du
pharynx. A cette douleur se joignaient une *aphonie incomplète,* une *toux rauque,
aigre, déchirée,* de *l'oppression,* un *sifflement laryngo-trachéal* qui s'entendait à
distance, mais *point de suffocation.*
L'absence des pseudo-membranes pharyngiennes avait fait croire à une laryngite
simple, et cependant l'autopsie révéla l'existence du croup, car on trouva une fausse
membrane ferme, grisâtre, assez épaisse, formant une seule lame qui tapissait toute
la trachée et le larynx, mais ne dépassant pas les replis aryténo-épiglottiques. Cette
fausse membrane adhérait assez à la membrane muqueuse sous-jacente. (*Bulletins
de la Société anatomique de Paris* pour l'année 1846, p. 372.)
(2) On cite l'observation suivante d'Engstroem : « Un enfant se plaignit pendant
quelques jours d'une douleur pongitive dans la gorge. On attribua cette souffrance
à une épingle que l'on croyait avoir été avalée par le malade. Il se manifesta le
second jour une fièvre légère, la respiration devint difficile, la voix palpitante.
L'enfant mourut le troisième jour, et à l'ouverture du corps on trouva la trachée
et les bronches recouvertes d'une lame couenneuse. » *Recueil des Observations
et des Faits relatifs au Croup,* publiés par l'École de Médecine de Paris, dans le
mois de juin 1808, p. 70.)
(3) Balfour, chirurgien anglais, a vu un enfant dont la voix était aiguë, sifflante
et la respiration difficile. On le crut affecté du croup: Il mourut, et à l'ouverture
cadavérique, on rencontra un morceau d'écaille d'huître à un pouce environ au-
dessous de la glotte. (*Recueil des Observations et des Faits relatifs au Croup,* publiés
par l'École de Médecine de Paris, dans le mois de juin 1808, p. 70.)
(4) « Je me rappellerai toujours avec douleur, dit **M.** Cruveilhier, qu'appelé auprès
d'un enfant de cinq ans qui présentait tous les symptômes du croup, je ne fus pas
médiocrement étonné de voir ses parents accueillir mes alarmes avec le sourire de
l'incrédulité. « Oh ! monsieur, me dirent-ils, c'est la quatrième fois, depuis deux
ans, que nous voyons notre enfant dans cet état, et il s'en est toujours tiré sans remède. » Vainement je les conjurai d'employer, dans le doute, le parti le plus sûr;

— D'autres fois, la coqueluche se montre sous les dehors du croup.

— Dans des circonstances exceptionnelles, on croit encore avoir affaire au croup, lorsqu'il existe un spasme simple de la glotte, ou une laryngite spasmodique.

— Dans des circonstances plus rares encore, on rattache à l'œdème de la glotte les accès de suffocation qui sont la conséquence de la compression de la trachée-artère par une tumeur anévrysmale de l'aorte ou de l'artère innominée (1), etc., etc., et de la sorte se trouvent confondues dans la pratique des maladies de nature bien différente.

D'où vient cette confusion?

1° De certaines difficultés inhérentes au sujet, à cause de certaines ressemblances que ces maladies ont entre elles dans quelques points de leur symptomatologie ;

2° De l'absence de quelques-uns de leurs symptômes principaux.

ils déclarèrent qu'ils assumaient sur leur tète toute la responsabilité de l'événement. Je me retirai, toutefois, après avoir motivé mon avis par écrit et indiqué les moyens qui me paraissaient convenables : le lendemain matin, je fus mandé à la hâte ; mais il n'était plus temps ; le malheureux enfant avait un visage couleur de cire et se débattait contre l'agonie. » (Cruveilhier, p. 23 de l'article LARYNGITE du *Dict. de Méd. et de Chir. pratiques*, in-8°, Paris, 1834.)

(1) «Rien ne ressemble davantage à un accès de suffocation produit par la laryngite sous-muqueuse (œdème de la glotte) que la *dyspnée trachéale* produite par la compression qu'exerce, sur la trachée, l'aorte anévrysmatique. J'ai été sur le point de commettre cette erreur, d'autant plus facilement que, chez l'individu soumis à mon observation, il y avait en même temps raucité de la voix. J'ai vu un chirurgien distingué se refuser à pratiquer l'opération de la laryngotomie dans un cas de suffocation qu'on supposait produit par la laryngite sous-muqueuse ; il n'avait pas, disait-il, la certitude que la cause de la dyspnée fût dans le larynx. Le malade ayant succombé, on trouva un anévrysme de la crosse aortique qui avait comprimé la partie inférieure de la trachée. » (Cruveilhier. Art. LARYNGITE du *Dictionnaire de Médecine et de Chirurgie pratiques*, tom. XI, p. 35, Paris 1834).

— « Il arriva au chirurgien anglais Lawrence de pratiquer l'opération de la trachéotomie pour un anévrysme de l'artère innominée, tandis qu'il croyait opérer pour une laryngite. Un autre chirurgien fit aussi la trachéotomie dans un cas d'anévrysme de l'aorte qui s'ouvrit dans la trachée. » (J. Cheyne, cité par M. Blache à la p. 578 de son article LARYNGITE publié dans le t. XVII du *Dictionnaire de Médecine*).

1° **Difficultés inhérentes au sujet.**

A. *Symptômes du croup dans des maladies autres que le croup.*

La voix et la toux croupales, qui sembleraient devoir être pathognomoniques du croup, ont été entendues en l'absence de cette maladie. Exemples :

Phthisie laryngée. — Dugès a observé tous les symptômes du croup sur une femme atteinte de phthisie laryngée, et dont les voies aériennes présentèrent, après la mort, des ulcérations, sans aucune trace de produit pseudo-membraneux. (Article Croup du *Dict. de Méd. et de Chir. pratiques.*)

Pseudo-croup. — Guersent a signalé, parmi les symptômes du faux croup, un sifflement laryngo-trachéal assez analogue à celui du croup; de l'enrouement; une toux sèche, sonore, rauque, croupale; une voix croupale. (Article Croup du *Dictionnaire de Médecine.*)

B. *Symptômes de la coqueluche dans le croup.*

Van-Bergen, Wahlbom, etc., ont trouvé, dans quelques cas de croup, la toux semblable à celle de la coqueluche.

Vieusseux a rencontré, de son côté, dans le croup également, le son de la voix semblable au son aigu d'une quinte de coqueluche.

C. *Symptômes des corps étrangers des voies aériennes dans le croup.*

Enfin, il est arrivé qu'on n'a point trouvé de différence entre la toux qui suit l'introduction des aliments dans la trachée-artère et la toux de certains malades atteints du croup.

2° **Absence de quelques symptômes principaux.**

Nous venons de voir que la voix et que la toux caractéristiques du croup peuvent manquer dans cette maladie. Ajoutons que les malades peuvent ne pas tousser, et qu'il ne faut pas s'attendre à trouver toujours des fausses membranes dans le pharynx. Ces dernières ont fait défaut, non-seulement dans l'observation de M. Hérard, que nous avons rapportée (p. 64), mais encore dans le plus grand nombre des cas de croup observés par M. Cruveilhier. (Voyez l'article LARYNGITE du *Dictionnaire de Médecine et de Chirurgie pratiques.*)

Si les fausses membranes peuvent s'étendre dans toute l'étendue des voies aériennes, depuis l'isthme du gosier et l'arrière-bouche jusqu'aux dernières ramifications bronchiques, il est plus fréquent de les rencontrer dans le larynx ou dans la trachée-artère seulement, ou bien à la fois dans la trachée-artère et dans les bronches.

RÉSUMÉ.

En dehors des exceptions que nous venons de signaler, à part les difficultés que nous venons de faire connaître, il sera pour l'ordinaire facile de distinguer les uns des autres le croup, le faux croup, l'asthme aigu de Millar, les corps étrangers des voies aériennes, le spasme de la glotte, la coqueluche, l'œdème de la glotte et la compression de la trachée.

A. *Croup.* — Ainsi, une respiration oppressée, haletante ; des accès de suffocation ; un sifflement laryngo - trachéal continu, quelquefois rémittent ; une toux sèche, courte, violente, répétée par quintes, rauque, creuse, comme déchirée, éclatante, semblable tantôt au cri du coq, tantôt au gloussement d'une poule; une voix enrouée, complétement ou presque complétement éteinte, tremblotante, ou bien détonnante par secousses, éclatante comme la toux et comme elle sonore, avec le timbre en quelque sorte métallique qu'ont signalé dans leurs observations Schwilgué (1), MM. Louis (2), Rostan (3), Barth et Roger (4) ; une pareille voix, disons-nous, une pareille toux caractérisent suffisamment le croup.

(1) *Du Croup aigu des enfants*, p. 16. Une brochure in-8°, Paris 1802.
(2) *Du Croup considéré chez l'adulte.* — 1ʳᵉ obs., dans : *Mémoires ou recherches anatomico-pathologiques sur diverses maladies.* 1 vol. in-8°, Paris, 1826.
(3) *Cours de Médecine clinique*, t. II, p. 545, Paris, 1830.
(4) *Traité pratique d'Auscultation*, p. 261 et suiv., 4ᵉ édit. Paris, 1854.

B. *Faux Croup.* —Guersent trace de la manière suivante le diagnostic différentiel du croup et du faux croup :

« L'aphonie et le sifflement, dit-il, sont très-prononcés dans le croup entre chaque quinte.

» Dans le pseudo-croup, il y a seulement un peu d'enrouement, mais jamais d'aphonie après la toux, et quand le sifflement laryngo-trachéal existe, ce qui arrive rarement, il cesse peu de temps après les quintes.

» Celles-ci diminuent d'intensité dans le faux croup.

» Vers la fin de l'accès, la figure de l'enfant, qui d'abord était très-rouge, devient pâle et couverte de sueur ; les lèvres deviennent violettes, comme dans les quintes de toux qu'on observe vers le dernier degré du croup ; de sorte que cette maladie commence comme finit le croup. » (*Oper. cit.*, p. 227 à 229.) —Ce tableau du croup et du faux croup est-il bien fidèle et les distinctions faites par Guersent ont-elles réellement l'importance séméiologique qu'il leur assigne ? Nous craindrions de nous tromper souvent si nous nous en rapportions à ces symptômes pour diagnostiquer la maladie. Dans le doute, nous agissons toujours comme tout médecin prudent, qui, en présence des symptômes attribués au faux croup, se conduit, vis-à-vis de ses malades, comme s'il s'agissait du croup proprement dit.

A ceux qui seraient tentés de répéter après Guersent que l'invasion du croup est plus violente, sa marche plus rapide et plus continue que celle du faux croup, M. Cruveilhier répond « par l'observation d'un grand nombre de cas dans lesquels le » croup débute par un accès croupal, bientôt suivi d'un calme » parfait, pendant lequel l'enfant joue comme dans l'état de » santé le plus florissant ; à ce calme succède un second accès, » bientôt suivi d'un nouveau calme, et ainsi de suite, jusqu'à » ce que les symptômes deviennent continus. » (P. 23 de l'art. Laryngite déjà cité.)

C. *Asthme aigu de Millar.* — L'auteur anglais résume ainsi la maladie qu'il a décrite sous le nom d'asthme aigu :

« En général, il était aisé de distinguer cette maladie par la
langueur et l'abattement qui l'accompagnaient ; par un pouls
faible, irrégulier, précipité ; par la rémission et par le retour
périodiques des accès. Tels étaient, avec la difficulté de respirer,
les symptômes pathognomoniques particuliers de l'asthme aigu.

» La violence des symptômes pendant les accès, leur absence
totale dans l'intermittence, et le passage irrégulier de l'un de
ces états à l'autre, étaient les caractères les plus propres à
cette maladie....

» Elle se faisait encore remarquer par la violence des spasmes
qu'éprouvaient en particulier les organes chargés d'exécuter
la respiration et par les convulsions qu'elle occasionnait. A la
vérité, ces convulsions étaient rarement universelles. » (*Observations sur l'Asthme et sur le Croup,* chap. III. de la version française de L. Sentex, Paris 1808.)

D. *Corps étrangers des voies aériennes.* — On a cité l'instàn-
tanéité de l'invasion des symptômes et l'instantanéité de leur
retour. La même chose peut se produire et se produit souvent
dans le croup vrai ou faux et dans l'asthme aigu de Millar.
« Dans quelques cas la présence d'un corps étranger dans le
larynx ou dans la trachée-artère peut simuler le croup, surtout quand ce corps est mobile, et que, changeant de place, il
occasionne des rémissions ou des intermissions. » (Boyer, *Traité
des Maladies chirurgicales,* t. VII, p. 100 de la 4ᵉ édition,
Paris, 1831.)

Mais ce qui ne se produit que dans les cas de corps étrangers égarés dans les voies de l'air, c'est leur mobilité ordinaire
dans la trachée-artère, c'est le bruit particulier que le médecin
perçoit en auscultant, c'est l'affaiblissement des bruits respiratoires des deux cotés de la poitrine, si le corps étranger est
arrêté dans la trachée-artère, l'affaiblissement ou même le silence de ces bruits, si le corps étranger s'est engagé dans une
grosse bronche (1), c'est la sensation de choc qu'il éprouve

(1) MM. Barth et Roger ont complété le diagnostic du siége des corps étrangers

en appliquant ses doigts sur la trachée, c'est le déplacement de
la douleur. Ajoutez à cela le témoignage des malades qui indiquent avec la main le lieu que les corps étrangers occupent
entre le larynx et le sternum (2), les circonstances commémora-
tives, l'absence de la respiration sifflante, de la toux croupale
dans les moments de calme, de la fièvre dans les premiers
temps de la maladie, et vous aurez l'ensemble des symptômes
qui traduisent la présence des corps étrangers des voies
aériennes.

E. — *Spasme de la glotte.* — Cette maladie n'est précédée d'aucun symptôme précurseur ; elle est intermittente, sans
fièvre et sans fausses membranes.

La respiration s'arrête tout à coup et ne revient à l'enfant
qu'avec une ou plusieurs inspirations aiguës et convulsives.
Les accès de suffocation surviennent aussi bien dans le jour
que dans la nuit. L'inspiration est sonore, convulsive, brève,
intermittente. La voix est naturelle. La toux manque, à moins
qu'elle ne soit déterminée par quelque complication.

F. *Coqueluche.* — Dans cette maladie, qui se fait remarquer surtout par sa marche intermittente et chronique, non
moins que par l'absence de fausses membranes, il se produit
plusieurs expirations pour une inspiration. Celle-ci n'est pas
convulsive comme celle du spasme de la glotte, elle est sonore
comme dans cette dernière maladie, mais bien plus longue et

des voies aériennes, quand ils ont fait ressortir l'importance des signes stéthoscopiques dans cette question. Après avoir dit ce que nous venons de répéter de l'affaiblissement ou de l'absence des bruits vésiculaires par la présence d'un corps
étranger dans telle ou telle section des voies aériennes (p. 262 de leur 4ᵉ édit.), ils
ont ajouté avec beaucoup de raison : « De même qu'on peut suivre ainsi le déplacement de ce corps dans les voies aériennes, de même il sera possible de décider
s'il s'est fixé définitivement dans quelque point de la poitrine, et s'il y a déterminé
par sa présence quelque lésion profonde du parenchyme, d'après l'apparition de phénomènes acoustiques circonscrits dans une région où auparavant le stéthoscope ne
révélait aucune condition morbide. » (*Oper. cit.*, p. 269 et 270.)

(2) Dans le croup comme dans l'infiltration séreuse et dans l'infiltration sanguine
de la glotte, les malades portent la main sur le larynx, comme pour arracher l'obstacle qui les étouffe, mais il ne leur vient nullement la pensée d'un corps étranger
qui se serait introduit dans le larynx ou dans la trachée-artère.

plus retentissante, elle entrecoupe les quintes de toux, qui sont plus fortes que celles du croup et séparées par des intermissions complètes. Cette toux, dont le retour est périodique, ne se rencontre pas dans le spasme de la glotte ; elle est sonore dans l'expiration et non pas dans l'inspiration (1).

Aucun symptôme ne se manifeste du côté du larynx, dans l'intervalle d'une quinte à une autre. Les malades rendent des mucosités claires, bleuâtres, visqueuses, puis épaisses et jaunâtres. Ils sont rarement pris de la fièvre.

G. *OEdème de la glotte.* — L'œdème de la glotte est une maladie propre aux adultes. Elle s'annonce par une douleur qui se fait sentir à la gorge. Cette douleur augmente lors de la respiration, de la déglutition et de la phonation.

Surviennent bientôt de la gêne au passage de l'air, de la toux et de l'enrouement, et un peu plus tard un premier accès de suffocation caractérisé par une inspiration bruyante et très-pénible, suivie d'une expiration naturelle. Puis, après quelques minutes, tout rentre successivement dans l'ordre et l'accès se termine en laissant après lui un peu de gêne dans la respiration.

A cet accès succède, un peu plus tôt, un peu plus tard, un accès nouveau. A mesure que les accès se multiplient, ils se rapprochent et deviennent plus forts et plus violents.

Lorsque l'œdème de la glotte doit être suivi de la mort, celle-ci arrive brusquement, tantôt dans le paroxysme d'un accès, tantôt au moment même où l'air semblait pénétrer librement dans la poitrine.

On ne peut méconnaître à ces signes l'infiltration séreuse ou séro-purulente de la membrane muqueuse qui tapisse l'ouverture supérieure du larynx ou la glotte elle-même. Mais s'il restait du doute dans l'esprit, on chercherait à saisir avec le doigt le bourrelet formé par les replis aryténo-épiglottiques.

---

(1) C'est en faisant allusion à ces différences, que M. le docteur Hérard a dit avec raison dans sa *Thèse inaugurale* (*Du spasme de la glotte*, Paris, 8 janvier 1847, p. 68): « Dans la coqueluche, les muscles affectés de convulsions sont les expirateurs, dans le spasme de la glotte, ce sont les inspirateurs. »

H. — *Compression de la trachée artère par une tumeur ané-vrysmale, thyroïdienne ou autre.* — Ce n'est pas à titre d'ané-vrysme, mais bien à titre de tumeurs comprimant la trachée, qu'agissent l'artère innominée et surtout la crosse de l'aorte.

En effet, nous avons vu la glande thyroïde hypertrophiée (p. 37), un simple épanchement de sang (p. 38), une hyper-trophie des glandes placées derrière la trachée (p. 39), et des vers arrêtés dans l'œsophage (p. 38), gêner la respiration à des degrés divers et déterminer parfois des accès de suffocation et même la mort, à l'égal des tumeurs anévrysmales de l'aorte.

Nous avons vu la respiration stertoreuse se produire aussi bien par le fait d'une tumeur œsophagienne (p. 38) que par celui de l'anévrysme de l'aorte.

Nous avons signalé le sifflement dans l'hypertrophie du corps thyroïde (p. 37), comme dans l'anévrysme de l'aorte.

Enfin, nous avons rencontré dans la tumeur citée par Corvi-sart (p. 39), la raucité de la voix, qui se rencontre aussi dans l'anévrysme de l'aorte, comprimant la trachée-artère.

Il y a dans l'expression symptômatique de toutes ces mala-dies des caractères communs dont il est bon de se souvenir à l'occasion, pour ne point s'exposer à pratiquer, sur le conduit de l'air, des opérations inutiles. Mais à côté de ces caractères communs, il en est de particuliers aux tumeurs anévrysmales, thyroïdiennes, vermineuses, etc. Nous n'avons pas à les si-gnaler ici.

Nous aurons atteint notre but si nous sommes parvenu à démontrer que la nature des tumeurs placées sur la trachée-artère est, au point de vue de l'auscultation, entièrement in-différente, et que ces tumeurs peuvent toutes faire naître des phénomènes sonores identiques, pourvu qu'elles arrivent à déterminer une compression suffisante de la trachée.

CHAPITRE DEUXIÈME

AUSCULTATION DES VOIES INFÉRIEURES DE L'AIR OU AUSCULTATION DES POUMONS A L'ÉTAT PHYSIOLOGIQUE.

(Bronches et vésicules pulmonaires.)

« Optima enim respiratio fit, quando aer sine ullo sonitu,
» absque interruptione, libere et satis lente ducitur, retinetur,
» educitur. »
(Van Swilten , *Comm. du* § 734 *des Aphori mes de Boer-*
haeve, p. 430 de la deuxième partie du tome II. Tu in, 1747.)
« Respiratio facilis, non dolens, constans, in morbis desi-
gnat, organa omnia respirationi servientia rite valere, pulmones facile. explicari; sanguinem commode transmitti,
adeoque aptum esse fluere per vasa omnia corporis. »
(Hermanni Boerhaave *Institutiones Med cœ* , § 971 de la
page 434. Parisiis, 1747.)

Règles à suivre. — Les personnes qu'on se propose d'examiner doivent toujours prendre des positions qui permettent
au médecin d'ausculter alternativement et sans la moindre gêne
toutes les régions de la poitrine.

Ainsi, elles effaceront les épaules pour l'auscultation des régions antérieures ; elles les porteront en avant pour l'auscultation du dos, et elles élèveront la main sur la tête quand il s'agira
de l'exploration de l'aisselle.

Cette étude sera faite d'autant mieux que la poitrine sera
nue ou simplement couverte d'une chemise fine, d'un gilet de
flanelle etc.

On attendra, pour ausculter, que la respiration se fasse naturellement et d'une manière régulière.

Lorsqu'on l'aura entendue dans ces conditions, on pourra
faire respirer les individus plus fortement et plus fréquemment.
Cette pratique ne changera rien aux rapports réciproques des
bruits respiratoires entre eux et relativement aux différentes
régions de la poitrine, puisqu'on aura partout exagéré ces bruits.

Les inspirations dont nous venons de parler auront l'avantage non-seulement d'augmenter l'intensité des bruits vésicu-

laires, mais encore de les faire entendre plus près du rebord des côtes, et à une plus grande hauteur au-dessus des clavicules.

Du reste, que la respiration soit naturelle ou qu'elle soit forcée, on aura soin que le nombre et que l'étendue des inspirations soient les mêmes à chaque exploration, afin qu'on puisse juger comparativement de l'état des poumons placés dans les mêmes conditions.

Il faut montrer, dans quelques cas, à certaines personnes, à respirer comme il convient qu'elles le fassent, et surtout leur apprendre à faire le moins de bruit possible avec les fosses nasales et l'arrière-gorge. Ces précautions prises, on explore successivement les régions semblables de la poitrine et on se sert du cylindre, quand il n'est pas possible, pour une raison ou pour une autre, d'appliquer directement l'oreille sur telle région ou sur telle autre.

L'oreille nue saisit mieux et circonscrit aussi bien que l'oreille armée du stéthoscope les bruits respiratoires (bronchiques ou vésiculaires normaux). Elle les distingue d'autant mieux, qu'on est placé dans un lieu plus tranquille.

On écoute plusieurs respirations de suite, afin de s'assurer qu'elles se ressemblent toutes entre elles. En même temps, on recherche si l'intensité et si la nature des bruits pulmonaires sont les mêmes du côté droit et du côté gauche ; on étudie ensuite leur durée absolue et relative, que l'on compare. Les phénomènes sonores une fois bien constatés, l'esprit intervient, et analysant alternativement chacun de ces phénomènes, il leur donne telle ou telle interprétation.

Nous indiquerons plus bas les caractères essentiels auxquels on reconnaît une respiration normale.

Disons ici, par anticipation, qu'il faut avoir bien soin de ne pas rapporter aux bronches ou aux cellules aériennes les bruits qui peuvent provenir des fosses nasales, du pharynx, du larynx, de la trachée-artère et des voies digestives supérieures.

Disons encore qu'il ne faut pas prendre pour des bruits venant de l'intérieur de la poitrine un bruit particulier (1) qui rappelle le bruit lointain d'une voiture (*bruit rotatoire*) et le bruit qui peut naître du froissement d'une mèche de cheveux (*bruit crépitant*), et faisons remarquer enfin que si quelques bruits de souffle se produisant dans le cœur, dans l'aorte, dans les artères carotides, dans les veines jugulaires, etc., paraissaient provenir des poumons, il serait facile de les rapporter à leur véritable siége, en constatant leur défaut de synchronisme avec les mouvements respiratoires.

Nous n'insisterons pas davantage sur les règles à suivre dans l'étude de la respiration normale, nous réservant d'y revenir et d'y ajouter ce qui nous paraîtra convenable quand nous traiterons de la respiration anormale.

RÉSULTAT DE L'AUSCULTATION DES VOIES INFÉRIEURES DE L'AIR

A. Bruits respiratoires vésiculaires. — Leur nombre. — Leurs caractères

Lorsqu'on applique l'oreille sur la poitrine d'un individu dont tous les organes sont à l'état physiologique le plus parfait, et dont les parois thoraciques se soulèvent et s'abaissent alternativement, sans gêne comme sans effort, c'est-à-dire tout naturellement, « on entend, pendant l'inspiration et l'expiration, un murmure léger, mais extrêmement distinct, qui indique la pénétration de l'air dans le tissu pulmonaire et son expulsion. » (Laënnec, *Traité de l'Auscultation médiate*, t. I, p. 60 de la 4ᵉ édit. en 3 vol. in-8°. Paris, 1837.)

Le murmure respiratoire se compose donc de deux bruits que l'auteur de l'*Auscultation médiate* avait parfaitement saisis (2) et qu'il a comparés au murmure d'un soufflet dont la

(1) On croit qu'il est dû à la contraction fibrillaire des muscles thoraciques.

(2) M. Fournet a pourtant prétendu le contraire. Selon lui, « le bruit de l'expiration a été entendu et analysé par plusieurs observateurs, mais d'abord timidement, avec restrictions, avec doute, car on n'osait pas en croire son oreille là où celle de Laënnec n'avait rien entendu. »

(*Recherches cliniques sur l'Auscultation et sur la première période de la phthisie pulmonaire*, p. 39. 1 vol. in-8° en deux parties, Paris, 1839.)

soupape ne ferait aucun bruit, ou mieux encore à celui que fait entendre, à l'oreille nue, un homme qui, pendant un sommeil profond, mais paisible, fait de temps en temps une grande inspiration (Laënnec, t. I, p. 60 et 61).

« Doux et moelleux à l'oreille, ce murmure est beaucoup plus fort et plus prolongé quand la poitrine se dilate, plus faible et plus court quand elle se resserre ; ... ce qui constitue les deux bruits dont nous avons parlé : « celui de l'inspiration et celui de l'expiration, tous deux continus, non saccadés. » (Barth et Roger, p. 31 et 32 de la 4ᵐᵉ édition. — Paris, 1854.)

Hâtons-nous de dire cependant, contrairement à l'opinion trop exclusive de M. Fournet (1), que « dans l'état normal le » bruit respiratoire se fait entendre à peu près exclusivement » au moment où l'air pénètre dans les vésicules pulmonaires : » celui où il en sort n'étant accompagné que d'un bruit beau- » coup plus faible, et qui même est le plus souvent nul. » (Andral, *Note* de la p. 71 de la 4ᵉ édit. du premier vol. de Laënnec).

Donc, l'existence des deux bruits n'est pas constante ; mais quand ils se produisent, ils diffèrent essentiellement l'un de l'autre par leur *durée*, par leur *intensité*. En effet, tandis que le premier est plus fort que le deuxième, il est aussi plus pro- longé , double caractère qu'il est indispensable de bien saisir, de bien analyser, moins d'une manière absolue que relative- ment, si l'on veut interpréter comme il convient les résultats fournis par l'auscultation.

Quelle importance faut-il accorder aux moyennes proposées par les auteurs pour représenter la force et la durée des bruits respiratoires ?

« M. Forbes, premier traducteur de Laënnec, dans sa critique de l'ouvrage de M. Fournet (*Revue médic. anglaise et étrangère*),

(1) *Rech. clin. sur l'Ausc.*, p. 4 de *l'Introduction*, et *passim*.

nie complétement l'utilité des moyennes, en raisonnant de la même manière que MM. Stokes et Corrigan de Dublin, MM. Watson et Latham de Londres, M. Alison d'Édimbourg, qui tous s'accordent à dire que les moyennes sont fausses au point de vue pratique, à cause des nombreuses particularités individuelles ; que l'on trouve rarement deux personnes qui, dans l'étude de sons que l'on ne peut pas préciser mathématiquement, que l'on ne peut pas mesurer avec exactitude, soient d'accord sur ces mêmes moyennes, et qu'enfin le praticien ayant ces moyennes présentes à l'esprit, trouvera toujours l'anormal là où tout est normal, la maladie là où tout est sain, tandis que l'élève qui ne pourra pas saisir ces moyennes, doutant de lui-même, découragé, abandonnera une étude qui lui semblera si difficile, ou bien, ce qui est pire, prendra cette habitude si pernicieuse de croire aveuglément à tout ce que dit le maître, sans jamais faire preuve de l'exercice libre de ses propres sens. » (Note communiquée par M. le docteur O'Leary, le 10 juillet 1847.)

Donc, pour faire des progrès dans cette étude, il ne faut avoir qu'une confiance limitée en ce qui est écrit sur les moyennes physiologiques ; car si l'on allait prendre pour points de départ et pour termes de comparaison les données statistiques générales que certains auteurs ont consignées dans leurs ouvrages, on commettrait à chaque instant des erreurs graves de diagnostic.

Il était important de connaître, sur chaque individu, les rapports qui peuvent exister entre la force et la durée des bruits respiratoires, sur les différentes régions de la poitrine, puisque une appréciation assez exacte de l'état physique des poumons devait naître de cette connaissance ; mais c'était, à mon avis, s'écarter de la bonne voie, que de trancher d'un seul mot, comme on l'a fait, cette question, sous prétexte de la résoudre. Aussi, qu'est-il arrivé ? on a embrouillé ce qu'on avait à éclaircir ; on a entouré de difficultés ce qui n'en comportait aucune.

Au lieu de déclarer tout uniment ce qui est, à savoir : que les phénomènes naturels de la respiration présentent, dans leur manifestation, des nuances nombreuses, on a voulu déterminer d'une manière précise, et pour ainsi dire mathématique, les degrés relatifs de force et de durée des bruits respiratoires, et l'on a créé des moyennes, comme si la pratique avait quelque chose à gagner à cette aveugle intervention des chiffres, qui, pour s'adresser à tout le monde, ne conviennent trop souvent à personne, quand il s'agit des cas particuliers.

Désaccord des auteurs sur les moyennes.

Encore, si les auteurs de ces moyennes s'étaient appliqués à se mettre d'accord ! Mais non ! tandis que les uns ont admis comme étant le plus souvent vrai le rapport de 3 à 1 (le chiffre 1 représentant la force et la durée du bruit expiratoire, et le chiffre 3 la force et la durée du bruit inspiratoire (Barth et Roger), d'autres ont établi une proportion différente, en substituant au chiffre 3 le chiffre 5 (1) (Fournet).

Au milieu de cette divergence d'opinions, quel ne sera pas l'embarras de l'élève plus confiant pour l'ordinaire dans la parole du maître que dans son propre talent d'observation? Il désespérera de pouvoir jamais arriver à connaître la valeur séméiotique de tel ou tel autre phénomène de la respiration, et il restera dans le doute ; tandis que s'il est prévenu, au contraire, que les rapports d'intensité et de durée des bruits respiratoires normaux changent à chaque instant, il ne sera pas surpris de rencontrer chez quelques individus le bruit expiratoire se rapprochant tantôt plus, tantôt moins, par son intensité, de l'intensité du bruit inspiratoire.

---

(1) « Le rapport de 1 à 5 est le même que celui de 2 à 10 ; mais j'ai choisi ce dernier parce qu'il nous ménage, au-dessus et au-dessous de ces deux limites extrêmes, une échelle plus longue d'accroissement. Avec lui, on tient compte plus exactement, plus progressivement des modifications successives que peuvent subir, dans le sens de l'augmentation ou de la diminution, l'intensité et la durée des bruits respiratoires. » (FOURNET, *Oper. cit.*, p. 53.)

Il retrouvera, sans plus de surprise, des différences aussi nombreuses dans la durée relative des deux bruits de la respiration.

Il n'existe point de rapport constant entre l'intensité des bruits respiratoires et leur durée.

Existe-t-il d'ailleurs, comme l'a prétendu M. Fournet, un rapport constant entre l'intensité et la durée des bruits vésiculaires (1), ou, en d'autres termes, pour me servir des expressions mêmes de l'auteur, « ces *deux qualités des bruits respiratoires* (force et durée) *marchent-elles égales l'une à l'autre?* »

Qu'on ne le pense pas. Il arrive fréquemment, au contraire, que les bruits respiratoires se trouvent affaiblis par l'épaisseur des parties molles qui recouvrent les parois thoraciques, sans que la même disposition anatomique influe le moins du monde sur la durée de ce murmure.

Donc, absolument parlant, la proposition de M. Fournet est fausse.

Elle l'est également quand on compare l'intensité des bruits respiratoires à leur durée. Ainsi, tandis que cette intensité peut être, par exemple : dans les rapports de 3 à 1, de 4 à 1, etc., la durée relative de ces bruits peut se trouver chez les mêmes individus dans les rapports de 2 à 1 ; de 3 à 1, etc....

CONCLUSION.

Les erreurs que je viens de signaler proviennent de ce qu'on a voulu soumettre à des lois constantes, des phénomènes essentiellement inconstants.

On a dit : L'examen stéthoscopique auquel nous avons sou-

(1) « Le chiffre 10 exprime à la fois l'intensité et la durée de l'inspiration..... »
« ... La durée et l'intensité de l'expiration sont égales entre elles et représentées par un même chiffre. » (*Oper. cit.,* p. 52 et suiv.)

mis plusieurs poitrines saines nous a fourni, le plus souvent, les résultats que voici. Nous les avons représentés par les chiffres qui expriment le mieux l'intensité et la durée comparatives des bruits vésiculaires.

Il fallait dire : La respiration présente dans ses phénomènes des nuances aussi nombreuses que variées. Elle est plus douce, plus moelleuse, plus bruyante, plus longue, plus rare, dans certains cas que dans d'autres. Ne recherchez donc pas en dehors de ceux que vous examinez ce que vous devez trouver exclusivement en eux-mêmes ; mais auscultez chaque individu séparément, abstraction faite de toutes les notions générales acquises, de toute idée préconçue, de toute opinion arrêtée, et si les bruits respiratoires vous présentent dans toute l'étendue des organes pulmonaires les mêmes caractères et les mêmes rapports de force et de durée, avec les différences d'intensité relatives aux diverses régions de la poitrine, ayez la certitude que vous avez affaire à l'état de santé (1).

Réduite à ces termes, l'auscultation des poumons à l'état normal ne présente réellement pas de la difficulté, car elle ne demande qu'un peu d'habitude et de l'application, sans le moindre effort d'intelligence ni de mémoire (2).

---

(1) « Un bruit respiratoire généralement faible et obscur est une chose favorable et indique une bonne organisation du poumon. »

(Hirtz, *Recherches cliniques sur quelques points du diagnostic de la phthisie pulmonaire*, p. 20. — Thèse inaugurale. Strasbourg, 17 août 1836.)

«Pour que cette proposition soit vraie, dit M. Fournet, il faut que les *bruits respiratoires* faibles et obscurs (et non pas le *bruit respiratoire*) soient entendus également dans toute l'étendue de la poitrine ; car la conséquence serait opposée, si ce caractère de respiration n'existait que dans le sommet de la poitrine. »

(*Recherches cliniques sur l'auscultation*, p. 525.)

(2) « M. Corrigan insiste plus particulièrement et dans ses leçons et à sa clinique sur ce dernier point ; il pense « que *pour l'auscultation des poumons à l'état normal*, il ne faut qu'un peu d'attention et un peu d'habitude, et que tout élève ayant reconnu cette vérité par lui-même, s'adonnera avec persévérance à une étude dont il pourra profiter, tandis que, au contraire, s'il entend à chaque instant parler des moyennes qu'il ne peut saisir, il s'imaginera être incompétent, et dès lors il dépendra pour son information des paroles du professeur et n'apprendra jamais à penser ni à réfléchir par lui-même. »

(Note communiquée par le Dr Purcell O'Leary, le 10 juillet 1847.)

Force des bruits respiratoires, suivant l'âge, le sexe et les individus.

La respiration est plus forte ordinairement dans l'enfance (1) que dans l'âge mûr, dans l'âge mûr que dans la vieillesse. Je dis ordinairement, parce que cette règle rencontre d'assez nombreuses exceptions. Il est des enfants, en effet, qui se font remarquer par la faiblesse de leur murmure vésiculaire, tandis que certains adultes présentent la respiration puérile.

Par contre, le murmure vésiculaire peut être assez fort chez quelques vieillards (2), de la même manière qu'il est parfois très-peu sensible chez des sujets qui ont à peine dépassé le terme moyen de la vie. Il en est même parmi ces derniers dont la poitrine est presque muette, suivant l'expression de Laënnec, qui a observé cette particularité chez ceux dont la respiration n'est pas fréquente. (*Oper. cit.*, t. I, p. 64.)

L'intensité du murmure vésiculaire est encore variable selon le sexe et les individus. C'est ainsi qu'elle est moindre, en général, chez l'homme que chez la femme; plus grande chez les personnes d'une constitution délicate et nerveuse que dans les circonstances opposées.

Causes qui font varier le degré d'intensité des bruits respiratoires.

Toutes choses égales d'ailleurs, « le murmure de la respi-

(1) « Ce n'est pas seulement par l'intensité que la respiration des enfants diffère de celle des adultes. Il y a en outre dans la nature du bruit une différence très-sensible, qui, comme toutes les sensations simples, est impossible à décrire, mais que l'on reconnaît facilement par la comparaison. Il semble que, chez les enfants, l'on sente distinctement les cellules aériennes se dilater dans toute leur ampleur, tandis que chez l'adulte on croirait qu'elles ne se remplissent d'air qu'à moitié.

» Cette différence du bruit existe principalement dans l'inspiration; elle est beaucoup moins marquée dans l'expiration. »

(LAËNNEC, Opér. cit., t. I, p. 64.)

(2) J'en ai recueilli un remarquable exemple sur un homme âgé de cent ans qui venait de faire la moisson dans une ferme des environs de Paris. Cet homme se nommait Louis Pichol, il était né à Armigny (Somme), le 21 mai 1745 et c'est en 1845 que je l'observais. Le nombre des inspirations était de 18. Le murmure vésiculaire était assez fort et assez moelleux. Les battements du cœur étaient faibles; leur nombre s'élevait à soixante. Quant aux bruits, ils ne présentaient rien de particulier.

7

ration est d'autant plus sonore, qu'elle est plus rapide. Une inspiration très-profonde , mais faite très-lentement, s'entend quelquefois à peine, tandis qu'une inspiration incomplète , et dans laquelle la dilatation des parois du thorax est peu sensible à l'œil, peut être très-bruyante si elle est faite avec rapidité.» (Laënnec, *Oper. cit.*, t. I, p. 63.)

L'intensité des bruits respiratoires est en rapport inverse de la capacité de la cavité thoracique.

On a dit que certaines conditions individuelles, et dont la raison échappait à l'observateur , faisaient varier les degrés d'intensité du murmure vésiculaire. Ces conditions se rapportent, pour la plupart, à des variétés d'étendue de la cavité thoracique. Je m'étonne que tous les auteurs aient gardé le silence sur ces variétés anatomiques dont il est si facile de constater l'influence sur les degrés d'intensité des bruits respiratoires.

Des recherches multipliées m'ont appris, à cet égard, que cette intensité est, le plus souvent, en raison inverse du volume des organes pulmonaires. Ce fait d'observation s'accorde parfaitement avec les faits connus de l'anatomie normale et de la pathologie.

Preuves empruntées à l'anatomie normale.

Ainsi les poumons sont moins volumineux dans les premières années de la vie qu'après la puberté. Nous venons de voir que c'était dans l'enfance qu'on entendait le mieux la respiration (1).

« Le thorax de la femme a moins de hauteur que celui de l'homme. Il est plus large à partir de son sommet jusqu'à la quatrième côte. Inférieurement il est plus resserré... Le sternum est plus court et ne descend que jusqu'au niveau du plan de la quatrième côte, tandis que chez l'homme il descend jus-

---

(1) Cette remarque ne s'applique pas aux enfants à la mamelle ; à cet âge leurs poumons sont plus denses, moins élastiques, et par conséquent moins sonores qu'ils ne le seront un peu plus tard. Ils sont aussi le siége d'une respiration beaucoup plus faible.

qu'au niveau du plan de la cinquième; il est donc chez la femme plus distant du pubis. La région des lombes a plus de longueur. » (Orfila, *Traité de Médecine légale*, t. I, p. 112 et suiv. 4 vol. in-8°. Paris, 1836.)

Qu'on rapproche de ce passage ce que nous avons dit de la respiration de la femme comparativement à celle de l'homme, et l'on trouvera dans ce rapprochement la confirmation de l'opinion que nous avons émise. Elle se trouve d'ailleurs en harmonie avec ce qu'avait constaté le docteur Williams, à savoir : que le murmure vésiculaire est plus fort après le repas (1).

Preuves empruntées à la clinique.

Je viens d'ausculter deux femmes bien portantes de même âge et de même constitution.

La hauteur du thorax, au niveau du mamelon était chez l'une de 20 centimètres, et chez l'autre de 25.

Le nombre des inspirations était égal dans les deux cas, et cependant une respiration bruyante était entendue sur la poitrine la plus étroite, tandis que sur l'autre elle était infiniment plus faible.

A ces faits qui sont incontestables, j'ajoute le suivant :

Une jeune femme à poitrine très-large et très-développée met au monde un enfant dans la nuit du 25 au 26 mars 1846.

Je l'examine huit ou dix heures après l'accouchement.

Sa respiration est pénible, brève et rapide. Elle se renouvelle 46 fois par minute.

La région sous-claviculaire droite, un peu plus sonore que l'autre, est néanmoins le siége d'une respiration sensiblement plus faible, bien que absolument supérieure à celle de l'état normal (respiration exagérée). Le bruit expiratoire s'entend parfois à peine.

Cette respiration se produit évidemment dans les vésicules pulmonaires.

Il n'en est pas de même de celle qu'on entend dans la région sous-claviculaire gauche, où les deux bruits respiratoires ont pris le caractère soufflant. C'est principalement dans les bronches qu'ils ont leur siége.

---

(1) *Rat. expos. of the phys. signs of diseases of the lungs and pleura*, etc. London, 1828.

Tandis que le bruit expiratoire manque souvent à droite, il ne manque jamais à gauche.

Il existe, du reste, entre l'inspiration et l'expiration, dans les deux côtés de la poitrine, le même rapport d'intensité.

Leur longeur est à peu près égale.

Le cœur est à cinq centimètres de la clavicule.

Le foie est à sept centimètres du même os.

Les rapports des poumons avec ces deux organes sont peu étendus.

On produit par la percussion, au niveau des deux hypocondres et de la région épigastrique, une résonnance tympanique. Il en est de même de tout le ventre, qui est énormément distendu, ce qui explique le refoulement du foie, des poumons et du cœur.

Il y a 60 pulsations artérielles.

Vingt-quatre heures s'écoulent, et malgré l'administration d'un purgatif, la nouvelle accouchée ne va pas à la garde-robe, mais elle rend des gaz en quantité et les parois de l'abdomen s'affaissent. Le refoulement des viscères est moins considérable. Le cœur et le foie se sont abaissés chacun de deux centimètres. Les poumons les recouvrent dans une plus grande étendue ; en un mot, ils ont suivi le développement de la cavité thoracique.

La respiration est beaucoup moins gênée que la veille ; elle est infiniment moins forte des deux côtés. Elle est partout vésiculaire. L'expiration est même plus faible à gauche qu'elle ne l'était à droite, et cependant le nombre des inspirations n'a diminué que de six.

Explication des faits précédents.

Il est facile de s'expliquer pourquoi les choses se passent de la manière que je viens de le dire. Que faut-il, en effet, pour que la respiration se fasse bien ? Il faut que l'hématose soit suffisante. Or, si, toutes choses égales d'ailleurs, la même quantité d'air est nécessaire, par exemple, à deux individus dont les poumons sont sensiblement inégaux en volume, n'est-il pas évident que la respiration devra mieux s'entendre dans les poumons les plus petits ? Elle s'entendra mieux, parce que l'air atmosphérique pénétrera dans un plus grand nombre de lobules.

Toutes les cellules pulmonaires ne participent pas à l'acte de la respiration. L'air pénètre d'abord au centre des poumons avant d'arriver à la périphérie.

La preuve de ces faits se déduit non-seulement de ce que nous apprennent la percussion et l'auscultation de la poitrine lors des inspirations tantôt faibles, tantôt exagérées, mais encore d'expériences cadavériques qui démontrent que dans les respirations ordinaires, toutes les cellules aériennes ne participent pas ou participent moins à l'acte de la respiration. Ces expériences apprirent à M. Cruveilhier (*Anatomie descriptive*, 3ᵉ édition, t. III, p. 480. Paris, 1852) qu'une insufflation modérée des poumons ne dilatait peut-être pas le tiers de leurs lobules, ce qui lui fit dire : que les deux autres tiers étaient en quelque sorte en réserve et qu'ils n'agissaient que dans les grandes inspirations.

Il suffit de répéter ces expériences pour se convaincre de l'exactitude des résultats dont je viens de parler et pour acquérir, en outre, la certitude que ce sont les parties les plus profondes du poumon qui se laissent distendre les premières par l'air atmosphérique (1).

Je termine par une observation non moins concluante que ne le sont les faits et les raisonnements que je viens de produire.

Il s'agit d'une femme jeune, bien constituée, chlorotique, et qui garde le lit depuis sept ou huit jours.

C'est sur le côté droit qu'elle a l'habitude de se coucher. La partie inférieure du poumon correspondant est, en arrière et latéralement, plus obscure, moins élastique que celle du poumon gauche. On y entend un double bruit vésiculaire faible et lointain à chaque respiration ordinaire. Mais toutes les fois que la malade dilate largement les poumons, il se produit, durant l'inspiration surtout, un râle crépitant très-menu, très-

---

(1) Dans les expériences cadavériques que j'ai faites à cet égard, j'ai constaté que l'air arrivait au centre des poumons avant d'arriver à la périphérie. Au début des insufflations que je faisais dans les poumons, je voyais ces organes se développer peu à peu, mais je ne distinguais aucun mouvement à la surface. Vers la fin des insufflations, on voyait l'air circuler dans les vésicules périphériques (3ᵉ expérience. *Moniteur des Hôpitaux*, t. II. p. 990.)

abondant, occupant une grande étendue et rappelant on ne peut mieux le râle crépitant de la pneumonie.

Quels sont les degrés de force des bruits respiratoires, relativement aux diverses régions de la poitrine?

Toutes choses égales d'ailleurs, la respiration s'entend d'autant mieux que le poumon est plus épais et plus rapproché de la surface des parois thoraciques. Elle est donc plus forte dans le creux de l'aisselle et au-dessous de la clavicule que partout ailleurs. Viennent ensuite les régions claviculaires et sus-claviculaires; la partie supérieure du sternum; puis, l'espace compris entre les omoplates; les régions mammaires (surtout la droite); sous-scapulaires; épineuses; sus et sous-épineuses; et enfin la région inférieure de l'aisselle.

B. uits respiratoires bronchiques.

1ᵉ SOMMET DU POUMON DROIT.

Les caractères de la respiration sont-ils absolument les mêmes dans les points semblables de la poitrine?

Les recherches auxquelles différents auteurs se sont livrés pour répondre à cette question les ont conduits à des résultats différents.

M. Fournet a trouvé *les bruits de l'inspiration et de l'expiration exactement les mêmes dans les deux côtés de la poitrine, au sommet comme à la base, en avant comme en arrière.*

(*Recherches cliniques sur l'auscultation.* Paris, 1839, p. 63.)

M. Gerhard, de Philadelphie, a parlé, le premier, je pense, d'une *respiration légèrement soufflante* qu'il avait entendue, à l'état de santé, au sommet du poumon droit, à la partie antérieure et postérieure.

(*Diagnostic, Pathologie et Traitement des maladies de la poitrine,* ch. IV, p. 48, 2ᵉ édit., 1 vol. in-8°. Philadelphie, 1846.)

M. Louis fit plus tard la même remarque. Il rencontra dix-sept fois sur vingt-deux, au sommet du poumon droit, chez

des femmes qui n'avaient aucune lésion des organes thoraci-
ques, *une expiration manifeste et quelquefois très-prolongée.*
(**Recherches sur la phthisie**, p. 531, 2ᵉ édit., 1 vol. in-8°.
Páris, 1843.)

J'ai trouvé bien des fois moi-même, à une époque où les
travaux de MM. Gerhard et Louis m'étaient encore inconnus,
un bruit expiratoire plus fort au sommet du poumon droit
qu'au sommet du poumon gauche.

Quelle est la nature de cette respiration?

M. Corrigan regarde comme une respiration bronchique
celle qui est plus forte ou seulement aussi forte à l'expiration
qu'à l'inspiration.

C'est à l'occasion de la traduction anglaise de l'ouvrage de
M. Fournet, que, suivant le docteur O'Leary, qui m'a donné
une note à ce sujet, M. Corrigan s'est exprimé de la sorte.
Avant que cette communication me fût faite (10 juillet 1847),
j'avais déjà décrit la respiration qui nous occupe ici, sous le
nom de *respiration bronchique capillaire*, et je m'étais appliqué à la distinguer de la respiration supplémentaire.

Mais M. Gerhard l'avait aussi décrite (*Oper. cit.*) en lui donnant pour siége une section plus élevée des voies aériennes.

Quelles sont les causes de cette respiration?

M. Louis ne les indique pas. M. Gerhard les rapporte à la
différence anatomique existant entre les deux côtés de la poitrine. Les tuyaux qui se distribuent à la partie supérieure du
poumon droit, dit-il, sont plus grands et plus courts que ceux qui
se distribuent à l'autre poumon; ils se rapprochent beaucoup
plus de la condition physique de la trachée. (*Oper. cit.*)

J'ai toujours pensé que ces causes résidaient dans un engorgement hypostatique des vaisseaux qui rampent dans les parois
des cellules aériennes, engorgement qui, en effaçant les vésicules, rendrait sensible le double bruit des bronches capillaires.

Cette opinion n'a pas rencontré de nombreux partisans.
Quelques médecins l'ont signalée dans leurs écrits, sans l'ac-

compagner d'un mot d'approbation ou d'improbation ; d'autres l'ont combattue très-énergiquement.

Il serait à désirer , cependant, que la lumière se fît sur ce point de séméiotique, car si la question d'un bruit légèrement soufflant à l'expiration, au sommet du poumon droit, est résolue dans le sens de l'état physiologique par quelques praticiens, M. Fournet l'a résolue dans un tout autre sens, quand il a dit : « *Toutes les fois qu'une différence existera entre les bruits des deux sommets de la poitrine, cette différence pourra, en règle générale, être attribuée à l'état pathologique.* » (*Oper. cit.*, p. 64.)

2° RÉGION INTER-ÉPINEUSE ET RÉGION STERNALE SUPÉRIEURE.

Disons, avant de terminer, que ce n'est pas non plus toujours exclusivement le murmure vésiculaire que l'on entend au niveau des premières pièces du sternum et de la partie supérieure de la région inter-scapulaire. Il se mêle parfois à ce murmure une respiration que Laënnec a désignée sous le nom de bronchique, en raison du lieu de sa production, de sa sécheresse et de son caractère soufflant, dépourvu de cette crépitation fine qui accompagne le développement des cellules aériennes.

Cette respiration bronchique a son summum d'intensité à la racine des poumons, au voisinage de l'angle supérieur interne de l'omoplate.

Tantôt on la distingue au milieu d'un murmure vésiculaire plus ou moins fort ; tantôt elle est masquée complétement par l'étendue et l'intensité de ce murmure.

Du reste, elle n'est pas constante ; elle est même beaucoup plus rare qu'on ne l'a dit.

On l'observe surtout chez les personnes faibles et chez les chlorotiques. On l'observe aussi, chez tous les individus dont les mouvements respiratoires se sont accélérés par le fait d'un violent exercice.

On la reconnaît aux caractères suivants :

Elle se compose ordinairement de deux bruits qui sont peu forts et de peu de durée ;

Elle a lieu dans une petite étendue ;

Elle est sans mélange de bruits anormaux, sans obscurité de son dans les points environnants, sans matité dans les parties déclives de la cavité thoracique.

En résumé, 1° Les bruits vésiculaires sont au nombre de deux, celui de l'inspiration et celui de l'expiration.

2° Le bruit vésiculaire expiratoire n'est pas constant, mais quand on peut l'entendre, on le trouve toujours plus faible et plus court que celui de l'inspiration.

3° Il est utile de connaître sur chaque individu les rapports qui peuvent exister entre la force et la durée des bruits respiratoires, mais les moyennes qu'on a établies à cet égard nuisent plus au progrès des élèves qu'elles ne leur sont réellement utiles. D'une part, nous manquons des éléments nécessaires pour établir ces moyennes, et, d'une autre part, si cet établissement était possible, elles ne seraient d'aucun profit dans la pratique.

4° On a admis que l'intensité des bruits respiratoires était dans le même rapport que leur durée. Cette proposition est souvent fausse, soit d'une manière absolue, soit relativement.

5° L'expiration se rapproche tantôt plus, tantôt moins, par son intensité et par sa durée, de l'intensité et de la durée de l'inspiration.

6° Ce n'est pas en dehors de l'individu qu'on examine, mais bien sur l'individu lui-même, qu'il faut rechercher les rapports d'intensité et de durée des deux bruits de la respiration.

7° Si la respiration est plus faible chez les enfants à la mamelle, elle est ordinairement plus forte dans l'enfance que dans l'âge mûr, dans l'âge mûr que dans la vieillesse.

Elle est aussi plus forte chez la femme que chez l'homme.

8° La respiration est d'autant plus sonore qu'elle est plus rapide.

9° Indépendamment des causes diverses admises par les auteurs pour expliquer les différences d'intensité de la respiration, il en est une autre qu'on aurait pu soupçonner *à priori*, c'est celle qui a trait au volume des poumons. En effet, à l'état de santé, l'intensité de la respiration est, toutes choses égales d'ailleurs, en raison inverse du volume des organes pulmonaires.

10° Ce sont surtout les vésicules centrales des poumons qui reçoivent de l'air dans les inspirations ordinaires ; les vésicules de la périphérie n'en reçoivent surtout, au contraire, que dans les profondes inspirations.

11° La respiration s'entend d'autant mieux que le poumon est plus épais et plus rapproché de la surface des parois thoraciques.

12° Ce n'est pas toujours exclusivement le murmure vésiculaire que l'on entend sur toute la surface de la poitrine à l'état de santé, il se produit souvent au sommet du poumon droit une respiration bronchique dont le siége précis non moins que les causes physiques sont encore à déterminer.

13° Il se produit parfois aussi, mais moins souvent à la hauteur des épines des omoplates, et au niveau de la partie supérieure du sternum, une autre respiration bronchique dont le siége est certainement dans les bronches qui naissent directement de la trachée-artère.

14° Les bruits bronchiques normaux sont en général, sinon plus forts et plus prolongés, au moins aussi forts et aussi prolongés à l'expiration qu'à l'inspiration.

Les bruits vésiculaires, au contraire, sont plus forts et plus prolongés à l'inspiration qu'à l'expiration.

Théorie de la respiration à l'état normal.

Laënnec avait trouvé si simple et si naturel à la fois d'attribuer les bruits respiratoires au passage de l'air dans le tissu pulmonaire, qu'il n'avait pas songé à élever cette opinion au rang d'une théorie.

C'est qu'il est des objections et même des contradictions que les hommes de génie ne peuvent pas prévoir.

Qui eût dit, en effet, qu'un jour arriverait où, en dépit de toutes les lois physiques, on s'efforcerait d'accréditer que les bruits bronchiques et les bruits pulmonaires ne sont que l'écho, le retentissement de bruits plus éloignés ayant leur siége ailleurs que dans les bronches et dans les vésicules?

Personne ne mettait en doute que les bruits bronchiques et vésiculaires ne fussent dus surtout au frottement de l'air contre les parois des vésicules et des bronches, lorsque M. Beau avança que les bruits de l'arrière-bouche étaient la source exclusive, *sine quâ non*, des bruits qui sont perçus dans toute l'étendue des voies aériennes (1).

Sans doute Laënnec avait été trop exclusif en disant que les bruits respiratoires supérieurs étaient sans influence sur les bruits inférieurs (2), mais au moins cette opinion était, jusqu'à un certain point, soutenable, tandis qu'il a suffi pour renverser celle de M. Beau, de prouver, par l'observation, que les bruits pulmonaires avaient persisté en l'absence du voile du palais (3).

(1) RECHERCHES SUR LA CAUSE DES BRUITS RESPIRATOIRES PERÇUS AU MOYEN DE L'AUSCULTATION, dans : *Archives générales de médecine*, 2ᵉ série, tome V, p. 557 et suiv. Paris, 1834.

(2) « Tous les bruits qui se passent dans l'arrière-bouche et les fosses nasales sont dus à la manière dont l'air inspiré et expiré est agité dans ces parties, et n'influent en rien sur le murmure de la respiration. »
(*Traité de l'Auscultation médiale*, t. I, p 70, de la 4ᵉ édition. 3 vol. in-8°. Paris, 1837.)

(3) MM. Barth et Roger citent le fait d'un garçon de pharmacie de l'Hôtel-Dieu dont le voile du palais avait été complétement détruit par la syphilis, et chez lequel on entendait sur la poitrine un murmure vésiculaire très-pur et tout à fait naturel. (*Oper. cit.*, p. 38, 4ᵉ édit., Paris, 1854.)
— M. Fournet cite à son tour une malade qui n'avait point de voile du palais et chez laquelle les bruits vésiculaires s'entendaient parfaitement. (*Oper. cit.*, p. 336.)

Il ne restait plus à M. Beau qu'une planche de salut, il s'y rattacha, et puisque le voile du palais lui faisait défaut, il donna une nouvelle base à son système, en le faisant dépendre de la glotte (1).

Mais cette base était aussi fragile que la première, car l'observation directe démontrait encore que le murmure vésiculaire et le souffle bronchique persistaient aussi en l'absence de la glotte.

En effet, comme M. Barth (2), comme M. Fournet (3), et comme bien d'autres médecins, nous n'avons pas distingué les bruits vésiculaires chez quelques individus dont le larynx était à peine traversé par l'air atmosphérique, tandis que ces bruits apparaissaient avec tous leurs caractères alors qu'on avait pratiqué la trachéotomie.

Ici, sans aucun doute, l'influence de la glotte était nulle.

Elle était nulle également dans les recherches expérimentales faites sur les poumons de différents animaux et de l'homme lui-même par MM. Spittal (4), Piorry (5), Andry (6), Raciborski (7), Poumet, Barth et Roger (8), et par nous-même (9).

Dans ces recherches, on substituait au larynx un tube de

______

(1) Voyez dans les *Archives générales de Médecine*, les numéros des mois de juin, août, octobre et décembre de l'année 1840.

— Voyez aussi le *Traité expérimental et clinique d'Auscultation* (1 vol. in-8°. Paris, 1856, p. 3 et suiv.), où M. Beau décrit tous les bruits respiratoires sous ce titre : *Du Bruit respiratoire ou Souffle glottique.*

(2) *Archives générales de Médecine.* Obs. VIII. Juillet 1833.

(3) *Oper. cit.*, p. 332 et suiv.

(4) *On the cause of the sounds of respiration*, dans : *The Edinburgh Medical and Surgical Journal*, t. 41, p. 99. Janvier, 1839.

(5) *Traité de Diagnostic*, n°s 1048, 1062. 3 vol. in-8°. Paris, 1837.

(6) *Oper. cit.*, p. 314.

(7) *Nouveau Manuel complet d'Auscultation et de Percussion*, p. 102. Paris, 1835.

(8) *Oper. cit.*, p. 40 à 46.

(9) *Essai sur l'Auscultation des poumons après la mort*, dans le *Moniteur des Hôpitaux*, t. II. Année 1854, p. 933, 949, 965, 970, 990.

verre (1), un tube métallique (2) ou une sonde œsophagienne (3), et on ne percevait pas moins, quand on prenait les précautions convenables, des bruits trachéaux, bronchiques et vésiculaires tout à fait semblables à ceux que l'on entend durant la vie sur les poumons et la trachée-artère.

Est-ce à dire pour cela que les bruits gutturaux et glottiques demeurent limités au siége même de leur production, et qu'ils ne retentissent pas plus ou moins dans la trachée-artère et dans ses divisions? Ce serait s'écarter de la vérité que de le prétendre.

En effet, la colonne d'air qui fait entrer en vibration la canule d'argent qu'on introduit dans la trachée propage les ondes sonores dans tous les sens, et avec un timbre spécial qui dévoile leur origine.

— M. Beau a cru faire valoir un argument en faveur de sa théorie lorsqu'il a dit que les bruits trachéaux, bronchiques et vésiculaires se suspendaient lorsqu'on avait suspendu les bruits glottiques. (P. 4 du *Traité expérimental et clinique d'Auscultation.*)

Il serait bien étrange qu'il en fût autrement. Est-ce que les causes qui produisent les uns ne sont pas celles qui produisent les autres? Pourquoi donc n'existerait-il pas alors quelque relation entre l'intensité des bruits supérieurs et l'intensité des bruits inférieurs?

« Cette relation prouve-t-elle que ces derniers ne reconnaissent d'autre cause que les premiers? La rapidité et la force des inspirations qui exagèrent ordinairement les bruits de la glotte ne sont-elles pas les conditions qui exagèrent aussi le murmure respiratoire de l'arbre bronchique, en augmentant la vitesse avec laquelle l'air se meut dans ses divisions? » (Barth et Roger, *Oper. cit.*, p. 42 et 43 de la 4ᵉ édit. Paris, 1854.)

(1) Barth, Roger, Poumet.
(2) Fournet (*Oper. cit.*, p. 333); Mailliot (*Oper. cit.*, p. 934 et suiv.).
(3) Spittal (citation de **M.** Beau, p. 5 de son *Traité exp. et clin. d'Auscultation.*)

Le rapport dont nous venons de parler entre l'intensité des bruits glottiques et l'intensité des bruits trachéaux, bronchiques, etc., est-il d'ailleurs constant? Non sans doute, car des bruits très-forts peuvent être produits au niveau des poumons, sans que ceux de la glotte soient bien sensibles, et réciproquement. Laënnec connaissait un homme asthmatique dont la respiration pouvait habituellement être entendue à vingt pas de distance et chez lequel le murmure produit par l'inspiration et l'expiration dans l'intérieur de la poitrine était moins fort que chez la plupart des hommes. (*Oper. cit.*, t. I, p. 69.)

M. Barth a publié dans les *Archives*, pour le mois de juillet 1838 (1), l'histoire d'un malade chez lequel, avant l'opération de la trachéotomie, il y avait beaucoup de bruit au larynx et silence dans la poitrine. Après la section de la trachée-artère, tout bruit avait cessé à l'arrière-gorge et à la glotte, et le murmure vésiculaire était très-distinct.

M. Beau a cru mettre encore en défaut la théorie de Laënnec en disant que si les bruits respiratoires étaient dus au frottement de l'air contre la membrane muqueuse des bronches et des vésicules, l'expiration devrait s'entendre mieux que l'inspiration, puisqu'elle est plus rapide.

Ce n'est pas là une objection à faire, car les bruits que l'on perçoit au niveau du larynx, de la trachée-artère et des bronches est plus intense à l'expiration qu'à l'inspiration, ainsi que nous l'avons dit plus haut (p. 21); car, ainsi que M. Corrigan le professe dans ses leçons, il est deux causes qui doivent empêcher qu'on entende le bruit expiratoire, à l'état normal, dans toutes les parties du poumon où il n'existe pas de gros troncs bronchiques. Ces deux causes sont les suivantes : « 1° L'air heurte contre les parois des vésicules pulmonaires dans l'inspiration, et détermine ainsi les vibrations de ces parois. Il n'en est pas de même dans l'expiration, puisque l'air ne produit

(1) *De quelques cas d'absence du bruit respiratoire vésiculaire.* — Valeur séméiologique de ce phénomène, et conséquences pratiques qui en découlent pour l'opération de la trachéotomie. (Obs. VIII.)

alors aucun choc sur les vésicules. 2° Dans l'inspiration les parois des vésicules étant plus rapprochées les unes des autres que dans l'expiration, elles rendent le poumon presque solide. Il suit de cette disposition que le son doit être propagé, tandis que dans l'expiration, au contraire, les vésicules pulmonaires étant remplies d'air, le son ne doit pas se propager. » (*Note* communiquée par M. le docteur O'Leary, le 10 juillet 1847.)

M. Skoda a exprimé la même pensée quand il a dit : « Ce qui fait que le bruit inspiratoire des cellules aériennes est beaucoup plus fort que l'expiratoire, c'est que l'air, lorsqu'il pénètre dans leur intérieur, rencontre une résistance qui résulte de leur contractilité, tandis qu'il n'en rencontre aucune, à l'état normal, lors de sa sortie. » (*Traité de Percussion et d'Auscultation*, traduit par le Dr Aran, p. 137. Un vol. in-8°. Paris, 1854.)

Il n'y a donc pas de comparaison à établir entre les conditions que rencontre l'air en pénétrant dans les poumons et les conditions toutes différentes qu'il rencontre en sortant.

Si la théorie de M. Beau était fondée, le caractère des bruits vésiculaires réfléchirait, en quelque sorte, les bruits perçus à l'arrière-bouche, à la glotte, au niveau d'une canule métallique, ou d'un cylindre de verre, tandis que les expériences nombreuses faites pendant la vie ou après la mort ont démontré que la nature des bruits vésiculaires normaux était toujours la même, quelle que fût d'ailleurs la nature des bruits supérieurs. On peut se convaincre de cette vérité en lisant les travaux de MM. Piorry (1), Raciborsky (2), Poumet, Barth et Roger (3), Andry (4) et de nous-même (5).

En résumé, on avait prétendu, un jour, que le voile du

(1) *Traité de Diagnostic*, t. I, n° 1048.
(2) *Nouveau Manuel complet d'Auscultation et de Percussion*, p. 102.
(3) *Traité pratique d'Auscultation*, p. 40 à 46.
(4) *Manuel pratique de Percussion et d'Auscultation*, p. 314.
(5) *Essai sur l'Auscultation des poumons après la mort* dans le *Moniteur des Hôpitaux*. Année 1854, p. 935.

palais, un autre jour, que la glotte étaient les organes où se produisaient exclusivement les bruits de la respiration, et il est démontré que la production de ces bruits n'a besoin du concours ni du voile du palais ni de la glotte.

— On avait rattaché, sans exception, l'intensité et la nature des bruits inférieurs à celles des bruits supérieurs, et nous venons de voir que ces rapports n'étaient pas forcés.

—Quelques auteurs avaient pensé, contrairement à M. Beau, que les bruits formés à l'arrière-bouche et à la glotte ne se propageaient pas dans la trachée et dans ses divisions, et les recherches faites par différentes personnes, Piorry (*Diagnostic*, n° 1062), Spittal, Barth et Roger, Andry, et par nous-même (*Ouvrages et Mémoire cités*), prouvent que les bruits supérieurs retentissent plus ou moins loin de haut en bas.

En présence de ces faits, poursuivrons-nous plus avant la critique des opinions de M. Beau sur la cause des bruits respiratoires, et reproduirons-nous l'un après l'autre ses arguments pour nous donner la satisfaction de les combattre? Où cela nous conduirait-il? le murmure vésiculaire, le souffle bronchique normal indiqueraient-ils d'ailleurs autre chose, au point de vue pratique, que la pénétration facile de l'air dans le tissu pulmonaire et son expulsion facile également, quand bien même on admettrait entièrement la théorie de M. Beau? Non, sans doute (1). A quoi nous servirait donc de discuter pas à pas cette théorie? Répétons seulement avec M. Andry (*Oper. cit.*, p. 324) qu'elle n'est, après tout, qu'une erreur, mais une erreur ingénieuse.

---

(1) **M.** Fournet a exprimé la même idée quand il a dit: «Nous chercherons ailleurs à prouver que les bruits respiratoires se passent dans les sections de l'appareil respiratoire que nous leur donnons pour siége; mais quelles que soient les interprétations théoriques qu'on admette à ce sujet, le bruit entendu, ses caractères normaux, ses modifications morbides, et sa valeur comme signe, n'en restent pas moins les mêmes. Dans ce cas, la pratique n'a rien à craindre des erreurs de la théorie.» (*Oper. cit.*, p. 50.)

AUSCULTATION DES VOIES INFÉRIEURES DE L'AIR OU AUSCULTATION DES POUMONS A L'ÉTAT PATHOLOGIQUE.

Quand on embrasse d'un coup d'œil l'ensemble des lésions, plus ou moins profondes, qui peuvent survenir dans la respiration, sous l'influence de causes très-diverses, on ne peut s'empêcher de reconnaître qu'elles appartiennent à deux ordres de phénomènes bien distincts.

Dans l'un, la respiration est simplement altérée dans son rhythme, dans son intensité, dans ses caractères ; dans l'autre, elle est accompagnée de bruits que l'on qualifie plus spécialement d'anormaux.

Les modifications que la respiration a subies, dans le premier cas, ne la rendent pas ordinairement méconnaissable, et, à moins qu'un silence absolu ait pris la place des bruits vésiculaires ou bronchiques normaux, on distingue assez facilement si l'air pénètre encore dans les vésicules ou dans les bronches.

Mais lorsqu'il vient à se produire, dans l'un ou l'autre des mouvements respiratoires, ou dans les deux mouvements à la fois, des phénomènes sonores tout à fait différents des bruits naturels, le médecin ne les reconnaît plus pour appartenir à l'état normal ou aux dégradations de cet état.

De là naît la nécessité de décrire séparément ces deux ordres de phénomènes, qui sont tous, en définitive, anormaux, puisqu'ils ne doivent pas exister à l'état sain. L'étude de chacune de ces divisions présente deux difficultés sérieuses.

La première est celle qu'on éprouve à établir une classification méthodique et naturelle ; on peut espérer de la vaincre ou, au moins, de la surmonter en partie.

La deuxième difficulté, bien autrement grande que la première, consiste non-seulement à réunir les cas nombreux dans lesquels on voit survenir ces dégradations successives, mais encore à faire ressortir les différences que peut présenter chacune d'elles, relativement à telle ou telle altération actuellement existante.

Si nous n'avons pas l'espoir de trouver toujours, dans la nature et dans le degré de chaque phénomène sonore, les éléments d'un diagnostic précis et absolu, nous ferons au moins nos efforts pour ne pas demeurer, sous ce rapport, au-dessous de la science.

Nous dirons autant que possible ce qui est, à défaut de ce que nous voudrions qui fût.

Nous avons signalé, parmi les qualités d'une respiration naturelle, le jeu libre et continu des organes respiratoires. Nous rencontrerons, par opposition, dans certains cas pathologiques, une respiration SACCADÉE, ENTRECOUPÉE, SUSPIRIEUSE.

Nous ne nous sommes pas encore demandé combien de fois se dilate, par minute, une poitrine saine. Indiquons, pour l'âge adulte, les chiffres 16, 18, 20 ou 22, qui ont été donnés comme représentant autant de moyennes physiologiques. Mais faisons remarquer en même temps que la diminution et l'augmentation absolues des inspirations ne peuvent être réellement bien appréciées que par celui qui connaît à l'avance le chiffre précis de l'état normal. Aussi, est-ce le plus ordinairement *à posteriori* que l'on acquiert cette connaissance. D'où il résulte que le nombre des inspirations doit être sensiblement au-dessus ou au-dessous des limites extrêmes que nous avons signalées, pour que l'on puisse dire que la respiration est ou FRÉQUENTE OU RARE.

Si nous avons accordé tant de soin à l'étude de la durée et de l'intensité de la respiration (p. 76 et suiv.), c'était dans la vue de connaître et d'apprécier mieux à leur juste valeur les altérations qui peuvent atteindre, sous ces deux rapports, l'un ou l'autre des bruits respiratoires. C'est ainsi que la respiration est PLUS LONGUE OU PLUS COURTE, PLUS FORTE OU PLUS FAIBLE.

Cette faiblesse peut même aller si loin, que le murmure vésiculaire cesse d'être entendu ; la respiration est dite alors SILENCIEUSE OU NULLE. Ces altérations de la respiration peuvent porter sur toutes les sections de l'arbre aérien.

A l'état normal, les bruits qui ont lieu dans les bronches arrivent rarement ou difficilement jusqu'à l'oreille, à cause du nombre et de la force des bruits vésiculaires, comme aussi à cause du volume et de la légèreté des poumons.

Mais lorsque, par une cause quelconque, ces bruits deviennent plus sensibles, la respiration bronchique est exagérée, elle devient de plus en plus distincte à mesure que la respiration devient elle-même plus précipitée, plus élevée (1), que les voies supérieures de l'air deviennent plus sèches, à mesure surtout que les bruits vésiculaires s'affaiblissent davantage ou disparaissent même complétement sous l'influence d'une induration pulmonaire quelconque.

La production de la respiration bronchique est donc favorisée par le silence du murmure vésiculaire ; elle l'est aussi et surtout par l'augmentation de densité de l'organe pulmonaire. Et, comme la densité de cet organe est excessivement variable, les bruits qui ont lieu dans les bronches varient également, d'où naissent des nuances et des degrés infinis de la RESPIRATION BRONCHIQUE, si bien qu'elle se transforme quelquefois insensiblement en des bruits qu'on avait appelés CAVERNEUX, AMPHORIQUES, pour des raisons que nous dirons plus tard, quand nous développerons nos idées à ce sujet.

Que si nous passons de l'énumération des bruits précé-

---

(1) C'est ce qui s'observe particulièrement dans la période d'augmentation et dans la période d'état de la fièvre typhoïde. La respiration bronchique acquiert alors un si haut degré d'intensité, qu'elle a fait croire à l'existence d'une pneumonie double.

dents à celle des autres bruits anormaux, que quelques auteurs ont appelés *bruits de remplacement*, nous en trouvons de différentes espèces.

Les uns ont un caractère d'humidité que les autres n'ont pas. Ils ont reçu des noms en rapport avec certains phénomènes connus.

Le mot RALE était adopté, dans le langage vulgaire, pour exprimer l'idée des bruits que détermine si fréquemment, aux approches de la mort, l'air agitant les mucosités accumulées dans les voies supérieures de l'air. A défaut de terme plus générique, Laënnec prit ce mot dans une acception plus étendue que celle qu'on lui donnait, et il s'en servit pour désigner tous les bruits contre nature que le passage de l'air peut produire dans l'acte respiratoire, soit en traversant des liquides qui se trouvent dans les bronches ou dans le tissu pulmonaire, soit en parcourant des conduits rétrécis. (*Ausc. med.*, t. I, p. 119 et suiv.)

Il ne restait plus qu'à dénommer chacun de ces bruits. On distingua donc le RALE CRÉPITANT HUMIDE, dont le *râle sous-crépitant* n'était qu'une variété, et le RALE MUQUEUX, qu'on qualifia de petit, de moyen, de gros ou de très-gros, suivant le volume des bulles qui servaient à le constituer. Le râle crépitant humide ressemblait au bruit du sel qui décrépite au feu ; il donnait à l'oreille la sensation de bulles fines et sèches. Le râle sous-crépitant était un peu plus large et véritablement empreint d'humidité. Le râle muqueux était plus large encore et plus humide.

Le premier rappelait les bruits multiples que l'on produit en faisant glisser entre les doigts, contre l'oreille, une mèche de cheveux.

Le second et le troisième rappelaient assez exactement les bulles d'eau de savon qui viennent crever à la surface du liquide, ou plus exactement les bruits que fait entendre une éponge mouillée qui se dilate d'elle-même après avoir été modérément comprimée.

On donna comme synonyme aux râles muqueux les plus larges le nom de GARGOUILLEMENT (1), qu'ils se produisissent ou non dans la trachée-artère, dans une bronche dilatée ou non dilatée, ou dans une caverne pulmonaire.

Toutefois, dans ce dernier cas, le bruit anormal fut de préférence appelé CAVERNEUX.

A ces bruits anormaux de la respiration, Laënnec en ajouta d'autres, dont il forma trois grandes divisions sous les noms de RALE SONORE SEC OU RONFLEMENT, de RALE SIBILANT SEC OU SIFFLEMENT, de RALE CRÉPITANT SEC A GROSSES BULLES OU CRA-QUEMENT (2).

Dans la première division se trouvaient, comme variétés, des bruits qui ressemblaient tantôt au *roucoulement de la tourterelle*, et tantôt au *son d'une corde de basse* mise en vibration.

Dans la deuxième division se trouvaient également, comme variétés, des bruits qui ressemblaient assez exactement aux *cris des petits oiseaux, aux cris des petits chiens,* etc.

Il n'y avait point de variétés dans la troisième division.

Tels sont les bruits anormaux que Laënnec a signalés dans son œuvre immortelle, comme pouvant se produire et se produisant, en effet, le plus habituellement dans les poumons. (TRAITÉ DE L'AUSCULTATION MÉDIATE, t. I, p. 117 et suiv., 4ᵉ édit. in-8°, Paris, 1837.)

Joignons-y le BRUIT DE TINTEMENT MÉTALLIQUE qui se fait entendre exceptionnellement dans certains cas de cavernes pul-

---

(1) Ce nom vient sans doute de la ressemblance des gros râles avec le bruit particulier qui se produit dans les gargouilles par où s'écoule l'eau de pluie. Cette eau produit, en effet, par sa rencontre avec l'air atmosphérique, un bruit qui a reçu son nom du lieu de sa production.

(2) C'est par opposition au râle crépitant humide à bulles fines, et au râle sous-crépitant, plus humide encore, que Laënnec a donné au craquement dont il est ici question, le nom de râle crépitant sec à grosses bulles.

monaires, mais qui se produit plus souvent dans la plèvre ; joignons-y le BRUIT DE FLOT qui se produit aussi par exception dans les cavernes, et plus souvent dans l'hydro ou dans le pyopneumothorax, non pas lorsque les malades respirent, mais lorsqu'ils font ou qu'on leur imprime un mouvement, et nous aurons l'ensemble des phénomènes sonores les plus importants dont les poumons et la cavité thoracique elle-même peuvent être le siége.

Que trouvons-nous à cet égard dans Hippocrate, ou au moins dans les livres hippocratiques?

Ce que nous avons déjà dit au chapitre de l'auscultation des voies supérieures de l'air, à l'état pathologique, démontre que le père de la médecine se servait assez généralement du mot ρεγχος pour exprimer l'idée des bruits anormaux que Laënnec a décrits lui-même sous le nom générique de RALES.

Nous avons fait remarquer, à cette occasion (p. 24), que le mot ρεγχος, qui devait plus tard se traduire dans notre langue par le mot râle ou par celui de ronflement, avait été employé par Hippocrate pour désigner les sons graves qui se produisent parfois à l'état de santé pendant le sommeil (1), et parfois à l'état de maladie, dans l'apoplexie, par exemple, dans les polypes des fosses nasales, dans l'angine, dans la péripneumonie, dans la pleurésie, etc.

Il y a donc jusque là une grande analogie entre la manière de s'exprimer d'Hippocrate et celle de Laënnec.

Mais ce n'est pas tout. On trouve aussi dans maints passages des œuvres hippocratiques d'autres expressions qui répondent à la sibilation de Laënnec (2).

_____

(1) Aristophane a dit aussi, dans sa pièce *des Nuées*, acte Ier, scène 1re : « Οι δε οικεται ρεγχουσιν. » — « *Et adhuc stertunt servuli.* » (Αριστοφανους Κωμωδιαι. Νεφελαι. P. 82. *Lugduni Batavorum, anno* 1624.) « Et mes esclaves ronflent ! »

(2) « Και συριζει εν τη φαρυγγι λεπτον. » — « *Tenuis sibilus in faucibus editur.* » (Hippocra-

On y trouve le diminutif du ronflement ou du râle (1).

On y trouve le bruit de cuir (2), qui correspond au bruit de craquement, ou, si mieux on aime, au bruit de frottement des plèvres.

On y trouve enfin le bruit de flot.

Mais ne prenons pas texte de ces citations pour diminuer le moins du monde le mérite de Laënnec.

Disons au contraire bien haut, que si quelque chose était capable de rehausser ce mérite, ce serait le défaut absolu de commentaires relatifs aux passages ayant trait à l'auscultation, ou les erreurs que les médecins les plus distingués ont commises en interprétant ces passages (3).

Le véritable créateur de l'auscultation c'est Laënnec. Il n'en fallait pas autant pour se couvrir de gloire, puisque, de l'aveu même d'Hippocrate, ou du moins de l'auteur du livre De l'art, il y a autant de mérite à faire une découverte nouvelle qu'à perfectionner une découverte déjà faite.

« Ἐμοί δέ τό μέν τι τῶν μή εὑρημένων ἐξευρισκειν, ὅ τι καί εὑρεθέν κρέσσον ἦ ἤ ἀνεξεύρετον, ξυνέσιος δοκεει ἐπιθυμημά τε καί ἔργον εἶναι, καὶ τό τά ἡμίεργα ἐς τελος εξεργαζεσθαι ὡσαύτως. »

(Περι τεχνης.)

« Pour moi, dit-il, découvrir une chose qui n'ait point été découverte, et qui, découverte, vaille mieux que si elle ne l'était pas, me paraît être un effort et une œuvre d'intelligence, tout autant que de porter jusqu'à ses dernières limites ce qui n'était encore qu'ébauché. »

(De l'art.)

---

tis Coi, *De morbis*, lib. II, p. 477. 20. Foësio edente. Genevæ, 1657). « Il se produit un faible sifflement dans le gosier. »

(1) « Ἐξ εμπυησιος πλευμονος, και κατα κοιλιην, ενιοτε κληματα, και κληΐζα, και το υπορεγχειν απώδεως, σημαινει πτυελου πλῆθος εν τω πλευμονι. » — « *Ex pulmonis suppuratione, et circa ventrem interdum ac claviculam dolores, et anxiè stertere, sputi copiam in pulmone significat.* » (Hippocratis *Coacæ Prænotiones.* Coaca 18. Charterio edente, p. 854, t. VIII. Paris, 1638)

(2) « Και τριζει το αιμα οιον μαπθλης. »—« *Sanguis velut corium stridet.* » (Hippocratis Coi, *De morbis*, lib. II, p. 482. 20. Foësio edente; Genevæ, 1657 . Voyez ce passage écrit exactement de la même manière au feuillet 67 de l'édition d'Alde, publiée à Venise en 1526.

(3) C'est ainsi que Foës, dans son Æconomia Hippocratis (p. 241, Genevæ, 1662), et

Tous les auteurs ont-ils admis les mêmes bruits que ceux que nous venons de passer en revue?

Non, sans doute. Les uns ont multiplié considérablement le nombre, soit des espèces, soit des variétés, sans trop de nécessité (1); les autres en ont admis à peine (2), tant il est difficile de savoir se maintenir dans de justes limites!

Laënnec avait donné un bon exemple cependant. Il avait prouvé qu'il comprenait la science dont il était le créateur, en se renfermant dans de justes limites.

Par ce moyen il a su répandre de l'intérêt dans des descriptions dont l'aridité fatigue ordinairement la mémoire et l'esprit.

Réflexions. — Avant de tracer le tableau synoptique des bruits divers que nous venons de signaler, nous ferons deux

que Van Swieten dans ses *Commentaires* du § 826 des Aphorismes de Boerhaave, se sont trompés en considérant le bruit de cuir dont il est question dans la précédente note comme le même que celui dont Hippocrate parle dans le livre IIIᵉ des maladies. (*Voy.* Foës, p. 489. 33. Genevæ, 1657) et dans le livre des affections internes. (*Voy.* encore Foës, p. 535. 19. Genevæ, 1657.)

(1) M. Fournet admet :

1° Le râle humide à bulles continues de la congestion sanguine active des poumons;

2° Le râle sous-crépitant de l'œdème pulmonaire ;

3° Le râle sous-crépitant du catarrhe pulmonaire aigu capillaire ;

4° Le râle crépitant ou sous-crépitant de retour de la pneumonie ;

5° Le râle crépitant primitif de la pneumonie ;

6° Le râle de craquement humide ;

7° Le râle de craquement sec de la phthisie pulmonaire ;

8° Le râle de froissement de la phthisie pulmonaire, etc.,

9° Le râle muqueux à timbre clair ou caverneux;

10° Le râle de gargouillement;

11° Le râle caverneux sec { à ton grave; / à ton aigu, etc., etc.

(*Recherches cliniques sur l'Auscultation*, p. 253, Iʳᵉ p., in-8°. Paris, 1839.)

(2) M. Raciborsky ne distingue que deux espèces de râles : le râle bullaire et le râle vibrant, auxquels il ajoute le tintement métallique à cause des caractères qui ne sont propres qu'à lui seul. (*Nouveaux aperçus cliniques sur l'Auscultation, tendant à simplifier son étude et à faciliter son application à la pratique.*) *In* : Journal l'Expérience, 1840, 4ᵉ année, t. VI. Nᵒˢ 174, 175, 176 et 177, ou pages 273, 289, 305 et 327). Cette division des râles, adoptée par M. Raciborsky, dit M. Beau (*Traité expér. et clin. d'ausc.*, p. 57), lui a été à tort attribuée.

ou trois remarques sur quelques-unes des expressions qui viennent de passer sous nos yeux.

1° et 2°. *Râle crépitant* et *râle sous-crépitant*. — Le râle crépitant est un signe pathognomonique de l'hépatisation du poumon. Il disparaît pour faire place à d'autres phénomènes, lorsque les cellules pulmonaires deviennent, par les progrès de l'inflammation, imperméables à l'air atmosphérique.

Mais lorsque la péripneumonie se résout, au point que les vésicules redeviennent accessibles à l'air atmosphérique, il se produit dans ces mêmes vésicules un bruit qui donne à l'oreille la sensation de bulles très-fines et humides, bruit dont Laënnec a fait une variété du râle crépitant ; c'est le *râle sous-crépitant*.

Ce râle a reçu également le nom de *râle crépitant de retour*, parce qu'on a pensé qu'il était dû à la même cause que le râle crépitant du premier degré de la péripneumonie et qu'il ne différait guère de ce râle que par un peu plus d'humidité et des bulles un peu moins nombreuses et un peu plus volumineuses.

On verra plus loin que nous n'admettons pas la même cause de production pour ces deux râles, et que nous placerons le premier parmi les bruits secs, et le second parmi les bruits humides.

3° *Râle muqueux*. — Plusieurs auteurs se sont servis de cette épithète, à l'exemple de Laënnec, pour désigner non-seulement les râles qui sont produits par des mucosités, mais encore ceux qui sont dus quelquefois à de la sérosité sanguinolente, à du sang, à du pus, etc. Nous pensons avec MM. Barth et Roger que ce terme devrait être retranché (1).

(1) Ces auteurs ont remplacé, dans leur *Traité d'Auscultation*, (3ᵉ édit., p. 136), le nom de râle muqueux, par celui de *sous-crépitant*, pour lequel ils ont formé trois

4°, 5°, 6°. *Râle sonore sec* ou *râle ronflant*; *râle sibilant sec* ou *sifflement*; *râle crépitant sec à grosses bulles* ou *craquement*.

Nous regrettons de trouver, dans l'énonciation de ces différents phénomènes sonores, le mot râle accolé aux mots ronflant et sibilant. Nous aurions préféré voir le mot bruit substitué à celui de râle. Ces deux expressions ne se trouvent jamais réunies dans Hippocrate. Nous avons vu, en effet, cet auteur se servir fréquemment des mots ρεγχειν, ρεγχος, pour rendre l'idée des mots ronfler, râler, ronflement, râle, quand il voulait parler des bruits graves dont le type est le ronflement des personnes qui dorment, ou des bruits bulleux dont le râle des moürants est le type. Mais Hippocrate s'est servi d'autres expressions, telles que celles de συριζω, τριζω, dont nous avons déjà donné le sens. (Voyez plus haut les notes des pages 102 et 103.)

Il s'est encore servi du verbe τρυλλιζω, lorsque, faisant allusion à ce qui se passe dans la poitrine lors de l'inflammation du poumon, il a dit :

« ... Καὶ ἐκ τῶν ϛηθέων καὶ πλευμόνων οἷον γαϛήρ τρυλλίζει. »

(Charterio edente. *De internis affectionibus*, tom. VII, cap. VII, p. 642. Lut. Parisiorum, 1649.)

« La poitrine et les poumons grouillent (1) comme le ventre. »

(*Des affections internes.*)

Il s'est servi fréquemment du mot bruit quand il n'a pas voulu dénommer d'une manière particulière les phénomènes sonores que produit dans la poitrine la matière de l'expectoration.

variétés d'après le volume des bulles : 1° le *sous-crépitant fin*; 2° le *sous-crépitant moyen*; le gros *sous-crépitant* ou *gargouillement*.

(1) Cette expression sert à désigner les bruits que les flatuosités déterminent dans le ventre de certaines personnes

C'est ainsi qu'on lit dans la 388ᵉ Prénotion de Cos :

« Ὅσοισι τῶν πλευριτικῶν ψόφος τοῦ πτυάλου πολὺς ἐν τῷ στήθει, ... ἀπόλλυνται. »

(Charterio edente, p. 873, tom. VIII. Lutetiæ Parisiorum, 1638.)

« La mort frappe les pleurétiques dont la poitrine renferme des crachats *qui font beaucoup de bruit.* »

(*Prénotions coaques.*)

Ailleurs, faisant allusion tantôt à l'hydropisie du poumon (Ὕδερος πλεύμονος), tantôt au danger des crachats que le malade ne peut rendre (Σημεῖον δεινοτερου του πτυελου), il s'exprime en ces termes :

« ... Ζέει ἔσωθεν οἷον ὄξος. »
(Charterio edente. *De morbis,* lib. II, cap. XXVI. Περι του πλευρου φυματος, και του πλευμονος υδερου, etc., p. 575 et 576, t. VII. Lutetiæ Parisiorum, 1649.)

« Il se fait à l'intérieur une ébullition semblable à celle du vinaigre (du vin qui s'aigrit). »

(*Des maladies,* liv. II.)

« ... Κακὸν δὲ κὴν μηδέν ἀνακαθαιρηται, μηδὲ προίῃ ὁ πλεύμων, αλλα πλήρης ἐών ζέῃ ἐν τῷ φαρυγγι. »
(Charterio edente. *Prognosticon,* liber. Sententia XLVIII. Σημεῖον δεινοτερου του πτυελου, t. VIII, p. 643, c. Lutetiæ Parisiorum, 1638.)

« ... C'est également mauvais, s'il ne se fait pas d'expectoration, si le poumon ne se débarrasse pas, et si, étant plein, il se fait un bouillonnement dans le gosier. »

(*Le pronostic.*)

A quelles expressions de Laënnec répondent celles de ζέει et de ζεη, si ce n'est à celles de râle sous-crépitant et de râle muqueux ? Mais dans aucun cas, nous le répétons, Hippocrate ou du moins les auteurs hippocratiques ne commettent la faute, très-légère à la vérité, que nous reprochons à Laënnec.

La seule nécessité d'un tableau synoptique a pu déterminer l'auteur de l'auscultation médiate à introduire les mots sibilant ou ronflant à côté du mot râle dans le langage stéthoscopique. Mais ce langage manque ici de précision et l'on pourrait même soutenir que c'est faire un pléonasme que de dire râle ronflant, le mot râle étant, comme nous l'avons déjà vu, synonyme de ronflement.

Cette critique une fois faite, résumons tout ce qui précède en mettant sous les yeux du lecteur le tableau de tous les bruits anormaux que nous venons de passer en revue.

TABLEAU SYNOPTIQUE DES BRUITS ANORMAUX DONT LA POITRINE PEUT DEVENIR LE SIÉGE.

Nous venons de voir la respiration intéressée dans sa continuité, dans sa fréquence, dans sa durée, dans son intensité, dans ses caractères.

Elle sera donc suivant les circonstances :

Saccadée,
Entrecoupée,
Suspirieuse,

Fréquente,
Rare,

Courte,
Longue,

Forte,
Faible,
Nulle,

Bronchique,
Caverneuse,
Amphorique ;

Ou bien elle produira tantôt des bruits secs, tels que :

Du ronflement,
Du sifflement,
De la crépitation,
Du craquement ;

Tantôt des bruits humides ou *râles* { à bulles fines, à bulles moyennes, à grosses bulles ;

Tantôt du *tintement métallique.*

Et lorsque, dans quelques cas exceptionnels, la poitrine ne dira plus rien d'elle-même, il suffira de lui voir éprouver ou de lui imprimer un léger mouvement, pour donner naissance au *bruit de flot.*

Tels sont les différents phénomènes sonores que nous aurons à rapprocher des lésions dans lesquelles on les rencontre.

Nous les passerons tous en revue dans ce chapitre, à l'exception pourtant du craquement, du tintement métallique, et du bruit de flot.

Voici les motifs de cette exclusion. Nous considérons comme autant de variétés du même phénomène sonore les bruits qu'on a décrits sous les noms de frôlement, de frottement ascendant et descendant, de craquement pulmonaire, de bruit de cuir, etc.

A notre avis, tous ces bruits sont dus au frottement en sens inverse des plèvres desséchées par le fait de l'inflammation, ou couvertes de fausses membranes plus ou moins rugueuses et inégales.

Si, dans l'opinion de Laënnec, le bruit de frottement ascendant et descendant dépendait le plus souvent de l'emphysème interlobulaire des poumons, cet auteur soupçonnait aussi qu'il pouvait se produire dans une tumeur cartilagineuse, osseuse, tuberculeuse, squirrheuse, saillante à la surface du poumon ou de la plèvre, et dans un épanchement pleurétique nouvellement absorbé. (Tom. Iᵉʳ, p. 145.)

Nous discuterons ailleurs ces différentes causes de production des bruits de frottement.

Mais nous dirons ici, par anticipation, que nous regardons aussi comme un bruit de même nature, le craquement sec à grosses bulles que l'auteur de l'auscultation médiate attribuait à la distension par l'air des cellules pulmonaires sèches et très-inégalement dilatées dans l'emphysème interlobulaire des poumons.

Nous démontrerons plus loin que les cas d'emphysème invoqués par Laënnec à l'appui de son allégation, et que d'autres cas cités par le docteur Reynaud, étaient tous compliqués de pleurésie.

Quant à cet autre bruit de craquement sec que les successeurs de Laënnec ont décrit comme se rattachant à l'existence des tubercules pulmonaires, et qui précède dans ce cas le craquement humide, nous le considérons aussi comme un bruit exclusivement pleurétique dû, comme le craquement sec à grosses bulles, aux pleurésies partielles que déterminent si souvent les tubercules pulmonaires.

Le craquement humide des auteurs est pour nous un phénomène sonore tout à fait distinct du craquement sec (1).

Lorsque les plèvres, primitivement enflammées par le fait de l'existence des tubercules, ont contracté des adhérences, le craquement sec n'existe plus. .

Mais comme à sa place on entend des bruits humides qui se produisent dans l'organe pulmonaire, on a cru que ces bruits nouveaux n'étaient autres que le craquement sec modifié par les changements qui se sont opérés dans la matière tuberculeuse.

____

(1) « J'explique tous ces prétendus craquements secs ou humides par la rupture plus ou moins *sèche* ou *humide* des bulles qui se forment dans le sommet des poumons tuberculeux, lorsque l'air soulève le muco-pus dû à la fonte des tubercules. » (Beau, p. 63, de son *Traité expérimental et clinique d'Auscultation*, 1 vol. in-8°. Paris, 1856.)

Nous décrirons le craquement sec à grosses bulles de Laënnec (1) et le craquement sec des auteurs modernes dans le chapitre consacré à l'auscultation de la plèvre.

C'est dans ce même chapitre que nous traiterons du tintement métallique et du bruit de flot, parce que, si ces deux phénomènes sonores se produisent, comme nous l'avons dit, dans certains cas de cavernes pulmonaires, on. les observe surtout dans certaines maladies ou au moins dans certains états pathologiques de la plèvre.

RÈGLES PARTICULIÈRES.

S'il est indifférent pour ceux qui ont l'habitude de l'auscultation d'entendre causer ou marcher auprès d'eux, lorsqu'ils auscultent les poumons, il ne l'est pas d'entendre les bruits du dehors, tels que ceux des voitures, par exemple.

Il est, en effet, des nuances des bruits respiratoires, il est des degrés d'altération de ces bruits, il est quelques bruits anormaux que l'on ne peut saisir que dans des lieux tranquilles.

Les malades qui ont à cœur d'être bien éclairés sur leur état doivent présenter la poitrine nue aux médecins.

(1) S'il nous restait encore quelque doute sur l'interprétation que nous croyons pouvoir donner au bruit de craquement sec à grosses bulles, ce doute serait levé par les paroles suivantes, dont M. Aran a fait suivre une note du professeur Skoda. « J'avais cru longtemps, dit-il, que le râle crépitant sec, à grosses bulles, de Laënnec, n'existait pas ; mais je l'ai entendu depuis, d'une manière très-évidente, dans la plupart des opérations de thoracentese que j'ai pratiquées ou vu pratiquer, pourvu, cependant, que l'air ne pénétrât pas dans la cavité thoracique, » (Page 165 du *Traité de Percussion et d'Auscultation* de M. Skoda. 1 vol. in-8°. Paris, 1854.)

Le bruit auquel fait allusion ici M. Aran ne diffère pas, sans doute, de celui qui pouvait se manifester, pour Hippocrate, à la suite d'une blessure ou de l'opération de l'empyème. C'est ce que je me suis au moins efforcé de démontrer, en publiant, dans l'*Art médical*, pour l'année 1859 (t. X, p. 221), une note critique sur un passage du deuxième livre Περὶ νούτων (*Des maladies*) d'Hippocrate, ayant pour titre : Ο πλευμων προσπεσὼν ἐς το πλευρον (*Poumon tombant sur le côté*), passage dans lequel se trouve signalé, pour la première fois dans l'antiquité, sous le nom de *bruit de cuir*, le phénomène sonore que l'on désigne indifféremment aujourd'hui sous les noms de *bruit de cuir neuf*, de *bruit de frottement pleurétique*, de *bruit de frottement ascendant et descendant*, e'c.

Les hommes ne reculent jamais devant cette nécessité; mais il n'en est pas de même des femmes. Un sentiment de pudeur mal entendu, quand il s'agit de leur santé, les retient presque toujours, et c'est à peine si elles se résolvent à faire tomber leur robe et leur corset. Pourtant elles doivent tout au plus couvrir leur poitrine avec leur chemise.

Avant de pratiquer l'auscultation, on attendra que les malades se soient reposés assez longtemps, pour que le jeu de leurs poumons soit celui de l'état ordinaire. Le médecin profitera de ce temps pour interroger les malades. Il leur parlera avec une grande douceur, il les rassurera sur les craintes qu'ils peuvent avoir, et quand il aura gagné leur confiance et qu'il les verra respirer librement, il leur fera prendre les positions les plus convenables pour que l'exploration ne soit gênante ni pour eux ni pour lui. Cette condition est indispensable si l'on veut retirer de l'auscultation de la poitrine tous les avantages désirables.

La position assise sur un lit ou sur un tabouret assez élevé est la plus favorable quand il s'agit de personnes peu malades. Mais dans le cas contraire, le décubitus horizontal sur le dos ou sur l'un des côtés convient parfaitement.

Si dans certaines maladies, comme dans la pneumonie ou la pleurésie, par exemple, les malades avaient de la peine à se tenir assis, un aide les maintiendrait dans cette position, et l'on se hâterait d'examiner la poitrine en arrière.

Les malades observeront, autant que faire se pourra, une position symétrique, et ils respireront comme ils le faisaient avant l'arrivée du médecin. Dans ces conditions, on étudiera les bruits respiratoires dans toute l'étendue de la poitrine, et on analysera avec le plus grand soin l'intensité et la durée absolues et relatives de chacun de ces bruits. On remarquera s'ils se font entendre dans toute la hauteur de la cavité thoracique, s'ils sont masqués ou remplacés par d'autres bruits, etc.

Si les inspirations ordinaires ne suffisent pas pour éclairer

le diagnostic ; on engagera les personnes à respirer plus fortement et plus profondément, afin d'exagérer les phénomènes
physiologiques ou pathologiques. Si les respirations exagérées
ne suffisent pas encore pour atteindre le but qu'on se propose, on fera tousser et cracher les malades, ne fût-ce que
pour déplacer ou faire disparaître des mucosités capables, par
les bruits auxquels elles donnent lieu, ou par l'obstacle
qu'elles apportent au passage de l'air, de masquer entièrement certains phénomènes sonores, d'en rendre d'autres
impossibles, ou de s'opposer à leur production.

La toux aidera donc, suivant les cas, à la manifestation
de certains bruits anormaux, à leur diagnostic différentiel
(*râles bronchiques, frottement pleurétique*), à la cessation de
quelques-uns d'entre eux par l'expulsion de mucosités, de
corps étrangers ; à la substitution d'un bruit (*bulleux, sibilant, ronflant*) à un autre (*souffle bronchique, caverneux*), à
l'apparition d'un autre bruit (*tintement métallique*), etc.

Dans toutes ces circonstances, on comparera l'une à l'autre,
comme nous l'avons recommandé pour l'état de santé, les
régions semblables, et l'on pratiquera successivement l'auscultation sur chaque région de la poitrine.

Dans ce but, les bras du malade seront portés en arrière
ou en avant, suivant qu'on se proposera d'ausculter les parties antérieures ou postérieures du thorax.

Pour l'examen des régions latérales, les malades se cou-
cheront sur le côté opposé à celui qui devra être examiné,
et ils auront soin de relever les bras pour mettre à découvert
le creux axillaire.

L'examen des régions sus-claviculaires se fera mieux lorsque
les malades porteront légèrement la tête du côté opposé.

On n'appuiera pas trop fortement la tête sur la poitrine ou
sur le stéthoscope, dans la crainte de faire du mal ou de
gêner la liberté des mouvements respiratoires.

On ne se bornera pas à une exploration de quelques in-

stants, parce qu'on pourrait ne pas saisir quelques renseignements utiles ; mais on insistera suffisamment pour distinguer,
dans un moment ou dans un autre, des phénomènes sonores
rares ou fugitifs.

Dans les maladies aiguës des poumons ou de la plèvre,
on auscultera au moins une fois tous les jours pour suivre
les progrès ou la décroissance du mal.

Avons-nous besoin de répéter ici ce que nous avons déjà
dit (p. 12), à savoir, qu'il ne sera vraiment indispensable
de recourir au stéthoscope que dans les cas où l'oreille ne
pourrait être appliquée directement sur telle ou telle région
de la poitrine ?

———

Nous allons étudier maintenant la respiration conformément au plan que nous avons adopté (p. 108 et suiv.), et
pour ne point faire de répétitions inutiles, nous décrirons du
même coup, immédiatement après la respiration silencieuse,
la respiration bronchique exagérée et la respiration bronchique anormalement développée.

Ce sont ces phénomènes sonores ayant leur siége dans les
bronches, qui nous conduiront naturellement des bruits altérés aux bruits anormaux (1) de la respiration.

Après cette transition toute naturelle, on ne sera pas surpris de nous voir passer sans transition nouvelle de la respiration bronchique anormale à la respiration caverneuse et
amphorique.

(1) En parlant ici pour la deuxième fois d'une manière générale des bruits altérés
et des bruits anormaux de la respiration, nous nous exprimons très-mal, car la respiration bronchique exagérée est une respiration anormale, tout comme la respiration
crépitante, ronflante, etc.

Mais nous ne trouvons pas qu'on s'exprime beaucoup mieux en appelant le râle crépitant, le râle ronflant, etc., des bruits de remplacement. Sans doute, la crépitation,
le ronflement s'entendent exclusivement à la place du murmure vésiculaire et du
souffle bronchique ; mais la respiration bronchique exagérée ne remplace-t-elle pas
aussi la respiration bronchique physiologique ?

Si les expressions nous font ici défaut, soyons au moins d'accord sur les idées
qu'elles sont appelées à représenter.

Il n'est personne qui ne comprenne bien la valeur de ces termes. L'usage en a consacré dès longtemps la signification. Ils ne sont pas synonymes, bien que les phénomènes dont ils sont l'expression diffèrent assez peu les uns des autres.

— Le soupir consiste, comme on sait, dans une inspiration profonde longuement soutenue, accompagnée d'un bruit vésiculaire excessivement faible, et suivie d'une expiration prompte, inégale, imparfaite et bruyante.

— Lorsque les sanglots se mêlent au soupir, l'inspiration se fait en quatre, cinq ou six temps et même davantage.

Chaque fois, l'air arrive dans les poumons en petite quantité, et l'oreille appliquée sur la poitrine perçoit à plusieurs reprises le murmure vésiculaire.

L'expiration est, relativement, très-courte et très-rapide.

« **La respiration suspirieuse** s'observe particulièrement après des affections morales tristes et dans la première période de quelques fièvres ataxiques. » (Landré-Beauvais, SÉMÉIOTIQUE, 2ᵉ édition, p. 84. Paris, 1813.) On l'observe aussi dans la fièvre lente nerveuse.

Quant à la **respiration entrecoupée**, on l'a signalée depuis longtemps dans l'épilepsie (Arétée, liv. Iᵉʳ, chap. v, de la version française de Renaud. In-8°. Paris, 1834), dans le croup, dans la pleurésie, etc.

A mesure que le calme renaît dans l'esprit de celui qui souffre moralement, à mesure que l'accès épileptique se dissipe, le nombre des soupirs diminue et la respiration redevient naturelle.

— De la respiration entrecoupée à **la respiration saccadée**, il n'y a pas loin, car la première se fait aussi bien par saccades. Toutefois, on a réservé cette épithète à la respiration brisée, pour ainsi dire, dans son développement.

C'est ainsi qu'une inflammation de la plèvre, qu'une pleuro-pneumonie, qu'une pneumonie chronique, que l'existence de tubercules, de fausses membranes, d'une névralgie ou d'une névrite intercostales, qu'une myosalgie thoracique, qu'une pleurodynie, que des pleurésies partielles liées à l'existence des tubercules, etc., s'opposent à ce que la dilatation du thorax se fasse amplement et d'une manière continue, soit à cause de l'obstacle que l'air rencontre dans le poumon malade, soit à cause des douleurs qui sont la conséquence d'un certain développement de la poitrine, soit encore à cause de la difficulté que les plèvres éprouvent à glisser l'une sur l'autre.

Dans tous ces cas, les malades font successivement plusieurs inspirations courtes et brèves, comme cela arrive lorsqu'on prend un bain froid dans lequel on ne se plonge que graduellement.

Dans quelques cas d'emphysème pulmonaire et de tubercules, l'altération dans la continuité de la respiration porte principalement sur l'expiration.

Nous n'avons pas à dire les caractères qui distinguent la pleurésie simple de la pleurésie compliquée de tubercules pulmonaires, de pneumonie, de névralgie ou de névrite intercostales, ni de souffrance des muscles thoraciques ; nous aurions à passer en revue l'ensemble des symptômes éprouvés par les malades, et ce n'est pas ici le lieu.

Les résultats positifs ou négatifs fournis par l'inspection, par la palpation, par la percussion et même par l'auscultation, ne sauraient non plus trouver place dans cet article.

Le nombre des respirations, avons-nous dit (p. 98), est, terme moyen, de 16,18, 20 ou 22 par minute chez l'adulte, à l'état normal.

Ajoutons qu'il atteint rarement l'un ou l'autre de ces chiffres dans la vieillesse, mais qu'il les dépasse fréquemment dans l'enfance.

Si, dans certains états morbides, on a pu compter, à l'âge moyen de la vie, 30, 40, 50, 60 et 80 respirations par minute ; si même on en a compté jusqu'à 100 dans les premiers temps de la vie, il est des maladies dans lesquelles le nombre des inspirations est descendu aux chiffres 16, 14, 12, 10 et plus bas encore. L'oreille appliquée sur la poitrine, dans les cas de fréquence extrême, ne distingue guère les bruits respiratoires qu'au sommet des poumons. (Πνευμα ἀνελκόμενον μετέωρον; *elata spiratio et sublimis ; respiration haute, sublime.*)

Il n'en est pas de même lorsque la respiration est sensiblement plus rare qu'à l'état normal. Elle s'entend alors le plus souvent dans toute l'étendue de la poitrine.

La respiration fréquente (πνευμα πυκνόν, *spiratio crebra*) indiquait pour Hippocrate une douleur ou une inflammation dans les lieux (1) situés au-dessus du muscle diaphragme (In *Prognosticis. Sententia* 24. Charter. t. VIII, p. 607) ; elle était un signe d'inflammation et de douleur dans les lieux principaux (In *Coacis Prænotionibus*, n° 261. Charter. t. VIII, p. 866) ; on la constatait dans la péripneumonie.(*De Morbis*, lib. III, p. 492. Foesio *edente*. In folio.. Genevæ, 1657) et dans la pleurésie (*Ibid.*, p. 493).

---

(1) Au rapport de Galien (*De locis affectis*, lib. I, initio), les médecins de l'antiquité, comme la plupart des médecins de son temps, désignaient les parties du corps sous le nom de lieux. Τόπους ὀνομάζουσι τὰ μόρια τοῦ σώματος... *Locos* nominant *partes corporis*. (Charter. t. VII, p. 378. Paris, 1649.)

Galien notait cette lésion de la respiration (*De respirationis difficultate*, lib. I, caput xii, CHARTER. t. VII, p. 232.) dans la douleur du foie, de la rate, de l'estomac, etc., dans les parties enfin qui doivent se mouvoir dans la respiration.

Van Swieten ayant remarqué ces passages d'Hippocrate et de Galien, il les a rappelés avec beaucoup de soin dans ses *Commentaires* du § 734 des *Aphorismes* de Boerhaave (p. 432 de la 2ᵉ partie du t. II. Turin, 1747).

Il lui eût été facile de citer beaucoup d'autres passages d'Hippocrate, dans lesquels se trouve indiquée la fréquence de la respiration, car elle est signalée dans le livre *Du régime dans les maladies aiguës*, dans le livre troisième *Des maladies*, dans deux livres (le premier et le deuxième) *Des maladies des femmes*, dans le *Pronostic*, dans les *Prénotions de Cos*, etc.; mais il ne crut pas devoir le faire.

Dans son livre troisième *De la difficulté de la respiration*, Galien a rapproché la respiration fréquente des causes diverses qui peuvent la produire.

Nous sortirions des limites dans lesquelles nous devons nous renfermer, si nous reproduisions ici tout ce que cet auteur a écrit à ce propos.

Nous nous bornerons à dire que la respiration fréquente s'observe dans la fièvre inflammatoire et dans un grand nombre de maladies du poumon, de la plèvre, du cœur, du péricarde, du foie, de la rate, des reins, de l'estomac, du tube digestif, du péritoine, etc.

C'est ainsi qu'elle a lieu dans la péripneumonie, la phthisie pulmonaire, l'asthme simple ou compliqué d'une autre maladie, l'emphysème vésiculaire compliqué d'engorgement de la membrane muqueuse des bronches, ou de bronchorrhée, dans les cas de pleurésie ordinaire, de pleurésie diaphragmatique, d'épanchements pleurétiques liquides ou gazeux, de dilatation considérable du cœur, de péricardite, d'épanchements péricardiaques, etc.

C'est ainsi encore qu'elle a lieu dans la douleur et dans l'inflammation du diaphragme et des organes renfermés dans la cavité sous-diaphragmatique, non moins que dans la pneumatose intestinale ou péritonéale, dans l'hydropisie ascite, dans tous les cas enfin où les parois thoraciques sont obligées de se dilater plus souvent pour suppléer par le nombre à l'étendue moindre des mouvements inspiratoires.

Dans tous ces cas, la fréquence de la respiration est ordinairement en rapport avec le danger de la maladie, et ce danger lui-même est imminent, lorsque le nombre des inspirations s'élève à 50, 55 ou 60.

La respiration rare [πνεῦμα ἀραιόν d'Hippocrate (1)] s'observe surtout dans le délire (2). C'est pourquoi elle se manifeste dans les maladies graves du cerveau ou de ses enveloppes, telles que le ramollissement, la congestion et l'inflammation cérébrales et l'inflammation des méninges.

On la rencontre aussi dans l'inflammation de la moelle, « dans les affections hystériques, dans certaines lipothymies, et quelquefois dans les derniers instants de la vie. » (p. 148 du *Manuel pratique de percussion et d'auscultation* de M. Andry. 1 vol. grand in-18. Paris, 1844.)

3° RESPIRATION COURTE OU LONGUE.

La respiration peut présenter l'une ou l'autre de ces modifications dans ses deux temps à la fois ou dans l'un des deux seulement.

A. Diminution de durée des mouvements de la respiration ou respiration courte.

La respiration courte peut conserver son intensité habi-

---

(1) *De Morbis vulgaribus*, lib. I. Foesio edente, sect. 7. Æger I, p. 966, F ; Æger II, p. 970, C ; Æger XI, p. 987, D. Genevæ, 1662.

(2) Le délire existait en effet chez les trois malades auxquels nous faisions allusion dans la note précédente, et chez ces malades, la respiration était rare et grande en même temps.

tuelle comme dans quelques affections nerveuses, être exagérée comme dans une course rapide; une émotion vive, une
frayeur subite, ou affaiblie comme dans la pleurésie, la pleurodynie, etc.

C'est à ce dernier cas que nous rattachons la respiration
haute ou sublime des auteurs, c'est-à-dire celle qui paraît
limiter et qui limite en effet son action à la partie supérieure des poumons. (Οἶς πνευμα ανελκεται. — *Quibus spiritus sursum trahitur.* — Hippocrates in PRORRHET.) On observe cette
respiration dans tous les cas de grande gêne de la respiration
déterminée par l'angine, la tuméfaction habituelle de la
membrane muqueuse des bronches d'un petit calibre, la
péripneumonie, la pleurésie, l'emphysème et toutes les maladies de la cavité abdominale qui amènent l'anhélation.

Boerhaave reconnaissait l'inflammation du muscle diaphragme à une respiration haute, courte, fréquente, étouffée,
se faisant par la seule action du thorax, tandis que le bas
ventre était en repos. (§ 909. *Paraphrenitis,* p. 72 de la 1ʳᵉ
partie du t. III. Turin, 1744.)

Van Swieten attribuait cette respiration haute et petite à
l'élévation et à l'écartement des côtes les unes des autres, écartement et élévation que provoquaient les malades pour ne
point étouffer. (*Commentaire* du § précédent, p. 74.)

B. **Augmentation de durée des mouvements de la respiration ou respiration longue.** (Πνευμα δια πολλοῦ χρονου d'Hippocrate (vide *Prognost.*)

« Ce mode de respiration coïncide, en général, avec la
respiration ralentie. Dans les maladies comateuses de l'appareil cérébral vous voyez le malade ne respirer qu'à de longs
intervalles (1) et alors compenser, en quelque sorte, par leur
profondeur, la rareté des inspirations. » (Andry. *Oper. cit.,*
p. 148.)

(1) « Spiritus magnus et per multum tempus delirium aut convulsionem significat. »
(HIPPOCRATIS 261 *Coaca prænotio.* CHARTER. p. 866, t. VIII. Lutet. Parisior. In-fº,
1638.)

Indépendamment des modifications qui peuvent survenir dans la durée absolue de la respiration, il en est d'autres qui ne se manifestent que dans l'inspiration ou dans l'expiration. Chacun de ces temps peut être plus court ou plus long qu'à l'état de santé.

C. **Diminution de durée de l'inspiration ou inspiration courte.**

L'inspiration devient plus courte dans tous les cas où un obstacle quelconque s'oppose à la circulation libre de l'air dans les poumons.

C'est pourquoi on la constate dans une foule de lésions ou de maladies du larynx, de la trachée-artère, des bronches, du poumon et de la plèvre, telles que la bronchite intense compliquée du gonflement de la membrane muqueuse; la bronchorrhée; les tubercules pulmonaires; l'induration chronique, l'engouement séreux ou sanguin des poumons; l'apoplexie pulmonaire; l'emphysème; la pleurésie avec douleur de côté; l'épanchement pleurétique gazeux, séreux ou purulent; la pleurodynie, etc., etc.

D. **Diminution de durée de l'expiration ou expiration courte.**

« La diminution du bruit expiratoire est beaucoup plus rare que la diminution du bruit inspiratoire..... Toutes les affections qui ont le pouvoir d'imprimer à l'inspiration une diminution simultanée et proportionnelle de son intensité et de sa durée entraînent aussi le plus souvent une diminution de l'expiration. » (Fournet, *Oper. cit.*, p. 114 et 115.)

E. **Augmentation de durée de l'inspiration ou inspiration longue.**

Il est rare que l'augmentation de durée occupe le premier temps. Laënnec l'a pourtant signalée dans la coqueluche. (*Oper. cit.*, t. 1, p. 224.)

F. Augmentation de durée de l'expiration ou expiration prolongée.

Si Jackson, de Boston, a le premier appelé l'attention sur l'expiration prolongée, M. Fournet a le mérite de l'avoir étudiée, à son tour, avec beaucoup de soin dans ses *Recherches cliniques sur l'Auscultation* (p. 108 et suiv.).

Toutes les fois que l'expiration est plus longue qu'elle ne devrait l'être, on la dit prolongée.

Elle peut, suivant les circonstances, être plus longue sans être altérée dans son intensité, ou bien elle peut être plus longtemps entendue sans être augmentée dans sa durée.

Le propre de *l'expiration prolongée*, c'est de grandir et de s'étendre avec le développement de la lésion qui lui donne lieu (bronchite sèche ou humide); c'est de disparaître ou seulement de diminuer d'étendue à mesure que les bronches se débarrassent des mucosités qui les gènent; c'est de coïncider, par conséquent, avec des bruits graves ou aigus.

Le propre du *bruit expiratoire prolongé*, c'est de persister et surtout de devenir plus saillant après l'expectoration, dans la phthisie pulmonaire, par exemple; c'est de prendre le caractère bronchique de plus en plus prononcé à mesure qu'il se dépose dans les poumons un plus grand nombre de tubercules crus; c'est de devenir aussi prolongé, aussi fort ou même plus fort que le bruit inspiratoire, à mesure que le mal fait des progrès.

On ne saurait confondre le bruit expiratoire prolongé avec la respiration supplémentaire, puisque dans celle-ci il existe un rapport naturel entre la durée et l'intensité des bruits respiratoires, tandis que l'expiration prolongée rentre dans les altérations de rhythme.

On ne saurait confondre non plus le bruit expiratoire prolongé dont nous parlons, avec le phénomène sonore que font entendre à l'expiration les fosses nasales, la bouche ou le pharynx, puisque ce bruit se passe dans les sections élevées des voies aériennes, tandis que l'autre siége dans la poitrine.

Cas dans lesquels l'expiration est prolongée.

On remarque l'expiration prolongée dans tous les cas où l'air éprouve quelque difficulté à sortir des poumons, par suite d'un obstacle mécanique quelconque. Cet obstacle rétrécit dans des points plus ou moins nombreux le calibre des vaisseaux aériens, à quelque section d'ailleurs qu'ils appartiennent.

Pour que l'expiration prolongée se montre et devienne évidente, il faut :

1° Qu'elle soit sensiblement plus longue qu'à l'état normal ;

2° Qu'elle se rapproche plus ou moins de la durée de l'inspiration ;

3° Que la cause qui la détermine occupe une assez grande étendue dans la poitrine, à moins qu'elle ne réside dans le larynx, dans la trachée ou dans une grosse bronche.

Cette circonstance s'observe dans quelques rétrécissements laryngés, trachéaux, bronchiques (1). Mais l'expiration prolongée est infiniment plus fréquente dans l'engorgement aigu ou chronique de la membrane muqueuse des bronches, dans la bronchorrhée compliquée ou non d'emphysème, dans la péripneumonie et dans les tubercules pulmonaires.

On a eu tort de faire dépendre « l'expiration prolongée de deux maladies seulement : l'emphysème pulmonaire ou les tubercules à la période de crudité. » (Barth et Roger, *Oper. cit.*, p. 81 de la 5ᵉ édit. Paris, 1860.)

C'est moins d'ailleurs l'emphysème qui peut entraîner le prolongement de l'expiration, que le boursoufflement de la membrane muqueuse des bronches et que la présence des mu-

---

(1) Voyez plus loin, en effet, l'observation de M. Pilet : *Destruction des cordes vocales, rétrécissement de la glotte*, etc.

cosités renfermées dans ces conduits aériens. « Est-ce que des vésicules dilatées ne se videraient pas d'air tout aussi bien que des vésicules minimes, s'il n'y avait une cause mécanique qui s'opposât à sa sortie? Est-ce que quelques vésicules de moins empêcheraient cette sortie de l'air de s'effectuer? » (PIORRY. *Traité de Diagnostic et de Séméiologie*, t. I, n° 1081. In-8°. Paris, 1837.)

Il doit donc exister peu de cas d'emphysème vésiculaire simple dans lesquels l'expiration soit évidemment prolongée.

Il existe, au contraire, un grand nombre de bronchites et de bronchorrhées qui sont accompagnées de cette modification de la respiration.

Dans la bronchite et dans la bronchorrhée compliquées ou non d'emphysème, l'expiration prolongée occupe une grande étendue de la poitrine, des deux côtés à la fois ou d'un seul côté. Elle se fait sans bruit, ou au moins sans augmentation du bruit normal.

Dans les tubercules pulmonaires, le prolongement plus ou moins long de l'expiration se remarque au sommet des poumons. Il est circonscrit dans cette région, et s'il est difficile à distinguer au commencement de la naissance des tubercules, c'est-à-dire au moment où il serait important, au point de vue pratique, de le saisir, on ne tarde pas à le reconnaître, lorsque les tubercules ont augmenté de nombre et d'étendue. L'expiration est dans ce cas plus bruyante qu'à l'état normal.

Nous n'avons pas à signaler ici les autres caractères de l'expiration prolongée qui aident à distinguer la bronchite ou la bronchorrhée des tubercules pulmonaires, etc.; ces caractères ont été déjà tracés ou le seront plus tard.

Nous n'avons pas davantage à faire intervenir en ce moment les bruits sibilants, ronflants etc., chacun de ces phénomènes sonores trouvera sa place aux chapitres consacrés aux bruits secs et aux bruits humides.

Mécanisme de l'expiration prolongée.

Il est excessivement simple. La présence de mucosités épaisses dans un des principaux troncs bronchiques, ou dans plusieurs conduits aériens, le boursoufflement de la membrane muqueuse de ces conduits dans un très-grand nombre de points, etc., rendent plus difficile la sortie de l'air et par conséquent augmentent la durée de l'expiration.

L'existence d'un grand nombre de tubercules crus produit le même effet en comprimant de dehors en dedans les dernières divisions des bronches qu'ils rétrécissent.

Si l'air atmosphérique traverse, en sortant de la poitrine, un poumon plus léger qu'à l'état normal, comme cela s'observe dans certains cas d'emphysème pulmonaire simple ou compliqué de bronchite, l'expiration est à la fois *prolongée et affaiblie*.

Si, au contraire, l'air rencontre des obstacles qui augmentent le frottement et exagèrent les vibrations, ce qu'on observe dans certains cas de tubercules crus, l'expiration est à la fois et *plus longue et plus forte*.

4° RESPIRATION FORTE, FAIBLE OU NULLE.

A. **Respiration forte.**

Elle a été appelée supplémentaire, hypervésiculaire, puérile, exagérée, etc.

1° **Supplémentaire**, parce qu'on a pensé que le poumon suppléait en un point la respiration affaiblie ou annulée dans l'autre.

2° **Hypervésiculaire**, parce qu'on a admis la pénétration d'une plus grande quantité d'air dans les vésicules.

3° **Puérile**, à cause de sa ressemblance avec celle des enfants.

4° **Exagérée**, à cause de son intensité supérieure à celle de l'état normal (1).

______

(1) Nous comprenons qu'on ait appelé la respiration supplémentaire, hypervésiculaire, exagérée, lorsqu'elle est, relativement à l'individu qu'on examine, plus bruyante qu'elle

Caractères de cette respiration.

Pour avoir le droit de dire de la respiration qu'elle est exagérée, il suffit que ses deux bruits soient plus forts que d'habitude, qu'ils aient conservé leur douceur et leur moëlleux ordinaires et qu'à leur augmentation d'intensité soit venue se joindre une durée plus grande.

Exagérez par une cause quelconque, soit volontairement, soit involontairement, la force des bruits respiratoires, ils n'en seront pas moins supérieurs en intensité à l'intensité des bruits physiologiques.

Admettez par la pensée que vous distinguiez, sur toute l'étendue de la poitrine, des bruits absolument plus forts qu'à l'état ordinaire, avec les différences d'intensité relatives à chaque région et supposez que la cavité thoracique n'a rien perdu de sa capacité par le fait soit de l'élévation du diaphragme, soit d'un changement survenu dans les médiastins, dans le cœur, dans les gros vaisseaux, dans le péricarde, dans la plèvre, vous aurez affaire à une exagération momentanée, bien que réelle, des bruits respiratoires.

Admettez, d'un autre côté, que cette respiration coïncide avec une diminution notable de la cavité thoracique, déterminée par une cause quelconque, vous distinguerez les bruits respiratoires dans une étendue du thorax moindre que celle de l'état physiologique.

ne devrait l'être, et nous trouvons ces expressions très-convenables, mais nous n'approuvons pas les autres qualifications. En effet, au lieu de dire seulement que la respiration était forte, il fallait dire, avec M. le Dr Andry, qu'elle était plus forte qu'à l'état physiologique.

Si l'on se fût exprimé de la sorte, on eût été précis. En se bornant à cette expression ou aux expressions d'hypervésiculaire, d'exagérée ou de supplémentaire, on aurait pu les employer pour tous les âges, tandis qu'on ne peut appliquer la qualification de puérile qu'aux adultes ou aux vieillards.

Supposez que la cause occasionnelle de la respiration exagérée réside dans les poumons, dans le cœur, dans les artères aorte et pulmonaire, dans le péricarde, dans les médiastins, dans les plèvres, dans l'élévation du muscle diaphragme, la respiration exagérée, loin d'être générale, correspondra à une étendue limitée des parois thoraciques, et vous la reconnaîtrez facilement en la comparant avec celle des régions semblables de la poitrine.

L'exagération portera toujours sur les deux bruits et elle aura les caractères que nous avons tracés.

Il n'en sera point de même de la respiration rude, de la respiration bronchique ou de la respiration caverneuse, que nous avons vues ou que nous verrons intéresser de préférence le bruit expiratoire et qui se compliquent d'ailleurs d'autres phénomènes sonores en rapport avec les diverses lésions organiques qui leur donnent lieu.

Siége. La respiration exagérée a son siége dans les vésicules, mais les points dans lesquels on l'observe sont infiniment variables. Elle a lieu tantôt dans une si petite étendue et si profondément, qu'elle échappe à l'investigation la plus minutieuse ; tantôt au contraire, elle occupe un poumon tout entier, et quelquefois même ce qui reste dans l'autre poumon d'accessible à l'air atmosphérique.

Cas dans lesquels la respiration est exagérée.

Le murmure vésiculaire peut être plus bruyant dans les deux poumons par l'effet d'une grossesse, d'une hydropisie enkystée ou non enkystée, d'une distention anormale du tube digestif, qui agissent en diminuant plus ou moins l'étendue de la cavité thoracique.

Ce fait est facile à comprendre si l'on tient compte de ce que nous avons déjà dit (*Auscultation des poumons à l'état physiologique*, p. 81 et suiv.).

Si le refoulement du diaphragme est assez considérable pour forcer l'air à pénétrer aussi bien dans les vésicules superficielles que dans les vésicules profondes, la respiration sera exagérée dans toute la portion des parois thoraciques qui sera encore en rapport avec l'organe pulmonaire.

On reconnaîtra que cette respiration exagérée est due à l'une des causes que nous venons de rappeler, en constatant qu'elle ne commence à se faire entendre qu'à une distance sensiblement plus grande que de coutume du rebord inférieur des côtes. Nous avons démontré dans un autre ouvrage (1) que les poumons descendent, à l'état normal, jusqu'à deux travers de doigt du rebord inférieur des côtes. C'est donc à ce niveau qu'il faudra rechercher si les poumons résonnent et s'ils font entendre les bruits respiratoires.

Dans tous les cas de refoulement plus ou moins considérable du muscle diaphragme, on retrouve les poumons sensiblement plus élevés dans le côté droit, comme dans le côté gauche de la poitrine. Ce sont ces cas auxquels nous faisons allusion en ce moment et dans lesquels la respiration peut contracter universellement le caractère puéril. Ce caractère existe seul, sans complication de bruits anormaux d'aucune espèce.

On ne saurait en dire autant de la dyspnée nerveuse que Laënnec a décrite sous le nom d'*asthme à respiration puérile* (2), dyspnée dans laquelle la respiration a repris toute l'intensité qu'elle avait dans la première enfance; ni de la dyspnée qui a lieu dans plusieurs affections nerveuses et en particulier dans les attaques d'hystérie, laquelle dyspnée a souvent le caractère de l'asthme avec respiration puérile (3).

On ne saurait en dire autant non plus de la respiration presque puérile que l'on rencontre dans certains cas de catarrhe pituiteux (4) et de la respiration puérile que présentent cer-

---

(1) *Traité pratique de Percussion*, p. 68. 1 vol. gr. in-18. Paris, 1843.
(2) *Traité de l'Auscultation médiate*, t. II, p. 368. 3 vol. in-8°. Paris, 1837.
(3) *Ibid.*, t. II, p. 372.
(4) *Ibid.*, t. I, p. 193.

tains catarrhes chroniques dans presque toute l'étendue des poumons (1).

Il est impossible de confondre ces cas de dyspnée et ces catarrhes avec les causes nombreuses qui agissent tout simplement en diminuant la capacité de la cavité thoracique.

Ici l'altération de la respiration consiste uniquement dans l'exagération de ses deux bruits, là, d'autres symptômes tout à fait caractéristiques se joignent à l'augmentation d'intensité des bruits respiratoires.

Que si la respiration est exagérée dans un seul côté de la poitrine, et dans un point plus ou moins circonscrit, on devra songer à l'existence d'une phthisie pulmonaire, d'une péripneumonie, d'une pneumonie lobulaire, d'une hémopneumorrhagie, d'un épanchement pleurétique ou péricardiaque médiocre, d'une hypertrophie du cœur, d'une dilatation anormale de cet organe, etc.

Une congestion ou une hypertrophie considérable de la rate, du foie, de l'un des reins, une distension exagérée de l'estomac, etc., pourront amener le même résultat. Et, soit qu'il s'agisse d'une phtisie, d'une péripneumonie, etc., soit qu'il s'agisse d'un refoulement partiel du muscle diaphragme, ce ne sera le plus ordinairement que le poumon malade ou le poumon correspondant au côté refoulé qui sera le siége de l'exagération des bruits respiratoires.

Au lieu que la respiration pourra devenir puérile dans le côté opposé à celui qui sera le siége d'un énorme épanchement pleurétique liquide ou gazeux, ou d'une obstruction complète de la bronche principale, par une cause ou par une autre.

Par conséquent, l'exagération des bruits respiratoires annoncera l'existence d'une maladie des poumons, de la plèvre, du péricarde, du cœur, du tube digestif, du péritoine et plus rarement du foie, de la rate, des reins, etc.

____

(1) *Traité de l'Auscultation médiate*, t. I, p. 186.

B. Respiration faible.

Pour que l'on puisse dire de la respiration qu'elle est faible, il faut que ses deux bruits s'entendent moins bien qu'à l'état normal dans une étendue limitée de la poitrine.

On aura toujours une assez bonne idée du degré de force que les bruits respiratoires auront perdu dans telles régions de la poitrine, en comparant ces régions avec leurs semblables et avec les autres régions. Ce rapprochement est utile et souvent même indispensable, si l'on veut apprécier exactement les changements survenus du côté des poumons. En effet, de deux régions semblables qui sont le siége d'une intensité différente dans les bruits respiratoires, qui pourrait dire quelle est la région sur laquelle porte la modification, si l'on n'avait pas pour terme de comparaison les bruits que l'on entend sur les autres points de la poitrine?

La faiblesse de la respiration porte sur un seul temps ou sur les deux temps de la respiration.

Elle affecte un lobule, un lobe, un poumon tout entier ou même les deux poumons.

Elle est permanente, passagère ou mobile, suivant la nature des causes qui lui donnent lieu.

Cas dans lesquels la respiration est affaiblie.

Parmi ces causes, les plus fréquentes sont celles qui diminuent le volume des poumons.

Ainsi, toute compression qui provenant de la cavité abdominale, amènera le refoulement du diaphragme, au point de diminuer sensiblement l'espace compris entre ce muscle et les parois thoraciques, affaiblira nécessairement, dans les points comprimés, les bruits vésiculaires (grossesse, ascite, hydropisie enkystée des ovaires, pneumatose intestinale, distension anormale de l'estomac par des gaz, hypertrophie du foie, de la rate, des reins, etc.)

Les causes de refoulement siégeant dans la poitrine agiront dans le même sens. (Épanchement séreux, sanguinolent, sanguin ou purulent du péricarde; anévrisme de l'aorte; anévrisme simple ou hypertrophique du cœur; pneumothorax; épanchements liquides de la plèvre circonscrits ou non circonscrits, accompagnés ou non de fausses membranes; augmentation de volume des côtes par la formation de couches osseuses concentriques (ostéophyte de M. Parise) consécutives à certaines pleurésies; dégénérescence osseuse ou cancéreuse de la plèvre; abcès, cancer, etc., développés dans le médiastin antérieur.)

L'action de l'une ou de l'autre de ces causes portée jusqu'à un certain point affaiblira le murmure respiratoire, soit en rétrécissant, soit en oblitérant les vésicules ou les bronches, soit encore en les éloignant de l'oreille de l'observateur.

Certaines maladies des poumons, telles que la bronchite aiguë, la bronchite chronique, la bronchite sèche, l'emphysème, l'asthme spasmodique des praticiens, le catarrhe pituiteux, les catarrhes suffocants, les tubercules, les hydatides, l'hydropisie du poumon, diminueront l'intensité des bruits respiratoires.

La péripneumonie commençante, en mettant un obstacle plus ou moins grand à l'entrée de l'air atmosphérique, affaiblira plus ou moins aussi les bruits vésiculaires.

Que si la cause qui diminue l'intensité des bruits respiratoires réside dans une section plus élevée des voies aériennes que celle des vésicules ou des bronches, et qu'il s'agisse, par exemple, d'un rétrécissement du larynx par un engorgement de sa membrane muqueuse (laryngite aiguë, laryngite chronique), par une infiltration séreuse ou sanguine de la glotte, par le développement de pustules varioliques sur la membrane muqueuse laryngée, trachéale, bronchique, etc.; qu'il s'agisse de la présence de fausses membranes plus ou moins étendues, de mucosités épaisses plus ou moins concrètes, ou d'un corps étranger dans un conduit aérien principal, de la compression de ce conduit par des tumeurs extérieures siégeant au cou (1) ou dans la cavité thoracique (2), etc., toutes ces causes rendront d'autant plus faibles les bruits respiratoires, qu'elles opposeront un plus grand obstacle au passage de l'air.

Cet obstacle sera parfois si grand, qu'on distinguera à peine le murmure vésiculaire, si bien qu'on ne s'expliquerait pas que la vie pût se maintenir, si l'on ne savait pas que la respiration peut ne plus se faire qu'au centre des poumons, et au point d'être entièrement silencieuse.

Dans quelle étendue de la poitrine peut-on trouver la faiblesse de la respiration?

La faiblesse de la respiration pourra s'étendre à toute la poitrine, si l'obstacle existe au pharynx, au larynx, à la trachée ou à tout le conduit aérien.

M. Andral cite le cas d'une malade atteinte de laryngite chronique chez laquelle on distinguait à peine le bruit d'expansion pulmonaire... On pratiqua l'opération de la trachéotomie, et le bruit respiratoire, tellement faible avant l'opération, que M. Andral avait soupçonné l'existence d'un emphysème pulmonaire, reparut dans tous les points du thorax avec son degré ordinaire d'intensité. (P. 207 du t. I de Laënnec.)

M. Barth cite à son tour des observations de rétrécissement laryngé dans lesquelles il y avait absence presque complète du murmure respiratoire. (Obs. I et III, dans : Archives générales de médecine, juillet 1848.)

On peut lire dans les Bulletins de la Société anatomique pour

---

(1) Voyez, plus haut, l'article de l'*Auscultation des voies supérieures de l'air.*

(2) Voyez la fin de la note insérée par M. Andral à la p. 258 du t. I de son édition de Laënnec. Dans cette note, M. Andral fait mention d'un cas publié par lui dans lequel on n'entendait plus qu'une respiration très-faible sur un poumon dont la bronche principale était fortement comprimée par une tumeur.

l'année 1849 (p. 220 et suiv.), une observation de M. Pitet, dans laquelle une *expansion vésiculaire très-faible coïncidait avec une destruction des cordes vocales, un rétrécissement de la glotte et la présence d'une fausse membrane épaisse qui enveloppait entièrement, à la manière d'un tube intérieur, toute la cavité laryngo-trachéo-bronchique*. La respiration, extrêmement gênée, avait lieu quarante-quatre fois par minute, et ses deux temps, qui se succédaient à des intervalles égaux, étaient accompagnés d'un *sifflement* bruyant, légèrement rauque, qui se traduisait sous forme de *râclement*.

Ce sifflement avait son siége dans le larynx.

L'expiration était prolongée.

La faiblesse de la respiration n'aura lieu que dans un seul côté si une seule des bronches principales renferme l'obstacle qui s'oppose à la libre entrée de l'air, ou si un seul poumon est enflammé.

Une conformation vicieuse de la poitrine, en produisant sur quelques points du poumon l'effet d'une compression, diminuera, dans les points correspondants, l'intensité des bruits respiratoires.

Enfin, l'arrivée dans les poumons d'une moins grande quantité d'air dans les cas où les malades redoutent les grandes inspirations, de peur d'éveiller quelque douleur, sera accompagnée d'une respiration plus ou moins affaiblie.

On observera ce résultat dans la névralgie et dans la névrite intercostales, dans la pleurodynie, dans la pleurésie diaphragmatique (paraphrénitis des anciens auteurs), dans la pleurésie pariétale ou médiastine, dans la péritonite, etc.

Déductions pratiques.

Il résulte de ce qui précède que si l'affaiblissement de la respiration s'observe dans la bronchite, dans l'emphysème, dans les tubercules, dans la péripneumonie, etc., elle est le plus ordinairement un signe indirect d'une maladie étrangère aux organes pulmonaires.

Le siége, l'étendue, la durée, etc., de cet affaiblissement mettent aisément sur la voie de la maladie existante. Ainsi, l'affaiblissement des bruits respiratoires à la base de la poitrine et des deux côtés, indique, presque à coup sûr, une simple compression des poumons par le diaphragme.

Si l'affaiblissement porte surtout à droite, il faut songer à une congestion du foie, à une hypertrophie ou à la présence d'une tumeur dans cet organe.

Si c'est dans le côté gauche que le murmure vésiculaire a perdu de son intensité, une distension de l'estomac par des gaz ou une énorme hypertrophie de la rate sont probables.

Dans les cas d'épanchement pleurétique, où les poumons sont éloignés des parois thoraciques, la respiration diminue d'intensité en raison de cet éloignement. Mais si le liquide est susceptible de se déplacer, une respiration plus ou moins forte succède à la faiblesse de la respiration.

La faiblesse des bruits vésiculaires est-elle due au refoulement des poumons par une maladie de l'aorte, du cœur ou du péricarde? elle existe au niveau du sternum ou des extrémités internes des troisième, quatrième, cinquième, sixième côtes gauches.

S'agit-il de tubercules pulmonaires? c'est sous les clavicules, dans les fosses sus et sous épineuses ou même dans les régions axillaires qu'on observe le plus souvent la respiration affaiblie; de péripneumonie? c'est ordinairement à la partie postérieure et moyenne de la poitrine, rarement au sommet.

Si ce sont des mucosités dues à la bronchite ou à la bronchorrhée, à la bronchite capillaire chronique, etc., qui gênent le passage de l'air, la faiblesse de la respiration se mesure sur l'étendue de ces obstacles et correspond au siége qu'ils occupent. Ce siége est ordinairement dévoilé par des bruits anormaux.

D'autres signes caractérisent les rétrécissements du pharynx, du larynx, de la trachée-artère ou des bronches, alors que l'affaiblissement du murmure vésiculaire est général (1).

Si l'affaiblissement de la respiration est limité à un seul poumon, c'est qu'une des principales bronches se trouve momentanément obstruée (2).

L'affaiblissement des bruits respiratoires dans les cas de déformation du thorax porte, comme nous venons de le dire, sur les régions du poumon qui subissent la compression.

C. Respiration nulle. — Synonymie : Respiration silencieuse.

Lorsque, l'oreille étant appliquée sur la poitrine, on ne distingue ni murmure vésiculaire, ni souffle bronchique, ni bruits anormaux d'aucune espèce, sur telles régions où l'on devrait entendre l'un ou l'autre de ces phénomènes sonores, on dit que la respiration est silencieuse ou nulle, qu'il y a absence des bruits respiratoires.

Pour nous, chacun de ces mots exprime une idée différente. Il n'y a pas plus de synonymes dans la langue française qu'il n'y en a dans les autres langues.

La respiration est silencieuse lorsqu'elle se fait sans bruit.

Elle est nulle lorsque l'individu sain ou malade ne respire pas. Néanmoins, pour obéir à l'usage, nous continuerons à nous servir des expressions reçues.

Le silence de la respiration occupe un siége et une étendue variables.

Il est dû tantôt à l'absence du poumon dans les points sur lesquels on pratique l'auscultation, tantôt à l'imperméabilité d'un lobule, d'un lobe, d'un poumon tout entier, tan-

____

(1) Voyez ci-dessus, p. 132, l'observation de M. Pitet. Voyez aussi ce que nous avons déjà dit et ce que nous dirons plus loin à propos des causes diverses qui peuvent diminuer plus ou moins le calibre des voies principales de l'air.

(2) Voyez un peu plus bas, à l'article *Respiration nulle*, l'observation relative à M. S...., citée par M. Piorry. — Voyez aussi l'observ. de MM. Barth et Roger, p. 270 de la 5e édit. de leur *Traité d'auscultation*. Paris, 1860.

tôt enfin à la suspension de la respiration par une cause morale.

A. **ABSENCE DES POUMONS**. Si par suite d'un refoulement plus ou moins considérable du muscle diaphragme, les poumons ont cessé de correspondre aux onzièmes, dixièmes, neuvièmes, huitièmes côtes, etc., il est évident que les bruits respiratoires manqueront au niveau de ces côtes.

Si le refoulement des poumons existe d'un côté seulement par le fait d'une hypertrophie du foie, d'hydatides du foie, de kystes suppurés des reins ayant fait saillie, comme l'a vu M. Jousset (1), dans la cavité thoracique, en arrière de la glande hépatique, d'une distension de l'estomac, etc., les bruits respiratoires ne manqueront que de ce côté, et dans une étendue plus ou moins grande de la base de la poitrine. Un cancer encéphaloïde de la plèvre pourra produire un résultat semblable.

Il en sera de même si un épanchement pleurétique liquide ou gazeux a pris la place qu'occupent ordinairement les poumons dans l'angle formé par la réunion du diaphragme avec les parois thoraciques.

Dans ces épanchements, les bruits respiratoires ne seront pas entendus dans toutes les régions inférieures de la poitrine, et même, dans les cas extrêmes, on pourra ne les distinguer qu'au sommet du thorax ou contre la colonne vertébrale.

Que si les poumons sont entièrement refoulés au niveau de la région mammaire gauche par l'effet d'un anévrisme de l'aorte, d'une dilatation simple ou hypertrophique du cœur, ou mieux par l'existence d'un hydropéricarde, etc., le murmure vésiculaire fera défaut dans tous les points correspondant à l'aorte, au cœur, au péricarde.

(1) Note de la p. 191 du t. XIII de l'*Art médical*. Paris, 1861.

B. IMPERMÉABILITÉ DES POUMONS. Dans toutes les affections de l'isthme du gosier, du pharynx, du larynx, de la trachée-artère et des bronches dans lesquelles l'un ou l'autre de ces orifices ou de ces conduits sera suffisamment rétréci ou momentanément obstrué, la respiration sera silencieuse. Ce que nous avons dit en traitant de l'auscultation des sections les plus élevées des voies aériennes fait assez comprendre l'influence que peuvent avoir, sur la manifestation des bruits vésiculaires, les obstacles de toute nature qui s'opposent à l'entrée libre de l'air dans les poumons, que ces obstacles siégent à l'intérieur ou à l'extérieur de l'isthme du gosier, du pharynx, du larynx ou de la trachée-artère.

Il est inutile de revenir ici sur toutes ces causes qui se bornent heureusement le plus souvent à rendre plus difficile, sans l'intercepter pourtant, le passage de l'air.

Mais faisons remarquer qu'un pareil état de choses ne peut exister sans diminuer plus ou moins l'intensité des bruits vésiculaires, et même sans dérober ces bruits à l'oreille la plus exercée.

Pour ne point faire de répétitions inutiles, nous renvoyons le lecteur aux articles que nous avons consacrés à l'auscultation des voies supérieures de l'air et nous mettons sous ses yeux, pour servir de complément à ces articles, les exemples suivants :

1° *Rétrécissement de la partie supérieure du larynx par une production anormale.*

M. Barth a publié une observation des plus remarquables dans laquelle il y avait absence complète des bruits respiratoires dans toute la poitrine, par suite d'un obstacle placé dans la partie supérieure du tube aérien. (*Rétrécissement de l'ouverture du larynx. — Excroissance d'apparence syphilitique. — OEdème sous-muqueux.* 2ᵉ observation dans : *Archives générales de médecine*, juillet 1838.)

2° Rétrécissement du larynx ou de la trachée par un corps étranger.

La présence d'un corps étranger dans le larynx ou dans la trachée-artère peut produire plus ou moins rapidement l'asphyxie, et, par conséquent, la suppression préalable des bruits vésiculaires.

Si le corps étranger descend dans l'une des bronches, il peut déterminer, avons-nous dit (1), le silence complet de la respiration dans le poumon correspondant à la bronche obstruée.

Mais les corps étrangers ne sont pas la seule cause qui puisse produire un pareil phénomène.

3° Rétrécissement ou obstruction d'une bronche principale par des mucosités épaisses.

On a vu et nous avons vu nous-même les bruits respiratoires manquer dans tout un côté de la poitrine, parce que la bronche principale était obstruée par des mucosités que les malades ne pouvaient expulser.

M. Piorry cite de ce fait une observation des plus curieuses, dans laquelle un de ses malades fut atteint, à la suite d'une bronchite, d'une gêne extrême de respirer. Les organes thoraciques avaient leur volume ordinaire, mais la face était bleuâtre, la respiration précipitée et la circulation très-accélérée. La percussion du thorax, des deux côtés, donnait lieu à une sonorité et à une élasticité parfaites ; mais *le côté droit de la poitrine ne faisait entendre sur aucun point le murmure respiratoire,* tandis que de l'autre côté il était exagéré. De plus, un ronchus sibilant très-fort existait sur la partie droite du sternum, au niveau de la bronche droite, et il semblait que ce ronchus était produit dans un tuyau que l'air traversait avec peine. A mesure qu'on s'éloignait de ce point, le râle diminuait d'une manière sensible.

Dans le cours du traitement, le malade rendit, à la suite d'une forte

____

(1) Page 44 (note 1) et p. 69 (note 1 également) de l'*Auscultation du larynx et de la trachée-artère à l'état pathologique.*

.quinte de toux, un fragment considérable de mucosités concrétées, dont la forme cylindrique et vermiculaire rappelait exactement celle d'une limace.... Le ronchus ausculté au niveau de la bronche droite cessa.... (*Traité de diagnostic*, t. I, p. 473.)

M. Andral a publié deux observations à peu près semblables, dans sa *Clinique médicale* (4ᵉ édition, t. III, p. 206 et 209). La bronche principale qui se distribue au lobe supérieur du poumon était obstruée, dans les deux cas, par du mucus ainsi concrété ; et dans l'un d'eux la concrétion s'étendait dans trois ou quatre des divisions de la bronche.

Ici la respiration était suspendue, non dans le poumon tout entier, comme dans l'observation de M. Piorry, mais dans les parties du poumon auxquelles se distribuaient les rameaux bronchiques obstrués.

4° Rétrécissement ou obstruction d'un plus ou moins grand nombre de bronches de premier, de deuxième ou de troisième ordre par des mucosités de nature diverse ou par le gonflement de leur membrane interne.

A ces cas se rapportent principalement le catarrhe suffocant, la coqueluche, le catarrhe muqueux aigu, le catarrhe sec, l'emphysème pulmonaire, l'asthme.

1° **Catarrhe suffocant**. — Les mucosités qui s'accumulent, dans cette affection (1), dans les voies supérieures de l'air, diminuent ou font disparaître le murmure vésiculaire.

(1) Nous disons dans cette affection, parce que le catarrhe suffocant n'est, à vrai dire, qu'un accident des catarrhes de toute espèce. C'est si bien un accident, que plusieurs malades pourraient être sauvés si on les excitait plus souvent à se débarrasser des mucosités qui obstruent le larynx, la trachée-artère ou les bronches. Ces mucosités produisent fréquemment, nous en sommes convaincu, une suffocation mortelle qu'on pourrait empêcher.

Nous avons publié à l'appui de cette manière de voir, dans un journal périodique, trois exemples d'obstruction si grande des voies de l'air par de l'écume bronchique, que la mort s'en serait probablement suivie, si l'on n'avait obtenu des malades, à force de les stimuler, qu'ils se débarrassassent des mucosités qui les étouffaient.

Nous avons été témoin de l'un de ces faits à la clinique de M. Piorry, et ce profes-

2° Coqueluche. — « On ne trouve, dit Laënnec (t. I, p. 223), dans l'intervalle des quintes, que les signes ordinaires des catarrhes, c'est-à-dire un bruit respiratoire plus faible ou même nul dans quelques points, bien résonnants d'ailleurs, une *respiration puérile* dans d'autres points, et quelquefois un peu de râle muqueux ronflant ou sibilant. Dans les quintes, au contraire, on ne sent que l'ébranlement imprimé au tronc par les secousses de la toux, et l'on n'entend un peu de ronchus ou de bruit respiratoire que dans les très-courts intervalles qui existent entre les saccades expulsives de la toux ; mais l'inspiration sifflante et prolongée qui fait le caractère

seur avait observé les deux autres qui avaient fait le sujet d'une leçon à l'hôpital de la Pitié.

C'étaient bien là, incontestablement, des cas de catarrhe suffocant.

Le premier était celui d'une femme qui présentait les symptômes de la fièvre typhoïde. Des râles muqueux très-abondants existaient dans toute la poitrine. On entendait en haut et en avant, à l'origine des grosses bronches, un râle absolument semblable à celui des mourants.

L'expectoration ne se faisait point, et la malade, excessivement faible, n'osait prendre sur elle la force de se débarrasser des mucosités qui gênaient considérablement l'abord de l'air dans les poumons. M. Piorry jugeant qu'il était nécessaire d'agir sur son moral, la fit asseoir sur son séant en lui faisant pencher la tête sur la poitrine. Il ne s'agit plus ensuite que de stimuler la malade, que de l'exciter vivement à tousser et à cracher, en lui représentant que si elle ne se prêtait à ce qu'on voulait obtenir d'elle, sa vie pourrait bien en dépendre, ou pour le moins s'en trouver compromise.

Les instances réitérées du médecin, les efforts de la malade, amenèrent bientôt l'effet qu'on désirait produire, et le soulagement fut instantané ; la respiration se fit mieux, la coloration bleuâtre de la face disparut peu à peu ; le bien-être venait de remplacer une respiration pénible, haletante.

Le deuxième malade auquel nous faisions allusion, était à peine convalescent du choléra, lorsqu'il fut pris presque subitement d'une extrême difficulté de respirer. Ce malade allait succomber lorsqu'on le plaça sur son séant. Tandis que des élèves le maintenaient dans cette position, on l'exhorta à employer toutes les forces dont il était capable et toute l'énergie de sa volonté pour expectorer.

Ce conseil fut suivi, et aussitôt trois crachats visqueux, transparents, contenant de grosses bulles d'air remplissant le fond du crachoir furent rendus. A l'instant la respiration se rétablit et les râles cessèrent. Tout danger avait disparu.

Ainsi il en arriva du troisième malade qui était atteint d'une pleuropneumonie double.

On eut recours aux mêmes moyens que pour le précédent, et le même résultat couronna les mêmes efforts.

Ne sont-ce pas là des exemples de catarrhes qui pouvaient suffoquer les malades, et ces exemples ne légitiment-ils point les considérations qu'a fait valoir Laënnec dans l'article qu'il a consacré au brusque dénoûment que peut amener tout catarrhe dans toutes les maladies, à tous les âges de la vie ? (Voyez pour plus de détails la *Gazette des hôpitaux* pour l'année 1842, p. 393.)

pathognomonique de la coqueluche, paraît se passer en entier dans le larynx et la trachée (1). On n'entend alors ni le bruit de la respiration pulmonaire, ni le bruit respiratoire bronchique, même dans les parties du poumon qui, quelques instants avant et après la quinte, donnent la respiration puérile. »

3° **Catarrhe muqueux aigu.** — « Une des choses les plus remarquables que présente le catarrhe pulmonaire (catarrhe muqueux aigu) a dit Laënnec, est la suspension de la respiration dans le lieu affecté. Cette suspension, que l'on peut regarder comme un signe pathognomonique du catarrhe, arrive souvent tout à coup, et cesse de même après quelques efforts de toux ou l'expectoration d'un crachat. Elle est due à l'obstruction momentanée d'un rameau bronchique par une matière muqueuse assez abondante ou assez épaisse pour intercepter le passage de l'air, et elle cesse dès que l'obstacle est détruit par le déplacement de cette matière. » (*Auscultation médiate*, t. I, p. 170.)

4° **Catarrhe sec.** — Souvent dans cette maladie, le murmure respiratoire reparaît au bout d'un certain temps, dans les parties qui se faisaient naguère remarquer par le silence absolu de la respiration.

Ces variations dépendent des divers degrés d'engorgement de la membrane muqueuse des bronches et du déplacement des mucosités qui constituent plus tard la matière de l'expectoration.

5° **Emphysème pulmonaire.** — Lorsque l'air ne pénètre point dans un grand nombre de vésicules pulmonaires, le silence de la respiration en est forcément la conséquence. Il en est

______

(1) C'est pour cette raison que nous avons décrit les signes stéthoscopiques de la coqueluche dans le chapitre consacré à l'*Auscultation des voies supérieures de l'air* (p. 62 et 70).

de même si l'air emprisonné dans les vésicules dilatées outre mesure, cesse de circuler, « parce que ces vésicules ne peuvent, en revenant sur elles-mêmes, comme l'a dit M. Andry (*Oper. cit.* p. 157), chasser cet air accumulé, pour lui substituer un air nouveau. Or, c'est là, comme on le sait, ce qui se passe dans l'emphysème, et cette stagnation de l'air dans les vésicules que prouve si bien le peu d'affaissement d'un poumon emphysémateux, à l'ouverture de la poitrine, est nécessairement impropre à la production des bruits respiratoires. »

6° **Asthme.** — Le mucus épais que secrètent dans l'asthme les bronches capillaires, produit le même résultat sur les bruits de la respiration, en mettant un obstacle complet au passage de l'air dans les rameaux ou dans les ramuscules des bronches.

5° *Imperméabilité des dernières ramifications bronchiques par suite de productions tuberculeuses développées dans le parenchyme pulmonaire, ou par le fait de l'inflammation des poumons.*

1° **Tubercules pulmonaires.** — Il est des cas rares de tubercules pulmonaires dans lesquels la respiration est entièrement silencieuse. Ces cas-là paraissent être ceux dans lesquels l'air ne peut plus pénétrer, pour une cause ou pour une autre, dans les intervalles des tubercules. La percussion fait trouver ordinairement alors plutôt de la matité que de l'obscurité de son sous les clavicules, et l'anatomie pathologique fait découvrir de la matière tuberculeuse infiltrée (engorgement gris) et souvent aussi de l'engorgement séreux ou de l'inflammation qui rendaient imperméable à l'air la portion silencieuse du poumon. D'autres fois, c'est dans les ganglions bronchiques, plutôt que dans le tissu pulmonaire que l'on trouve des dépôts assez volumineux de matière tuberculeuse.

2° Péripneumonie. — Si l'on cesse d'entendre presque entièrement le murmure respiratoire au début ou à la fin de la péripneumonie, on ne l'entend plus du tout lorsque le poumon est entièrement hépatisé.

Des bruits anormaux succèdent alors aux bruits vésiculaires (râle crépitant au début, râle sous-crépitant à la période de retour, souffle bronchique ou tubaire à la période d'augment et d'état).

Il y a pourtant des exceptions à cette règle. « MM. Barthez et Rilliet citent l'observation d'un enfant chez lequel, pendant toute la durée de la maladie, *ils ne constatèrent qu'une absence complète du bruit respiratoire.*

« Nous devons citer ici, comme cas tout à fait exceptionnel, disent-ils, celui d'un enfant atteint de pneumonie lobaire, chez lequel nous ne constatâmes pendant toute la durée de la maladie, avant comme après la toux, qu'une absence complète du bruit respiratoire. Nous diagnostiquâmes en conséquence un épanchement pleurétique ; mais à l'autopsie, la séreuse était parfaitement saine et le poumon entièrement hépatisé. » (P. 518 et suiv. de la 2ᵉ édition du t. Iᵉʳ du *Traité clinique et pratique des maladies des enfants.* In-8°, Paris, 1853.)

MM. Barth et Roger parlent à leur tour de cas exceptionnels de pneumonie chez les adultes, et de quelques cas plus fréquents chez les vieillards, dans lesquels une absence complète de tout bruit respiratoire, sans trace ni de râle crépitant, ni de souffle bronchique, ont coïncidé avec l'altération anatomique désignée sous le nom de splénisation. (P. 68 de la 5ᵉ édition. Paris, 1860.)

Des observations, absolument semblables aux précédentes, avaient été recueillies par Laënnec, car il avait dit avant qui que ce soit : « Lorsque l'inflammation est arrivée au degré d'hépatisation, on n'entend plus, dans la partie affectée, ni râle crépitant ni bruit respiratoire, et l'absence de ces phénomènes est souvent le seul signe de l'hépatisation. » (*Oper. cit.*, t. I, p. 520.)

C. **CAUSES MORALES.** — Elles suffisent pour amener, alors qu'il n'existe d'ailleurs aucune affection des poumons, une suspension momentanée de la respiration.

Van Swieten a raconté admirablement (1) l'effet d'une de ces causes sur la respiration des enfants qui sont sévèrement gourmandés par leurs maîtres, et il a profité de cette occasion pour expliquer la construction du vers fameux de Virgile qui commence par *Quos ego*, pour se continuer par quelques points qui remplacent le moment de silence que Neptune met à calmer les premiers mouvements de sa colère.

Laissons parler Van Swieten :

« Dum pueri a severis objurgantur magistris, inquit, cessat per aliquot momenta respiratio, mox incipit rubore perfundi tota facies, distrahuntur musculi faciei, tremunt manus, balbutit lingua, et profusas in lacrymas erumpunt cum suspiriis creberrimis, nec cessant hæc turbæ, nisi priùs placide iterum respiraverint. Imo nec reliqui animi affectus, si vehementes fuerint, sedantur, nisi priùs uno, alterove profundo suspirio, imo de pectore ducto, turbata priùs respiratio denuo componatur.

« Hinc Virgilius, dum iratum Neptunum describit, ventos acriter increpantem, abrumpit sermonem, dum ille ab irâ resipiscit, et quasi temporis moram relinquit, ut pacatâ respiratione brevis ille furor compesceretur :

Quos ego... Sed motos præstat componere fluctus. »

(1) *Commentaire* du § 1010, p. 272 de la 1re partie du t. III. Turin, 1744.

5° RESPIRATION BRONCHIQUE, CAVERNEUSE, AMPHORIQUE.

On donne, suivant les cas, le nom de bronchique, de soufflante ou de tubaire (1) à la respiration qui se fait entendre dans les bronches.

Si cette respiration paraît se passer dans une cavité que l'on suppose creusée dans les poumons, on la dit caverneuse.

Si elle donne à l'oreille la sensation du bruit que l'on produit en soufflant dans une carafe ou dans une cruche ou amphore, on l'appelle amphorique.

C'est par imitation du son que la respiration est dite soufflante, tubaire et amphorique.

C'est en raison du siége présumé de sa production qu'on l'appelle bronchique et caverneuse.

De toutes ces expressions, celles dont on devrait se servir de préférence sont celles qui ne préjugent rien. Nous n'en repousserons aucune cependant, mais nous ferons nos efforts pour prémunir nos lecteurs contre l'interprétation quelquefois erronée qu'on donne à la plupart d'entre elles.

Cette fausse interprétation provient de ce qu'on attache généralement trop d'importance aux bruits perçus, notamment à la respiration caverneuse et à la respiration amphorique, à l'exclusion du degré de densité qu'a pu acquérir l'organe pulmonaire et des complications qui peuvent exister du côté des parois thoraciques, du côté de la plèvre, du côté du péricarde, du côté du cœur et de l'aorte.

CIRCONSTANCES DONT IL FAUT TENIR COMPTE DANS LA PRODUCTION DE CES DIFFÉRENTS BRUITS.

En vain, M. le professeur Andral avait noté pour la respiration bronchique, par exemple, qu'elle était moins le fait de la dilata-

(1) C'est sous ce nom que M. Cruveilhier a cru devoir désigner la sensation que l'oreille, appliquée contre le thorax, perçoit pendant l'expiration dans la pleurésie,

tion des bronches que de l'augmentation de densité du tissu pulmonaire qui les environne.

En vain MM. Barth et Roger ont insisté de nouveau sur ces considérations pratiques (*Oper. cit.*, p. **88** de la 5ᵉ édition. Paris, **1860**), les élèves les oublient tous les jours au lit des malades, et de là viennent l'incertitude et les erreurs de leur diagnostic.

Que si, au contraire, ils étudiaient avec plus de soin l'état physique des poumons, du cœur, de l'aorte, des plèvres, etc., ils apprécieraient mieux la nature et le degré des lésions pulmonaires, la grandeur d'une caverne, la dilatation d'une bronche, etc.

Une connaissance assez exacte de toutes ces choses ne se peut acquérir que par l'emploi combiné de la percussion et de l'auscultation.

Que de fois n'ai-je pas entendu prononcer, après une simple application de l'oreille sur la poitrine, le mot de caverne ou même, bien que plus rarement, celui de pneumothorax, lorsqu'il n'existait réellement qu'une condensation du tissu pulmonaire déterminée par un épanchement pleurétique considérable, soit aigu, soit chronique ; lorsqu'on ne trouvait, après la mort, que les suites d'une péripneumonie ou d'une pleurésie ; qu'un engorgement des poumons autour d'une bronche dilatée ; qu'une infiltration tuberculeuse, ou des cavités si étroites dans le tissu pulmonaire, qu'elles auraient admis à peine l'extrémité du petit doigt !

Aussi, je ne doute plus aujourd'hui que le bruit dit caverneux ne se produise assez souvent dans une des bronches principales ou dans ses premières divisions, sans coexistence nécessaire de cavernes. C'est que, en effet, il n'y a pas un rapport constant entre le développement d'une bronche, la grandeur d'une caverne, etc... et l'ampleur de la respiration bronchique et caverneuse.

Le souffle bronchique apparaît dans certains cas de pneumonie,

avec épanchement peu considérable. (Voyez l'article PLEURÉSIE dans le *Dictionnaire de Médecine et de Chirurgie pratiques*, p. 292 ; Paris, 1835.) MM. Andral et Bouillaud ont été des premiers à l'adopter ; mais c'est par erreur que M. Bouillaud, dans son article PNEUMONIE, du même dictionnaire (p. 373 ; Paris, 1835), le rapporte à M. Andral.

de pleurésie et même de simple engorgement du tissu pulmonaire, de compression de ce tissu, etc. Il devient plus fort, lorsque la densité du poumon devient elle-même plus grande, et, si cette densité augmente encore, si, de plus, elle coïncide avec des pleurésies considérables ou bien seulement avec des fausses membranes pleurétiques plus ou moins denses, plus ou moins épaisses, plus ou moins résistantes (fibreuses ou fibro-cartilagineuses), avec le cancer sous-pleural ou des ostéophytes qui, emprisonnant le poumon, le rendent plus petit et plus dense, on voit apparaître la respiration dite caverneuse, qui, par les progrès croissants du mal, se distingue bientôt difficilement du souffle amphorique qui commence. Un degré de plus d'élévation, en effet, et l'on ne saurait dire si la respiration doit être appelée caverneuse ou amphorique.

Donc, la respiration peut offrir les caractères bronchique, caverneux, amphorique, avec toutes sortes de nuances, suivant le degré de densité de l'organe pulmonaire et l'étendue de cette densité, sans qu'il existe la moindre trace de dilatation des bronches, de caverne, de pneumothorax ou d'épanchement pleurétique.

Ce qui ne veut pas dire qu'une cavité anormale, existant dans le poumon, ou que plusieurs cavités étroites communiquant ensemble ne puissent être le siége de la respiration bronchique, caverneuse, amphorique.

Loin de moi cette pensée qu'à chaque instant les faits démentiraient. Je prétends seulement que l'induration du poumon entre pour une grande part dans la production de ces phénomènes sonores.

Je me hâte d'ajouter, pour le bruit amphorique, une restriction que je ne fais pas pour les deux autres bruits ; c'est qu'il est infiniment rare dans la péripneumonie chronique, dans les tubercules pulmonaires, dans la pleurésie, tandis que sa fréquence est très-grande, au contraire, dans les cas de pneumothorax communiquant ou non avec les voies de l'air, se compliquant ou ne se compliquant pas d'un épanchement pleurétique.

Cette manière de voir diffère un peu de celle qui consiste à considérer toute respiration caverneuse et amphorique comme l'expression d'une caverne ou d'un pneumothorax ; elle diffère aussi, par les conclusions auxquelles elle conduit, des conclusions trop exclusives de MM. Barth et Roger pour qui le souffle amphorique annonce *une excavation pulmonaire très-vaste* en communication avec les bronches, ou *un épanchement gazeux dans la plèvre avec perforation du poumon* (*Oper. cit.*, p. 117, 5ᵉ édit. Paris, 1860).

Mais, en définitive, il vaut mieux être d'accord avec les faits qu'avec les auteurs, il vaut mieux puiser ses observations dans la nature que dans les livres.

Nous déduirons de ce qui précède :

1° Que l'existence de la respiration caverneuse n'implique pas nécessairement l'idée d'une caverne ;

2° Que la respiration amphorique n'est pas toujours exclusivement liée à l'existence d'une excavation pulmonaire ou d'un pneumothorax ;

3° Et que, toutes choses égales d'ailleurs, ces bruits anormaux, y compris la respiration bronchique, s'entendent d'autant mieux et d'autant plus souvent, que la densité des poumons est plus considérable et plus étendue ; que la respiration est plus ample, plus énergique et plus rapide ; que l'accès de l'air est plus facile ; que les parties malades sont plus rapprochées de l'oreille, etc.

Nous rendrons bientôt la vérité de ces propositions plus sensible, quand nous entrerons dans les détails.

Mais il nous est impossible d'aller plus loin sans reproduire ici deux observations remarquables de pleurésie, publiées par M. Barthez, qui résument, pour ainsi dire, à elles seules toute la question clinique ; et sans rechercher l'influence que certains épanchements pleurétiques peuvent avoir sur la forme, l'intensité et l'étendue de la respiration bronchique, caverneuse et amphorique.

Dans la première observation, on voit un épanchement pleurétique anéantir presque les bruits respiratoires et faire naître à leur place le souffle bronchique d'abord, et plus tard le souffle amphorique, par suite de l'augmentation toujours croissante de l'épanchement.

On voit ensuite la respiration cesser d'être amphorique et même bronchique, pour devenir silencieuse, lorsqu'on a fait sortir de la poitrine une certaine quantité de liquide.

On voit enfin le murmure vésiculaire reparaître lorsqu'il s'est écoulé une quantité plus grande encore de liquide.

Écoutez plutôt M. Barthez :

« Un homme de soixante ans, dit-il, est atteint d'une pleurésie franche, qui se manifeste au onzième jour par une matité générale d'un côté de la poitrine, par la faiblesse, presque l'absence du bruit respiratoire, et par un peu de souffle bronchique à la racine des bronches. Le mal augmente, et au dix-septième jour on perçoit de la respiration amphorique à la racine des bronches et sous la clavicule. Dans ce dernier point, ce phénomène singulier se produit dans tout l'espace qui sépare la clavicule du mamelon. Au vingt et unième jour on pratique la thoracentèse. Je tiens mon oreille appliquée sous la clavicule pendant l'écoulement du liquide, et je continue à percevoir la respiration amphorique jusqu'à la sortie d'un litre et quart de sérosité. Alors, la respiration devient nulle, jusqu'à ce que deux litres soient évacués. A ce moment, la respiration naturelle, quoique faible, reparaît. On tira en tout trois litres et quart de sérosité. Le malade guérit en peu de temps. »

(Note sur quelques-unes des conditions anatomiques qui favorisent la transmission des sons de la racine des bronches à un point éloigné de la poitrine, dans le MONITEUR DES HÔPITAUX *pour l'année 1855, p. 521.)*

La deuxième observation, dans laquelle les choses se sont passées en quelque sorte en sens inverse de ce que nous venons de voir, est plus intéressante encore, en ce qu'elle montre le moment où la respiration caverneuse-amphorique s'est développée, sous l'influence de l'introduction dans la plèvre d'une certaine quantité de liquide.

« M. Marjolin, dit encore M. Barthez, M. Marjolin me prie de voir un enfant de cinq ou six ans, atteint d'un épanchement pleurétique purulent, qui s'était fait jour au dehors par un abcès ouvert près du mamelon, à l'extrémité de clapiers assez étendus pour que l'air n'eût pas pu pénétrer dans la poitrine. L'écoulement du pus ayant été suspendu pendant quelques jours par le pansement, la présence d'une certaine quantité de liquide dans la plèvre est prouvée par une matité générale, jointe à de la respiration bronchique existant dans toute la hauteur de la poitrine, en arrière; sous la clavicule, la respiration prend manifestement le timbre caverneux. Une sonde ayant été introduite dans le thorax, en suivant les détours du clapier, le pus s'écoula par un jet continu. Pendant ce temps-là, la respiration bronchique disparaît peu à peu du sommet, en arrière, pour faire place à de la respiration faible, mais pure, tandis que le souffle bronchique persiste dans la fosse sous-épineuse et au-dessous.

» Immédiatement et pendant que j'avais l'oreille appliquée sur la poitrine, on injecte de l'eau tiède à plusieurs reprises. L'entrée de l'eau fut tout à fait insonore, et la poitrine se remplit d'une manière insensible pour moi, jusqu'à ce que, à un moment donné, ou plutôt graduellement, la respiration bronchique de la fosse sous-épineuse prit le timbre caverneux et même amphorique, dont plusieurs des assistants purent, après moi, constater l'existence. Puis, à mesure que le liquide injecté fut évacué, la respiration amphorique disparut, pour faire place à un souffle bronchique semblable à celui qui existait avant l'injection. Enfin, une forte inspiration ayant fait entrer l'air dans la plèvre, par l'extrémité libre de la sonde, j'en eus immédiatement connaissance par la production d'un tintement métallique très-fort, qui se répéta chaque fois qu'une nouvelle injection introduisait de l'eau dans la cavité thoracique. Depuis lors, et malgré ces injections, la respiration amphorique ne reparut plus.

» Cet enfant est aujourd'hui à peu près guéri ; la respiration est pure dans presque tout le côté malade. »

(Note sur quelques-unes des conditions anatomiques qui favorisent la transmission des sons de la racine des bronches à un point éloigné de la poitrine, dans le MONITEUR DES HÔPITAUX pour l'année 1855, p. 522.)

Ces deux observations démontrent clairement l'influence des épanchements pleurétiques sur le développement de la respiration bronchique, caverneuse, amphorique ; mais elles ne nous disent pas, à défaut d'autopsie, les conditions anatomiques dans lesquelles se trouvaient les poumons par le fait de ces épanchements.

Nous indiquerons plus loin ces conditions, à mesure que nous traiterons, soit ensemble, soit séparément, de la respiration bronchique, de la respiration caverneuse et de la respiration amphorique.

Il sera temps alors, et ce sera même le lieu, de rapprocher des signes acoustiques observés pendant la vie, les lésions organiques trouvées après la mort.

Mais auparavant nous avons à nous demander :

Quelle influence les épanchements pleurétiques liquides peuvent exercer sur les caractères des phénomènes sonores qui nous occupent ;

Quelle quantité de liquide est nécessaire à leur production ;

Quelle est la cause qui fait qu'une certaine quantité de liquide est accompagnée tantôt du silence de la respiration, tantôt de la production du souffle caverneux ou même amphorique ;

Quelle est la cause enfin qui peut faire persister le souffle après la disparition du liquide épanché.

1° *Le liquide épanché dans la cavité pleurale influe-t-il, par sa présence, sur les caractères de la respiration bronchique, caverneuse, amphorique ?*

Telle est la question que s'est posée M. Barthez, et il y a répondu en disant que les bruits dont nous nous occupons sont transmis à travers le liquide, qui est conducteur du son, et que ce liquide peut leur donner un timbre spécial.

« Jamais, a dit M. Barthez (1), jamais un corps solide seul

(1) Note lue le 29 mai 1855, à l'Académie impériale de Médecine, sur quelques-unes des conditions anatomiques qui favorisent la transmission des sons de la racine des bronches a un point éloigné de la poitrine, dans le *Moniteur des Hôpitaux*, t. 3, p. 521 ; Paris, 1855.

ne m'a fait entendre cette variété du bruit respiratoire, qui se rapproche de la respiration amphorique. Mais, quel que soit le nom donné à ces bruits pleurétiques, suivant leur intensité, ou plutôt *suivant qu'ils simulent la respiration bronchique, caverneuse ou amphorique*, ils ont un timbre spécial, qu'un peu d'habitude empêche de confondre avec celui des bruits produits immédiatement sous l'oreille. C'est une différence analogue à celle de la bronchophonie et de l'égophonie. Je donnerais volontiers à tous ces bruits le nom de *respiration hydrique*, pour indiquer que ces vibrations sonores ont traversé un liquide. Cette respiration est, dans l'auscultation, ce qu'est dans la percussion le son spécial indiqué par M. Skoda, et qui existe souvent au sommet de la poitrine chez les pleurétiques (**1**). »

La comparaison que fait ici M. Barthez fait parfaitement comprendre sa pensée, et s'il est vrai de dire que l'épanchement pleurétique peut, dans quelques cas, disparaître, sans que la respiration bronchique, caverneuse, amphorique, disparaisse elle-même (**2**), comme M. Landouzy en a donné la preuve (**3**); il est vrai d'ajouter également qu'une certaine quantité de liquide dé-

(1) Nous sommes, sous ce rapport, de l'avis de M. Barthez; mais nous regrettons de trouver dans sa note le nom de M. Skoda substitué au nom d'Auenbrugger. C'est Auenbrugger, en effet, qui a le premier appelé l'attention sur la résonnance particulière que donne la poitrine lorsque l'une des plèvres est à moitié pleine d'eau.

Voici ses propres paroles :

« HYDROPIS PECTORIS SIGNA EX UNO THORACIS LATERE.

» Affectum latus (si ex integro aquâ plenum fuerit) effœminatum est, et in inspiratione minus mobile deprehenditur.

» Percussum autem nulla ex parte resonat.

» Verum si media pars aquâ repleta fuerit, evocabitur resonantia major in illa parte, quam aquosus humor non occupaverit. » (Leopoldi Auenbrugger *Inventum novum ex percussione thoracis humani*, etc., Vindobonæ, 1761, p. 83 et 84.)

A cela près, le rapprochement qu'a fait M. Barthez nous paraît juste. La résonnance du poumon d'un individu sain dans toutes ses parties diffère, par son timbre, de la résonnance d'un poumon qui baigne dans un liquide, de même que la résonnance de l'estomac distendu seulement par des gaz (résonnance tympanique), diffère de la résonnance de l'estomac qui renferme à la fois des gaz et des liquides (résonnance hydro-aérique de M. Piorry).

(2) Nous verrons plus loin (p. 156) la cause de la persistance de ces phénomènes sonores malgré la disparition de l'épanchement.

(3) *Nouvelles données sur le diagnostic de la pleurésie*, etc., dans les *Archives générales de Médecine*, novembre, 1856, p. 521, 2e observation.

posée dans la plèvre peut modifier le timbre de ces phénomènes sonores.

Indépendamment du caractère spécial qu'est susceptible d'imprimer au souffle bronchique la présence d'un épanchement pleurétique, il est d'autres caractères qui se produisent sous l'influence d'un épanchement plus ou moins abondant.

L'épanchement est-il médiocre, le souffle est tremblotant et saccadé ; ce phénomène correspond alors à l'égophonie de Laënnec.

L'épanchement est-il abondant, il arrive de deux choses l'une : ou bien que tout phénomène sonore cesse d'être entendu, ou bien que les bruits de souffle sont plus intenses et qu'ils se propagent dans une plus grande étendue (1).

C'est ainsi que chez une femme âgée de trente-six ans, dont l'observation a été communiquée par Gilette à la Société médicale d'émulation de Paris, on avait entendu, pendant la vie, dans tout le côté droit de la poitrine, un souffle très-distinct plus marqué dans les parties supérieures, spécialement sous la clavicule, où il était fort bruyant et comme amphorique, tandis qu'on découvrit après la mort :

1° Une matière cancéreuse encéphaloïde, épaisse d'environ 1 centimètre, qui doublait toute la plèvre droite ;

2° Trois litres environ de sérosité dans le même côté ;

3° Le poumon refoulé contre la colonne vertébrale, réduit au volume d'une rate ordinaire.

(L'Union médicale, n° 30, 10 mars 1849.)

2° *Quelle est la quantité de liquide nécessaire à la production de la respiration bronchique, caverneuse ou amphorique?*

Nous regrettons qu'elle n'ait pas été indiquée par M. Barthez dans l'observation que nous citerons à la fin de cet article (p. 163).

______

(1) Nous verrons plus loin, quand nous dirons le *mécanisme de production des râles*, le gargouillement se produire dans tout un côté de la poitrine, avec la même intensité et la même forme, chez des individus portant à la fois un épanchement pleurétique et des cavernes tuberculeuses.

Mais nous regrettons plus encore de trouver cette lacune dans l'observation de M. Marjolin, relative à l'enfant de cinq à six ans (page 150), puisque la *respiration bronchique*, qui préexistait à l'opération de l'empyème, n'existait plus après l'écoulement du pus.

On se rappelle que ce médecin, en injectant à diverses reprises de l'eau tiède dans la poitrine de son malade, transforma successivement la respiration bronchique qui existait dans la fosse sous-épineuse en une respiration caverneuse et même amphorique (*Moniteur des Hôpitaux*, p. 522; Paris, 1855).

L'indication de ces proportions diverses de liquide nous aurait d'autant plus intéressé, que l'auteur avait vu le souffle amphorique disparaître à la suite de l'évacuation du liquide injecté, pour faire place à un souffle bronchique tout à fait semblable à celui qui existait avant l'injection.

Cherchons dans d'autres observations la réponse à la question que nous avons posée.

Que trouvons-nous dans celle d'un jeune garçon de quatorze ans, que M. Landouzy a publiée dans les *Archives* (année **1856**, p. 529 et suiv.)?

Nous trouvons le fait d'un *souffle bronchique* très-considérable dans le tiers moyen de la poitrine, en avant et en arrière, et nous voyons ce souffle diminuer seulement de force et d'étendue après l'évacuation de **640** grammes de sérosité.

Au bout d'un mois, le souffle est limité à la pointe du scapulum, et il ne disparaît entièrement qu'à l'époque où les deux côtés de la poitrine respirent et résonnent de la même manière.

Le malade, âgé de cinquante-cinq ans, dont l'auteur précédent donne l'observation, ne fut pas aussi heureux, car il mourut après avoir présenté un *souffle tubaire* très-marqué, qui avait persisté malgré la soustraction de **1,200** grammes de sérosité qui avait été faite par la thoracentèse.

Mais aussi l'on découvrit, à l'autopsie, le poumon enveloppé d'une fausse membrane, réduit à une lame très-mince, et ne crépitant encore un peu qu'à sa partie supérieure (p. 521 des *Archives générales de Médecine*, n° de novembre 1856).

La principale cause de la respiration bronchique était sans doute ici l'état physique du poumon, car, chez un enfant de deux ans dont nous parlerons plus loin, et dont l'observation appartient à M. Barthez, on trouva, outre l'épanchement, le lobe supérieur du poumon en partie hépatisé et le lobe inférieur carnifié (p. 523 du *Moniteur des Hôpitaux* pour l'année 1855).

Faut-il invoquer la même cause dans l'observation de Gilette (p. 153), où le poumon était réduit au volume d'une rate ordinaire, et où la plèvre était recouverte d'une matière cancéreuse encéphaloïde de l'épaisseur d'un centimètre? Je ne sais, car dans ce cas où la *respiration soufflante* avait été *comme amphorique* sous la clavicule, il existait trois litres environ de sérosité (*l'Union médicale*, 10 mars 1849).

On en trouva moins, à la vérité, chez un homme âgé de trente et un ans, qui avait présenté, la veille de sa mort, la *respiration amphorique*, puisque la plèvre n'en contenait guère que deux litres.

Mais aussi, le poumon, réduit au volume du poing, était transformé partout, excepté à son sommet, qui était légèrement perméable, en une sorte de tissu musculaire infiltré, renfermé dans une gaîne fibreuse et fibro-cartilagineuse (Landouzy. Obs. 1, p. 520 des *Archives* pour l'année 1856).

Chez un autre malade, dont nous avons rapporté l'observation (p. 149), il avait suffi également de deux litres de liquide pour produire la *respiration amphorique*, car cette respiration avait persisté jusqu'à la sortie d'un litre et quart de sérosité, tandis qu'il restait encore à s'écouler deux litres de liquide. Mais le poumon n'avait subi ni la réduction ni la transformation du cas précédent,

puisque la respiration, qui était devenue silencieuse vers le milieu
de l'opération, redevint naturelle aussitôt que la plèvre fut vide
(Barthez, p. 521 du *Moniteur des Hôpitaux* pour l'année 1855).

Toutefois, la respiration amphorique ne disparaît pas toujours
après la thoracentèse. Témoin le fait du jeune pleurétique qui
guérit aussi, après avoir présenté du *souffle amphorique* aux deux
temps de la respiration, dans le tiers supérieur de la poitrine, en
avant et en arrière.

Il s'était écoulé, à la faveur de la ponction thoracique, un litre
vingt centilitres de sérosité, et l'on n'avait pas moins entendu, le
lendemain de l'opération et les jours suivants, un *souffle caverneux* (Landouzy. Obs. 6ᵉ, p. 531 et suiv. des *Archives générales de Médecine* pour l'année 1856).

CONCLUSIONS.

Il résulte de ces observations :

Qu'il a suffi de deux litres de liquide déposés dans l'une ou
l'autre des cavités pleurales pour produire la respiration ampho-
ique ; qu'il en a fallu moins pour produire la respiration caverneuse et moins encore pour donner lieu à la respiration bronchique ;

Que ces phénomènes paraissent plutôt dépendre de l'état auquel
les poumons se trouvent réduits par l'épanchement pleurétique
qu'à l'épanchement pleurétique lui-même, puisqu'ils persistent si
le poumon ne peut pas se développer, ou qu'ils passent de l'un à
l'autre à mesure que le poumon revient à son volume normal, ou
bien qu'il perd de plus en plus de son volume et de sa légèreté.

En effet, le simple retrait du poumon, sa réduction de volume,
son augmentation de densité, quand il est comprimé et maintenu
par des fausses membranes ou par d'autres productions anormales, suffisent pour donner naissance, soit au souffle bronchique,
soit au souffle caverneux, soit au souffle amphorique.

3° Pourquoi l'augmentation toujours croissante de l'épanchement pleurétique transforme-t-elle, dans quelques cas rares à la vérité, la respiration bronchique en respiration caverneuse, ou même en respiration amphorique, tandis que dans d'autres cas, qui sont les plus fréquents, la respiration bronchique est seulement suivie de la respiration silencieuse?

Nous ne saurions le dire, mais nous ne désespérons pas de voir un jour cette double question résolue par l'examen cadavérique. Cet examen fera connaître sans doute les conditions différentes dans lesquelles doivent se trouver les poumons par le fait des épanchements pleurétiques, pour que tout murmure vésiculaire cesse dans quelques cas de se faire entendre, ou pour que le souffle pleurétique devienne, dans d'autres cas, assez intense pour donner à l'oreille la sensation de la respiration amphorique.

4° Que devient le bruit de souffle après la disparition du liquide épanché?

Il cesse d'exister si le poumon revient à son état normal, comme nous l'avons déjà vu (p. 149).

Il persiste, au contraire, et même il peut s'étendre, si le poumon reste enfermé dans une membrane inextensible.

C'est ce que nous prouve l'observation suivante :

Un homme âgé de cinquante-cinq ans porte un épanchement considérable dans le côté gauche ; la matité s'étend dans toute l'étendue de ce côté ; un souffle tubaire très-marqué s'entend seulement en arrière et en haut. — La ponction de la poitrine donne issue à 1,200 grammes de sérosité. Le lendemain, la matité est moindre, mais le souffle tubaire est à peu près aussi marqué qu'avant la ponction, et on en constate à la région antérieure, où on ne l'avait pas remarqué les jours précédents. Le malade quitte l'hôpital ; il y rentre deux mois plus tard, et il ne tarde pas à y mourir, après avoir présenté à l'observation des médecins une matité très-étendue, du souffle tubaire, de la dyspnée, etc.

A l'autopsie, on ne trouve pas de liquide dans la plèvre. Le poumon, enveloppé d'une fausse membrane et réduit à une lame très-mince, est consistant comme celui d'un nouveau-né qui n'a pas respiré ; sa partie supérieure seulement offre encore une faible crépitation.

(Landouzy, Mémoire cité, p. 521 des *Archives générales de Médecine*, novembre 1856.

Le siége et surtout l'étendue de la respiration soufflante, caverneuse ou amphorique, peuvent-ils aider à reconnaître la présence d'un épanchement liquide dans la cavité de la plèvre?

Nous croyons pouvoir affirmer que si ces phénomènes sonores deviennent plus purs et plus étendus dans quelques cas d'épanchements pleurétiques résorbés ou enlevés par la paracentèse, ces cas-là sont des exceptions, tandis qu'il est plus fréquent d'entendre ces bruits dans une très-grande étendue, non-seulement au niveau du siége de leur production, mais même bien loin de ce siége, lorsqu'il existe, en même temps qu'un épanchement pleurétique, une induration pulmonaire déterminée :

1° Par une péripneumonie soit aiguë, soit chronique ;

2° Par des tubercules bronchiques ou pulmonaires ;

3° Par des fausses membranes, qui ne permettent pas au tissu des poumons de reprendre son développement normal, etc.

Mécanisme de production de la respiration bronchique, de la respiration caverneuse et de la respiration amphorique.

Nous avons rapproché chacun de ces phénomènes sonores des conditions anatomiques dans lesquelles on les rencontre. Il nous reste maintenant à les expliquer, en énumérant les différentes circonstances qui concourent à leur production.

Parmi ces circonstances, il en est qu'il nous suffira d'indiquer, parce qu'elles sont incontestées ; il en est d'autres sur lesquelles nous aurons à nous arrêter un instant, parce qu'elles ont divisé et qu'elles divisent encore les médecins.

Les souffles bronchiques sont d'autant plus prononcés, avons-nous dit, que l'étendue et la vitesse des mouvements respiratoires sont plus grandes, que les bronches sont plus dilatées, les cavernes plus spacieuses, le pneumothorax plus vaste ; que ces cavités sont plus rapprochées de l'oreille ; que les parties intermédiaires sont plus silencieuses, plus régulièrement et plus complétement indurées ; qu'il se produit moins de bruits anormaux dans le voisinage des bronches, des cavernes ou de la cavité pleurale, et qu'il y a moins d'obstacles à la circulation de l'air dans les tuyaux bronchiques ou dans les conduits fistuleux qui font communiquer les voies de l'air avec les cavernes ou le pneumothorax.

Qui ne voit, en effet, que si l'air venait à cesser de pénétrer dans les bronches, dans les cavernes ou dans la plèvre, le souffle pourrait momentanément s'affaiblir, se supprimer ou être dominé par des râles !

Toutes ces·causes d'existence, d'augmentation, de diminution, de suppression du souffle bronchique, caverneux', amphorique, sont incontestables, et nous les avons passées tour à tour en revue.

Il ne nous reste donc plus qu'à indiquer les autres circonstances qui peuvent concourir à la production de ces trois phénomènes sonores.

Avant de faire connaître l'opinion des auteurs sur ce point encore en litige, répétons avec un des premiers physiciens de nos jours : « Que les différences de timbre que présentent les bruits nés dans des tuyaux de texture différente dépendent d'abord de cette texture, et que leur manifestation *paraît être* le résultat du frottement de la colonne d'air contre les parois, et *peut être* aussi d'une faible résonnance de ces parois mêmes. » (Beudant, *Physique,* p. 361.)

Disons encore, avec le même auteur, que « la réflexion du son contre la surface d'un obstacle rencontré par la vibration, produit l'*écho* quand le son est répété distinctement, et une *résonnance* lorsqu'il n'en résulte qu'un bruit confus. » (Beudant, *Physique*, p. 370.)

Si nous faisons l'application de ces paroles aux phénomènes sonores qui nous occupent en ce moment, nous trouvons d'une manière à peu près certaine :

1° Le frottement de l'air contre l'ouverture des fosses nasales, de la bouche, du gosier, de la glotte, du larynx ;

2° La vibration des parois contre lesquelles s'est exercé le frottement de l'air ;

3° La réflexion de ces sons qu'on peut appeler primitifs, contre les parois bronchiques, caverneuses et thoraciques.

En effet, pour qu'un son puisse se réfléchir contre une bronche, contre les parois d'une caverne ou contre les parois thoraciques, il faut qu'il vienne d'ailleurs. D'où peut-il provenir, si ce n'est des fosses nasales, de la bouche, de la gorge ou du larynx?

Ce point de départ une fois établi, faisons comprendre par des exemples les paroles que nous avons reproduites relativement aux phénomènes de la résonnance et de l'écho.

Résonnance. Le retentissement normal de la voix, entendu sur tous les points du thorax qu'une assez grande épaisseur de tissu pulmonaire sain sépare des conduits bronchiques, est une simple *résonnance* de cette même voix produite dans le larynx.

Ce retentissement, dirons-nous plus loin (AUSCULTATION DE LA VOIX), est si peu marqué, qu'il ne consiste plus qu'en un murmure confus, en une sorte de *bourdonnement*.

Écho. Changez les conditions physiques du poumon, en supposant que l'air s'arrête brusquement dans les bronches ou dans leurs principales divisions, par le fait de l'imperméabilité du parenchyme pulmonaire induré qui a réduit au silence le murmure vésiculaire. Ou, si vous préférez, creusez ce parenchyme de cavernes à parois solides, et vous entendrez la voix se répéter avec plus ou moins de pureté, avec plus ou moins de force et d'étendue au niveau des bronches ou au niveau des cavernes, pour constituer ce qu'on est convenu d'appeler la *bronchophonie*, la *pectoriloquie*.

Modifiez par la pensée l'état de la cavité pleurale par un épanchement de sérosité et vous aurez, dans des conditions déterminées, une voix tremblotante qui a reçu le nom d'*égophonie*.

Dans ces trois hypothèses, la bronchophonie, la pectoriloquie, l'égophonie, ne seraient que l'écho de la voix produite dans le larynx.

Variez vos expériences en faisant respirer ou tousser vos malades, et à la place de la bronchophonie ou de la pectoriloquie, qui se produisaient tout à l'heure, vous distinguerez sur la poitrine de nouveaux échos, ceux de la *respiration* ou de la *toux bronchique, caverneuse* ou *amphorique.*

Quelle est la cause de la résonnance simple ou de l'écho, au point de vue de la théorie précédente?

Si l'on ne distingue, en général, sur une poitrine saine, qu'une sorte de bourdonnement, qu'un murmure confus, c'est que la voix se répand dans toute l'étendue des poumons, trop légers pour permettre aux vibrations qui viennent d'en haut de se réfléchir fortement contre les conduits aériens.

Si la respiration, si la voix, si la toux retentissent, au contraire, fort bien dans les bronches ou dans les cavernes entourées d'un poumon induré, ou dans la cavité pleurale remplie d'air, c'est que les ondes sonores primitivement formées dans le nez, dans la bouche, dans le larynx, se réfléchissent fortement contre les parois bronchiques, caverneuses ou thoraciques sur lesquelles s'appuient les vibrations.

Qu'est-ce qui fait la différence de forme de chacun de ces phénomènes sonores?

Le milieu dans lequel ils se produisent. Bronchiques et même caverneux dans les bronches, caverneux et même amphoriques dans les cavernes et dans le pneumothorax, ils sont le résultat (toujours d'après la théorie précédente, bien entendu) des ondes sonores réfléchies, combinées avec les vibrations directes provenant des parois bronchiques, caverneuses ou thoraciques.

Ces bruits réfléchis diffèrent donc des bruits primitifs et différeront entre eux, suivant le lieu et l'espace dans lequel ils se produiront, et suivant la densité et la disposition particulière des corps à la surface desquels la réflexion se fera. Ce qui a fait dire à M. Fournet : « Que la respiration caverneuse, que la respiration amphorique qui se produisent dans une vaste caverne tuberculeuse ; que la résonnance métallique qui se produit dans certains cas d'hydropneumothorax, que le tintement métallique de Laënnec, pouvaient être considérés comme la résonnance d'un bruit primitif, résonnance produite à la fois par la réflexion du bruit bronchique contre les parois de la caverne pulmonaire ou pleurétique, et par la vibration secondaire de ces parois. » *Recherches cliniques sur l'Auscultation*, page **352**, in-8°. Paris, 1839.)

Pour rendre plus sensible l'idée du rapport existant entre la nature du son et la condition physique qui lui donne lieu, M. Fournet fait le rapprochement que voici : « Les cavernes que l'affection a creusées dans le tissu du poumon représentent assez bien, dans quelques cas, les conditions physiques du pharynx, de la bouche ou des fosses nasales. Comme ces cavités naturelles, les cavernes sont placées à l'extrémité d'un tuyau par lequel l'air arrive et s'échappe, circonscrites comme elles par des parois vibratiles. Aussi y a-t-il une grande analogie entre la respiration

pharyngienne, buccale et nasale et la respiration caverneuse. »
(*Ibid.*, p. 353.)

Les explications précédentes s'appliquent à tous les cas dans
lesquels l'air atmosphérique traverse encore le larynx, la trachée-
artère, les bronches et les cavités anormales creusées dans les
poumons. Mais sont-elles également applicables aux cas particuliers semblables, par exemple, à celui de Gilette, dans lequel l'air
ne pénétrait pas au delà de la trachée-artère? (Voyez cette Observation à la page 155.)

Il est évident qu'on ne saurait alors invoquer exclusivement
la consonnance.

*Pourquoi donc le souffle était-il, dans ce cas, entendu dans
toute l'étendue du côté droit de la poitrine?*

Parce que, disait Gilette, il retentissait à travers tout l'épanchement, jusque vers les parties les plus déclives, et *peut-être
aussi*, parce que sa propagation, d'ailleurs très-insolite, était fort
aidée par l'épaisseur des parois thoraciques doublée d'une matière
solide propre à conduire le son.

Nous ne voudrions pas nous inscrire contre cette dernière supposition, que nous croyons fondée cependant. Mais il ne paraît
pas que le souffle se soit moins propagé dans l'observation suivante, qui se faisait remarquer seulement par un épanchement
pleurétique considérable :

« Un enfant de deux ans présente pendant plusieurs jours des
symptômes de pleurésie, parmi lesquels on note une respiration
bronchique intense, perceptible dans toute l'étendue d'un des côtés
de la poitrine, en haut comme en bas, en avant comme en arrière.
Il meurt, et l'on trouve le poumon libre d'adhérences, maintenu
seulement par la racine des bronches, suspendu dans la sérosité et
par conséquent éloigné partout des parois thoraciques. Son lobe
inférieur était aplati et carnifié; son lobe supérieur était hépatisé
dans une petite portion de sa partie postérieure (Barthez, note citée
p. 523 du t. III du *Moniteur des Hôpitaux*. Paris, 1855).»

Après ces considérations générales qui trouveront fréquemment leur complément dans ce qui va suivre, accordons une description particulière à la respiration bronchique, à la respiration caverneuse et enfin à la respiration amphorique.

1° RESPIRATION BRONCHIQUE.

En dehors des cas où les bronches sont, à leur origine, entourées beaucoup moins de tissu pulmonaire que de ganglions bronchiques assez développés, on ne doit pas entendre, en général (1), les bruits qui se produisent dans les bronches.

L'épaisseur, la légèreté, l'élasticité des poumons, sont trop grandes, avons-nous dit, pour permettre la transmission de ces bruits, qui d'ailleurs sont masqués par le murmure vésiculaire.

En parlant de l'auscultation des poumons à l'état pathologique, nous avons dit encore qu'il pouvait se produire dans les bronches des nuances et des degrés infinis de la respiration bronchique.

Nous allons décrire maintenant les principaux degrés, ou, ce qui revient au même, les principales variétés qu'ont cru devoir distinguer Laënnec d'abord, M. Andral ensuite.

Respiration bronchique, respiration soufflante et souffle voilé de Laënnec.

Après avoir dit qu'il comprenait sous le nom de *respiration bronchique* les bruits que l'inspiration et l'expiration font entendre dans le larynx, la trachée-artère et les gros troncs bronchiques situés à la racine des poumons, et avoir fait connaître les caractères (2) de ces bruits au niveau de chacune de ces sections des

___

(1) Nous sommes obligé de tenir ce langage, parce que la respiration bronchique peut se mêler, chez quelques individus maigres, aux bruits vésiculaires.

(2) Les caractères que nous avons tracés plus haut des bruits laryngés, trachéaux (p. 21 et 22) et bronchiques (p. 88, 89 et 90), nous dispensent d'y revenir ici; mais

voies aériennes, Laënnec a fait remarquer qu'on les entendait d'autant moins qu'on se rapprochait davantage des dernières divisions des bronches.

Mais, a-t-il ajouté, « quand le tissu pulmonaire est endurci ou condensé par une cause quelconque, comme un épanchement pleurétique, un engorgement péripneumonique ou hémoptoïque intense, lorsque le bruit respiratoire pulmonaire a disparu ou notablement diminué, on entend souvent distinctement la respiration bronchique, non-seulement dans les gros troncs bronchiques, mais dans les rameaux d'un assez petit diamètre. » (*Oper. cit.*, t. I, page **72**.)

Laënnec a décrit deux variétés de cette respiration bronchique : l'une, sous le nom de respiration soufflante, et l'autre, sous le nom de souffle voilé.

Disons un mot de chacune de ces variétés.

A. Respiration soufflante. — Elle se produit quelquefois chez des malades qui respirent brusquement et par saccades. Il semble que ces malades inspirent l'air dans l'oreille de l'observateur et qu'ils l'y repoussent violemment dans l'expiration.

Quel est le siége de la respiration soufflante et quelles sont les conditions physiques de sa production?

Ce phénomène avait lieu, pour Laënnec, « dans les tuyaux bronchiques les plus voisins de la surface du poumon, et particulièrement dans les gros troncs situés à sa racine, toutes les fois que le tissu pulmonaire environnant était rendu plus dense par une cause quelconque et particulièrement par la pneumonie ou par la compression due à un épanchement pleurétique un peu considérable. » (*Oper. cit.*, t. I, p. **75**.)

nous devons faire remarquer qu'il peut y avoir, sous quelques rapports, de l'inconvénient à qualifier de bronchique la respiration qui se produit ou dans le larynx ou dans la trachée-artère.

B. Souffle voilé. — Laënnec a désigné sous ce nom une modification de la respiration soufflante qui avait donné à son oreille, dans quelques cas, la sensation d'un voile mobile qu'agitait, dans l'intérieur de la poitrine, chaque vibration de la voix, de la toux et de la respiration.

Que signifiait ce souffle voilé dans l'esprit de Laënnec ?

Il signifiait tout simplement une inégalité de densité du tissu pulmonaire dans différentes lésions de ce tissu.

Dans quels cas, en effet, Laënnec a-t-il rencontré cette modification de la respiration soufflante ?

1° Dans ceux où la paroi antérieure d'une caverne était mince, souple, peu ou point adhérente ;

2° Dans les abcès du poumon entourés d'un tissu d'inégale densité ;

3° Dans les péripneumonies accompagnées de bronchophonie et dans lesquelles quelque partie du trajet de la bronche voisine du mal était entourée par un tissu pulmonaire encore sain ou à l'état de léger engouement ;

4° Enfin, dans quelques cas de dilatation des bronches, et dans quelques cas de pleurésie, lorsque la cavité dans laquelle se faisait la résonnance de la respiration avait quelques points de ses parois beaucoup moins denses que le reste.

REMARQUES. — On voit par ce qui précède que, si la respiration bronchique, d'une part, et la respiration soufflante, d'une autre part, indiquaient pour Laënnec les mêmes lésions organiques, le siége profond ou superficiel de ces lésions se reconnaissait à la respiration bronchique dans le premier cas, à la respiration soufflante dans le second.

Nous pensons avec M. Skoda que la respiration bronchique

ne devient soufflante qu'en augmentant d'intensité, et que ce
degré d'intensité ne dépend pas seulement de la distance des
parois thoraciques à laquelle se trouve le tuyau bronchique, mais
encore de la rapidité et de l'étendue des mouvements respiratoires, de la consonnance plus ou moins complète, etc. ; d'où il
résulte que, pour M. Skoda comme pour nous, la respiration
soufflante n'indique pas toujours la présence d'une bronche superficielle (*Traité pratique de Percussion et d'Auscultation*, traduit en français par Aran, p. 132 et 133.)

Que penser du souffle voilé?

M. Skoda ne l'admet pas « parce qu'il est impossible de comprendre au juste quel est le bruit que Laënnec a voulu désigner
sous ce nom, l'auteur ne faisant aucune comparaison avec un
bruit connu. » (*Oper. cit.*, p. 134.)

Sans raisonner comme M. Skoda, les auteurs ont cru pouvoir
confondre le souffle voilé de Laënnec avec les autres nuances de
la respiration bronchique.

**Respiration bronchique. — Respiration tubaire et respiration
soufflante de M. Andral.**

Lorsque les auteurs modernes ont accepté les trois variétés, ou
plutôt, pour parler le langage de quelques-uns, les trois degrés
de la respiration bronchique adoptés par M. Andral, ils n'ont eu,
comme lui, qu'une pensée, celle de mieux apprécier les conditions
physiques des poumons et des parties environnantes.

Décrivons chacune de ces variétés de la respiration bronchique,
avant de passer en revue les lésions organiques dont elles peuvent
traduire le siége, le degré, l'étendue, les complications, la persistance, la marche progressive et décroissante.

Première variété. — Respiration bronchique ne différant à

peu près, surtout pour les personnes peu habituées à l'auscultation, de la respiration vésiculaire, que par l'extrême intensité du phénomène ; c'est la respiration puérile exagérée. Il n'est pas rare de constater l'existence de cette première variété en des points où la percussion fait reconnaître un son mat ; il y a hépatisation pulmonaire, et cependant il semblerait que l'air pénètre librement dans ces vésicules, dont la percussion paraît indiquer l'oblitération complète ; en pareil cas, l'auscultation semble d'abord fournir des renseignements infidèles ; mais un examen plus attentif du phénomène nous apprend que ce bruit respiratoire très-fort doit précisément son intensité à ce que l'air, dont il annonce l'entrée dans les bronches, ne pénètre pas au delà de ces conduits.

« *Deuxième variété*. — Respiration bronchique caractérisée par un bruit particulier semblable à celui que l'on produirait en faisant une expiration forte dans un tube de bois ou de métal, fermé par le bout opposé à celui sur lequel les lèvres sont appliquées.

« Dans ce cas, le bruit que l'on perçoit diffère tellement de celui qui se lie à l'entrée de l'air dans les vésicules pulmonaires, qu'on ne peut plus le confondre avec lui.

« *Troisième variété*. — Ici le bruit que l'on entend diffère encore plus que le précédent de la respiration vésiculaire. Chaque inspiration est accompagnée d'une sorte de souffle semblable à celui que l'on produit lorsqu'on veut éteindre une lumière.

« Toutes ces variétés de la respiration bronchique correspondent à un certain nombre de modifications que subissent les bronches dans leur force, dans leur calibre, dans leurs rapports avec le parenchyme pulmonaire, toutes les fois que celui-ci est devenu, dans une certaine étendue, imperméable à l'air. On les entend également, et dans les cas d'hépatisation pulmonaire, et dans les cas d'épanchement pleurétique.

« Il est des cas d'hépatisation pulmonaire où c'est surtout, et même exclusivement pendant le temps de l'expiration, que se produit le phénomène de la respiration bronchique. » (Article AUSCULTATION du *Dictionnaire de Médecine et de Chirurgie pratiques*, p. **657** et suiv., in-**8°**; Paris, **1829**.)

REMARQUES. — Lorsqu'on rapproche ce qu'a dit Laënnec de ce que dit M. Andral concernant la respiration bronchique et les variétés de cette respiration, on constate une très-grande analogie entre leurs descriptions.

Chacun de ces auteurs admet une respiration bronchique; chacun admet que cette respiration peut, dans des conditions déterminées, donner à l'oreille la sensation du souffle, et, si ce n'était l'expression de tubaire que nous devons à M. Cruveilhier, expression qui ne sert, après tout, qu'à exprimer l'idée d'une exagération de la respiration bronchique, il n'y aurait presque pas de nuance entre la manière de voir de Laënnec et celle du professeur Andral.

Quoi qu'il en soit, du reste, de ces diverses façons de s'exprimer, remarquons, en passant, que les praticiens, tout en s'accordant cependant sur le fond des choses, tiennent parfois un langage un peu différent, quand ils parlent des bruits bronchiques anormalement développés.

En présence du même phénomène sonore, les uns prononcent les noms de respiration bronchique ou de souffle, lorsque les autres prononcent ceux de souffle bronchique ou de respiration soufflante. Il n'y a guère que la respiration ou que le souffle tubaire qui rallie toutes les opinions.

Il nous suffira de nous expliquer pour nous entendre.

Nous allons étudier la respiration bronchique et ses variétés dans leurs rapports avec les différentes maladies dans lesquelles elles sont susceptibles de se manifester.

Nous ne dirons plus rien cependant qu'incidemment du souffle voilé, dont nous avons indiqué, d'après Laënnec, les principales conditions matérielles.

Modifications de la respiration bronchique, suivant le siége de sa production et le degré de l'engorgement pulmonaire.

Toutes choses égales d'ailleurs, la respiration bronchique, qu'elle soit tubaire ou soufflante, est d'autant plus caractérisée, d'autant plus large, d'autant plus facile à saisir, qu'elle se produit dans une bronche d'un plus grand diamètre.

Voilà pourquoi on la trouve généralement plus forte, plus ample, plus tranchée à la racine des poumons que sous les clavicules, à moins que les bronches qui se distribuent au sommet ne se soient dilatées en même temps que le parenchyme pulmonaire environnant devenait imperméable à l'air, comme c'est la règle dans la dilatation des bronches.

Il ne faut pas croire cependant que ces phénomènes sonores se produisent seulement au niveau des gros troncs bronchiques. Ils peuvent encore avoir leur source dans les rameaux d'un assez petit diamètre, et c'est ce que nous allons démontrer en traitant de la première variété de la respiration bronchique, qu'on devrait plutôt appeler respiration bronchique capillaire.

A. Respiration bronchique capillaire, ou premier degré de la respiration bronchique, plus généralement décrite sous les noms de respiration rude ou râpeuse.

On accorde à tort aux deux épithètes : rude et râpeuse, la même signification. Elles expriment deux degrés du même phénomène.

La respiration devient rude d'abord, râpeuse ensuite.

Il est des cas dans lesquels les bruits de la respiration ont perdu ce moelleux et cette douceur qui les distinguent à l'état physiologique. Cette douceur et ce moelleux sont alors remplacés par une rudesse si grande, que M. Hirtz a qualifié de *râpeuse* cette respiration (1).

(1) *Recherches cliniques sur quelques points du diagnostic de la phthisie pulmonaire.* — Thèse inaugurale, Strasbourg, 17 août 1836.

« C'est par cette rudesse, ajoute cet auteur, que la respiration se distingue alors de la respiration puérile, dont elle se rapproche du reste par sa clarté (*Oper. cit.*, p. 19), et elle présente cette particularité remarquable, *qu'elle peut s'entendre même là où la percussion donne de la matité* (1). »

M. Hirtz désigne aussi la respiration râpeuse sous le nom de bruit respiratoire râpeux. Il ne la décompose jamais en deux temps. Il ne parle jamais des bruits respiratoires.

Cependant l'altération du caractère doux et moelleux de la respiration peut ne pas porter à la fois sur ses deux temps ; elle peut n'atteindre d'abord que le deuxième, sauf à se produire plus tard dans le premier.

On juge parfaitement de cette altération en comparant entre elles les diverses régions de la poitrine.

Une fois qu'elle a perdu sa douceur, la respiration présente des degrés de rudesse variables en intensité et en étendue.

Elle occupe, suivant la maladie qui la produit, le sommet, la base ou la partie postérieure des poumons.

Si, dans quelques cas, elle est limitée à un petit espace, elle occupe, dans d'autres cas, deux ou plusieurs régions de la poitrine.

Tantôt la respiration rude disparaît avec la cause qui lui a donné naissance, pour revenir avec la même cause ; tantôt, au contraire, elle est à tout jamais remplacée par d'autres phénomènes sonores.

---

(1) M. Hirtz n'emploie pas ici l'expression convenable, ou du moins il est trop exclusif quand il parle de *matité* coïncidant avec le premier degré des tubercules pulmonaires. C'est *obscurité de son* qu'il fallait dire. La matité des tuberculeux coïncide le plus ordinairement avec une respiration bronchique ou caverneuse, que M. Hirtz affirme n'avoir jamais rencontrée chez des individus dont les poumons étaient tuberculisés au plus haut degré. (*Oper. cit.*, p. 21.)

Nous disons le plus ordinairement, parce que l'observation démontre, comme nous le dirons plus loin, que l'agglomération d'un grand nombre de tubercules, qui se traduit par de la matité, peut donner lieu à tous les degrés de la respiration bronchique.

Siége de la respiration rude, râpeuse, etc.

M. Hirtz ne doute pas qu'elle ne se produise dans les vésicules pulmonaires anormalement dilatées et fonctionnant pour celles qui sont oblitérées. Il revient à plusieurs reprises sur cètte idée, et il ajoute que les personnes peu exercées à la pratique de l'auscultation la prennent quelquefois pour une respiration soufflante ou caverneuse. MM. Barth et Roger ne se prononcent pas sur le siége de la respiration rude. « Toutefois, disent-ils, on conçoit qu'arrivée à un certain degré de force, cette respiration se distingue à peine de la respiration bronchique. » (*Oper. cit.*, p. 84 de la 5ᵉ édit.; Paris, 1860.)

« La rudesse du murmure respiratoire, dit Chomel, qu'elle ait lieu dans l'inspiration ou dans l'expiration, n'est en quelque sorte que le premier degré de la respiration bronchique ; elle se montre dans les affections où ce dernier phénomène deviendra bientôt apparent. » (*Eléments de Pathol. gén.*, p. 214. Paris, 1841.)

Nous partageons entièrement cette manière de voir de Chomel, et nous pensons qu'on a décrit et qu'on décrit souvent sous la désignation de bruits respiratoires rudes ou râpeux des phénomènes qui se produisent plutôt dans les dernières ramifications bronchiques que dans un nombre limité de vésicules pulmonaires. Toutefois nous ne serions pas étonné que le murmure vésiculaire du premier temps de la respiration pût devenir rude et râpeux, comme deviennent râpeux et rudes certains bruits trachéaux, bronchiques, caverneux.

Il est d'ailleurs aisé de se méprendre sur le siége précis de la respiration rude, tant il est fréquent de trouver réunies la respiration puérile et la respiration bronchique à laquelle Chomel fait allusion! tant ces deux sortes de respirations se ressemblent dans quelques cas!

Quelles sont les lésions ou les maladies dans lesquelles peut se produire la respiration rude ou râpeuse ?

Ce sont :

1° La congestion pulmonaire due à l'influence de la pesanteur ou au refoulement du muscle diaphragme (1) ;

2° L'emphysème vésiculaire ;

3° Le desséchement de la membrane muqueuse des dernières ramifications bronchiques dans la bronchite ;

4° L'effacement des vésicules pulmonaires dans certains cas d'épanchement pleurétique, de productions cancéreuses ou mélaniques du poumon ;

5° La péripneumonie à son début et à son déclin ;

6° Enfin la présence de tubercules crus disséminés en plus ou moins grand nombre sur le trajet des bronches.

Il suffit de rapprocher tous ces faits pour voir clairement que la respiration rude dépend, en dernière analyse, des bruits qui se produisent dans les ramifications bronchiques les plus déliées.

En effet, l'emphysème vésiculaire est le plus ordinairement compliqué de bronchite avec desséchement ou boursoufflement de la membrane muqueuse des bronches, et l'on sait combien ces conditions favorisent la production des vibrations sonores. Le silence des bruits vésiculaires rend encore plus facile leur propagation de dedans en dehors.

Ce que nous disons de la bronchite compliquée d'emphysème doit s'entendre à plus forte raison de la bronchite simple. Il en est de même du desséchement de la membrane muqueuse des bronches, qui précède, accompagne ou suit l'effacement ou l'en-

(1) Elle se forme chez des individus qui gardent le lit depuis plus ou moins de temps. M. Piorry l'a décrite le premier, sous le nom de *pneumonie hypostatique*; mais c'est plutôt une *pneumonhémie*.

gorgement des vésicules pulmonaires. Nous avons vu les tubercules coïncider ou bien avec une respiration silencieuse (p. 142), ou bien avec une respiration affaiblie (p. 131 et 134). Nous les verrons bientôt, par opposition, coïncider avec une respiration plus forte qu'à l'état normal. La respiration rude, qui se rapporte à l'existence de ces productions anormales, ne se manifeste que lorsque les bruits vésiculaires se sont affaiblis considérablement ou qu'ils ont cessé de se produire.

Comment se fait-il qu'on n'ait pas admis jusqu'à présent une respiration bronchique capillaire, tout comme on a admis une bronchite capillaire? Nous ne savons. Mais ce que nous pouvons affirmer, c'est qu'il se produit un souffle léger dans les dernières ramifications bronchiques, par la même raison qu'il se produit un souffle un peu plus fort dans les troisièmes divisions des bronches, un peu plus fort encore dans les deuxièmes, etc.

Nous affirmons encore que dans chacune de ces divisions des bronches, les bruits respiratoires ont des degrés différents de faiblesse et de force, et qu'il est temps enfin de distinguer ces bruits d'après leur siége, comme on distingue les uns des autres les bruits laryngés et trachéaux.

Nous reviendrons bientôt sur ces idées.

Quant à présent, nous allons aborder les différents états pathologiques que nous avons dit coïncider parfois avec une respiration tantôt rude, tantôt râpeuse.

1° Congestion du poumon due à la pneumonhémie hypostatique ou au refoulement de bas en haut du muscle diaphragme.

Lorsque nous avons signalé, dans les *Bulletins de la Société anatomique de Paris* (année 1847, § 22 à 25, p. 119 et suiv.), la respiration bronchique du sommet de l'un des poumons, nous avons dit qu'elle pouvait dépendre de l'hyperhémie consécutive au décubitus habituel. Ajoutons maintenant que l'affaissement d'un certain nombre de vésicules aériennes par l'élévation du diaphragme peut produire le même phénomène.

Dans l'un comme dans l'autre cas, le tissu pulmonaire est plus condensé sur les points directement affectés, et le murmure vésiculaire est plus faible ou même nul dans une étendue plus ou moins considérable.

Il n'en faut pas davantage pour que la respiration bronchique soit entendue. A plus forte raison en est-il ainsi lorsque le nombre des inspirations est augmenté. C'est alors que, par l'effet seul d'une compression plus forte, la respiration bronchique peut s'entendre dans les deux côtés de la poitrine, au niveau des bronches correspondantes, en s'étendant des petits rameaux aériens à ceux d'un plus grand diamètre.

Nous avons recueilli des observations qui prouvent que la grossesse peut donner lieu à la respiration bronchique du sommet.

En quoi la grossesse diffère-t-elle en effet d'une tumeur utérine ou ovarique du même volume, d'une hydropisie enkystée, etc., si on ne la considère que comme cause du refoulement du diaphragme? L'effet qu'en éprouvent les poumons est absolument le même.

Admettez encore l'existence d'un épanchement dans la plèvre ou dans le péricarde; admettez une dilatation considérable du cœur ou de l'aorte, pourvu que vous ayez un affaissement suffisant des vésicules, vous entendrez la respiration bronchique avec un timbre et une intensité variables, suivant la cause et le degré de la compression. Cette respiration sera plus forte dans le côté de la poitrine qui souffrira le plus de cette action mécanique.

Au moment où je rédige cet article, j'ai sous les yeux un exemple frappant de cette vérité.

Il s'agit d'une malade dont le foie, excessivement développé, remplit presque tout l'abdomen. Il s'étend, en effet, du bord supérieur de la quatrième côte à quelques travers de doigt au-dessus de la symphise des pubis. Le cœur est à cinq centimètres de la clavicule.

La région sus-claviculaire correspondante, obscure et résistante à la percussion, est le siége d'une respiration bronchique très-forte; le murmure vésiculaire est nul. Sous la clavicule droite, la respiration bronchique est plus faible que du côté opposé; elle est accompagnée d'un bruit vésiculaire.

CONCLUSIONS.

S'il est vrai, comme nous le croyons, « que la diminution du murmure vésiculaire due à l'effacement des cellules du poumon *laisse entendre plus distinctement le bruit naturellement plus rude qui se produit dans les bronches* » (Barth et Roger, p. 84 de la 5ᵉ édition. Paris, 1860), comment la respiration bronchique capillaire n'apparaîtrait-elle pas au sommet des poumons lorsque, par suite d'un décubitus prolongé sur l'un des côtés ou en arrière, la portion déclive du poumon est devenue obscure, parce que les vésicules périphériques se sont congestionnées?

Pour ne pas faire ici de répétitions inutiles, nous renvoyons à ce que nous avons dit ailleurs sur cette respiration, quand nous avons discuté les différentes dénominations sous lesquelles l'avaient désignée MM. Gerhard, Louis et Fournet.

Lorsque nous avons fait connaître pour la première fois notre opinion sur la respiration bronchique capillaire qui se développe à l'état de santé dans quelques cas de pneumonhémie hyposta-que, on nous a objecté (*Bulletins de la Société anatomique* pour l'année 1847, p. 133), que s'il y avait congestion, on devrait entendre des râles. Mais nous maintenons avec quelques auteurs (M. Piorry, M. Beau, etc.) qu'il ne s'en produit point toutes les fois que le liquide accumulé se trouve en dehors des vésicules.

2° Emphysème pulmonaire.

Nous ne comprenons l'altération de la douceur et du moel-leux de la respiration dans l'emphysème vésiculaire qu'à la condition de la complication de l'imperméabilité plus ou moins grande des vésicules et du boursoufflement, ou de la sécheresse de la membrane muqueuse des dernières ramifications bronchiques.

Au rapport de M. Fournet (t. I, p. **278**), « le bruit d'inspiration diminue d'intensité et de durée dans l'emphysème, tandis qu'au contraire, l'intensité et surtout la durée du bruit d'expiration augmentent d'une manière très-notable. »

3° Bronchite capillaire.

La rudesse de la respiration occupe une assez grande étendue dans l'inflammation de la membrane muqueuse des bronches capillaires.

Cette rudesse suit la propagation de la bronchite et elle persiste tant que dure la sécheresse des parties enflammées. Puis elle est remplacée par des râles et par des bruits ronflants et sibilants.

4° Épanchements pleurétiques. — Productions cancéreuses ou mélaniques du poumon.

Nous avons dit plus haut (p. **148**), que l'affaiblissement et surtout que le silence du murmure vésiculaire favorisaient la perception des bruits bronchiques. Il n'est donc pas étonnant que ces bruits soient entendus, ou au moins deviennent plus sensibles, toutes les fois qu'une certaine compression est exercée sur les vésicules pulmonaires. C'est ce qu'on observe dans certains cas d'épanchements pleurétiques et de tumeurs cancéreuses ou mélaniques, développées dans le poumon. La respiration rude existe alors au-dessus de l'épanchement ou au niveau des productions cancéreuses ou mélaniques.

Ce sont là, comme l'ont dit avec raison MM. Barth et Roger,

des conditions qui accroissent les frottements et les vibrations sonores ; ce sont là, conséquemment, des causes d'augmentation
de bruit. Les auteurs que nous venons de citer ajoutent, comme
pour donner raison à notre manière de voir sur le siége principal
de la respiration rude : « que la diminution du murmure vésiculaire, due à l'effacement des cellules du poumon, laisse entendre
plus distinctement le bruit naturellement plus rude qui se produit
dans les bronches. » (*Traité pratique d'Auscultation*, p. 84 de
la 5ᵉ édition. Paris **1860**.)

5° Péripneumonie.

Lorsque, en même temps qu'il existe un mouvement fébrile, on
distingue au niveau des régions postérieures du dos une respiration rude, il y a lieu de croire à l'imminence d'une inflammation
des poumons.

Jackson de Boston a, dit-on, remarqué le premier que, dans la
péripneumonie, l'expiration était prolongée et bronchique avant
que l'hépatisation fût assez avancée pour donner lieu à l'inspiration bronchique (**1**).

La respiration rude se remarque exclusivement, dans ce cas,
en arrière, et le plus souvent d'un seul côté.

Cette respiration ne dure pas longtemps. Elle précède le souffle
tubaire ou bien elle le suit, selon qu'elle a lieu au début de la
péripneumonie ou lors de sa résolution.

La bronchite accompagne ordinairement, comme on sait, la
péripneumonie. C'est donc à elle qu'il faut rapporter surtout la
respiration rude ou bronchique capillaire. Cette respiration bronchique a lieu encore, lorsque les vésicules pulmonaires seules
étant imperméables à l'air, celui-ci n'arrive plus que dans les
bronches les plus déliées.

(1) Citation de M. Louis. Note de la page xiv du t. I des *Mémoires de la Société mé-*
dicale d'observation, publié à Paris en 1837. C'est à cette Société, fondée en 1832, que
M. Jackson, mort l'année suivante en Amérique, avait communiqué cette découverte.

6° Tubercules pulmonaires.

C'est dans le premier degré des tubercules pulmonaires que se manifeste surtout et principalement la respiration rude. On la trouve sous les clavicules, au sommet des poumons où elle persiste autant de temps que la période de crudité des tubercules.

A mesure qu'il se développe un plus grand nombre de ces productions anormales, la respiration rude augmente en intensité et en étendue.

« Si l'on ausculte, de bas en haut, la partie antérieure de la poitrine, chez un malade atteint d'un commencement de phthisie dans les sommets des poumons, on est frappé du passage successif du caractère doux, facile, moelleux du bruit inspiratoire, au caractère de rudesse, de sécheresse, d'âpreté qu'il présente vers les sommets. » (Fournet, *Oper. cit.*, p. 516.)

Le caractère rude et sec de la respiration porte d'abord sur l'expiration. « Pendant une certaine époque de la première période de la phthisie pulmonaire, l'expiration présente seule des altérations de timbre. Ce n'est qu'à une époque subséquente, que les mêmes modifications apparaissent aussi à l'inspiration. » (Fournet, *Oper. cit.*, p. 519.) Ajoutons, pour bien faire comprendre ce passage de M. Fournet, que ces altérations de timbre consistent pour lui en un souffle un peu plus clair que le souffle naturel de l'inspiration et de l'expiration.

Qui ne reconnaît dans ce tableau les caractères que nous avons assignés à la respiration bronchique capillaire ?

C'est encore Jackson de Boston qui paraît avoir remarqué le premier, que l'expiration était, au début de la phthisie, plus ou moins prolongée et bronchique, avant que l'inspiration eût elle-même ce caractère.

A ce moment, le bruit respiratoire cessait d'avoir la souplesse, le moelleux de l'état normal, l'expansion vésiculaire était imparfaite et l'expiration était plus longue et rude.

M. Louis, qui signala cette découverte de Jackson dans le premier volume des *Mémoires de la Société médicale d'observation* (note de la p. xiv, in-8°, Paris, 1837), la confirma dans ses leçons cliniques de la Pitié, et M. Andral, à son tour, appela l'attention sur elle dans la première période de la phthisie. (*Clinique médicale*, troisième édition, t. VI, p. 69, 1834-35, et note de la p. 8 du t. II de son édition de Laënnec, Paris, 1837)

Un, deux ou trois bruits de craquement accompagnent souvent la respiration rude dont nous venons de parler. Nous dirons plus loin ce que c'est que ce phénomène. Nous dirons alors également les causes auxquelles nous croyons devoir le rapporter.

B et C. Respiration tubaire et respiration soufflante, ou deuxième et troisième degrés de la respiration bronchique.

Nous venons de décrire, sous le nom de respiration rude ou râpeuse, la respiration qu'on a dit être le premier degré de la respiration bronchique. Nous avons fait remarquer alors que nous considérions cette respiration comme se produisant dans les dernières ramifications des bronches.

Chemin faisant, nous avons indiqué les conditions de son développement dans la pneumonhémie hypostatique, dans l'élévation du diaphragme, dans l'emphysème pulmonaire, dans la bronchite capillaire, la pleurésie, les productions cancéreuses ou mélaniques du poumon, la péripmeumonie et les tubercules pulmonaires.

Nous ne reviendrons pas ici sur ces détails.

Mais pour donner plus de poids à notre opinion, nous compléterons ce que nous avons dit à ce sujet par ce que notre savant ami M. Bouchut a écrit dans ses *Nouveaux éléments de Pathologie générale*, sur la rudesse de la respiration. « Cette rudesse, dit-il, peut varier d'intensité depuis le moment où elle est à peine ap-

préciable, jusqu'à celui où elle constitue un véritable bruit de souffle
bronchique. (*Oper. cit.*, p. 937.) Elle est due à une diminution de
souplesse des bronches…. Elle indique, suivant les cas, et en tenant compte des phénomènes qui existent en même temps qu'elle,
tantôt le premier degré de la bronchite, tantôt un commencement
d'emphysème, une phthisie pulmonaire à son début, quelquefois
l'état hyperhémique qui précède la pneumonie franche, etc., etc.
(*Oper. cit.*, p. 938.)

» Supposons une augmentation toujours croissante de la rudesse du bruit respiratoire, il arrivera un moment où l'on entendra un véritable souffle caractéristique de la pneumonie
centrale, par exemple ; de la péripneumonie parvenue au degré
d'hépatisation rouge ou grise ; de la compression du poumon par
des productions solides cancéreuses, mélaniques, etc.; par la dilatation des bronches, etc.; de la phthisie pulmonaire dans laquelle
l'infiltration tuberculeuse a envahi tout un lobe ou tout un poumon; de la pleurésie et, par exception, de l'œdème et de l'hé-
morragie du poumon. » (*Ibid., passim.*)

Nous sommes entièrement d'accord avec M. Bouchut, et après
tout ce que nous avons dit dans le précédent article, comme dans
les généralités relatives à la respiration bronchique, caverneuse
et amphorique, nous avons à peine besoin d'ajouter que l'intensité
du souffle doit varier suivant la fréquence de la respiration, la
densité du tissu pulmonaire, l'étendue, le degré, le siége plus ou
moins profond de cette densité.

De là vient que dans une même affection, la respiration peut
être rude au début, tubaire un peu plus tard ou bien soufflante.

Tel est, en particulier, le cas des tubercules pulmonaires, de
la péripneumonie et de la broncho-pneumonie, de la pleurésie,
de la compression des poumons par une production solide, de la
dilatation des bronches : tel est le cas de l'œdème et de l'hémor-
ragie pulmonaires.

C'est pourquoi nous allons dire un mot à part sur chacune de ces maladies, en tant que liées seulement à l'existence de la respiration simplement tubaire ou soufflante.

1° Tubercules pulmonaires.

Nous venons de voir quelles sont les conditions matérielles qui déterminent, dans les tubercules pulmonaires, la rudesse de la respiration. Ces conditions consistent dans la dissémination de ces productions anormales dans les poumons.

Nous verrons plus loin les tubercules ramollis donner lieu à des râles à bulles moyennes ou à grosses bulles. N'existe-t-il pas un terme moyen entre ces deux extrêmes ? Il existe des tubercules non encore ramollis ou ramollis à peine, qui, par leur agglomération et par l'engorgement sanguin qu'ils produisent autour d'eux, deviennent l'occasion d'une respiration bronchique, faible à la vérité, pour l'ordinaire, et peu étendue, mais sensible au sommet des poumons.

Le siége de cette respiration rapproché des phénomènes précurseurs ou concomitants (craquements, hémoptysies, toux, amaigrissement, etc.), ne saurait laisser le moindre doute sur l'existence d'une induration tuberculeuse.

2° Péripneumonie.

Lorsqu'on a vu successivement s'affaiblir, puis disparaître, le murmure vésiculaire et qu'on a vu se développer à sa place du râle crépitant bientôt suivi d'une respiration bronchique, en même temps que le poumon devenait plus obscur ou même mat, soit à la base de la poitrine, soit au niveau de sa partie moyenne, pendant qu'il existait de la fièvre, de la dyspnée, de la toux, de l'expectoration, un point de côté, etc., il y a lieu de croire que cette respiration est l'indice d'une péripneumonie qui s'est élevée successivement de l'engouement à l'hépatisation.

Et si l'on n'est appelé à voir le malade qu'au moment où la respiration bronchique existe toute seule ou compliquée de râle crépitant, le diagnostic acquiert une plus grande certitude.

Cette certitude est complète, si la respiration bronchique prend le caractère tubaire, si cette respiration se produit dans les deux temps de la respiration sans que le malade fasse effort pour respirer, si elle existe toujours à la même place, quelle que soit l'attitude que le malade prenne, si elle paraît se former immédiatement sous l'oreille de l'observateur, si elle croît en intensité et en étendue suivant la densité de l'organe pulmonaire et l'extension de cette densité, si elle persiste tant que dure la lésion, si elle disparaît avec le retour de la résonnance, pour être remplacée par du râle sous-crépitant d'abord et ensuite par le murmure vésiculaire.

A tous ces signes on reconnaît sans peine l'inflammation aiguë de l'organe pulmonaire et on peut être sûr que cette inflammation passe à l'état chronique, si le souffle persiste plus longtemps que d'habitude (1) sans qu'on voie arriver le râle sous-crépitant, et revenir les bruits vésiculaires.

Si, abandonnant un instant les signes de la pneumonie ordinaire, nous portons notre esprit sur ceux dont peut être accompagnée la pneumonie centrale, c'est à dire celle qui est constituée par un engorgement pneumonique profond, nous nous trouvons en présence de deux opinions contraires.

Laënnec affirme (t. 1, p. 529) qu'il ne lui est arrivé qu'une seule fois de ne pouvoir trouver aucun signe stéthoscopique de pneumonie chez un jeune homme qui, au milieu d'un catarrhe

---

(1) Les cas de péripneumonie chronique sont assez rares; cependant Bayle (*Recherches sur la Phthisie pulmonaire*, Obs. 46); Broussais (*Histoire des Phlegmasies chroniques*, Obs. 1 et 2, p. 68 et 70 de la 2ᵉ édition), ont observé cette forme de la péripneumonie, et le docteur Alex. Raymont a présenté à l'École de Médecine de Paris, en février 1842, une thèse dans laquelle il a fait mention d'un malade chez lequel, en l'absence de phénomènes généraux, la toux, le souffle et le râle crépitant furent encore entendus jusqu'au cinquante-quatrième jour, après quoi le râle crépitant exista seul...

aigu, médiocrement intense, et sans fièvre, rendit pendant une ou deux journées des crachats pneumoniques.

M. Andral affirme de son côté (note de la p. 530 du t. I de Laënnec) qu'il y a un certain nombre de pneumonies, celles surtout qui sont profondes, circonscrites ou lobulaires, qui ne se révèlent en aucune façon, ni par la percussion, ni par l'auscultation. M. Andral invoque, à cet égard, l'autorité de Chomel qui n'a trouvé souvent, à aucune époque, aucun des signes ordinaires de la pneumonie chez des malades qui rendaient pourtant des crachats visqueux et sanguinolents. (Article PNEUMONIE du *Dictionnaire de Médecine*, t. XVII, p. 227.)

Nous reviendrons ailleurs sur la question relative à l'auscultation dans la pneumonie centrale. Disons seulement ici que lorsqu'elle passe au degré d'hépatisation, on peut distinguer à la fois, tout près de l'oreille, le murmure vésiculaire, et à une distance plus ou moins éloignée, la respiration bronchique.

Celle-ci se rapproche de la surface des parois thoraciques à mesure que l'engorgement pneumonique s'étend du centre à la circonférence.

3° Broncho-pneumonie (pneumonie catarrhale).

La respiration devient promptement bronchique dans la broncho-pneumonie. Aussitôt que le souffle apparaît, les râles ronflants cessent de se faire entendre ; il persiste pur, jusqu'à ce que la résolution commence. Sa durée est variable : lorsque les malades doivent succomber, il se fait en général entendre jusqu'aux derniers moments ; dans les cas heureux, le souffle ne persiste guère tout à fait pur au-delà de quarante-huit heures ou de trois jours. Lorsque le râle crépitant de retour ne se développe pas au bout de ce temps dans les inspirations ordinaires, il devient assez souvent évident dans les grandes inspirations, ou lorsqu'on fait tousser les malades. (*Recherches sur les pneumonies catarrhales épidémiques*, par H. Lasserre; dans les *Archives générales de médecine* pour l'année 1842 (octobre).

4° Pleurésie.

Si la respiration bronchique a toujours eu, dans l'esprit des médecins, une signification précise dans la péripneumonie parvenue au deuxième et surtout au troisième degré, il n'en a pas été de même de celle qui peut se manifester dans la pleurésie. Elle est beaucoup moins constante en effet dans cette dernière maladie que dans la péripneumonie. On ne sera pas étonné de cette proposition quand on réfléchira aux conditions indispensables à la production du phénomène sonore.

Dans la péripneumonie, le poumon est forcément engorgé autour des bronches, et il se produit tout autour de ces bronches, par le fait de l'inflammation, un silence qui favorise la manifestation du souffle.

D'un autre côté, tout concourt à en augmenter l'intensité : l'accélération des mouvements respiratoires, la réflexion des ondes sonores contre des parois reposant sur un tissu plus dur, et leur propagation plus facile à travers ce tissu devenu meilleur conducteur du son.

Il s'en faut que toutes ces conditions se trouvent réunies aussi fréquemment dans la pleurésie. Mais lorsque l'épanchement a placé le poumon dans la condition où le placent les péripneumonies, on voit survenir la respiration bronchique; si bien que cette respiration persiste tant que persistera l'induration pulmonaire consécutive à cette pleurésie, dût tout épanchement de sérosité ou de pus disparaître (1). La péripneumonie est la cause réelle du phénomène, la pleurésie en est la cause le plus souvent occa-

____

(1) Voyez plus haut, page 157, l'observation de M. Landouzy, que nous rappellerons au numéro suivant relatif à la compression des poumons par toute autre cause que par un épanchement pleurétique.

sionnelle. La véritable cause déterminante est l'engorgement du poumon, ou l'induration du parenchyme pulmonaire comprimé de telle façon qu'il se trouve réduit à un tissu solide.

Mais comme cette induration n'est pas toujours portée très-loin, il s'ensuit que le souffle n'est pas toujours très-fort, et qu'il a besoin parfois pour se produire de très-grandes inspirations.

Bien plus, on reconnaît sans peine qu'il a lieu dans l'éloignement.

Son siége de prédilection est au niveau des épines des omoplates, c'est-à-dire au niveau des points de la poitrine qui correspondent, en arrière, à la division des bronches.

On entend rarement le souffle au sommet de la poitrine ou à la base, et ce n'est que par exception qu'on le perçoit latéralement ou antérieurement.

Il n'est pas en rapport d'intensité avec le degré de matité de la cavité thoracique, et c'est pourquoi il s'affaiblit de haut en bas à mesure que la matité augmente. On ne le distingue plus à la partie inférieure de l'épanchement. Il n'est pas en rapport non plus avec la quantité de cet épanchement, car un peu plus de liquide peut l'affaiblir et même l'anéantir.

Lorsque l'épanchement est peu abondant, on éprouve pendant l'expiration la sensation d'une colonne d'air insufflée dans l'oreille à travers un tuyau d'airain. On désigne cette sensation sous le nom de *souffle tubaire* (1).

La respiration n'est pas seulement bronchique ou tubaire dans la pleurésie, elle est encore *aigre et tremblotante*. Le souffle tubaire se fait donc par saccades ; il peut avoir lieu tantôt sur un point et tantôt sur un autre, dans les changements de place des malades. Ce phénomène est l'équivalent de l'égophonie (2).

On a cru longtemps que, lorsque l'épanchement pleurétique

---

(1) M. Cruveilhier, avous-nous dit, est l'auteur de cette comparaison, qu'on a généralement trouvée juste.

(2) A la vérité, M. Landouzy s'efforce d'accréditer, depuis quelques années, que

était assèz considérable pour éloigner entièrement les poumons des parois thoraciques, l'oreille, appliquée sur ces parois, ne percevait plus aucun bruit ni pendant la respiration, ni pendant l'articulation des sons.

En reproduisant cette croyance, dans son article PLEURÉSIE du *Dictionnaire de Médecine et de Chirurgie pratiques* (p. **291**), **M.** Cruveilhier s'est fait l'écho de l'opinion générale. Mais depuis quelques années, on a démontré que si une certaine quantité de liquide rendait, en général, la respiration complétement silencieuse (**1**), comme nous le disions tout à l'heure, une quantité

l'égophonie n'est pas un signe exclusif de l'épanchement pleurétique, puisque, dit-il, on l'a vue persister après la résorption ou la soustraction de tout épanchement; mais il n'appuie pas son opinion sur la nécroscopie.

Cette preuve n'accompagne pas l'observation qu'il a citée (NOUVELLES DONNÉES SUR LE DIAGNOSTIC DE LA PLEURÉSIE, etc., dans les *Archives*, numéro de décembre 1856, p. **692**), d'une pleurétique âgée de vingt-huit ans, chez laquelle il continua à percevoir l'égophonie après l'opération de la thoracentèse, qui avait donné issue à 840 grammes de sérosité.

Et il croit mettre le docteur Aran en opposition avec lui-même, parce que ce médecin maintient, contre les assertions de M. Skoda, qu'il n'existe pas d'égophonie sans épanchement liquide dans la plèvre, bien qu'il vienne de parler d'un malade chez qui *l'égophonie avait persisté, quoique moins intense*, après la thoracentèse, qui avait donné lieu seulement à l'évacuation de 80 ou 100 grammes de liquide séreux. (*Oper. cit.*, p. 694.) Comme si M. Landouzy pouvait affirmer qu'il ne restait pas quelques traces d'épanchement dans le côté de la poitrine qui avait subi l'opération !

Aran ne niait pas, d'ailleurs, que dans certaines circonstances la voix ne pût offrir des caractères de résonnance qui se rapprochassent plus ou moins de l'égophonie. (Skoda, p. 112.) Il contestait seulement l'existence de *l'égophonie vraie*, de celle qui présente d'une manière évidente les caractères qui lui ont été attribués par Laënnec, en dehors d'un épanchement liquide dans la plèvre. (*Ibid.*, p. 95.)

A *priori*, on serait disposé à se laisser séduire par les allégations de M. Landouzy, allégations qu'il a renouvelées dans une Note dont il a saisi l'Académie, sous ce titre : *De la valeur de l'égophonie dans la pleurésie*. Mais nous pensons, avec M. de Castelnau (*Moniteur des Sciences*, t. III, n° 130, p. 1025, Paris, 2 et 5 novembre 1861), que M. Landouzy a trop étendu les limites d'un fait généralement admis aujourd'hui, contrairement à l'opinion de Laënnec, et nous contestons avec M. Jousset (*Art Médical*, t. XV, p. 157, Paris, 1862) les déductions trop absolues que cet auteur en a tirées.

Lorsque M. Landouzy dit dans sa Note que, « dans certains cas, l'égophonie diminue au fur et à mesure de la sortie du liquide, et qu'elle disparait complétement après la ponction, » il ne prouve rien en faveur de sa théorie.

Lorsqu'il dit, d'un autre côté, que « dans certains autres cas, l'égophonie augmente au fur et à mesure de la sortie du liquide épanché, et qu'elle persiste plus accentuée plusieurs jours après la ponction, » il ne prouve pas qu'à ce moment la cavité pleurale soit à sec. S'il en était ainsi, comment se ferait-il, comme l'a très-bien fait observer M. Jousset, que le *craquement pleural* eût fait défaut dans les points où l'*égophonie* se faisait entendre?

(1) Voyez l'Observation de M. Barthez, p. 149.

plus grande encore pouvait déterminer à son tour, dans des conditions encore mal connues, non-seulement une respiration bronchique (1), mais même une respiration caverneuse et amphorique, comme nous l'avons déjà dit (p. 149), et une certaine transmission de la voix, comme nous le dirons plus loin (2).

Il peut donc arriver qu'un poumon tout entier soit devenu complétement imperméable à l'air atmosphérique, par le fait d'un épanchement pleurétique, sans qu'on cesse d'entendre pour cela la respiration dite bronchique, comme nous l'avons vu dans l'observation de Gilette (p. 153) et dans celle de M. Landouzy (p. 157).

C'est que cette respiration, qui se produit exclusivement alors dans la section la plus élevée des voies aériennes, se propage de haut en bas dans toute l'étendue de la cavité thoracique, qui est le siége de l'épanchement, sans qu'on soit en droit pour cela de soupçonner avec MM. Barth et Roger (*Opcr. cit.*, p. 104 de la 5ᵉ édition), la complication d'une pneumonie, de tubercules ou de toute autre condition pathologique, dont l'effet est d'indurer le tissu du poumon, de s'opposer à son affaissement, et de le maintenir plus rapproché de la paroi thoracique.

Que devient la respiration bronchique dans les cas où des fausses membranes se trouvent mêlées à l'épanchement?

M. Beau pense qu'on peut distinguer en deux genres les épanchements pleurétiques : ceux avec bruit de souffle et ceux sans bruit de souffle.

Les premiers seraient constitués par un liquide sans mélange de fausses membranes. Les seconds, au contraire, seraient des épanchements dans lesquels le liquide s'accompagnerait d'une pro-

(1) Voyez encore une autre Observation du même auteur, dans laquelle le poumon était entièrement suspendu dans de la sérosité (p. 163).
(2) Voyez l'AUSCULTATION DE LA VOIX A L'ÉTAT PATHOLOGIQUE.

portion plus ou moins considérable de fausses membranes. (*Traité expérimental et clinique d'Auscultation*, p. 190.)

Ces propositions méritent d'être démontrées anatomiquement.

5° Compression des poumons par toute autre cause que par un épanchement pleurétique liquide.

La respiration bronchique peut être entendue dans certaines compressions du poumon par des productions cancéreuses ou mélaniques, par un anévrysme de l'aorte, par un abcès intra-thoracique, par un hydropéricarde abondant, par des fausses membranes pleurétiques, etc.

Toutes ces causes agissent en produisant une condensation telle du tissu pulmonaire, que ce tissu peut devenir semblable, pour la consistance, à l'hépatisation de la péripneumonie.

Les faits relatifs aux productions cancéreuses ou mélaniques du poumon se comprennent sans peine, après ce que nous avons dit plus haut (p. **177**) de ces productions dans leurs rapports avec le premier degré de la respiration bronchique.

Les faits relatifs aux anévrysmes se comprennent encore sans qu'il soit besoin d'entrer dans des détails à cet égard.

Et nous ne parlerions pas autrement des abcès intrà-thoraciques, de l'hydropéricarde et des fausses membranes pleurétiques, si les observations qui s'y rapportent, eu égard à la respiration bronchique, n'avaient pas pour le praticien un intérêt particulier.

Abcès intra-thoracique.

On avait remarqué chez un malade du souffle fort intense au-dessous de la clavicule gauche. On ne savait à quoi l'attribuer, l'état du poumon paraissant à peu près normal.

Le malade mourut, et l'on trouva la trachée et la bronche gauche comprimées par un abcès considérable dépendant du corps de plusieurs vertèbres cervicales. (Vernois, dans : *Bulletins de la Société anatomique*, pour l'année 1834, p. 158.)

Hydropéricarde.

MM. Barth et Roger ont entendu la respiration bronchique chez deux malades atteints d'hydropéricarde, et l'autopsie montra qu'il n'y avait ni épanchement dans les plèvres, ni pneumonie. (*Traité pratique d'Auscultation*, p. 92, 5ᵉ édit., Paris, 1860.)

Dans un cas analogue, que j'ai eu l'occasion d'observer à l'hôpital Notre-Dame-de-Pitié, service de Piedagnel, je n'avais dû songer qu'à un hydropéricarde, car la percussion donnait lieu à de la matité dans une grande étendue de la région précordiale, et cette matité, qui se déplaçait, du reste, en totalité dans les changements de place de la malade, avait la forme que M. Piorry a fait connaître, c'est-à-dire celle d'un cône dont la base touchait au muscle diaphragme, tandis que le sommet correspondait à l'origine des gros vaisseaux.

La malade qui faisait le sujet de cette observation avait été considérée par bien des médecins des hôpitaux comme une hypocondriaque, parce qu'elle se plaignait constamment et qu'ils ne lui trouvaient rien. Je découvris l'épanchement du péricarde. Piedagnel le guérit. La région précordiale recouvra ses sons normaux, le bruit de souffle cessa d'être entendu. La malade ne se plaignait plus.

Fausses membranes pleurétiques.

On avait observé chez un pleurétique âgé de 55 ans, dont nous avons déjà parlé (p. 157), un souffle tubaire qui avait persisté et avait pris même de l'extension, comme nous l'avons vu, après la ponction de la poitrine qui avait donné issue à 1,200 grammes de sérosité.

Or, nous le répétons, on ne trouva point de liquide dans la plèvre. Le poumon, enveloppé dans une fausse membrane, était réduit à une lame mince, et il avait, presque tout entier, la consistance du poumon d'un nouveau-né qui n'a pas respiré.

Ajoutons que la cinquième et que la sixième côtes, qui seules avaient été enlevées, offraient un bel exemple d'ostéophytes. (Landouzy, *Archives générales de Médecine*, p. 521, nᵒ de novembre 1856.)

Des observations semblables à la précédente sont assez rares, pour que M. Hirtz ait cru pouvoir dire que « toutes les fois qu'on entend la respiration tubaire dans la pleurésie, on doit diagnostiquer un épanchement dans lequel le poumon plonge encore. » (*Recherches cliniques sur quelques points du diagnostic de la pleurésie*, dans : *Archives générales de Médecine*, **2ᵉ** série, t. XIII, p. **177**, in-8°, Paris, **1837**.)

De tous les cas de pleurésie dans lesquels le souffle bronchique se fait entendre, celui dont parle M. Hirtz est certainement le plus fréquent. Mais il est bon de savoir que le souffle peut persister en l'absence de tout épanchement.

Nous en trouvons la preuve dans l'observation de M. Landouzy, que nous venons de rappeler.

Cette observation était publiée en **1856**, et c'est dans le cours de la même année qu'on lisait dans le *Traité expérimental et clinique d'Auscultation* de M. Beau, p. **189** et suiv. :

« Les fausses membranes pleurétiques, quand elles ont une certaine épaisseur, compriment les vésicules de la surface du poumon qui se trouve en contact avec elles. On comprend, dès lors, qu'il résulte de cette compression une diminution de murmure vésiculaire, et même sa suppression complète. Ce symptôme négatif est, avec le bruit de frottement, le seul qui doive être rapporté à la présence des fausses membranes pleurétiques, car *elles ne donnent jamais lieu à la perception du retentissement tubaire des bruits laryngés.* »

Lorsque ces fausses membranes ont une certaine épaisseur, disait encore M. Beau, elles empêchent la transmission des retentissements tubaires qui pourraient dépendre, soit d'un épanchement, soit même d'une hépatisation concomitante.

A l'appui de cette allégation, M. Beau citait deux malades affectés de pleuro-pneumonie qui ne présentaient aucun bruit dans le lieu de la lésion pulmonaire. Ces malades moururent et l'on constata sur l'un et sur l'autre une hépatisation complète sous-jacente à une fausse membrane molle, de nature gélatineuse et épaisse de deux centimètres. (*Oper. cit.* p. **190**.)

On le voit, la question stéthoscopique relative à l'existence des fausses membranes pleurétiques dégagées de toute complication d'épanchement, est encore loin d'être résolue, au point de vue pratique.

La différence de consistance, de mollesse, de dureté, d'épaisseur de ces fausses membranes, renferme peut-être le secret des résultats contradictoires que nous trouvons consignés dans les observations précédentes.

Il appartient à l'étude clinique rapprochée de l'étude nécroscopique d'éclairer un jour cette question qui présente sans doute plusieurs faces.

6° Dilatation des bronches.

Ce n'est guère, en général, que dans les cas où les bronches ont acquis un certain développement que la respiration bronchique se fait entendre ; encore même s'élève-t-elle rarement au degré qui lui ferait mériter la qualification de tubaire.

Limitée dans un point circonscrit si la dilatation est limitée, la respiration bronchique occupe un plus grand espace si la dilatation s'étend dans une plus grande étendue.

Plus est grande la solidité du poumon qui environne les conduits dilatés, plus est forte et pure à la fois la respiration bronchique, et plus même elle se rapproche du caractère caverneux.

Par contre, le souffle bronchique est moins facile à percevoir lorsque les bronches dilatées sont profondément situées. Il en est de même lorsque les bronches dilatées étant superficielles, elles n'ont pas comprimé suffisamment le tissu pulmonaire pour lui donner une certaine densité.

« Souvent, au rapport de Laënnec (t. I, p. **256**), la respiration donne la sensation d'un *souffle voilé*, c'est-à-dire d'un voile mince, d'une membrane humide qui flotte à chaque vibration et semble seule empêcher la colonne d'air de pénétrer dans l'oreille. »

D'autres fois, le souffle voilé ou non voilé disparaît pour un temps plus ou moins long, les mucosités qui remplissent les bronches ne permettant pas à l'air de parcourir librement leur cavité.

Mais que ces mucosités soient expulsées, et aussitôt le souffle se montre de nouveau pour s'effacer encore un peu plus tard sous l'influence du même obstacle.

Les choses se passent de même dans la phthisie pulmonaire, avec cette différence cependant que la fièvre et que la consomption continues qui font partie des symptômes de la phthisie accompagnent rarement la dilatation des bronches dégagée de toute complication.

A la vérité, la phthisie et la dilatation des bronches ont, à une certaine époque, quelques traits de ressemblance, au point de vue de l'expectoration, qui peut être abondante dans les deux cas, comme elle peut être également muqueuse, muco-purulente ou purulente. Mais cette expectoration simule bien plus fréquemment, dans la dilatation des bronches, la rupture d'une vomique, qu'elle ne le fait dans la phthisie.

Quant à la vomique véritable elle-même, je veux dire celle qui résulte d'une collection de matière tuberculeuse ramollie, qui s'échappe brusquement à travers les tuyaux bronchiques, elle est rare dans la phthisie.

On retrouve encore dans quelques cas de bronchite chronique une expectoration qui rappelle celle de la phthisie et de la dilatation des bronches. Mais quelle différence entre l'ensemble des signes qu'on observe dans le catarrhe pulmonaire et l'ensemble de ceux qui se révèlent dans la dilatation des bronches et dans la phthisie!

On a cherché à établir sur le siége de production du souffle, non moins à la vérité que des autres signes physiques, le diagnostic différentiel de la dilatation des bronches et des cavernes tuberculeuses, en disant que ces phénomènes se produisaient plus souvent à la base des poumons dans le premier cas, et au sommet dans le second. Nous ferons nos réflexions à cet égard, quand nous reviendrons, à propos des râles, sur ces deux maladies.

14

7° Œdème du poumon.

Lorsqu'on parcourt les observations d'œdème du poumon publiées par les auteurs les plus accrédités, on y trouve signalés presque exclusivement, comme existant à la partie postérieure de la poitrine, une diminution de la résonnance pulmonaire, un affaiblissement du murmure vésiculaire, du râle crépitant humide ayant longtemps persisté et du râle sous-crépitant qui dépendent, sans aucun doute, du catarrhe concomitant, l'absence des signes généraux de l'inflammation, et dans les cas où l'œdème est très-étendu et très-intense, un peu de bronchophonie à la racine du poumon.

L'anasarque est également notée dans les observations auxquelles je fais allusion.

On a quelquefois aussi constaté du souffle dans l'œdème pulmonaire, disent MM. Barth et Roger (5ᵉ édit., p. 93).

Cela se peut; mais nous ne l'avons jamais rencontré nous-même, et nous pouvons ajouter que ce phénomène sonore n'est indiqué non plus ni par M. Fournet (*Recherches cliniques sur l'Auscultation*, 1ʳᵉ partie, p. 280 et suiv.) ni par Laënnec dans les trois observations (la neuvième, la dixième et la onzième) par lesquelles cet auteur a terminé le chapitre qu'il a consacré à la description de l'œdème du poumon (t. I, p. 432 à 449).

8° Hémorrhagie ou Apoplexie pulmonaire.

On a remarqué que l'apoplexie pulmonaire était ordinairement entourée de congestion sanguine, et, dans ce cas, on a constaté :

Qu'il existait une obscurité de son très-grande et quelquefois de la matité au niveau des points congestionnés et frappés d'apoplexie;

Que les bruits respiratoires étaient, sur les mêmes points, ou très-affaiblis, ou complétement silencieux;

Que ces bruits étaient remplacés par de la bronchophonie;

Que la respiration était puérile autour de la partie malade ;

Qu'à tous ces signes venaient se joindre, lorsqu'il y avait hémoptysie, des râles sous-crépitants qui ne s'entendaient plus lorsque le sang avait cessé de s'épancher dans les voies de l'air.

La respiration bronchique fait-elle quelquefois partie du cortége des symptômes que nous venons de signaler?

M. Fournet ne dit rien de ce phénomène sonore dans le paragraphe de son ouvrage qui se rapporte à l'apoplexie pulmonaire (*Recherches cliniques sur l'Auscultation*, p. 303 et suiv.).

M. Beau pense « que la lésion appelée apoplexie pulmonaire a particulièrement son siége dans le tissu interstitiel du poumon, d'où il conclut que le symptôme physique le plus constant de l'apoplexie pulmonaire est l'absence partielle du murmure vésiculaire ; encore même faut-il pour cela, dit-il, que la lésion soit superficielle et qu'elle ait une certaine étendue. Quand la masse apoplectique est considérable, elle peut agir comme l'hépatisation, pour conduire le retentissement tubaire des bronches voisines. »

M. Beau prétend avoir assez souvent pu constater ce fait, dont Laënnec ne parle pas ; puis il cite l'observation suivante :

« Une femme affectée d'un rétrécissement aux orifices gauches du cœur, présentait à la partie inférieure et postérieure du poumon gauche de la matité et un retentissement tubaire très-marqué des bruits laryngés, souffle glottique, voix, etc. La fièvre était très-intense. Je crus avoir affaire à une pneumonie ; mais l'autopsie me fit observer une masse apoplectique ayant dans tous les sens un diamètre de huit centimètres environ. » (P. 184 et suiv. du *Traité expérimental et clinique d'Auscultation*, in-8°, Paris, 1856.)

Nous avons entendu nous-même, sur quelques malades atteints d'hémorrhagie pulmonaire, la respiration bronchique. Et lorsque le hasard nous a mis en présence d'apoplexies considérables du poumon, il nous a été donné d'entendre une respiration tantôt caverneuse et tantôt amphorique

Des cas de cette nature sont assez rares pour que nous devions au moins en citer un exemple. Choisissons de préférence celui dont nous avons rendu témoin, à une époque déjà très-éloignée, notre ami le docteur Bouchut.

Hémoptysie symptomatique d'une apoplexie pulmonaire. — Matité. — Bruits secs (sibilants, ronflants) et bruits humides (râles à bulles moyennes et à grosses bulles). — Respiration bronchique, caverneuse, amphorique.

« Adolphe Forbet, âgé de vingt-cinq ans, fit, en 1835, une chute à la suite de laquelle il eut bien de la peine à se relever ; mais après quelques minutes il n'y pensait plus. Cinq ou six mois après, il eut un crachement de sang très-abondant. Depuis lors, l'hémoptysie s'est renouvelée tous les ans à peu près à la même époque. Dans les premiers jours de février 1847, il a été pris d'une hémorrhagie plus abondante que de coutume, et il a craché du sang deux ou trois jours de suite. Reçu à la Pitié, il a subi à deux reprises différentes la phlébotomie et il a été soumis à un régime très-sévère. Or, à cette époque, voici ce qu'on rencontre à l'examen : le côté gauche de la poitrine en arrière est presque mat dans toute son étendue ; on y entend au-dessous de l'épine de l'omoplate la *respiration amphorique*. Le murmure vésiculaire est exagéré du côté opposé, et, au niveau de la région sous-épineuse, on distingue parfois du souffle. La résonnance y est assez claire.

» La région sous-claviculaire gauche est le siége d'une respiration bronchique, tandis qu'à la région mammaire on entend un murmure vésiculaire faible dans les deux temps et surtout dans le deuxième, qui ne se distingue pas toujours. La résonnance est pourtant assez forte, un peu moins cependant que du côté droit, où les deux bruits respiratoires s'entendent bien. Le siége du bruit amphorique, l'existence de la matité, le défaut de râles humides, de gargouillement, et le grand nombre des pneumorrhagies qui ont eu lieu ne permettent pas plus de songer à un pneumothorax qu'à une caverne pulmonaire. On ne trouve au sommet des poumons aucun des caractères assignés aux tubercules pulmonaires. La perte de sang a été précédée, accompagnée et suivie d'une augmentation de densité du tissu pulmonaire. Le bruit qui se produit dans la bronche correspondante est transmis facilement à travers ce tissu induré, et ce bruit a le caractère amphorique. En avant, où le tissu pulmonaire antérieur à la bronche est élastique et perméable à l'air, la respiration est seulement bronchique.

» Telles furent les réflexions faites le jour où l'observation fut recueillie. Un mois après (le 5 avril 1847), le docteur Mailliot revoit le malade; il trouve que, des deux côtés, en arrière, la résonnance est égale, et que la respiration, forte partout, est légèrement bronchique sous les épines scapulaires. En avant, la respiration est très-pure, avec absence complète de râles. » (*Du danger de certaines guérisons et de certains remèdes.* Thèse inaugurale soutenue le 16 juin 1847 à la Faculté de Médecine de Paris, par C. J. Cosson, p. 51 et 52.)

Telle est, sans y rien changer, l'observation que je communiquai dans le temps à M. Cosson. Je n'ai qu'un mot à dire pour la compléter.

Le malade qui en fait le sujet était parfaitement bien portant le jour où le médecin que je viens de nommer subissait sa thèse, et ce malade, auquel j'ai donné constamment des soins depuis cette époque, s'est éteint seulement le 8 août 1862. Il s'est éteint après avoir éprouvé, au moins une fois tous les ans, des crachements de sang qui se renouvelaient plusieurs jours de suite et qu'accompagnaient habituellement : au début des hémoptysies, des bruits secs (sibilants, ronflants) et des bruits humides (râles à bulles moyennes et à grosses bulles); un peu plus tard, une respiration tantôt bronchique, tantôt caverneuse, tantôt amphorique, accompagnée de fièvre; une résonnance faible ou nulle, une résistance aux doigts peu grande ou très-marquée; un peu plus tard encore, le retour du murmure vésiculaire et de la résonnance normale.

Ajoutez à cela que toutes les fois qu'il y avait récidive, le malade éprouvait, à des degrés divers, de la gêne à respirer, de la somnolence, de l'accélération du pouls; qu'au sang rose qu'il rendait par gorgées se mêlaient parfois des caillots noirs; qu'il en a été de même dans la dernière maladie, avec cette différence seulement, que cette fois, la dyspnée a été plus grande, la somnolence mieux accusée, le pouls plus rapide, la fièvre plus forte, la respiration plus accélérée, la toux plus pénible, l'inquiétude plus vive.

Ajoutez encore qu'il y a eu, pendant deux ou trois jours, délire, perte de connaissance, résolution du bras droit, rougeur de la face, transpirations abondantes, faiblesse extrême, et vous reconnaîtrez dans cette observation un exemple remarquable d'apoplexie pulmonaire souvent reproduite et toujours terminée par résolution, jusqu'à ce qu'enfin une nouvelle série de phénomènes morbides (phénomènes apoplectiformes de plus en plus marqués) soit venue mettre fin à la vie du malade, surpris, au milieu d'une santé florissante, que troublait seulement par intervalles un rhume aigu, hanté sur un rhume chronique.

Il est donc avéré, d'après ce qui précède, que le souffle peut se manifester dans l'apoplexie pulmonaire, et que ce souffle peut être accompagné de fièvre.

Les résultats de l'auscultation méritent d'autant plus de fixer l'attention, qu'on a vu des malades frappés d'apoplexie pulmonaire ne présenter, durant toute la maladie, ni hémoptysie, ni, par conséquent, expectoration de matière noire. (Exemple : l'observation publiée par M. Decrozant, p. 182 et suivantes des *Bulletins de la Société Anatomique* pour l'année 1843.)

Ces cas-là sont exceptionnels ; mais il faut les avoir présents à l'esprit et ne jamais oublier que s'il y a des hémoptysies sans apoplexie, il y a des apoplexies sans hémoptysie.

Ce sont les difficultés du diagnostic, que l'on rencontre trop fréquemment dans la pratique, qui ont conduit MM. Barth et Roger à dire d'une manière générale, en faisant allusion aux cas les plus fréquents : « Si le souffle bronchique débutait brusquement, dans un point de la poitrine, chez un sujet affecté de maladie du cœur ; s'il était accompagné, dans la même région, de râle sous-crépitant, avec oppression extrême et crachement de sang pur, on serait fondé à l'attribuer à une exhalation sanguine dans le parenchyme pulmonaire. » (*Traité pratique d'Auscultation*, p. 94 de la 5ᵐᵉ édit., Paris, 1860.)

Diagnostic différentiel de la pleurésie et de la péripneumonie, des cavernes pulmonaires, de l'hémorrhagie du poumon, etc., au point de vue du souffle seulement.

Différence de fréquence et de persistance suivant les maladies. — Extrêmement rare dans les anévrysmes de l'aorte et dans les abcès intra-thoraciques, très-rare dans l'œdème pulmonaire, dans les fausses membranes pleurétiques, dans le cancer et dans la mélanose des ganglions bronchiques environnant les grosses bronches et la fin de la trachée-artère, rare dans l'hydropéricarde, la respiration bronchique est moins fréquente dans la congestion pulmonaire que dans l'hémorrhagie du poumon, dans l'hémorrhagie du poumon que dans la pleurésie, dans la pleurésie que dans la pneumonie catarrhale, dans la pneumonie catarrhale que dans la péripneumonie.

Elle est moins persistante dans la péripneumonie aiguë que dans la péripneumonie chronique.

Invariabilité de siége. — Ajoutons que les souffles des tubercules pulmonaires, de la péripneumonie, de la pneumonie catarrhale, de l'engorgement hémoptoïque, de la dilatation des bronches, etc., sont invariables, c'est-à-dire qu'ils ne changent jamais de place, quelle que soit la position que prennent les malades, tandis que cela peut arriver dans certains cas de pleurésie.

Différence de siége. — Ils ont un siége différent suivant les maladies. Ainsi, le souffle dû à la dilatation des bronches correspond principalement à la partie moyenne ou inférieure d'un seul poumon ; le souffle dû aux tubercules affecte de préférence les régions supérieures de la poitrine, en avant et en arrière ; celui qui accompagne la péripneumonie ou l'engorgement pulmonaire chronique, simple ou hémoptoïque, se trouve le plus ordinairement en arrière, quelquefois à la partie moyenne du dos, mais plus fréquemment d'un côté ou de l'autre, suivant le lieu de l'induration.

Formation plus ou moins rapide de la respiration bronchique. — En outre, le souffle de l'engorgement hémoptoïque survient rapidement; celui de la péripneumonie se manifeste peu de temps après l'invasion de la maladie ; celui des tubercules arrive tard, à moins que la phthisie ne soit aiguë, ce qui est rare.

Caractères de la respiration bronchique suivant les cas. — Elle est ordinairement plus douce, moins distincte, moins nette dans la pleurésie que dans la péripneumonie avec induration, elle semble partir d'un point plus éloigné, bien qu'elle vienne se terminer dans l'oreille; elle est bien plus fréquemment tubaire dans la péripneumonie que dans la pleurésie; elle ne devient aigre et saccadée que dans cette dernière maladie.

La respiration tubaire ne se produit dans la péripneumonie qu'après le râle crépitant ; elle n'est point précédée de ce râle dans la pleurésie.

Le râle crépitant accompagne le plus souvent le souffle tubaire de l'inflammation des poumons, il n'accompagne point la pleurésie dégagée de toute complication.

« Dans les cas de caverne pulmonaire, la respiration présente le *souffle tubaire,* qu'on peut appeler *caverneux,* à raison de son caractère, et qui se trouve presque toujours combiné avec le gargouillement résultant de la présence des mucosités ou du pus dans ces cavernes. » (Cruveilhier, art. PLEURÉSIE du *Dictionnaire de Médecine et de Chirurgie pratiques,* p. 292, in-8°, Paris, 1835.)

Ce que nous avons dit plus haut de la respiration bronchique à propos des tubercules pulmonaires, de la péripneumonie, de la pneunomie catarrhale, de la pleurésie, de la compression des poumons par une production solide, de la dilatation des bronches, de l'œdème et de l'hémorrhagie pulmonaires, nous dispense de faire ici d'autres rapprochements.

Mécanisme de production de la respiration bronchique.

Trois théories dominent toutes celles qu'on a proposées jusqu'à ce jour. Elles appartiennent : la première à Laënnec, la seconde à M. Beau, la troisième à M. Skoda (1).

Pour Laënnec, les phénomènes sonores se produisent directement dans les bronches, d'où ils se propagent de dedans en dehors à travers le poumon devenu meilleur conducteur du son.

Pour M. Beau, les bruits qu'on entend dans les bronches ne sont que le retentissement de ceux primitivement formés dans les voies supérieures de l'air.

Pour M. Skoda, les souffles bronchiques ne sont qu'un effet de la consonnance.

Théorie de Laënnec

Ou théorie de la conductibilité.

Laënnec pensait que les raisons de la respiration bronchique étaient faciles à donner. Il les trouvait dans la compression ou l'engorgement du tissu pulmonaire, qui empêchent la pénétration de l'air dans les vésicules.

La respiration bronchique était alors la seule qui eut lieu, elle

(1) Si nous ne mentionnons ici que ces trois théories, c'est parce que celle qu'a proposée Jackson, à propos des tubercules pulmonaires, ne nous paraît pas suffisante. Jugez-en par ce qui va suivre :

« Dans l'état naturel, dit-il, quand le tissu pulmonaire conserve sa souplesse et sa perméabilité normales, le bruit respiratoire se compose à la fois de celui qui est causé par le passage de l'air dans les bronches, et de celui qui est causé par son entrée dans les vésicules pulmonaires, et comme ce dernier prédomine, il est seul entendu. Mais du moment où l'infiltration tuberculeuse commence, les vésicules deviennent chaque jour plus rares, l'expansion vésiculaire diminue, et, le bruit de l'air qui traverse les était d'autant plus bruyante et facile à entendre que le tissu du poumon rendu plus dense en devenait meilleur conducteur du son. (*Traité de l'Auscultation médiate*, t. I, p. 73, 4ᵉ édit. in-8°. Paris, 1837.)

OBJECTIONS A CETTE THÉORIE. — Cette théorie, que bien des médecins ont acceptée, a été combattue par d'autres. On peut signaler, parmi ses plus ardents critiques, M. Skoda et M. Beau.

Suivant le premier de ces auteurs, « la respiration bronchique s'entend souvent avec une grande force dans des cas où le tissu pulmonaire est comprimé ou complétement hépatisé, de manière à ce que l'air ne puisse y pénétrer. Or, d'après les idées de Laënnec, il faudrait un fort courant d'air pour produire la respiration bronchique. L'air pénètre dans le poumon, pendant l'inspiration, avec d'autant plus de force et de rapidité que la puissance d'expansion de l'organe est plus grande, et il est chassé, pendant l'expiration, avec d'autant plus de force que le poumon se contracte mieux ou est comprimé plus fortement ; moins une partie du poumon se dilate dans l'inspiration et se contracte dans l'expiration, et moindres sont l'entrée et la sortie de l'air dans les tuyaux bronchiques ; lorsque le poumon est complétement comprimé ou hépatisé, cette circulation de l'air est réduite presque à zéro. Comme il ne se produit aucun changement dans le volume d'un poumon hépatisé pendant la respiration, il ne faut donc pas par-

bronches restant le même, il diminue tous les jours davantage, et finit par être seul perçu. » (*Mémoires de la Société médicale d'observation*, note de la p. xv de l'*Avertissement* écrit par M. Louis, t. Iᵉʳ, in-8° ; Paris, 1837.)

A ce point de vue, il ne serait tenu aucun compte de la modification profonde qu'a imprimée au parenchyme pulmonaire la présence des tubercules. C'est un tort, selon nous. Nous admettons volontiers, avec Jackson, que la cessation des bruits vésiculaires peut être favorable à la manifestation des bruits bronchiques capillaires et autres ; mais nous pensons, avec MM. Barth et Roger, que si cette explication exclusive était juste, on devrait percevoir la respiration bronchique à mesure que le bruit des vésicules cesse de se faire entendre dans l'expiration. (*Traité d'Auscultation*, p. 80.)

Incontestablement la présence des tubercules sur le trajet des bronches capillaires, la diminution de calibre de ces bronches et l'augmentation de densité du tissu pulmonaire autour des noyaux tuberculeux, jouent un grand rôle dans la production du bruit expiratoire.

ler de l'entrée ou de la sortie de l'air dans cette partie du poumon. »
(P. **127** et suiv. du *Traité de Percussion et d'Auscultation*, traduit par le docteur Aran, Paris, 1854.)

On a répondu à ces objections :

1° Que le degré de force plus ou moins grand avec lequel l'air
pénètre dans la poitrine n'est pas la seule cause de production du
souffle ;

2° Que, dût le poumon malade ne point se dilater, ni par conséquent revenir sur lui-même, l'air ne pénètrerait pas moins dans
ce poumon, attiré qu'il serait dans la trachée-artère par la force
avec laquelle il se précipiterait dans le côté sain ;

3° Que d'ailleurs, en supposant l'immobilité absolue du côté
malade, les bruits supérieurs n'arriveraient pas moins par
propagation de haut en bas dans les bronches restées encore
perméables.

Théorie de M. Beau

Ou théorie du retentissement des bruits supérieurs dans les voies inférieures de l'air.

Ce dernier argument a paru d'une telle importance à quelques
médecins, que l'un d'eux, M. Beau, reprenant en sous-œuvre
l'opinion que Chomel avait émise pour rendre compte du souffle
des épanchements pleurétiques (1), chercha à établir d'une manière absolue (2), que le souffle bronchique n'était pas dû, comme
l'avait pensé Laënnec, au frottement de l'air contre les parois des
bronches, mais qu'il résultait du retentissement dans ces conduits
aériens d'un bruit unique qui se passe dans les voies respiratoires
supérieures.

M. Beau a défendu et développé de nouveau cette théorie dans
son *Traité expérimental et clinique d'Auscultation appliquée à*

(1) *Dictionnaire de Médecine*, t. XVII, p. 133, in-8°, Paris, 1827.
(2) *Archives de Médecine*, t. V, p. 557, in-8°, Paris, 1834.

l'étude des maladies du poumon et du cœur (**1** vol. in-8°.
Paris, 1856), comme il l'avait du reste défendue et développée
plusieurs années auparavant dans les *Archives de médecine* (t. VIII,
p. 129, n° de juin 1840).

« Ce bruit unique prend dans les bronches tous les caractères
de forme, de durée et d'intensité des souffles glottiques eux-mêmes.
Il y a seulement quelques nuances qui tiennent à la différence de
capacité de la cavité où les bruits viennent retentir. » (*Traité
expérimental et clinique d'Auscultation*, p. **33**.)

OBJECTIONS A CETTE THÉORIE. — L'auteur a soutenu sa manière de voir avec un talent supérieur, mais il avait été d'avance
réfuté par Laënnec, comme nous l'avons vu en traitant de l'auscultation des poumons à l'état physiologique (THÉORIE DE LA
RESPIRATION A L'ÉTAT NORMAL). Laënnec avait dit, en particulier,
« que la respiration la plus bruyante à l'oreille (et il ne comprenait dans cette respiration ni sifflement ni râles, mais seulement
les bruits que l'air produit en frappant le bord de la glotte, le voile
du palais et les parois des fosses nasales) ne se faisait pas entendre
pour cela avec plus de force dans l'intérieur de la poitrine. Pour
le prouver, il citait l'exemple d'un asthmatique dont la respiration
se faisait entendre à une très-grande distance, bien que les bruits
produits dans l'intérieur de la poitrine fussent, chez ce malade,
moins forts que chez la plupart des hommes. » (*Traité de l'Ausc.
méd*. t. I, p. 69 de la 4me édit., Paris, **1837**.)

« Comment les bruits normaux du larynx, qui sont si faibles,
disait à son tour M. le docteur Batailhé dans une de ses leçons (**1**),
iraient ils produire la respiration bronchique, alors que des bruits
laryngiens très-intenses, assez intenses pour être entendus à distance, sont à peine entendus par l'oreille appliquée sur le thorax !

(1) Voyez cette Leçon reproduite à la page 39 de la thèse soutenue à la Faculté de
Paris, le 1er février 1855, par M. Pio-Angelo da Silva, sous ce titre : ESSAI SUR L'AU-
SCULTATION DE L'APPAREIL RESPIRATOIRE.

» La voix, la toux, qui sont entendues à une grande distance, sont souvent peu ou point entendues sur les parois pectorales, et les souffles normaux laryngiens produiraient le murmure vésiculaire par leur simple retentissement! Autant vaudrait dire que le râle crépitant et que le râle sous-crépitant peuvent résulter d'un gros râle muqueux formé dans la gorge et retentissant jusqu'aux vésicules. »

Ce raisonnement nous paraît juste et il nous dispense d'insister davantage sur une théorie dont le moindre défaut est certainement d'être trop exclusive.

Entre cette explication donnée par M. Beau et l'explication qui ressort des lois de la physique (celle de la réflexion des ondes sonores, voy. plus haut. p. 160), se place naturellement une autre explication. Nous allons la faire connaître.

Théorie de M. Skoda

Ou théorie de la consonnance.

« Dans mon opinion, dit cet auteur, la respiration bronchique doit s'expliquer par les lois de la consonnance.

» Si une excavation pulmonaire qui n'est pas trop vaste ou des tuyaux bronchiques qui traversent le parenchyme pulmonaire possèdent des parois assez solides pour réfléchir le son, le bruit respiratoire du larynx, de la trachée et des bronches entrera en con·sonnance avec l'air contenu dans ces excavations ou dans ces tuyaux bronchiques. » (P. 129 de la *Version française* du docteur Aran.)

« Lorsque des excavations à parois solides et dures contiennent de l'air et communiquent avec les tuyaux bronchiques, on y entend, en général, pendant la respiration, un bruit qui est assez fort, et qui est un effet de la consonnance. L'air qui se trouve contenu dans l'excavation entre en vibration à l'unisson avec l'air contenu dans le tuyau bronchique le plus voisin qui communique avec elle, et dans lequel un bruit est produit par le passage de l'air pendant la respiration. Le bruit ainsi excité dans une excavation par la consonnance doit, par conséquent, être bronchique, excepté lorsque l'excavation est assez vaste pour donner naissance à l'écho amphorique ou au tintement métallique. » (*Ibid.*, p. **131**.)

« Le bruit produit par la consonnance est toujours bronchique ou amphorique. » (**1**) (*Ibid.* p. **132**.)

OBJECTIONS A CETTE THÉORIE. — Tout en reconnaissant que, dans certains cas, il peut y avoir une identité tellement parfaite entre le bruit expiratoire laryngien, entendu en dehors de la glotte, et le souffle bronchique expiratoire, perçu au niveau de la portion du poumon hépatisée, sous le rapport de la force, du ton et du timbre, qu'il est impossible de nier la consonnance, Aran ne peut admettre qu'elle soit toujours la seule cause de production du souffle. « En effet, dit-il, il est des cas où le souffle est faible et d'un ton différent, il en est d'autres où il est plus intense et d'un ton plus élevé que le bruit laryngien. » (*Oper. cit.*, p. **151**.)

En vain. M. Skoda a répondu à ces objections que la respiration bronchique n'était pas toujours un bruit respiratoire laryngé consonnant, mais qu'il provenait souvent de la partie inférieure de la trachée ou d'une des bronches, ou même d'une des principales divisions bronchiques (*Oper. cit.*, p. **144**), M. Walshe lui a répondu à son tour que c'était là une distinction purement artificielle et qui ne s'appuyait pas sur les faits cliniques. (*Ibid.*, p. **152**.)

Il faut bien que M. Skoda lui-même ait compris que sa théorie

---

(**1**) M. Skoda n'admet donc point la respiration caverneuse. D'où vient cela ? De ce qu'il appelle exclusivement bronchique, comme l'écrivait du reste Laënnec, le bruit respiratoire qui offre le caractère d'un bruit laryngé ou trachéal (p. 143 de la version française du docteur Aran).

Laënnec s'exprimait, en effet, en ces termes :

« Je désignerai sous le nom de *bruit respiratoire bronchique*, ou, pour abréger, sous celui de *respiration bronchique*, le bruit que l'inspiration et l'expiration font entendre dans le larynx, la trachée-artère et les gros troncs bronchiques situés à la racine du poumon. » (*Traité de l'Auscultation médiate*, p. 74, t. I, 4ᵉ édit. ; Paris, 1837.)

ne pouvait pas servir à l'explication de tous les cas, puisqu'il a fait les restrictions que nous venons de signaler.

En repoussant d'une manière absolue la théorie de la conductibilité, comment se rendrait-on compte, en particulier, de la respiration bronchique que Gilette a perçue sur tout le côté droit de la poitrine du malade dont le poumon correspondant, réduit à une masse solide, ne renfermait plus une seule bronche libre dans son tissu ?

RÉSUMÉ ET CONCLUSIONS.

Telle est la succession qui s'est produite dans les idées, depuis Laënnec jusqu'à nos jours.

Cet auteur ne croit pas à la propagation, ni par conséquent au retentissement de haut en bas des bruits produits dans les sections supérieures des voies de l'air. Pour lui, le souffle bronchique n'est dû qu'au frottement de l'air contre les parois des bronches, puis ce souffle traverse le poumon devenu meilleur conducteur du son.

M. Beau, au contraire, croit au retentissement, dans les bronches, des bruit formés dans les orifices des fosses nasales, des lèvres, de la gorge, de la glotte et du larynx.

M. Fournet admet, comme cause principale des souffles bronchiques, la production de bruits primitifs supérieurs se propageant de haut en bas et se réfléchissant, à la manière de l'écho, contre les parois des bronches. (V. plus haut, p. 139.)

M. Skoda ne pense pas autrement que M. Fournet quand il admet la consonnance, c'est-à-dire l'effet des sons réfléchis, vibrant à l'unisson avec l'air contenu dans les bronches.

Où donc est la vérité au milieu de toutes ces opinions ?

Elle nous paraît être dans la réunion de chacune d'elles.

Nous croyons : 1° Que le frottement de l'air contre les parois des bronches produit un son ;

2° Que ces parois, en vibrant à leur tour, en produisent un autre ;

3° Que les bruits supérieurs se réfléchissent, en se renforçant, contre les parois des bronches, et qu'ils entrent en consonnance avec l'air contenu dans leur cavité ;

4° Que les bruits réfléchis deviennent d'autant plus sensibles, d'autant plus purs, que les parois contre lesquelles viennent s'appuyer les ondes sonores sont plus solides ;

5° Enfin, qu'ils arrivent d'autant mieux à l'oreille, que le parenchyme pulmonaire, devenu plus dense, est devenu par cela même meilleur conducteur du son.

2° RESPIRATION CAVERNEUSE.

Laënnec avait écrit à ce propos : « J'entends sous ce nom le bruit que l'inspiration et l'expiration déterminent dans une excavation formée au milieu du tissu pulmonaire, soit par des tubercules ramollis, soit par l'effet de la gangrène ou d'un abcès péripneumonique. » (*Opér. cit.*, t. I, p. **74**.)

Mériadec Laënnec avait ajouté : « Soit par des bronches fortement dilatées. » (*Ibid.*, note de la p. **74**.)

Nous avons fait voir ce que ces paroles avaient de trop exclusif et même d'erroné ; nous ne pouvons donc que renvoyer aux généralités que nous avons exposées sur ce sujet.

En effet, s'il est vrai de dire, en général, que dans les cavernes pulmonaires, on sent l'air pénétrer dans une cavité plus vaste que ne l'est celle des rameaux bronchiques, il faut aussi convenir que l'on éprouve cette sensation dans quelques cas de pneumonie chronique, d'engorgement hémoptoïque, de tubercules pulmonaires et d'induration du poumon avec ou sans dilatation des bronches.

La respiration caverneuse s'entend, en général, dans une petite

étendue. Elle est susceptible de disparaître par intervalles, quand
elle est due à des cavernes. Elle est beaucoup plus permanente
lorsque des cavernes n'existent pas. Elle ne se déplace point quand
les malades changent de position, comme cela arrive au souffle
bronchique dans quelques cas.

La respiration caverneuse s'entend d'ordinaire sous la clavicule
et dans les régions sus et sous-épineuses. Elle est facilement confondue à son début avec la respiration bronchique ; mais au point
de vue des idées que nous avons émises, il n'y a pas dans cette
confusion un grand inconvénient, puisque nous avons démontré
qu'il suffisait d'une induration pulmonaire autour d'une grosse
bronche pour produire, suivant le degré de l'induration, un souffle
bronchique ou caverneux.

La difficulté ne consiste pas à reconnaître le souffle caverneux.

Toute la difficulté réside dans l'interprétation et la valeur séméiologique de la respiration caverneuse.

Nous avons vu Laënnec la rapporter exclusivement à une excavation pulmonaire de telle nature ou de telle autre ou à une dilatation bronchique considérable.

Et tous les auteurs ont si bien partagé cette manière de voir,
que dans leur esprit l'idée du souffle caverneux a toujours réveillé
l'idée d'une bronche fortement dilatée ou d'une caverne pulmonaire.

C'est contre ce rapprochement trop exclusif que nous nous éle-
vons depuis plusieurs années, et voilà que les observations viennent tous les jours, d'un côté comme de l'autre, donner gain de
cause à notre opinion.

En effet, MM. les docteurs Barthez et Rilliet font à la Société
médicale des hôpitaux de Paris, en **1852**, une communication
dans laquelle ils avancent qu'il est des cas de pleurésie chronique,
et même de pleurésie aiguë, dans lesquels on peut entendre la
respiration caverneuse, en l'absence de toute excavation pulmonaire. Ils citent des observations à l'appui de cette proposition

qu'ils développent dans une *Note sur quelques phénomènes sté-thoscopiques rarement observés dans la pleurésie chronique.* (Archives générales de médecine. Mars, 1853, p. 257 et suivantes.)

Plus tard, M. Barthez tout seul publie le nouveau fait (malade de M. Marjolin) que nous avons reproduit en entier (p. 150), et qui montre la respiration prenant le timbre caverneux dans un cas d'empyème simple.

En faut-il davantage pour prouver que la respiration caver-neuse peut se produire en l'absence de toute caverne, de tout pneumothorax communiquant avec les voies de l'air?

Sont-ce les raisons que nous venons de donner qui ont conduit M. Skoda à dire que la respiration bronchique et caverneuse de Laënnec était un seul et même bruit? (P. 135 de la version française du docteur Aran.)

Le médecin allemand a basé son opinion sur les considérations suivantes :

1° Il serait impossible d'établir, d'après la description de Laënnec, une distinction entre la respiration bronchique et la respiration caverneuse ;

2° L'écho amphorique et le tintement métallique sont les seuls phénomènes sonores que l'on puisse considérer comme signes caractéristiques d'une excavation ;

3° Laënnec n'a comparé à aucun bruit connu la respiration caverneuse ; il ne détermine pas la particularité à l'aide de laquelle on peut reconnaître que l'air pénètre dans un espace plus vaste ;

4° Une excavation pulmonaire ne donne pas toujours le même bruit.

« La preuve que la distinction entre la respiration bronchique et la respiration caverneuse est possible, a dit l'interprète français de M. Skoda, c'est qu'elle se fait tous les jours au lit du malade. » (Note de la p. 129.)

De prime abord, cette raison du docteur Aran paraît péremptoire ; mais nous dirons à notre tour que nous avons vu diagnostiquer fréquemment des cavernes sur la foi de la respiration dite caverneuse, lorsque l'autopsie ne les révélait point.

La sensation de la pénétration de l'air dans un espace plus vaste peut induire en erreur ; et s'il y a de l'exagération de la part de M. Skoda à n'appeler que du nom de bronchique le bruit excité par la consonnance dans une excavation voisine d'une bronche avec laquelle elle communique, il y a une exagération aussi grande peut-être à désigner sous le nom de caverneuse toute respiration qui se borne à donner à l'oreille la sensation de la pénétration de l'air dans un espace plus vaste que celui des bronches.

Nous blâmons l'exagération des deux côtés. Et pour faire bien comprendre notre pensée sur la question qui nous occupe, nous dirons que, dans certains cas de cavernes, il peut se produire une respiration qui rappelle absolument la respiration bronchique, comme il peut se produire dans certaines affections pulmonaires, avec ou sans dilatation des bronches, une respiration qui rappelle à s'y méprendre la respiration caverneuse.

M. Skoda a fait sans doute la même observation, et il a été conduit par cela même à appeler bronchique toute respiration qui avait le caractère laryngé et trachéal. Puis, forçant les conséquences, il n'a plus voulu considérer comme signes caractéristiques d'une excavation que l'écho amphorique et le tintement métallique.

Concluons. M. Skoda a nié la respiration caverneuse parce qu'il n'a pas trouvé suffisants les caractères distinctifs que lui avait assignés Laënnec.

Mais il suffit de s'entendre. Nous appellerions, en France, caverneuse la résonnance que la voix produit au niveau d'une caverne tuberculeuse vide, d'une certaine capacité, bien que cette résonnance ressemblât exactement à celle que la voix détermine dans le larynx.

M. Skoda l'appellerait bronchique.

Quels sont les cas dans lesquels on peut entendre la respiration caverneuse ?

Les plus ordinaires sont ceux dans lesquels il existe des cavernes dans les poumons. Viennent ensuite ceux dans lesquels les bronches sont dilatées, et enfin ceux dans lesquels les poumons sont engorgés ou réduits à une masse solide par le fait des tubercules, de la péripneumonie, d'un épanchement pleurétique.

1° Cavernes pulmonaires.

« La respiration caverneuse survient quelquefois comme symptôme de l'*apoplexie pulmonaire*, lorsque le caillot sanguin qui a produit la déchirure du poumon s'est échappé par le canal des bronches ; elle caractérise la *gangrène du poumon*, et *les abcès* de ce viscère, lorsque semblablement le produit morbide a pu être évacué... » (Compendium de médecine pratique, article Auscultation, p. 472.)

« Ce souffle, ajoutent les auteurs du *Compendium*, ce souffle paraît acquérir son maximum d'intensité, lorsque, autour de la cavité où il se produit, le tissu pulmonaire a subi une induration considérable. »

Pareille chose se passe dans les *cavernes tuberculeuses*, et dans ce cas, la respiration présente encore, selon les expressions de M. Cruveilhier, « *le souffle tubaire*, qu'on peut appeler *caverneux*, à raison de son caractère, et qui se trouve presque toujours combiné avec le gargouillement résultant de la présence des mucosités ou du pus dans les cavernes. » (Article Pleurésie du *Dictionnaire de Médecine et de Chirurgie pratiques*, p. 292, Paris, 1835.)

Disons du retentissement ce que M. Cruveilhier a dit lui-même

et de la toux et de la voix, qu'il est proportionnel à l'étendue de
la caverne et à la densité de ses parois.

Ces deux conditions d'étendue et de densité surtout méritent,
de la part du médecin, une grande attention, car il peut exister
un défaut de proportion entre la capacité de la caverne et l'ampleur du souffle caverneux, si bien, que la respiration peut, dans
des cas exceptionnels, présenter le souffle des cavernes sans qu'il
existe autre chose qu'une induration tuberculeuse, ou des cavités
tellement étroites qu'elles ne pourraient à elles seules donner
naissance au souffle caverneux.

Nous avons développé ce point de doctrine dans nos généralités (p. **145** et suiv.) Mais nous devions y insister encore ici et
nous y reviendrons plus loin à l'occasion des râles et des résultats
de l'auscultation de la voix.

C'est assez dire que nous trouvons trop absolues les paroles
suivantes de Laënnec : « La respiration caverneuse a le même
caractère que celui de la respiration bronchique : mais on sent
évidemment que l'air pénètre dans une cavité plus vaste que ne
l'est celle des rameaux bronchiques. » (P **74** du t. I, du *Traité
de l'Auscultation médiate*, 4° édit., Paris, **1837**.)

2° Bronches dilatées.

Nous avons déjà vu, que pour peu que le calibre des bronches
fût considérable, la respiration caverneuse pouvait se mêler à la
respiration bronchique.

La respiration caverneuse peut donc se produire dans la dilatation des bronches. Ordinairement alors la dilatation est en ampoule. Elle peut affecter tous les tuyaux bronchiques.

M. Fournet a montré à la Société anatomique (p. 35 des *Bulletins*
de cette Société pour l'année 1837) « une dilatation des ramifications capillaires des bronches. Cette dilatation consistait en une ca-

vité du volume d'une noix, qui avait donné lieu pendant la vie à des symptômes qui auraient pu faire croire facilement à l'existence d'une caverne. »

Le souffle n'a donc pas, à vrai dire, de lieu d'élection ; il peut être accompagné, comme dans certaines cavernes pulmonaires, de *gros râles*, de *matité*, de *bruit de pot fêlé*, mais il s'accompagne rarement des symptômes locaux ou généraux graves qui se lient à l'existence des véritables cavernes.

Il est pourtant des cas exceptionnels (M Briquet en a cité des exemples) dans lesquels la dilatation des bronches se complique de gangrène de la muqueuse bronchique. Il faut avoir ces cas présents à l'esprit, puisque l'haleine et les crachats des malades rappellent l'odeur qu'exhalent les excavations gangréneuses du poumon en communication avec les bronches.

3° Poumons engorgés ou réduits à une masse solide par le fait des tubercules, de la péripneumonie, d'un épanchement pleurétique.

« Le souffle bronchique de la péripneumonie peut, exceptionnellement, présenter un timbre plus ou moins caverneux, lorsque l'hépatisation a son siége autour d'une très-grosse bronche ou au point de réunion de plusieurs rameaux volumineux. » (Barth et Roger, 5ᵉ édit., p. **95**.)

A plus forte raison peut-il en arriver ainsi dans certains cas de pneumonie chronique et de tubercules conglomérés, de pleurésie, etc.

M. Cruveilhier ne me démentira pas, lui qui a rencontré la pectoriloquie évidente dont Laënnec faisait un signe infaillible des excavations pulmonaires, dans des cas de simple pneumonie parvenue au degré de l'hépatisation grise. (Voyez l'article PLEURÉSIE du *Dictionnaire de Médecine et de Chirurgie pratiques*, p. **293**, Paris, **1835**.)

M. Barthez ne me démentira pas davantage, lui qui a publié l'observation du jeune malade que M. Marjolin lui avait présenté, et chez lequel une certaine quantité de liquide purulent dans la cavité de la plèvre se traduisait comme nous l'avons vu (p.150), par une matité générale jointe à de la respiration bronchique, existant dans toute la hauteur de la poitrine en arrière, et par une respiration manifestement caverneuse sous la clavicule.

Mécanisme de production de la respiration caverneuse.

Après ce que nous avons dit dans nos généralités sur la respiration bronchique, caverneuse et amphorique, d'une part, et les détails dans lesquels nous sommes entrés sur le mécanisme de production de la respiration bronchique, d'une autre part, il nous reste fort peu de chose à dire sur le mécanisme de production de la respiration caverneuse.

Théorie de Laënnec.

Laënnec ne dit point formellement que la respiration caverneuse soit due au frottement de l'air contre les cavernes, comme le prétend M. Beau (1).

Mais il ressort clairement de la lecture de ses ouvrages que telle était sa pensée.

Le souffle empruntait sa forme, dans ce cas, des conditions particulières dans lesquelles se trouvait l'excavation formée au milieu du tissu pulmonaire.

Théorie de M. Fournet.

(Voyez plus haut p. 162.)

(1) *Archives de Médecine*, t. V, p. 557, Paris, 1834.

Théorie de M. Beau.

Elle est exactement la même que celle que nous avons fait connaître à propos du souffle bronchique. Aussi lui ferons-nous les mêmes objections. Le souffle caverneux est dû, pour cet auteur, au retentissement, dans les cavernes, d'un bruit unique qui se passe dans les voies respiratoires supérieures. Ce bruit unique revêt, dans les cavernes, tous les caractères de forme, de durée et d'intensité des souffles glottiques, en prenant des nuances qui tiennent aux cavités où les bruits viennent retentir.

Théorie de M. Skoda.

Les paroles que nous avons empruntées à cet auteur, lorsque nous avons exposé sa théorie de la respiration bronchique, nous dispensent d'entrer ici dans de nouveaux détails, puisque ces paroles se rapportent aussi bien à une excavation pulmonaire qu'à des tuyaux bronchiques qui traversent le parenchyme pulmonaire.

Faisons cependant une réflexion à propos des excavations dont les parois sont seulement membraneuses, et dans lesquelles affleure immédiatement du tissu pulmonaire contenant de l'air.

Dans ce cas, dit M. Skoda, il n'y a que peu ou il n'y a point de consonnance (p. 132 de la Vers. franç., du docteur Aran).

Aran oppose à cette allégation l'observation suivante :

Une femme tuberculeuse avait présenté pendant la vie du gargouillement et du souffle presque amphorique sous la clavicule droite. La moitié supérieure du lobe supérieur droit fut trouvée affaissée à l'autopsie. Le parenchyme pulmonaire avait complétement disparu, et l'excavation, qui eût pu loger un gros œuf de dinde, était formée par des parois exclusivement membraneuses. Inférieurement, l'excavation reposait sur le tissu infiltré de matière tuberculeuse.

M. Skoda regarderait-il ici l'induration de la base de l'excavation comme suffisante pour produire la consonnance? (Aran, note de la p. 132.)

CONCLUSIONS.

Ce sont les mêmes que celles dont nous avons fait suivre l'exposé du mécanisme de production de la respiration bronchique, sauf à rapporter aux cavernes pulmonaires de toute nature (tuberculeuses, apoplectiques, gangréneuses, etc.) aux bronches dilatées, à certains cas de péripneumonie et de pleurésie, ce que nous avons dit de certaines conditions de la tuberculation pulmonaire, de la péripneumonie, de la broncho-pneumonie, de la pleurésie, de la compression des poumons par une production solide, de la dilatation des bronches, de l'œdème et de l'hémorrhagie pulmonaires.

3° RESPIRATION AMPHORIQUE

SYNONYMIE. — **Bourdonnement amphorique. — Souffle amphorique. — Souffle métallique.**

Cette respiration que l'on qualifie, dans quelques circonstances, du nom de métallique, à cause du timbre argentin et comme retentissant qui forme alors un de ses caractères, est rarement d'une égale intensité dans les deux temps de la respiration.

Tantôt elle est plus forte dans l'inspiration (1) et tantôt dans l'expiration (2).

(1) FRACTURE DES CÔTES. — PNEUMOTHORAX. — TINTEMENT MÉTALLIQUE. — RESPIRATION AMPHORIQUE. — En arrière, dans la fosse sus-épineuse, murmure respiratoire faible; au-dessous, apnée; un peu plus bas encore, respiration amphorique, plus forte dans l'inspiration que dans l'expiration.

Tintement métallique avec maximum au niveau des fractures.

La respiration amphorique et le tintement métallique manquent par intervalle. Insensiblement tous ces phénomènes disparaissent et le malade guérit. » (H. de Castelnau, Obs. 2e d'un Mémoire intitulé : RECHERCHES SUR LA CAUSE PHYSIQUE DU TINTEMENT MÉTALLIQUE, etc., dans *Archives générales de Médecine*, troisième et nouvelle série, t. XII, p. 228 et suiv.; puis p. 327 et suiv.; Paris, 1841.)

(2) TUBERCULES, PULMONAIRES. — GARGOUILLEMENT ET MATITÉ D'ABORD DANS LE CÔTÉ DROIT

Entre la respiration amphorique la moins caractérisée, la plus circonscrite, la plus douteuse, et la respiration amphorique la plus pure, la plus large et la mieux tranchée, il existe des nuances infinies.

L'une arrive graduellement d'un extrême à l'autre comme dans certains cas de pneumorrhagie, d'induration pulmonaire chronique ou de compression extrême du poumon par une tumeur ou un épanchement liquide de la plèvre (1), l'autre s'élève subitement au degré le plus élevé comme dans une caverne qui se vide tout à coup, ou comme dans le pneumothorax qui est la conséquence d'une perforation de la plèvre pulmonaire (2) ou de la plèvre thoracique (3), que ce pneumothorax soit simple ou compliqué d'un épanchement de sérosité, de pus, de sang, de matière tuberculeuse, etc.

Hydropneumothorax. — Cavernes pulmonaires. — A mesure qu'il y a moins d'air dans une caverne ou dans la plèvre, soit parce qu'il s'est résorbé peu à peu, soit parce que la fistule s'est rétrécie, soit parce que la sérosité, le pus, la matière tuberculeuse, etc., ont augmenté, le bruit amphorique s'affaiblit et se

DE LA POITRINE, PUIS RESPIRATION AMPHORIQUE ET RÉSONNANCE TYMPANIQUE. — Mlle L***, âgée de dix-neuf ans, demeurant avec sa famille, rue du Fouarre, 19, toussait, crachait et dépérissait depuis cinq à six mois, lorsque subitement, dans la nuit du 1er au 2 juillet 1858, elle éprouva *comme une électricité dans tout le corps, électricité si rapide,* dit-elle, *qu'elle en fut saisie.* Elle s'assit brusquement dans son lit, éprouva une vive douleur dans la poitrine, une grande oppression, avec menace de suffocation, et cracha toute la nuit considérablement (crachats épais, jaunâtres, adhérents au vase, filandreux, mêlés de filets de sang).

Le 3 juillet, tout le côté droit de la poitrine, à l'exception de la région sus-épineuse, donnait lieu à une résonnance exagérée, mais non entièrement tympanique, depuis le sommet des poumons jusqu'aux attaches inférieures du diaphragme. *Les bruits respiratoires étaient remplacés par le souffle amphorique, qui était plus fort et plus prolongé dans le second temps de la respiration que dans le premier.* Ce souffle amphorique, qui avait son maximum d'intensité au niveau des régions mammaire et sous-épineuse, n'avait pas le timbre métallique. (L. Mailliot, *Observation inédite.*)

(1) Exemple : l'observation première de M. Barthez, que nous avons reproduite plus haut dans tous ses détails (p. 149).

(2) Exemple : notre observation, qu'on lira plus loin, relative à Pierre Caillet. (AUSCULTATION DE LA VOIX A L'ÉTAT PATHOLOGIQUE.)

(3) Exemple : l'observation de Laënnec, qui fait suite à celle de Pierre Caillet, et celle de M. Marais (p. 230).

limite. Il finit même le plus souvent par disparaître, lorsque la fistule vient à s'oblitérer:

Nous sommes obligés de dire le plus souvent, pour des raisons que nous développerons plus tard, lorsque nous traiterons du tintement métallique (1). La respiration amphorique peut être remplacée par le tintement métallique, comme le prouve l'observation de Laënnec que nous rappelions tout à l'heure (voyez plus loin AUSCULTATION DE LA VOIX A L'ÉTAT PATHOLOGIQUE); ou bien cette respiration peut coexister avec ce tintement comme le prouve encore l'observation que nous avons empruntée à M. de Castelnau (voyez plus haut la note 1 de la page **217**), ou bien encore elle peut manquer entièrement (2).

Épanchement pleurétique — Péripneumonie, pneumorrhagie, etc. — La respiration amphorique est-elle symptomatique d'un vaste épanchement pleurétique ou des pneumopathies dont nous avons parlé, elle perd de sa force et de son étendue à mesure que le liquide diminue (3) ou que la maladie du poumon se résout. Elle suit, dans sa marche décroissante, une marche inverse de celle qu'elle avait suivie dans son développement (4). Elle ne disparaît pas pour reparaître alternativement, comme cela arrive

(1) Nous verrons dans cet article que tous les auteurs ne regardent pas comme absolument indispensable, pour la production du bourdonnement amphorique, l'existence d'une fistule faisant communiquer les voies de l'air avec une caverne pulmonaire ou avec la cavité pleurale.

(2) Un malade, couché dans la salle Saint-Raphaël de l'hôpital de la Pitié, présentait dans les deux tiers inférieurs, du côté droit de la poitrine, une résonnance tympanique, accompagnée d'un silence complet du murmure vésiculaire. Ce murmure n'était remplacé ni par le souffle amphorique ni par aucun bruit métallique pendant la respiration.

Le malade toussait-il, au contraire, on entendait très-distinctement, chaque fois, un bruit métallique.

(3) Témoin l'observation de M. Barthez, dans laquelle la respiration amphorique cessa d'être entendue lorsqu'on eut fait écouler, par l'opération de la thoracentèse, un litre et quart de sérosité. A cette respiration amphorique succéda le silence complet de la respiration; celle-ci reparut seulement, bien qu'un peu plus faible qu'à l'état normal, lorsqu'il se fut écoulé deux litres de sérosité. (Voyez plus haut, p. 149.)

(4) Témoin la deuxième observation de M. Barthez, dans laquelle l'écoulement d'une certaine quantité de pus fit changer en une respiration faible une respiration bronchique, et en une respiration bronchique une respiration caverneuse, tandis qu'il

dans le pneumothorax ou dans les cavernes pulmonaires. Dans tous ces cas, alors qu'ils tendent vers le retour à l'état physiologique, la respiration reprend insensiblement le caractère caverneux et puis bronchique (1). Ce dernier bruit s'affaiblit bientôt lui-même, et il disparaît enfin à son tour, pour être remplacé par le murmure vésiculaire (2).

Dans les cavernes tuberculeuses, les choses ne se passent comme nous venons de le dire que dans les cas infiniment rares de guérison. Le plus généralement le phénomène persiste jusqu'à la mort, ou au moins jusqu'à l'oblitération complète de la fistule, qui tarit ainsi la source de l'épanchement gazeux.

La présence d'une certaine quantité de liquide dans la plèvre distendue par de l'air est-elle indispensable à la production du bourdonnement amphorique?

Laënnec a répondu par l'affirmative, et voilà pourquoi il a dit que le tintement métallique, qui peut se changer quelquefois en un bourdonnement amphorique, dépend toujours de la résonnance de l'air agité par la respiration, la toux ou la voix, à la surface d'un liquide qui partage avec lui la capacité d'une cavité contre nature formée dans la poitrine. (*Oper. cit.*, t. I, p. **138**.)

Selon M. Raciborsky, « lorsqu'une caverne superficielle se rompt dans la cavité des plèvres, l'air, entrant dans cette cavité pendant chaque inspiration, produit la respiration amphorique, d'autant plus manifeste que la cavité pleurale contient moins ou ne contient pas de liquide. » (*Nouveau Manuel complet d'Auscultation et de Percussion*, p. 110, Paris, 1835.)

MM. Skoda, de Castelnau, Marais, Milcent, Routier, etc., con-

suffit d'injecter, à ce même moment, une certaine quantité d'eau dans la poitrine, pour donner à la respiration bronchique, qui avait persisté, le timbre caverneux et même amphorique. (Voyez plus haut, p. 150.)

(1) Exemples : les observations des deux dernières notes.

(2) Nous trouvons encore dans les observations précédentes la preuve de cette vérité.

sidèrent la présence de tout épanchement de sérosité ou de pus dans la cavité de la plèvre comme absolument inutile.

Un fait expérimental de M. Marais (p. **230**) et une communication de M. Rillet, dont nous donnerons plus loin la relation (p. **222**), viennent à l'appui de cette manière de voir.

Quel est le parti qu'on peut tirer, pour le diagnostic différentiel, du siége et de l'étendue de la respiration amphorique?

Interrogeons les faits.

Engorgements hémoptoïques. — Induration pulmonaire. — Dans les engorgements hémoptoïques et dans l'induration pulmonaire dégagée de toute complication, j'ai presque toujours entendu la respiration amphorique au niveau ou au-dessous de l'épine de l'omoplate.

Tubercules pulmonaires. — Le plus souvent on la constate au-dessous des clavicules, quand elle se produit dans une caverne tuberculeuse.

Mais il n'est pas impossible de la voir dépasser plus ou moins les limites ordinaires de son siége de production.

C'est ainsi que M. de Castelnau a entendu la respiration amphorique, chez un malade, dans toute la hauteur de la poitrine, à gauche et en avant (**1**).

Le lobe supérieur dans lequel se produisait cette respiration fut trouvé, après la mort, creusé d'une vaste caverne vide, en même temps qu'il existait dans le lobe inférieur plusieurs petites cavernes presque vides.

Épanchements pleurétiques. — C'est à la partie supérieure des poumons, c'est-à-dire à la hauteur des épines des omoplates (ra-

---

(1) Recherches sur la cause physique du Tintement métallique ou Rale amphorique, dans *Archives générales de Médecine*, 3e et nouvelle série, t. XII, Obs. 3e, p. 327; in-8º, Paris, 1841.

cine des bronches), ou bien sous les clavicules ou au niveau des fosses sous-épineuses, qu'on a rencontré le plus souvent dans les vastes épanchements pleurétiques la respiration amphorique. (Observations de MM. Barthez (p. 149 et 150); Gilette (p. 153); Landouzy (1), *Archives générales de Médecine*, n° de novembre 1856, p. 519 et 530; Louis, cité dans ma lettre à M. de Castelnau publiée dans le *Moniteur des Hôpitaux* pour l'année 1856, p. 994.)

Pneumothorax. — Dans le cas de pneumothorax artificiel qu'a produit M. Marais sur un chien de moyenne force, le souffle amphorique n'existait qu'à la partie postérieure de la poitrine.

Dans un cas de pneumothorax dont **M. Rillet** donna communication à la Société anatomique dans le courant de l'année **1838**, on avait entendu la respiration amphorique à la partie supérieure et postérieure du poumon.

On avait trouvé à l'autopsie :

1° Une grande quantité d'air dans le thorax, mais pas de liquide épanché ;

2° Une perforation de la partie supérieure et postérieure de la plèvre qui faisait communiquer la cavité pleurale avec une cavité pulmonaire capable d'admettre un abricot ;

Et des tubercules dans le poumon gauche. (*Bulletins de la Société anatomique* pour l'année **1838**, p. **67**.)

Hydro ou pyopneumothorax. — S'il est fréquent d'entendre dans ces deux cas la respiration amphorique au niveau de la partie moyenne de la poitrine, en arrière ou en avant, il n'est pas rare de la voir occuper toute la portion de la cavité thoracique qui est le siége de l'épanchement gazeux.

---

(1) Voyez plus loin, dans l'article AUSCULTATION DE LA VOIX A L'ÉTAT PATHOLOGIQUE, ces observations, qui se rapportent, l'une à un homme âgé de trente et un ans (et non pas trente-trois ans, comme on l'a imprimé par erreur), l'autre à un garçon de onze ans.

Le souffle amphorique présente-t-il des différences suivant la maladie qui lui donne lieu et est-il accompagné de circonstances qui facilitent le diagnostic différentiel?

Nous n'avons jamais entendu le tintement métallique dans la pneumonie chronique, dans la pneumorrhagie ni dans l'induration pulmonaire, soit consécutive, soit liée à l'existence d'un vaste épanchement.

Au contraire, nous l'avons entendu dans des cas de vastes cavernes pulmonaires, comme dans des cas de pneumothorax avec perforation.

Le souffle amphorique du pneumothorax arrive subitement, nous le répétons, à son maximum d'intensité et d'étendue ; le souffle des cavernes gagne en force et en étendue à mesure qu'elles prennent du développement.

Le contraire arrive pour le souffle du pneumothorax, qui ne tarde pas à se compliquer d'un épanchement pleurétique liquide. A mesure que cet épanchement augmente, le souffle amphorique diminue d'étendue et finit même par disparaître, comme nous l'avons dit encore, si la source qui alimentait le pneumothorax vient à se tarir

A la vérité, pareille chose peut avoir lieu pour les cavernes, si la fistule qui les fait communiquer avec les bronches vient à s'oblitérer.

Si la caverne se vide, soit dans les bronches, soit dans la cavité pleurale, le souffle amphorique se produit pour la première fois, ou bien il se rétablit quand il avait lieu précédemment.

Si la plèvre s'ouvre dans les bronches pour donner issue à l'épanchement liquide, ou bien si elle s'ouvre à travers la paroi thoracique, soit spontanément, soit à la suite de l'opération de l'empyème, dans les cas d'hydro ou de pyopneumothorax, le souffle amphorique peut, à la rigueur, se produire.

Le souffle du pneumothorax, et surtout celui de l'hydropneu-mothorax, a un timbre métallique ordinairement plus prononcé que celui des cavernes.

Ce dernier alterne ou coïncide avec des bruits humides, et ces bruits ne s'observent dans le pneumo ou dans l'hydropneumo-thorax que dans les cas de complication.

Nous n'ajouterons pas autre chose à l'histoire de la respiration amphorique, car nous entrerions dans le domaine des autres moyens d'exploration.

Nous n'avons pas à examiner, en effet, à l'aide de ces moyens, si le souffle amphorique doit être rapporté à une affection tuber-culeuse, gangréneuse ou cancéreuse ; à un abcès pulmonaire ou-vert dans la plèvre ; à une rupture de cette membrane séreuse consécutive à une cause traumatique, ou, ce qui est plus rare, à un épanchement pleurétique, à un emphysème pulmonaire, etc.

Nous avions seulement à décrire la respiration amphorique en tant que signe de bien des états morbides ; nous avions à exposer les différences relatives à quelques-uns de ces états, et c'est ce que nous avons fait.

La description que nous ferons plus loin du tintement métal-lique servira, d'ailleurs, de complément à cet article.

En attendant cette description, faisons connaître le mécanisme de production du bourdonnement amphorique.

Mécanisme de production de la respiration amphorique.

Les faits irrécusables, jusqu'à ce jour, dans lesquels la respi-ration amphorique s'est fait entendre dans la poitrine, se rap-portent comme nous l'avons vu : 1° à des cas exceptionnels de pleurésie agissant sur les poumons comme cause de compression extrême (Béhier. *Archives*, 1854. — Gilette. *Union médicale*, 1849, etc.).

2° A des cas également exceptionnels de vastes cavernes pulmonaires (de Castelnau, *Archives,* 1841) ;

3° A des cas, on ne peut pas plus nombreux, d'hydro ou de pyopneumothorax communiquant avec les voies de l'air ;

4° A un cas d'empyème dans lequel il n'existait aucune communication fistuleuse entre la plèvre et les bronches et où l'air ne pénétrait dans la poitrine que par la plaie résultant de l'opération (Laënnec, t. I, p. 141, Paris, 1837) ;

5° A un cas bien authentique de pneumothorax, produit artificiellement (Marais, Thèse inaugurale, Paris, 1847) ;

6° Enfin, à des cas d'hydropneumothorax dans lesquels il a été impossible de découvrir après la mort une ouverture quelconque faisant communiquer la plèvre avec l'air provenant soit du dedans soit du dehors de la poitrine (Saussier, Thèse inaugurale, Paris, 1841).

Il fallait plusieurs théories pour expliquer des faits aussi divers.

— M. Béhier a vu le souffle amphorique se produire à la racine du poumon, sans que l'autopsie ait révélé la moindre trace de tubercules ni par conséquent de cavernes ; sans qu'il ait existé de communication entre l'intérieur du poumon et la cavité pleurale, qui était le siége d'un vaste épanchement.

Que restait-il donc pour rendre compte du souffle amphorique ? Un poumon dense, réduit au huitième de son volume, refoulé derrière la bronche à laquelle il était intimement accolé et remontant jusqu'à la terminaison de la trachée qu'il recouvrait d'un large travers de doigt (NOTE SUR UN SOUFFLE AMPHORIQUE OBSERVÉ DANS DEUX CAS DE PLEURÉSIE PURULENTE, DU COTÉ DROIT, dans : *Archives générales de médecine* pour l'année 1854).

— Chez le malade de Gilette, qui avait présenté dans tout le côté droit de la poitrine un souffle très-distinct, plus marqué dans les parties supérieures, spécialement sous la clavicule, où il était fort bruyant et comme amphorique, qu'a fait découvrir l'autopsie ?

Trois litres de sérosité refoulant à ce point le poumon, qu'il se trouvait réduit au volume d'une rate ordinaire, et la plèvre doublée d'une couche épaisse de matière encéphaloïde.

Qu'est-ce qui pouvait donner naissance, dans ces deux observations, à la respiration amphorique?

Le souffle trachéo-bronchique renforcé et transmis à l'oreille, modifié dans son timbre en traversant le tissu pulmonaire, et peut-être aussi une couche de liquide (Batailhé) (1).

Quoi qu'il en soit de cette explication, les auteurs n'en ont pas donné d'autre pour les cas analogues dans lesquels le phénomène sonore s'est produit exclusivement dans le larynx, dans la trachée-artère et dans les premières divisions de la trachée.

Qu'a-t-on dit des cas de cavernes pulmonaires tuberculeuses ou autres?

On a dit que le mécanisme de production du souffle amphorique avait soulevé les mêmes problèmes et provoqué les mêmes explications que dans le pneumothorax et l'hydropneumothorax.

Plaçons la question sur ce terrain.

Les auteurs ayant remarqué que le souffle amphorique coïncidait le plus souvent avec l'existence d'un hydropneumothorax compliqué de fistule, ils considérèrent cette fistule comme indispensable à la production du phénomène sonore.

Théorie de Dance, Raciborsky, Fournet, Barth et Roger, Andry, etc.

L'air devait pénétrer, pour le plus grand nombre, dans la cavité thoracique, au-dessus du niveau du liquide (Dancé, Raci-

(1) Voyez cette explication reproduite, pour l'observation de M. Béhier, à la page 131 de la thèse soutenue à Paris, en 1855, par M. Pio-Angelo da Silva, sous ce titre : *Essai sur l'Auscultation de l'appareil respiratoire.*

borsky, Fournet, etc.), et, dans ce cas, le phénomène amphorique était dû, sans doute, aux vibrations que la colonne d'air inspiré et expiré imprimait au fluide élastique contenu dans l'excavation morbide, et au retentissement, dans cette cavité, du bruit qui se produisait dans les bronches, et surtout à l'ouverture fistuleuse (Barth et Roger. *Oper. cit.*, p. 115 de la 5e édit., Paris, **1860**. — Andry. *Oper. cit.*, p. 207, Paris, **1844**, etc.).

Théorie dè M. Beau.

Ou bien « le bruit amphoro-métallique n'était que le retentissement du souffle glottique, lorsque ce retentissement faisait assez vibrer l'air, pour produire un bruit semblable à celui que l'on obtient en soufflant au goulot d'une cruche vide. » (Beau, p. **77** du *Traité expérimental et clinique d'Auscultation*. **1** vol. in-8°, Paris, **1856**.)

Dans l'opinion des auteurs précédents, la production du souffle était subordonnée à l'existence, et nous pouvons même ajouter à la persistance de la fistule broncho-pleurale.

Laënnec avait pensé de même, pour la généralité des cas au moins, et il n'avait fait d'exception que pour un seul, celui où l'air s'introduisait dans la poitrine à la faveur d'une plaie résultant de l'opération de l'empyème.

Théorie de M. de Castelnau.

Mais M. de Castelnau a restreint considérablement le rôle de la fistule broncho-pleurale.

Cette fistule, qui ne saurait, à ses yeux, permettre [longtemps] le passage alternatif de l'air, des bronches dans la plèvre, et de la plèvre dans les bronches, permet tout simplement la consonnance des bruits produits dans les bronches ou dans une excavation pulmonaire avec l'air de la plèvre.

Théorie de M. Skoda.

De la théorie de M. de Castelnau à celle que nous allons exposer il n'y a qu'un pas, et ce pas, M. Skoda l'a franchi le premier.

Selon cet auteur, en effet, un trajet fistuleux, faisant communiquer la cavité pleurale avec l'air extérieur, pour donner naissance au souffle amphorique, n'est pas nécessaire. Pour lui, les variations qu'on observe dans les phénomènes fournis par l'auscultation ne dépendent pas de ce que l'air contenu dans la plèvre se trouve dans certains cas, et non dans d'autres, en communication avec les tuyaux bronchiques, ces variations dépendent de l'épaisseur de la couche de tissu pulmonaire qui se trouve interposée entre la cavité pleurale qui contient l'air et le tuyau bronchique dans lequel consonnent la voix, les bruits respiratoires, etc. (Aran, p. 384 et suiv. du *Traité de Percussion et d'Auscultation* de M. Skoda).

Discussion sur cette théorie.

MM. Marais (1), Milcent (2), et Routier (3) ont accepté cette explication. Mais le plus grand nombre des médecins l'ont repoussée disant « qu'une lame de poumon interposée entre la plèvre et les bronches ne pouvait pas éprouver successivement des changements d'épaisseur variables comme le phénomène acoustique, les alternatives dans la production du bruit amphorique s'expliquant beaucoup mieux en admettant que la fistule pleurale s'est momentanément fermée et s'est rouverte ensuite. »

---

(1) Thèse inaugurale, Paris, 1847, n° 30.

(2) DU MODE DE PRODUCTION DU TINTEMENT MÉTALLIQUE, DU SOUFFLE AMPHORIQUE ET DE QUELQUES AUTRES PHÉNOMÈNES ENCORE MAL CONNUS DU PNEUMOTHORAX, dans *Revue médico-chirurgicale de Paris*, pour l'année 1849.

(3) RECHERCHES SUR LA CAUSE DU TINTEMENT MÉTALLIQUE, p. 81 du *Journal de Médecine*, rédigé par M. Beau, n° de mars 1844 ; Paris.

(Barth et Roger, p. **117** du *Traité pratique d'Auscultation*. 5ᵉ édit., Paris, 1860.)

M. Skoda pourrait répondre à cette objection que la présence de mucosités dans les bronches peut suffire pour éloigner l'air qui pénètre dans les poumons de la cavité de la plèvre, et pour rendre ainsi trop épaisse la lame du poumon interposée.

Mais il s'est borné à dire « qu'il n'avait jamais vu un pneumothorax récent dans lequel la communication ait été persistante. Loin de là, il avait constamment trouvé la perforation fermée en partie par la compression du poumon, en partie par l'épanchement.

« L'auteur admettait des exceptions à cette règle pour quelques cas très-rares de pneumothorax d'ancienne date. » (*Oper. cit.*, p. **385**.)

Il est très-vrai qu'on ne trouve pas toujours la perforation, quand on avait entendu la respiration amphorique dans les derniers moments de la vie. Mais ne peut-on pas croire qu'elle s'est oblitérée dans ces derniers moments, ou même après la mort?

C'est au moins ce que la majorité des auteurs a pensé.

Cependant on a publié quelques observations qui donneraient gain de cause à M. Skoda, si l'on avait la certitude absolue qu'il n'avait pas existé, pendant la vie, de communication avec les bronches.

Tel est, par exemple, le cas d'*hydropneumothorax* dans lequel M. Saussier ne put découvrir aucune perforation dans les poumons, d'ailleurs parfaitement sains, d'un malade chez lequel il avait entendu le souffle amphorique et un léger retentissement amphorique de la voix et de la toux (**1**).

A une pareille observation, on peut en opposer une autre dans laquelle la perforation ait existé. Mais M. Skoda répondra qu'elle n'était pas indispensable, ou, en d'autres termes, que le souffle amphorique ne lui était pas subordonné.

(1) Thèse inaugurale. Paris, 9 août 1841, p. 31 et suiv., ivᵉ obs.

MM. Routier, Marais et Milcent soutiendront cette allégation , et M. Marais l'appuiera sur l'expérimentation directe. Écoutez plutôt ce qu'il dit :

« Nous avons ouvert avec précaution le thorax d'un chien de moyenne force, sans intéresser autre chose que la plèvre pariétale, dont la rupture avait été produite avec l'ongle. Après avoir tenu la plaie béante pendant une demi-heure environ, nous avons ausculté le chien et nous n'avons trouvé aucun bruit anormal.

» Examiné de nouveau le lendemain, il n'offrit rien de particulier; la respiration n'avait subi aucune altération, les lèvres de la plaie étaient agglutinées.

» Ouvrant l'autre côté de la poitrine, nous avons poussé cette fois, avec une seringue, plusieurs injections successives d'air dans la cavité pleurale, de manière à la distendre fortement. L'ouverture a été immédiatement réunie par la suture entortillée. L'animal est resté quelque temps dans un état d'agitation extrême; la respiration était précipitée. Il nous a été impossible de l'ausculter immédiatement. Le lendemain, il était plus calme, bien que dans un état dyspnéique encore très-marqué. Le murmure vésiculaire persistait, quoique à un très-faible degré, vers la partie antérieure de la poitrine; à la partie postérieure, au contraire, il était totalement aboli et remplacé par un souffle amphorique facile à constater. Ce souffle s'amoindrit progressivement, et huit jours après l'opération, la respiration avait repris son type normal. L'examen cadavérique prouva qu'il n'avait été produit aucune lésion de la plèvre viscérale. » (Thèse citée, p. 43.)

D'où l'on peut logiquement conclure, que la fistule broncho-pleurale ne servirait qu'à amener la formation du pneumothorax. Ce pneumothorax une fois produit, il importerait peu que la fistule continuât ou ne continuât pas à s'ouvrir dans la cavité de la plèvre.

A un moment donné, il existerait dans cette cavité une quantité suffisante de fluide gazeux pour rendre la cage thoracique sonore et vibratile, et tout bruit se produisant au voisinage de cette cage la ferait vibrer, se renforcerait et prendrait un timbre différent suivant le degré de tension des parois thoraciques.

Voilà pourquoi le souffle amphorique revêtirait dans quelques cas le caractère métallique.

M. Milcent a développé ces idées avec tout le talent qui le distingue, et après avoir décrit la manière dont se forme l'épanchement gazeux, après avoir dit dans quels rapports se trouvent le poumon, la paroi thoracique et le gaz contenu dans leur intervalle, il s'est empressé d'ajouter :

« On comprendra parfaitement ainsi pourquoi les bruits respiratoires se font entendre aussi bien dans l'expiration que dans l'inspiration, puisqu'ils ne sont que l'écho de la respiration elle-même.

» On comprendra que la résonnance amphorique et métallique puisse accompagner la voix, la toux, aussi bien que l'inspiration, les râles, les craquements et généralement tous les bruits qui font vibrer l'arbre trachéo-bronchique.

» On comprendra même qu'il suffise de percuter le thorax, pour produire, comme le dit Laënnec, une résonnance amphorique. » (*Mémoire cité*, p. 7.)

Cette théorie est certainement bien séduisante ; elle satisfait parfaitement l'esprit.

Mais pourquoi le souffle amphorique est-il unique ? pourquoi se fait-il entendre dans un endroit unique également, lorsqu'il se produit, en même temps que les bruits respiratoires, des bruits anormaux de toute sorte ?

Serait-ce que tous ces bruits, réunis en plus ou moins grand nombre, n'iraient pas retentir eux-mêmes dans la plèvre, et que leur action se bornerait à provoquer les vibrations du tube laryngo-trachéo-bronchique ?

Mais pourquoi donc alors distinguerait-on, dans quelques cas, en même temps, la respiration amphorique et le tintement métallique ?

En vérité, plus on approfondit cette question, et moins on s'étonne de la voir traitée différemment par les divers auteurs.

CONCLUSIONS.

Il résulte de ce qui précède que la respiration amphorique ne coïncide pas toujours exclusivement, comme l'a écrit Laënnec et comme quelques auteurs l'ont répété depuis, avec une cavité anormale formée par la plèvre ou creusée dans le poumon, puisque nous avons vu cette respiration liée à l'existence d'une induration du tissu pulmonaire compliquée d'un vaste épanchement.

Il résulte aussi des observations que nous avons citées que la respiration amphorique a été entendue dans le pneumothorax dégagé de toute complication de fistule ou de pleurésie.

Mais les cas les plus ordinaires où se produit cette respiration sont ceux dans lesquels il existe un hydropneumothorax avec communication fistuleuse, ou une ou plusieurs cavernes avec communication fistuleuse également.

Ces coïncidences une fois admises, disons que l'explication de M. Batailhé est rationnelle; que celle de Dance, appliquée à un autre ordre de faits que ceux auxquels a fait allusion M. Batailhé, est la plus naturelle; que celle de MM. Skoda et de Castelnau est la plus scientifique; celle de M. Beau la moins logique.

Nous ferons un reproche à toutes ces explications, c'est d'être trop exclusives.

Aucune d'elles ne peut rendre compte de tous les cas particuliers.

Il faut donc n'en repousser absolument aucune, et ne jamais oublier qu'il faut toujours subordonner les théories aux faits et non les faits aux théories.

5° RESPIRATION RONFLANTE ET SIFFLANTE.

Bien que rien ne soit plus fréquent que de rencontrer sur un même malade des bruits secs et des bruits humides, nous considérerons isolément, pour la facilité de l'étude, ces deux ordres de phénomènes sonores, tout en faisant remarquer cependant que les causes de production des uns peuvent devenir, l'instant d'après, les causes de production des autres Cette respiration est constituée par des bruits graves et par des bruits aigus, dont les principaux sont :

> Le ronflement,
> Le bruit de corde de basse,
> Le roucoulement de la tourterelle.

> Le sifflement,
> Les cris des petits oiseaux,
> Les cris des petits chiens.

Généralités. — Nous avons déjà dit que les bruits qui rappellent le roucoulement de la tourterelle et les vibrations de la corde de basse avaient été considérés par Laënnec comme des variétés du ronflement, de même qu'il n'avait vu dans les cris des petits oiseaux ou des petits chiens que des variétés du sifflement.

Nous ne comprenons pas la nécessité de faire dériver ces bruits les uns des autres ; mais nous trouvons assez naturelle, au point de vue théorique, leur séparation en deux catégories.

Ceux de la première sont *graves ;* ceux de la seconde sont *aigus*.

Si ce n'était cette différence de timbre, nous les aurions inscrits au hasard dans notre classification, d'autant mieux qu'on les trouve souvent réunis deux à deux, trois à trois, tous ensemble, et qu'ils se transforment l'un dans l'autre assez facilement.

La *fréquence* de ces différents bruits n'est pas la même. Ainsi, tandis que les cris des petits oiseaux, des petits chiens, etc., sont infiniment rares, le sifflement se produit très-souvent. Vient ensuite le ronflement, puis le roucoulement de la tourterelle, etc.

Ces bruits occupent une *étendue* variable de la poitrine; ils sont nombreux ou rares, circonscrits ou disséminés.

Ils remplacent, interceptent ou masquent seulement les bruits normaux de la respiration.

D'autres fois, ils empêchent d'entendre ou les altérations qu'a subies le murmure vésiculaire, ou des bruits étrangers à ce murmure.

Ils coïncident ou alternent avec les bruits humides. Ils cessent d'être entendus après l'expectoration, ou du moins ils diminuent de nombre, et ils reparaissent lorsqu'il s'est formé de nouvelles mucosités.

Le temps de la respiration pendant lequel ils se produisent est variable; cependant, ils sont en général plus fréquents dans l'expiration (**1**).

Le sifflement appartient plutôt au premier temps; le ronflement et le roucoulement de la tourterelle occupent de préférence le deuxième.

La durée des uns et des autres diffère suivant les cas. Elle est courte ou prolongée. Elle occupe une partie ou la totalité des mouvements respiratoires.

Variables d'intensité, ils sont entendus à distance ou bien ils ne se dévoilent qu'à l'auscultation directe ou médiate. Le ron-

---

(1) Cette coïncidence des bruits anormaux avec les mouvements respiratoires mérite de fixer l'attention, car elle ne permet pas de rattacher à des maladies de poitrine un *ronflement* qui s'entend à distance et dont le point de départ est dans les fosses nasales ou dans l'arrière-gorge, et un *sifflement* particulier que produisent, dans quelques cas rares, les contractions du cœur, si toutefois il n'a pas son siége dans cet organe même.

flement et le bruit sibilant retentissent quelquefois d'un côté à l'autre de la poitrine.

Leur *siége* est dans les voies de l'air.

Superficiels ou profonds, suivant qu'ils occupent le centre des poumons ou leur périphérie, ils existent à la partie postérieure de la poitrine ou à la partie antérieure, des deux côtés également ou surtout et quelquefois exclusivement d'un seul côté.

Causes physiques ou mécanisme de production de la respiration ronflante et sifflante.

Continus ou intermittents, disparaissant un instant pour reparaître ensuite, ils donnent la mesure de la situation, du nombre, de l'étendue et de la stabilité des causes qui les déterminent.

Ces causes, en effet, sont permanentes ou mobiles ; elles sont ou non périodiques.

Quelles que soient celles dont il s'agisse, elles se réduisent à peu près toutes au rétrécissement des conduits aériens.

Chacune de ces causes ne prend pas une part égale à la production des bruits aigus ou graves. Toutes ne sont pas également admises ; mais il en est qu'on ne peut révoquer en doute.

Parmi celles qui ne réunissent pas l'assentiment général, nous citerons le rétrécissement des bronches dû à un état spasmodique ou déterminé, soit par la présence d'un abcès, d'une tumeur ou d'une glande engorgée, soit par l'existence d'une pneumonie locale et peu étendue, agissant comme cause de compression.

Nous ne rejetons pas absolument la première cause, bien qu'elle ne nous soit pas matériellement démontrée ; mais quant aux deux autres, nous pensons que si un abcès ou une tumeur placés sur le trajet des bronches peuvent les rétrécir au point de déterminer parfois des bruits sonores, il est très-peu probable que ces bruits puissent naître, comme Laënnec le croyait (*Oper. cit.*, t. I, p. **129**, Paris, **1837**), sous l'influence d'une inflammation des poumons.

Il est acquis à la science, au contraire, que rien n'est plus fréquent, dans les cas où l'on a entendu pendant la vie des bruits sonores et des bruits sibilants, que de rencontrer, après la mort, les voies de l'air obstruées par des mucosités et rétrécies par une tumeur, par un abcès ou par le boursouflement de la membrane muqueuse des bronches, quelle que soit, du reste, la cause de ce boursouflement.

C'est pourquoi les phénomènes sonores dont nous nous occupons se produisent dans les cas dont nous venons de parler, et surtout dans la bronchite et dans la bronchorrhée.

Or, la bronchite ou la bronchorrhée peuvent constituer à elles seules toute la maladie.

Elles peuvent entrer comme élément ou comme complication dans la maladie principale.

Laënnec a consacré une description particulière à quelques affections des bronches, qu'il a décrites sous le nom générique de *catarrhes*.

De ce nombre sont :

    1° Le catarrhe muqueux aigu ;
    2° Le catarrhe muqueux chronique ;
    3° Le catarrhe latent ;
    4° Le catarrhe sec ;
    5° Le catarrhe pituiteux ;
    6° Le catarrhe suffocant ;
    7° Le catarrhe convulsif.

Nous nous occuperons de chacune de ces affections, à l'exception de la dernière, dont nous avons donné déjà les signes stéthoscopiques (p. **62** et **70**).

Mais nous ne devrons pas négliger davantage
    L'asthme ;
    La pneumonie catarrhale ;

La péripneumonie ;

La pleurésie ;

La phthisie pulmonaire ;

L'emphysème des poumons ;

La fièvre typhoïde ;

La rougeole ;

La scarlatine ;

La variole.

Il ne nous conviendrait pas de faire ici la critique du tableau des catarrhes que nous venons de présenter d'après Laënnec.

Cela nous conviendrait d'autant moins que nous sommes ha bitué à nous incliner devant cette grande autorité.

Mais nous ferons remarquer que tous les auteurs ne considèrent pas comme des maladies le catarrhe pituiteux, par exemple, le catarrhe suffocant et l'emphysème. Le catarrhe pituiteux et le catarrhe suffocant sont, pour quelques-uns, des accidents ; l'emphysème pulmonaire est une lésion.

Aux yeux des médecins dont nous parlons, un simple phénomène de maladie est devenu la maladie elle-même. Nous laissons aux nosologistes le soin de traiter ces questions. Il nous suffit que des lésions physiques puissent donner lieu à des bruits anormaux pour que nous les passions en revue sous telle dénomination ou sous telle autre.

Nous devons prévenir, toutefois, avant d'aller plus loin, que les phénomènes sonores dont nous allons parler, à propos de la pleurésie, de la phthisie tuberculeuse, de l'emphysème, de la fièvre typhoïde et des autres maladies exanthématiques, appartiennent au catarrhe symptomatique de ces diverses affections.

1° Catarrhe muqueux aigu.

Cette maladie se fait remarquer, surtout à sa première période, par la production de bruits sibilants et de bruits sonores.

Ceux-ci se rapprochent d'autant plus des premiers que la membrane interne des bronches est plus gonflée et qu'elle a sécrété moins de mucosités. Ces mucosités sont épaisses et elles déterminent les vibrations de l'air. C'est pourquoi le sifflement prédomine dans la bronchite, à son début, quand toutefois il n'existe pas seul. Aussi la présence ou l'absence de ce bruit indique-t-elle le véritable état de la membrane muqueuse des bronches et la nature de la matière sécrétée.

Étendu, lorsque l'inflammation est étendue, il se circonscrit à mesure que l'inflammation se limite, et il décroît, ou même il disparaît, lorsqu'elle passe à l'état chronique.

Plus prolongé dans l'inspiration que dans l'expiration, il est bientôt accompagné de râles muqueux à petites ou à grosses bulles, qui finissent par le remplacer (deuxième période) (1). Ces râles ne sont ni aussi nombreux, ni aussi étendus que ceux qui précèdent les derniers moments de la vie.

Est-il nécessaire d'ajouter que si le mucus vient à obstruer les conduits bronchiques, il supprime du même coup les râles et le murmure vésiculaire?

Est-il nécessaire d'ajouter encore que l'obstacle à la sortie de l'air produit de l'emphysème vésiculaire, et une dyspnée proportionnelle à l'étendue de l'obstruction des bronches?

2° Catarrhe muqueux chronique.

Autant les bruits sibilants sont fréquents dans le catarrhe muqueux aigu, autant ils sont rares dans le catarrhe muqueux chronique. Ils ne se produisent ici, en effet, qu'exceptionnellement, encore même varient-ils alors à chaque instant de siége, de force et de caractère.

Soumis à des variations de ton et de timbre ordinairement en

(1) Voyez plus loin, à l'article des *Bruits humides.*

rapport avec les différences de diamètre des conduits aériens, ils s'exaspèrent et deviennent plus persistants, lorsqu'une inflammation nouvelle vient se enter sur l'ancienne.

Dans tout catarrhe chronique de la membrane muqueuse des bronches, ce sont les bruits humides qui prédominent. Nous en parlerons un peu plus loin, quand nous traiterons des râles à bulles moyennes et à grosses bulles.

3° Catarrhe latent.

Il n'est plus de notre siècle. Celui-là seul ne le découvre point qui ne le recherche pas, ou qui n'est pas suffisamment initié à la pratique de l'auscultation.

4° Catarrhe sec.

Cette dénomination est un non-sens, et si dans l'affection désignée de la sorte il n'y avait ni matière visqueuse dans les voies de l'air, ni gonflement de la membrane muqueuse des petites bronches, il ne se produirait dans l'inspiration aucun bruit anormal, tandis que l'on entend alternativement des bruits sifflants ou de soupape.

5° Catarrhe pituiteux.

Diffère-t-il assez des catarrhes précédents pour devoir être conservé dans les cadres nosologiques? Nous n'avons pas à répondre à cette question. Maladie ou simplement lésion, le catarrhe pituiteux fait entendre pour l'ordinaire des bruits sonores et sibilants qui imitent tantôt le chant des oiseaux, et tantôt le roucoulement de la tourterelle.

D'autres fois on distingue le sifflement sourd ou le ronflement de la corde de basse.

« Les crachats pituiteux, a dit M. Beau (*Traité expérimental et clinique d'Auscultation,* p. 68), sont toujours précédés d'une toux sèche et fréquente, et quand ils s'accompagnent de râles, ces râles sont vibrants et non pas bullaires. »

6° Catarrhe suffocant.

Le catarrhe pituiteux idiopathique aigu constitue, au rapport de Laënnec, une des variétés les plus graves du catarrhe suffocant (t. I, p. 193, Paris, 1837).

Les signes stéthoscopiques de cette affection, ajoute cet auteur, sont les rhonchus variés que nous avons déjà décrits (râle sonore, grave ou sibilant, qui imite tantôt le chant des oiseaux, tantôt celui d'une corde de violoncelle que l'on frotte légèrement avec l'archet, quelquefois le roucoulement de la tourterelle). Souvent même un râle muqueux se joint au précédent (1). Mais on sent que ses bulles sont formées par un liquide moins consistant que la mucosité des crachats cuits. Dans les intervalles des attaques, ces diverses espèces de râles existent encore souvent, mais à un bien moindre degré; quelquefois même on entend seulement un sifflement sourd et très-léger qui semble se prolonger dans toute l'étendue des bronches, au lieu des sifflements locaux et aigus qui constituent le râle sibilant (*Ibid.*, p. 192 et suiv.). Quelquefois on entend, en outre, un rhonchus crépitant dû à un certain degré d'œdème du poumon.

7° Catarrhe convulsif ou coqueluche.

Nous avons décrit plus haut (p. 62 et 70) les phénomènes stéthoscopiques de cette maladie, et nous n'avons pas cru devoir séparer ceux qui se forment dans les sections supérieures des voies de l'air de ceux qui se produisent dans les poumons eux-mêmes.

(1) Nous reviendrons sur ce râle à l'article des *bruits humides,* quand nous parlerons pour la dernière fois du catarrhe suffocant.

8° Asthme.

Il se produit, dans cette maladie, aux deux temps de la respiration ou dans l'un de ces temps seulement, des bruits secs et des bruits humides.

Les premiers sont aigus ou graves, c'est-à-dire sibilants ou ronflants ; les seconds sont humides, c'est-à-dire bullaires, et donnent à l'oreille la sensation de râles muqueux plus ou moins larges.

Nous n'avons pas à nous occuper ici de ces râles, dont les bulles sont inégales en grosseur et dont la disparition plus ou moins complète ou la transformation en d'autres phénomènes sonores suit l'expectoration ou les quintes de toux.

Mais nous devons signaler les bruits aigus et les bruits graves, qui annoncent l'existence de l'asthme.

Ces bruits se font entendre surtout dans l'expiration, et leur forme dépend de l'obstacle plus ou moins grand que l'air éprouve en sortant des poumons. Or, l'obstacle existant dans un plus grand nombre de tuyaux bronchiques étroits que dans de grands tuyaux, la respiration sifflante l'emporte de beaucoup sur la respiration ronflante.

Si l'on voulait connaître la cause de la préférence de la sibilation et du ronflement dans le deuxième temps de la respiration, on la trouverait dans le retrait qu'éprouvent les poumons en revenant sur eux-mêmes, retrait qui ne peut s'opérer sans diminuer le calibre des bronches.

9° Pneumonie catarrhale.

Mon ami le docteur Lasserre a dit, avec infiniment de raison, dans un excellent mémoire qu'il a publié dans les *Archives* (1) :

(1) RECHERCHES SUR LES PNEUMONIES CATARRHALES ÉPIDÉMIQUES, dans les *Archives générales de Médecine* pour l'année 1842 (octobre), par H. Lasserre, interne des hôpitaux, membre de la Société Anatomique.

17

« que l'étude des modifications que subit le bruit respiratoire dans la pneumonie catarrhale est de la plus haute importance, et que chez plusieurs malades on ne peut fonder un diagnostic certain que sur les résultats fournis par l'auscultation. »

Les notes que j'ai recueillies, en 1840, sur les malades qui ont servi de base au travail de M. Lasserre sont si bien d'accord avec ce qu'a dit cet auteur, que je ne saurais mieux faire que de répéter avec lui :

« Sous quelque forme que se présente la broncho-pneumonie, les râles bronchiques sont constants, et ce caractère indique leur valeur et le soin qu'on doit apporter à leur recherche. Les râles ronflants et sibilants se développent les premiers dans toutes les inflammations des bronches, et il n'est pas rare de les voir persister jusqu'aux dernières périodes de la maladie ; dans la pneumonie catarrhale, ils conservent ces mêmes caractères. En général, on les entend dans une grande étendue du poumon qui doit devenir malade, et souvent aussi de l'autre côté. Ils deviennent fins, nombreux et voilent entièrement le murmure respiratoire sur les points où l'inflammation s'étend peu à peu des canaux aériens au tissu propre du poumon. »

« Les râles ronflants accompagnent presque toujours le râle crépitant ; on les entend au commencement de l'inspiration et à la fin de l'expiration. Aussitôt que la respiration devient bronchique, ils cessent pour faire place au souffle, alors même que le râle crépitant n'a pas entièrement disparu. Les râles ronflants se reproduisent de nouveau alors que le souffle n'existe plus ; ils accompagnent le râle crépitant de retour et se prolongent quelquefois beaucoup pendant la convalescence.

» ..... Les râles muqueux et sous-crépitants sont moins fréquents et surtout moins étendus que les râles ronflants.

» Le râle crépitant n'est jamais pur ; il est toujours accompagné de râles ronflants et de souffle. »

10° Péripneumonie.

La bronchite coïncide si fréquemment avec la péripneumonie, que c'est à peine si l'on peut citer plus d'un malade sur trente qui n'expectore pas. Aussi, l'existence des râles et des bruits sibilants et ronflants constitue-t-elle bien plutôt, dans la péripneumonie, la règle que l'exception. Ces bruits sont perçus au niveau du siége de la maladie; c'est assez dire qu'ils correspondent plus souvent aux lobes inférieurs et à la partie postérieure des poumons qu'aux lobes supérieurs et aux parties antérieures et latérales.

11° Pleurésie.

Il est rare que la bronchite manque dans l'inflammation de la plèvre. Elle se déclare peu de jours après l'invasion de la maladie. Mais il n'est pas sans exemple de voir le catarrhe se manifester seulement à la suite des phénomènes aigus de la pleurésie. C'est du cinquième au sixième jour que l'expectoration commence à devenir facile; quelquefois, cependant, la toux amène à grand'peine quelques mucosités bronchiques ou trachéales. C'est donc au niveau des bronches ou de la trachée que se produisent avec le plus d'intensité des bruits sonores et sifflants.

12° Tubercules pulmonaires.

Rien n'est commun comme de voir le catarrhe pulmonaire accompagner les tubercules. Aussi, trouve-t-on presque toujours combinés les signes physiques de ces deux maladies. Or, les tubercules occupent de préférence le sommet des poumons; c'est donc au niveau des clavicules ou au-dessous d'elles; c'est donc au niveau des régions sus-épineuses que se manifestent, quand ils se produisent toutefois, les bruits secs du catarrhe.

Ces bruits alternent avec les bruits humides ou bien ils marchent de pair; et dans ce dernier cas, ou bien ils se perdent au milieu des râles, ou bien ils arrivent jusqu'à l'oreille sensiblement affaiblis.

———

Que si la bronchite ou la bronchorrhée se joignent à l'emphysème des poumons ou aux maladies désignées sous le nom de *fièvres exanthématiques*, les caractères suivants servent à faire reconnaître cette complication :

13° Emphysème pulmonaire.

Ce n'est pas de la dilatation des vésicules aériennes que dépendent les bruits variés qui se font entendre dans l'emphysème, mais bien 1° des mucosités qui ont amené ou qui du moins compliquent cet état pathologique ; 2° du boursouflement de la membrane muqueuse des bronches.

Aucun bruit anormal ne se produirait si l'emphysème était dégagé de ces complications ; mais comme il en est rarement ainsi, il se forme des bruits à intonations diverses, d'autant plus prolongés dans l'expiration que les obstacles à la sortie de l'air sont plus grands et plus nombreux.

Moins fréquents dans le premier temps de la respiration que dans le second, ils se renouvellent plus souvent lorsque les malades font de profondes inspirations.

Dans les cas où les mucosités sont abondantes, et surtout dans ceux où elles sont compliquées de bronchite intercurrente, les bruits anormaux, et en particulier le sifflement, s'entendent sans interruption d'une inspiration à une autre, si bien qu'il n'y a, pour ainsi dire, pas de silence dans les mouvements respiratoires.

Plus rares en été qu'en hiver, et plus fréquents dans les temps humides, on les voit coïncider avec les râles sous-crépitants.

Ils existent dans toute l'étendue ou dans une partie circonscrite de la poitrine, soit en avant, soit en arrière, et particulièrement au niveau des saillies que présentent les parois thoraciques.

14° Fièvre typhoïde.

Lorsqu'elle est compliquée d'engorgement bronchique, de toux et d'expectoration, on entend à la partie postérieure de la poitrine des bruits sonores. Ces bruits sont d'autant plus fréquents et plus étendus que l'affection typhoïde est plus grave. Ils ne manquent presque jamais quand le malade doit succomber. Ils coïncident souvent avec un engouement de l'organe pulmonaire, et ils sont mélangés quelquefois de râles muqueux, et dans quelques cas de râles crépitants ou sous-crépitants limités à une portion hépatisée des organes pulmonaires.

La gêne de la respiration existe, comme on sait, dans la fièvre typhoïde ; mais elle n'est pas en rapport avec le nombre et l'étendue des râles. Cette disproportion est un signe assez important dans la maladie qui nous occupe.

En somme, nous retrouvons dans la fièvre typhoïde les râles et les bruits que nous avons dit exister dans la bronchite dégagée de toute complication ; mais ces bruits et ces râles sont ici remarquables par leur intensité, supérieure à celle de la bronchite simple, et par l'étendue plus grande qu'ils occupent.

15°, 16°, 17°, Rougeole, Scarlatine, Variole.

Laënnec a dit vrai lorsqu'il a signalé l'existence de la bronchite comme à peu près constante dans les *fièvres dites exanthématiques*. Il a dit vrai également lorsqu'il a ajouté que l'état inflammatoire des bronches était le plus souvent manifesté dans la variole et dans la scarlatine, et qu'elle l'était toujours dans la rougeole.

Cet exanthème, en effet, ne se montre jamais que consécutivement à la bronchite, et celle-ci fait des progrès rapides, si l'exanthème disparaît brusquement.

Ne soyons donc pas surpris, après cela, d'entendre des bruits sonores dans la variole, dans la scarlatine et dans la rougeole surtout.

6° RESPIRATION CRÉPITANTE.

Râle crépitant. — SYNONYMIE : **Crépitation, râle menu, râle vésiculaire, râle crépitant fin.**

Laënnec avait compris sous le nom de *crépitation* deux sortes de bruits qu'Il avait distingués l'un de l'autre par les noms de *râle crépitant humide* et de *râle sous-crépitant*.

Nous n'avons à nous occuper ici que du premier de ces bruits, le second devant être décrit au chapitre des bruits humides.

Nous avons dit plus haut (p. 9) que Le Camus comparait au bruit du parchemin sec le râle crépitant de l'emphysème sous-cutané. Nous avons dit encore (p. 10) que Van Swieten avait comparé le râle de la pneumonie au bruit du cuir préparé (*corii arefacti*).

Ce ne sont pas là les comparaisons qu'a faites Laënnec. Son râle crépitant humide de la pneumonie ressemblait, pour lui, au bruit du sel qui décrépite à une douce chaleur ; à celui que donne une vessie sèche que l'on insuffle, ou mieux encore, à celui que fait entendre le tissu d'un poumon sain et gonflé d'air que l'on presse entre les doigts. (*Aus. méd.*, t. I, p. 121.)

D'autres ont comparé la crépitation de la pneumonie aux bruits très-fins que l'on produit en faisant glisser doucement, entre les doigts, les cheveux placés au-devant du conduit auditif.

De tous les auteurs qui ont fait cette dernière comparaison, M. le docteur Williams est le premier, peut-être.

Description du râle crépitant.

Le râle crépitant consiste dans une série de bruits qui donnent la sensation de bulles fines, sèches, égales, ordinairement très-nombreuses, arrivant à l'oreille comme par bouffées et se produisant exclusivement dans l'inspiration.

Le râle crépitant peut manquer dans quelques inspirations, alors qu'elles ne sont pas profondes ou que des mucosités épaisses empêchent l'air de pénétrer dans les cellules pulmonaires.

Dans le premier cas, il suffit de dilater largement la poitrine pour voir reparaître le râle crépitant. Dans le second, il ne se montre de nouveau que lorsque l'obstacle dû aux mucosités est vaincu, ou mieux encore, lorsqu'il a disparu.

Le râle crépitant dure moins que les râles à bulles moyennes et à grosses bulles ; il ne disparaît pas comme eux par l'expectoration.

Ce caractère de persistance, malgré l'expectoration, a été signalé par Dance (*Dictionnaire de Médecine*, 2e édition, article AUSCULTATION) ; il ne se retrouve plus dans les autres râles humides, que l'expectoration fait disparaître.

Dans quelle section des voies aériennes se produit le râle crépitant ?

Dans les vésicules pulmonaires. Quelques auteurs ont ajouté : et dans les dernières ramifications bronchiques ; mais nous ne croyons pas à ce siége pour le râle crépitant. Il ne peut se former à l'extrémité terminale des bronches que des bruits humides à bulles fines, comme il s'en forme, du reste, dans les vésicules qui renferment des mucosités.

Le râle crépitant est-il un bruit sec plutôt qu'un bruit humide ?

Nous avons déjà répondu à cette question par l'affirmative.

On aurait pu donner cette réponse *à priori*, en se rappelant les conditions dans lesquelles l'inflammation place, à son début, les membranes exhalantes ; mais on perd trop souvent de vue les leçons de l'anatomie pathologique. Les vaisseaux qui parcourent la membrane interne des voies de l'air sont, au moment où l'inflammation s'en empare, pleins du sang qui s'y est accumulé par l'effet de la cause morbifique, et toute exhalation est suspendue pendant un temps plus ou moins long (1).

Durant ce temps, l'air atmosphérique continue d'arriver aux vésicules ; mais comme il les trouve desséchées, il produit, en les déplissant, une crépitation fine, dont la sécheresse est d'autant plus grande que l'invasion de la pneumonie a été plus brusque et que sa marche a été plus rapide, comme l'a dit avec raison M. Fournet. (*Oper. cit.*, p. **226**.)

Toutefois, l'inflammation des vésicules pulmonaires n'est pas la seule cause de la crépitation, comme on peut s'en convaincre en lisant l'observation que nous avons rapportée (p. **85** *de l'Auscultation des poumons à l'état physiologique*) et en la rapprochant du résultat des insufflations que nous avons faites dans les poumons parfaitement sains d'un cadavre (**2**) et du résultat qu'avaient obtenu, par le même procédé, M. Piorry (**3**) et

(1) Voyez, pour ce qui regarde les membranes séreuses, la reproduction de ces idées dans l'*Anatomie générale* de Bichat (t. IV, p. 126, Paris, 1830), et dans la traduction française du *Traité de la Percussion* d'Auenbrugger, par Corvisart (p. 268, Paris, 1808).

(2) Quelques insufflations furent faites dans les poumons, qui se développèrent peu à peu, mais non sans présenter une assez grande résistance. Cette résistance une fois vaincue, la dilatation des poumons se fit avec beaucoup plus de facilité et plus rapidement à chaque nouvelle insufflation.

A mesure que l'on recommençait cette opération, on voyait l'organe se développer graduellement, mais on ne distinguait aucun mouvement à sa surface. Il était évident que l'augmentation de volume se faisait aux dépens des parties centrales des poumons. Ce n'était que vers la fin de l'expérimentation que l'on voyait l'air circuler dans les vésicules périphériques.

Dès les premières insufflations, un bruit assez analogue au murmure vésiculaire fut entendu ; mais vers la quatrième ou cinquième insufflation, nous distinguâmes fort bien un bruit crépitant, que je fis saisir à MM. Lenoir et Demarquay. (ESSAI SUR L'AUSCULTATION DES POUMONS APRÈS LA MORT, neuvième expérience, dans le n° 124 du *Moniteur des Hôpitaux* pour l'année 1854.)

(3) Nous expérimentâmes sur deux poumons de veau très-frais... Lorsque ces organes se dilataient, par suite de l'insufflation, et que leurs cellules s'écartaient, il en résultait un ronchus très-mince et très-sec, qui venait se joindre au faible murmure respiratoire qu'on percevait ; la crépitation était plus forte lorsque la surface pulmonaire était desséchée. (*Traité de Diagnostic et de Séméiologie*, n° 1047, t. I, Paris, 1837.)

M. Beau (1), dont l'exemple devrait être suivi par les élèves.

Enfin, s'il était besoin d'autres faits pour convaincre, nous répéterions avec MM. Barth et Roger (*Traité pratique d'Auscultation*, page 36 de la 5ᵉ édition. Paris, 1860), avec M. Andry (*Manuel pratique de Percussion et d'Auscultation*, page 175. Paris, 1844), etc., que dans quelques circonstances il peut se produire à l'état de santé, si la première inspiration est ample et rapide, une *crépitation* très-fine, très-nombreuse, qui ne se montre plus aux inspirations suivantes et que MM. Barth et Roger sont tentés de rapporter au déplissement brusque des cellules pulmonaires. (*Ibid.*, loc. cit.)

Le râle crépitant peut-il être confondu avec le râle sous-crépitant ?

Cette confusion a été faite dans les premiers temps de l'auscultation par MM. Cruveilhier (*Revue médicale*, février 1830); Piorry (*Procédé opératoire de la Percussion*, nº 126); Andral (*Note à Laënnec*, t. I, p. 521), etc.

Mais Laënnec (t. 1, p. 518) et son premier commentateur (*Ibidem*, p. 122) distinguent avec soin le râle crépitant du râle sous-crépitant.

En insufflant et en auscultant sur le cadavre, le poumon très-affaissé, non crépitant, ne contenant pas de liquide, M. Pailloux et moi, nous avons manifestement entendu le râle crépitant. Il avait lieu dans le premier moment de l'abord de l'air; le bruit respiratoire pur se faisait entendre dès que la dilatation de l'organe était porté à un certain degré. C'était la séparation des parois des vésicules accolées qui causait cette crépitation. (*Du Procédé opératoire à suivre dans l'exploration des Organes*, etc., nº 127, 1 vol. in-8º, Paris, 1831.)

(1) On est disposé, malgré soi, à considérer le râle crépitant comme dépendant du froissement des vésicules pulmonaires desséchées par l'inflammation, lorsqu'on imite les mouvements respiratoires, en agissant avec un soufflet sur un poumon de mouton qui a perdu une partie de son humidité. Celui qui ausculte le poumon pendant cette expérience perçoit un bruit tout à fait identique avec le râle crépitant sec. Ce bruit est formé d'une myriade de chocs extrêmement secs, ténus et d'une égale intensité; de plus, ils n'ont lieu qu'à l'inspiration, je veux dire dans le moment où l'air du soufflet vient distendre ou déplacer brusquement les vésicules pulmonaires desséchées. (*Traité expérimental et clinique d'Auscultation*, p. 63. 1 vol. in-8º, Paris, 1856.)

On prendra rarement ces deux bruits l'un pour l'autre, si l'on compare les caractères que nous venons de tracer (p. 246) du râle crépitant avec les caractères que nous assignerons plus loin (p. 259 et 260) aux bruits humides à bulles fines (râle sous-crépitant).

C'est à tort que l'on a désigné de la même manière la crépitation fine que l'on observe dans le premier degré de la péripneumonie et le bruit anormal que nous·avons déjà dit (p. 105) et que nous dirons encore (p. 261 et 264) accompagner la résolution de cette inflammation. Ces deux bruits ne reconnaissent pas absolument les mêmes causes, ils ne se réssemblent pas, et ce qu'on a appelé le râle crépitant de retour se distingue aisément, par son humidité, du râle crépitant primitif.

Aussi décrirons-nous ce râle au chapitre des bruits humides à bulles fines (p. 260).

Le râle crépitant peut-il être confondu avec d'autres bruits anormaux?

Oui. Il se produit parfois dans la pleurésie une crépitation tellement étendue, tellement nombreuse qu'elle a pu faire croire à la complication d'une pneumonie ou à l'existence d'une pneumonie seule, quand on ne voyait point la pleurésie.

J. P. Tessier a parlé de cette crépitation·dans une de ses leçons faite à l'Hôtel-Dieu, que la *Gazette des Hôpitaux* a reproduite dans son numéro du 27 mai 1843.

Au lieu d'avoir son siége dans les vésicules pulmonaires, comme la crépitation de la pneumonie, elle se produit dans la cavité thoracique. Aussi se fait-elle entendre au niveau des régions de la poitrine où des fausses membranes, plus ou moins sèches, glissent, en sens inverse, l'une sur l'autre.

La crépitation de la pleurésie est, comme l'a dit J. P. Tessier (*Leçon citée*), et comme M. Damoiseau l'a répété depuis (*Re-*

*cherches cliniques sur plusieurs points du diagnostic des épanche-
ments pleurétiques*, dans *Arch. gén. de méd.*, octobre **1843**.
— *Du Diagnostic· et du Traitement de la pleurésie*. Thèse inaugurale. Paris, **1845**), « moins nombreuse, moins égale, moins
instantanée que celle de la pneumonie.

» Elle est sèche, irrégulière, saccadée; elle n'a pas lieu dans
tous les mouvements respiratoires; elle est disséminée, et elle
ressemble, sur quelques points, au bruit du cuir que l'on ploie,
du parchemin froissé ; elle s'accompagne même quelquefois,
quand le phénomène est porté très-loin, d'un frémissement vi-
bratoire de la paroi thoracique.

» Elle n'atteint jamais la finesse du râle crépitant vrai... la toux
peut la modifier en accélérant les frottements des plèvres, mais
elle ne la fait pas disparaître par l'expectoration, comme elle le
fait des autres râles. » (Damoiseau, p. **42** de la thèse citée.)

Nous avons vu cette crépitation assez fine en imposer, quand
elle était circonscrite, pour des pneumonies circonscrites également. Nous l'avons vue, quand elle prenait la forme du râle crépitant sec à grosses bulles, en imposer pour des tubercules pulmonaires, et cela d'autant plus facilement, dans ce dernier cas,
qu'elle imitait parfaitement le craquement sec dont les bruits,
rares d'abord, devenaient ensuite plus nombreux, lorsque les fausses membranes s'étaient desséchées dans une plus grande étendue.

La crépitation de la pleurésie présente, dans quelques circonstances, un timbre clair qui la fait ressembler aux craquements humides.

Il n'est pas un seul de ces bruits qui ne puisse induire en erreur,
si on l'étudie isolément. Leur ressemblance, quelquefois si parfaite, nous fait un devoir de les rapprocher des autres signes
physiques qui les ont précédés, qui les accompagnent ou qui les
suivent.

En résumé, la crépitation de la pleurésie est composée de bruits
de frottement exceptionnellement fins et multiples, mais le plus

souvent rares, épars çà et là, inégaux en volume, donnant quelquefois à l'oreille la sensation de bulles grosses, faisant vibrer quelquefois aussi la paroi thoracique, ne se produisant pas dans tous les mouvements de la respiration et pouvant se produire dans les deux temps, ce qui n'a jamais lieu dans le râle crépitant de la pneumonie.

Quelles sont les maladies dans lesquelles se produit le râle crépitant?

On a nommé l'œdème (Piorry, n° **126** du *Procédé opératoire de la Percussion*. Paris, **1831**), l'apoplexie pulmonaire (Cruveilhier, *Revue médicale*, février **1830**), l'inflammation soit aiguë, soit chronique des petites ramifications bronchiques remplies d'un liquide visqueux difficilement perméable à l'air (Andral, note à Laëennec, t. I, p. 5**21**), la pneumonie catarrhale, la péripneumonie et les tubercules pulmonaires. Mais, ainsi que l'a fait observer Laënnec (t. I, p. **518**), la crépitation ne peut être entendue dans l'engorgement hémoptoïque et dans l'œdème pulmonaire que dans les cas où l'un de ces états morbides touche à la péripneumonie ou se trouve réuni avec elle.

Quant à ce qui regarde la bronchite, dit encore Laënnec (*Oper. cit.*, p. **519**), M. Andral n'a pas distingué le râle crépitant du râle muqueux.

Nous sommes de l'avis de Laënnec.

Pour nous résumer, nous dirons que le râle crépitant, qui méritait seul le nom de crépitation, est l'un des signes les plus caractéristiques du premier degré de la phlegmasie pulmonaire (**1**), que cette phlegmasie existe seule ou compliquée soit d'une bronchite ordinaire, soit d'une bronchite catarrhale.

Si on rencontre parfois cette crépitation dans l'œdème, dans les

---

(1) C'était l'opinion de Laënnec (t. 1, p. 517) et c'était aussi celle de Chomel, qui a écrit que ce râle n'avait lieu que dans la pneumonie au premier degré (*Pathologie générale*, p. 217 de la 3e édit., in-8°, Paris, 1841).

tubercules pulmonaires, dans l'apoplexie du poumon ou dans la bronchite, c'est que ces affections peuvent être compliquées de péripneumonie, et que c'est à cette complication, en dernière analyse, que doit être rapporté le râle crépitant.

Étudions donc seulement ici :

1° La pneumonie catarrhale ;
2° La pneumonie franche ;
3° La pneumonie centrale.

1° Pneumonie catarrhale.

Il se produit le plus ordinairement, dans cette maladie, une crépitation analogue à celle de la pneumonie ordinaire ; mais cette crépitation est très-fugace (H. Lasserre, Nonat, etc.). On l'a vue disparaître au bout de vingt-quatre heures et quelquefois plus tôt. Elle est presque toujours accompagnée, comme nous l'avons déjà dit (p. 242), de bruits ronflants ou sibilants dus à la coexistence de la bronchite avec la pneumonie.

Nous avons vu, dans la broncho-pneumonie, la crépitation tantôt suivre la bronchite et tantôt se développer en même temps qu'elle, lorsque la pneumonie se déclarait en même temps que la bronchite. Le plus souvent la crépitation ne se produit qu'après des bruits secs et humides. Quand le bruit crépitant a disparu, il est rapidement remplacé par du souffle mêlé de râles.

Tels sont les phénomènes que nous avons observés dans l'épidémie de broncho-pneumonie qui a régné à Paris au printemps de 1840. M. H. Lasserre a signalé les mêmes résultats dans le mémoire que nous avons cité (*Archives génér. de méd.*, octobre 1842). Quelques années plus tard, à la place du râle crépitant, on nota un râle sous-crépitant à bulles plus ou moins humides, mêlé à des bruits sibilants et rapidement suivi de bruit de souffle. Ce bruit sous-crépitant appartenait sans doute à la bronchite. (Lamaëstre, thèse inaugurale, p. 34. Paris, 20 décembre 1848.)

2° Péripneumonie.

Le râle crépitant se manifeste dans les premiers moments de l'inflammation des vésicules pulmonaires. « .Il présente alors l'image de bulles très-petites, très-égales entre elles et il paraît très-peu humide. Ces caractères sont d'autant plus saillants, que le point enflammé est plus voisin de la surface du poumon. Le bruit respiratoire s'entend encore distinctement quoique en même temps que le râle crépitant. » (Laënnec, *Oper. cit.*, t. I, p. 517.)

« Cette sensation d'humidité n'est pas toujours aussi prononcée que Laënnec le donne à entendre. » (Andry, *Oper. cit.*, p. 175.)

Cette réflexion du docteur Andry nous paraît juste. Chomel l'avait déjà faite, lorsqu'il disait, dans sa description du râle crépitant, qu'il consistait en bulles sèches. (*Pathologie générale*, p. 217 de la troisième édit. Paris, 1841.)

La crépitation occupe une étendue variable suivant l'étendue de l'inflammation. On la distingue d'autant mieux, que les bruits qui la constituent sont plus multipliés et qu'on applique l'oreille plus près du siége de leur production. On la trouve plus faible à mesure qu'on s'éloigne de ce siége, et on ne l'entend plus à quelques centimètres de distance. Dans des cas rares, on ne distingue la crépitation à aucune période de la pneumonie (1).

Les régions de la poitrine où l'on perçoit ordinairement la crépitation sont celles qui sont situées à la partie postérieure et inférieure de cette cavité, d'un seul côté.

Plus on s'éloigne de l'invasion de la pneumonie, plus le murmure vésiculaire que l'on entendait avec la crépitation devient obscur. Il finit même par disparaître.

La crépitation elle-même disparaît à son tour, au bout d'un temps plus ou moins long, pour faire place à d'autres phénomènes sonores.

(1) Article Pneumonie du *Dictionnaire de Médecine* (t. XVII, p. 227).

3° Pneumonie centrale.

Elle ne se traduit souvent par aucun signe stéthoscopique. Quelquefois elle donne naissance à quelques bulles de crépitation rares, disséminées, lointaines. Dans d'autres circonstances, on ne distingue dans les parties du poumon voisines de l'inflammation qu'une respiration puérile ou des bruits anormaux qui masquent la crépitation.

Laënnec affirmait que les pneumonies centrales, celles qui commencent par plusieurs points peu étendus à la fois, et qu'on a appelées *lobulaires*, étaient, à leur origine, très-faciles à reconnaître dans la plupart des cas, et que leur diagnostic ne demandait une certaine attention que lorsque les points enflammés étaient très-petits. (*Traité de l'Auscultation médiate*, t. I, p. 530, 4° édit., Paris, 1837.)

M. Andral est convaincu de son côté (note à la page précédente) qu'il y a un certain nombre de pneumonies qui ne se révèlent en aucune façon, ni par la percussion, ni par l'auscultation. Ces pneumonies sont surtout celles qui occupent dans le poumon quelque point profond ou circonscrit; ce sont encore celles qui sont dites lobulaires.

Mécanisme de production du râle crépitant.

Van Swieten a expliqué ce mécanisme quand il a dit à propos de la pneumonie : « Plerumque tunc simul adest ingratus in pectore strepitus qui fit, vel ab aëre muco hic collecto irretito, vel a vesiculis pulmonum siccis, hinc que crepitantibus instar corii arefacti, dum inspirando extenduntur. » (Gerardi Van Swieten, *Comment.*, in Herm. Boerhaave *Aphoris.* 826, p. 725, tom. secundi, partis secundæ, in-4°, Taurini, 1747.)

Joseph Quarin a reproduit cette explication dans son ouvrage intitulé : METHODUS MEDENDARUM INFLAMMATIONUM, caput V, *De Peripneumonia*, p. **101**, Vindobonæ, **1774**.)

Laënnec, qui regardait le râle crépitant comme un bruit humide, l'attribuait à la formation de bulles extrêmement petites dans les cellules pulmonaires. Ces bulles étaient constituées par un liquide à peu près aussi ténu que l'eau et par l'air atmosphérique. (*Traité de l'Auscultation médiate*, t. I, p. **121** de la 4ᵉ édit. Paris, **1837**.)

« La cause physique du râle crépitant n'est pas scientifiquement établie par Laënnec ; elle ne l'a point été non plus par ses successeurs.

» Nous pouvons donc nous demander si cette crépitation ne résulte point simplement du déploiement des dernières ramifications bronchiques indurées par l'inflammation, pour la pneumonie, et du déploiement de la plèvre, rétractée par l'inflammation, dans la pleurésie. Voilà deux conjectures que des faits ultérieurs viendront confirmer ou renverser. » (Tessier, *Gazette des Hôpitaux*, p. **246**, **27** mai **1843**.)

Malgré ces opinions de Van Swieten, de Quarin et de J. P. Tessier, la généralité s'est rangée à l'opinion de Laënnec. Cependant « si l'on considère que le râle crépitant sec de la pleuro-pneumonie à son début n'éprouve aucune modification de la part de la toux, qu'il se montre souvent chez les pneumoniques avant l'expectoration, on peut se demander s'il ne dépendrait pas plutôt du froissement des vésicules pulmonaires qui seraient desséchées par l'inflammation, comme cela se voit dans la plèvre, le péricarde et les synoviales des tendons. » (Beau, p. **63** du *Traité expérimental et clinique d'Auscultation*, **1** vol. in-8°, Paris, **1856**.)

Ainsi quatre explications sont proposées pour rendre compte du râle crépitant de la pneumonie.

Dans l'une, l'air forme, avec le mucus qui tapisse les cellules aériennes, des bulles très-petites qui, en se rompant, donnent lieu à la crépitation. (Laënnec.)

Dans l'autre, cette crépitation serait produite par le froissement des vésicules desséchées. (Beau.)

Dans la troisième et la quatrième enfin, elle serait la conséquence du déploiement des dernières ramifications bronchiques indurées (Tessier) ou du déplissement, lors de l'inspiration, des vésicules desséchées (Van Swieten), d'où naîtrait une crépitation semblable à celle du cuir préparé.

De toutes ces explications, celle qui nous satisfait le mieux, c'est la dernière. Si nous devions l'abandonner, pour en adopter une autre qui s'appuyât sur l'existence présumée du mucus déposé dans les vésicules pulmonaires, nous rattacherions plutôt la crépitation au décollement de la surface interne des cellules humides qu'à la rupture des bulles dans leur cavité.

7° RESPIRATION RALANTE.

Elle est constituée par des *bruits humides ou râles* :

1° *A bulles fines* (râle sous-crépitant de Laënnec ; sous-crépitant fin de MM. Barth et Roger) ;

2° *A bulles moyennes* (râle muqueux à petites bulles de Laënnec ; sous-crépitant moyen de MM. Barth et Roger ; craquement humide des auteurs) ;

3° *A grosses bulles* (râle muqueux à grosses bulles de Laënnec ; sous-crépitant à grosses bulles de MM. Barth et Roger).

Généralités. — Si nous avons pris pour base de notre classification des bruits humides, le volume des bulles, c'est d'abord pour ne rien préjuger sur le siége de production de ces bruits, et ensuite pour mettre de l'unité dans notre tableau synoptique.

Nous ne parlerons pas ici du *râle crépitant*, parce que nous attribuons ce bruit, ainsi que nous l'avons déjà dit (p. **257**), non pas au produit d'une sécrétion exagérée des vésicules, mais bien au déplissement de ces vésicules desséchées

Quant au bruit *sous-crépitant* (1), il est véritablement humide et dû, sans aucun doute, à une hypersécrétion sinon des vésicules, au moins des bronches capillaires.

Les râles à bulles moyennes et à grosses bulles ont été désignés par quelques auteurs sous les noms de *râles bronchiques, tracheaux, laryngés, cavernuleux* ou *caverneux*, en raison du siége de leur production.

Cette base de classification serait excellente, s'il n'était pas quelques états morbides des poumons dans lesquels les râles bronchiques paraissent à l'oreille aussi larges, aussi volumineux que ceux que l'on entend dans le larynx et la trachée-artère, et si quelques-uns de ces bruits n'avaient pas quelquefois une parfaite ressemblance avec les râles se produisant dans des cavernes pulmonaires.

Pour éviter cette confusion, il y a tout avantage à distinguer les râles les uns des autres par le volume des bulles qui les forment, sauf à déterminer ensuite, en s'appuyant sur d'autres considérations, leur siége présumé.

Nous verrons plus loin que, dans certains cas de *bronchorrhée compliquée de tubercules crus* en très-grand nombre, il se produit, dans les principales divisions des bronches, des bruits à grosses bulles qui donnent à l'oreille la sensation du râle des mourants, et cependant le calibre des bronches ne se trouve nullement augmenté.

Nous verrons aussi, dans d'autres maladies telles que *la dilatation des bronches*, par exemple, *avec complication de bronchorrhée*, se former des râles si larges, que le clinicien le plus habile, s'il était appelé à les dénommer en se fondant uniquement sur la

____

(1) Cette expression n'est pas heureuse ; elle embarrasse souvent le jugement des élèves. Elle désigne d'ailleurs un phénomène sonore qui diffère tellement du *râle crépitant*, qu'on ne peut dire de lui, sans inexactitude, qu'il n'est autre que le râle crépitant de retour.

sensation acoustique, prononcerait indistinctement les mots de *gargouillement ou de râle caverneux* (1). C'est qu'en effet, tout râle caverneux est un râle à grosses bulles ou du gargouillement, tandis que tout gargouillement n'est pas du râle caverneux.

Donc, la classification des bruits humides fondée sur le siége de leur production ne repose pas sur des caractères assez tranchés pour qu'on puisse, sans inconvénient, l'adopter dans un ouvrage exclusivement consacré à l'auscultation.

Les partisans de l'opinion contraire nous diront sans doute que, pour établir une distinction entre les râles bronchiques, caverneux, etc., il faut tenir compte du lieu de la poitrine où ils se forment et de l'étendue qu'ils occupent dans les poumons, des modifications qu'ils impriment à la résonnance thoracique, etc.; nous acceptons tous ces éléments de diagnostic dans les traités de séméiotique; mais, dans un ouvrage de la nature de celui-ci, nous avons surtout à considérer les bruits humides en eux-mêmes, sans nous préoccuper de la signification que leur donnent d'autres signes physiques.

Principaux caractères distinctifs des râles.

Avant d'exposer les différences qui distinguent les bruits humides les uns des autres, disons qu'ils se font entendre d'autant plus exclusivement dans le premier temps de la respiration qu'ils sont plus menus ou qu'ils se forment plus près de l'extrémité terminale des voies de l'air. Les râles à bulles fines, c'est-à-dire ceux qui ont leur siége dans les bronches capillaires, sont dans ce cas. Se produisent-ils exclusivement dans les cellules pulmonaires, on ne les entend que dans l'inspiration. Au contraire, les bruits

(1) M. Piorry a exprimé la même idée quand il a dit : « Distinguer les râles les uns des autres par des noms, est une chose à laquelle il est fort difficile de parvenir, et les adjectifs qui désignent la plupart d'entre eux, se rapportent souvent à des caractères si peu certains, que de deux observateurs très-instruits, qui auront écouté un ronchus bronchique, il arrivera le plus souvent que chacun se servira d'une épithète différente pour le désigner. » (*Traité de Diagnostic*, paragraphe 1032.)

humides correspondent d'autant plus fréquemment aux deux temps
de la respiration qu'ils sont plus larges et qu'ils se produisent
dans une section plus élevée de l'arbre aérien ou dans une cavité
plus spacieuse. Tels sont les râles à bulles moyennes et surtout
ceux à grosses bulles dont le siége de production est dans le
larynx, dans la trachée-artère, dans les bronches ou dans une caverne pulmonaire.

Lorsqu'un râle existe seul, il est assez aisé de le reconnaître et
de remonter par lui à la souffrance des poumons dont il est
l'expression symptômatique. On le distingue alors facilement des
autres râles, soit à ses caractères propres, soit à sa coïncidence
avec tel ou tel temps de la respiration, avec tels ou tels autres
bruits, etc. Cependant ces râles peuvent s'éloigner de leur type
normal et se trouver pour ainsi dire sur les limites les uns des
autres. Il en est surtout ainsi, lorsque plusieurs lésions organiques
des poumons, capables de donner naissance à des bruits humides,
existent ensemble.

Il n'est pas alors toujours facile de dire à quelles espèces appartiennent les râles qu'on entend, parce que l'oreille a de la peine
à les isoler les uns des autres.

Pour rendre plus facile l'interprétation des bruits humides,
nous consacrerons un chapitre spécial :

Aux râles à bulles fines;

Et aux râles à bulles moyennes et à grosses bulles

RALES A BULLES FINES OU SOUS-CRÉPITANTS DES AUTEURS.

Ils sont caractérisés par la sensation de bulles humides d'un
volume médiocre. Ces bulles sont plus ou moins nombreuses, assez
régulièrement arrondies, rapprochées les unes des autres, arrivant
rarement à l'oreille par bouffées, se développant à mesure que
l'air pénètre dans les vésicules pulmonaires ou dans les bronches
capillaires.

Ces râles peuvent se produire :

1° Dans l'œdème pulmonaire ;

2° Dans la bronchite capillaire ;

3° Dans la péripneumonie à l'état de résolution ;

4° Dans quelques engorgements pulmonaires consécutifs à certaines péripneumonies ou liés à l'existence de certaines maladies du cœur ;

5° Et si l'on en croyait quelques auteurs, dans l'emphysème pulmonaire. Mais, d'après la remarque de M. Louis, « le râle sous-crépitant n'existe, dans cette maladie, que lorsqu'elle se complique d'un catarrhe pulmonaire, et dans ce cas, le râle appartient à la bronchite et non à la dilatation des vésicules. » (Chomel. *Éléments de Pathologie générale*, p. **217**, troisième édit. Paris, 1841.)

Dans tous ces cas, les conditions matérielles des poumons sont les mêmes ou à très-peu de chose près ; il y a hypersécrétion bronchique ou vésiculaire, et formation de bulles par l'air qui pénètre dans les bronches les plus déliées ou dans les vésicules.

Il n'est donc pas étonnant que le même phénomène se produise.

Qu'importe, en effet, que la congestion des poumons soit primitive ou consécutive ? Qu'importe qu'elle ait été amenée ou non par une cause agissant primitivement sur les vésicules, comme dans la péripneumonie, par exemple ?

N'y a-t-il pas là toujours une sécrétion anormale à l'extrémité terminale des voies de l'air ? Donc, la difficulté n'est pas dans l'explication de la coexistence des râles sous-crépitants avec les lésions anatomiques que nous venons de signaler, elle réside tout entière dans l'interprétation qu'il faut faire, dans les différents cas, de ces râles humides.

C'est pourquoi nous rechercherons les éléments du diagnostic différentiel dans des conditions telles que le volume des bulles, leur degré d'humidité, leur nombre, l'étendue qu'elles occupent, leur siége dans un seul poumon ou dans les deux poumons, dans telle région ou dans telle autre.

1° Œdème pulmonaire.

Laënnec avait appelé *râle sous-crépitant* celui que l'on observe dans l'œdème pulmonaire. Ses bulles, disait-il, sont un peu plus humides que celles de la pneumonie au premier degré. (*Oper. cit.*, t. I, p. 122 et 426.)

M. Fournet a ajouté avec raison : « Que ces bulles étaient moins égales, moins arrondies, moins rares , moins pressées les unes contre les autres que celles du râle crépitant de la pneumonie. » (*Oper. cit.*, p. 222.)

On croirait entendre le râle sous-crépitant de l'inflammation des poumons à l'état de résolution. Mais le râle de la pneumonie succède à cette inflammation et il n'occupe que la portion des poumons qui vient d'être malade, tandis que, dans l'œdème, il n'intéresse qu'exceptionnellement un seul poumon, celui qui occupait, dans le décubitus, la position la plus déclive. Le plus géné·ralement, en effet, le râle sous-crépitant de l'œdème pulmonaire existe à la fois dans les deux côtés de la poitrine, en arrière et inférieurement.

Ce râle, du reste, n'est pas constant dans l'œdème (Barth et Roger, p. 154 de la 5ᵉ édit. Paris, 1860), et ses bulles sont plus nombreuses dans l'œdème passif (Andry, p. 177). Dans ce cas, « elles sont fines, distinctes, assez arrondies. Elles se succèdent assez régulièrement et sans précipitation. Elles sont peu nombreuses, pas toujours égales, coexistent avec l'inspiration seulement et se produisent dans les parties déclives de la poitrine. » (Fournet. *Oper. cit.*, p. 280.)

Il est impossible de ne pas distinguer, à ces caractères, l'œdème du poumon de l'inflammation de ce viscère.

2° Bronchite capillaire.

S'il était une affection des poumons, autre que la péripneumonie, qui pût donner lieu à la crépitation , ce serait à coup sûr la bronchite capillaire.

Or, le docteur Foucart, qui a fait une étude particulière de cette maladie (1), n'a pas craint de dire que les auteurs du *Compendium de médecine pratique* s'étaient trompés en attribuant à la bronchite capillaire le râle crépitant. C'est râle muqueux, ou mieux râle sous-crépitant qu'il fallait dire.

Ce râle, que M. Fournet a également noté (*Oper. cit.*, p. **272**), appartient à la deuxième période de la bronchite capillaire.

Les bruits aigus ou graves, dont nous avons parlé plus haut (p. **237**), qui précèdent, accompagnent ou suivent le râle sous-crépitant, sont dus aux sécrétions plus ou moins abondantes de mucosités qui se forment dans les bronches de troisième ou de quatrième division.

Dans tous les cas , ces différents bruits ne se produisent que dans la deuxième période inflammatoire.

Et lorsque arrive la troisième période, les râles, aussi bien que les bruits sibilants et ronflants, deviennent plus fréquents, plus étendus, plus larges.

Si les mucosités contenues dans les bronches disparaissent après l'expectoration, qu'elle soit ou non provoquée par la toux, les bruits eux-mêmes cessent d'être entendus.

Si quelques-uns de ces bruits sont dus, au contraire, au gonflement de la membrane muqueuse, ils persistent malgré la toux.

Ces réflexions n'ont pas échappé au docteur Foucart, qui a bien vu que le râle sous-crépitant de la bronchite capillaire diffère du

____

(1) DE LA BRONCHITE CAPILLAIRE. Thèse inaugurale soutenue à la Faculté de Paris le 1er août 1842.

râle crépitant de la pneumonie et que la plupart des signes sur lesquels nous venons d'insister appartiennent au catarrhe ordinaire.

C'est donc parce que l'inflammation ne se limite pas aux bronches capillaires, qu'on entend des râles à grosses bulles, des sifflements variés tels que les cris des petits oiseaux, par exemple, et des bruits graves imitant les vibrations de la corde de basse, le roucoulement de la tourterelle, etc.

La production de ces phénomènes ne doit pas nous surprendre après ce que nous avons déjà dit (p. 235 et suiv.).

3° Péripneumonie.

Le râle sous-crépitant de la péripneumonie à l'état de résolution coexiste le plus souvent avec le commencement de l'inspiration. Mais il se montre dans l'expiration plus souvent que le râle sous-crépitant de l'œdème pulmonaire et de la bronchite capillaire.

Ses bulles sont ordinairement plus volumineuses, plus humides, plus irrégulières, moins nombreuses et plus lentes à se produire.

Siége. Les auteurs ne sont pas encore tombés d'accord sur la question de savoir quel est le poumon qui est le plus souvent le siége de l'inflammation, mais ils s'accordent presque tous à dire que cette inflammation occupe plutôt les lobes inférieurs que les lobes supérieurs, et la partie postérieure de ces lobes plutôt que leur partie antérieure.

En conséquence, les régions de la poitrine au niveau desquelles on entendra de préférence le râle sous-crépitant seront les régions sous-épineuses. Puis viendront les régions épineuses et sus-épineuses.

Si la péripneumonie s'est développée sous l'influence de causes exceptionnelles, le râle sous-crépitant sera perçu sous l'aisselle, au sommet, ou à la partie antérieure de la poitrine.

4° Engorgement sanguin simple ou compliqué d'œdème.

Un râle à bulles un peu humides, assez fines, assez régulières, ordinairement peu nombreuses, se montre quelquefois à la suite des péripneumonies, à la partie postérieure et inférieure des poumons. On ne l'entend qu'à la première inspiration faite d'ailleurs avec assez de force.

Ce râle paraît dû à l'engorgement sanguin œdémateux. Il se produit aussi dans l'engorgement sanguin qui accompagne les maladies du cœur. Seulement dans ce dernier cas, les bulles sont plus grosses, plus humides, moins régulières. Elles paraissent et disparaissent suivant l'état de la circulation pulmonaire. (Fournet. *Oper. cit.*, p. 225)

RALES A BULLES MOYENNES ET A GROSSES BULLES.

Nous avons dit pourquoi nous préférions employer ces expressions que celles de râles muqueux qui ne s'appliquent pas à tous les cas.

Nous verrons bientôt, en effet, que c'est à des mucosités que sont dus le plus souvent les râles à bulles moyennes et à grosses bulles ; ils reconnaissent parfois également pour cause la matière tuberculeuse, puriforme, la présence du sang, du pus, etc.

Nous avons dit aussi (p. 257 et suiv.) que la désignation de râles bronchiques, cavernuleux ou caverneux préjugeait la question de siége, et que pour cette raison on ne pouvait conserver ces dénominations en tête d'un chapitre où l'auscultation seule devait être mise en exercice.

Nous appuierons sur l'observation directe notre manière de voir à cet égard, quand nous aurons complété, par ce qui va suivre, ce que nous avons déjà dit (p. 259) des caractères principaux des râles à grosses bulles et à bulles moyennes.

Ces bulles sont bien moins nombreuses, moins arrondies, moins régulières, moins pressées les unes contre les autres, moins constantes que ne le sont les bulles fines.

Plus est grand l'espace dans lequel elles se produisent, plus est grande la dimension des bulles.

Plus sont visqueux les liquides qui les forment, plus elles ont de la peine à se produire et à se détacher les unes des autres.

Elles donnent à l'oreille la sensation d'un bruit d'autant plus intense que la quantité des liquides contenus dans les bronches est plus abondante, que l'air les traverse plus facilement, que les mouvements respiratoires s'opèrent avec plus de force, et qu'il existe une condensation plus grande du poumon placé entre les bronches et l'oreille de l'explorateur.

Abordons maintenant la question relative au siége de production de ces différents bruits.

Il peut se former, avons-nous dit (p. 258), dans les bronches dilatées ou non dilatées, des râles absolument semblables à ceux qui se produisent parfois dans des cavernes pulmonaires.

M. Andral a exprimé la même opinion lorsqu'il a dit dans sa *Clinique médicale* (t. I, p. 75, 3ᵉ édit.) qu'il n'était pas de râle ayant son siége dans une excavation tuberculeuse qu'on ne pût également retrouver dans les bronches. Exemples :

Dilatation des bronches. — Laënnec fait observer (t. I, p. 256) que dans les points où existent les dilatations les plus fortes des bronches, on entend une pectoriloquie plus ou moins parfaite, accompagnée d'un râle muqueux à grosses bulles, tout à fait semblable au râle caverneux des phthisiques.

— M. Louis (*Recherches sur la Phthisie*, p. 235) et MM. Monneret et Fleury (*Compendium de Médecine pratique*, t. I, p. 485) citent des cas de dilatation des bronches dans lesquels on avait entendu le râle caverneux.

— M. Fournet (*Oper. cit.*, p. 229) a observé tous les signes des cavernes chez une malade qui ne présenta, après la mort, qu'une dilatation des bronches périphériques.

— M. Barth (*Bulletins de la Société Anatomique*, pour l'année 1848, p. 326 et suiv.) a entendu du gargouillement dans la partie postérieure du poumon gauche d'une vieille femme dont les bronches étaient aussi très-dilatées.

Nous avons recueilli nous-même des observations de ce genre.

Bronchite compliquée de pleurésie. — M. Rilliet a publié l'observation d'une jeune fille qui lui présenta par deux fois, c'est-à-dire à deux ans d'intervalle, tous les signes stéthoscopiques d'une excavation pulmonaire, tels que : respiration bronchique ayant véritablement le timbre caverneux; gargouillement gros, humide, identique à celui que l'on entend au niveau des grandes cavernes des phthisiques.

Cette malade n'avait cependant qu'une pleurésie latente compliquée de bronchite. (*Sur quelques phénomènes stéthoscopiques rarement observés dans la pleurésie chronique*, par les docteurs Barthez et Rilliet dans : *Archives générales de Médecine*, mars 1853, p. 259.)

— M. Barthez a « vu mourir un malade de trente à trente-deux ans, réputé phthisique, parce qu'il était amaigri, qu'il toussait et expectorait, et surtout parce qu'un examen de la poitrine plusieurs fois répété avait fait percevoir, au sommet de l'un des poumons, de la respiration caverneuse et du gargouillement. L'autopsie démontra l'absence de caverne et l'existence d'une pleurésie que la thoracentèse eût peut-être pu guérir. » (*Note sur quelques-unes des conditions anatomiques qui favorisent la transmission des sons de la racine des bronches à un point éloigné de la poitrine*, dans le *Moniteur des Hôpitaux*, pour l'année 1855, t. III, n° 66, p. 521.)

Bronchite chronique. — M. Andral dit avoir entendu le gargouillement chez des individus dont le poumon fut trouvé exempt de tubercules et qui n'avaient qu'une simple bronchite chronique. (*Clinique médicale*, t. II, p. **78**.)

Bronchorrhée compliquée d'une induration pulmonaire. — Enfin nous possédons bon nombre d'observations dans lesquelles le gargouillement le mieux caractérisé, siégeant au sommet des poumons coïncidait avec des mucosités renfermées dans les bronches nullement dilatées, mais seulement entourées d'une induration pulmonaire.

CONCLUSIONS.

Il résulte donc de ces faits que le gargouillement ne saurait être considéré comme signe pathognomonique des tubercules pulmonaires. On pourra nous opposer encore une fois, comme on l'a déjà fait (1), que le diagnostic des cavernes, de la bronchite chronique, de la dilatation des bronches, etc., ne se déduit pas exclusivement des données de l'auscultation. Nous répondrons de nouveau que cela est parfaitement vrai, mais qu'il n'est pas moins vrai que les bruits dont nous nous occupons ressemblent souvent si bien les uns aux autres, que l'oreille seule est impuissante à les distinguer (2).

Si cette proposition est vraie, et c'est à ce point de vue seulement que nous la reproduisons ici, il faut renoncer à inscrire le râle caverneux en tête d'un chapitre, dans les ouvrages exclusivement consacrés à l'auscultation et réserver cette dénomination pour les *Traités de Médecine et de Diagnostic.*

Puisqu'il suffit de la présence d'un liquide dans les tuyaux

(1) *Bulletins de la Société Anatomique*, année 1847, p. 241 et suiv.

(2) M. Skoda a pensé comme nous lorsqu'il a dit : « Je suis convaincu qu'il est impossible d'établir aucune différence entre les râles bronchiques et caverneux, sauf lorsque ces derniers sont associés à l'écho amphorique ou au tintement métallique. » (Page 164 du *Traité de Percussion et d'Auscultation,* traduit par le docteur Aran. 1 vol. in-8°, Paris, 1854.)

bronchiques ou dans une caverne pour déterminer, lorsque l'air vient à les parcourir, le développement de bulles plus ou moins larges, il est évident qu'elles peuvent se former :

1° Dans la bronchite aiguë ;

2° Dans la bronchite chronique compliquée ou non d'induration pulmonaire ;

3° Dans le catarrhe suffocant ;

4° Dans la dilatation des bronches ;

5° Dans certains cas d'hémoptysie pulmonaire ;

6° Dans les tubercules pulmonaires parvenus au troisième degré ;

7° Dans certains cas de pneumonie, de gangrène et d'apoplexie pulmonaires qui auront fini par déterminer une excavation dans le poumon ;

8° Et dans des cas rares d'abcès s'ouvrant à l'extérieur de la poitrine et communiquant soit avec le médiastin, soit avec des cavernes pulmonaires.

Etudions, l'un après l'autre, chacun de ces états morbides :

1° Bronchite aiguë.

Nous avons dit plus haut (p. 237) les signes stéthoscopiques de la bronchite aiguë à son début. Il nous reste à faire connaître ceux de la bronchite arrivée à sa période d'état. A cette période, les mucosités sont moins épaisses qu'elles ne l'étaient auparavant; elles s'opposent moins à la sortie et à l'entrée de l'air atmosphérique ; elles sont suivies d'une dilatation moindre des vésicules, et d'une oppression moins grande. Des râles humides se forment donc. S'ils occupent surtout les petites bronches, ils peuvent n'être entendus que dans l'inspiration. S'ils ont lieu dans les bronches d'un certain diamètre, ils se font entendre aux deux temps de la respiration et ils dominent les bruits ronflants et sibilants.

Ces râles humides sont circonscrits ou généralisés suivant l'étendue de la bronchite; on ne les entend point à distance et ils sont accompagnés ordinairement de gros râles qui siégent dans le larynx et dans la trachée-artère.

2° Bronchite chronique compliquée ou non d'induration pulmonaire.

Il est des cas de bronchite chronique simple, et, à plus forte raison, de bronchite compliquée d'induration pulmonaire, qui présentent des symptômes tellement semblables à ceux des tubercules, qu'il était autrefois impossible de distinguer l'une de l'autre ces deux affections organiques.

Bayle a consigné dans ses *Recherches sur la phthisie pulmonaire* (in-8°, Paris, 1810) quelques observations de *catarrhe pulmonaire chronique* simulant la phthisie pulmonaire et dont les unes se sont terminées par la mort (48ᵉ et 49ᵉ obs.), et les autres par la guérison (50ᵉ, 51ᵉ, 52ᵉ et 53ᵉ obs.).

Ces exemples ont fait dire à Bayle (p. 406) que « des malades qui ne sont point phthisiques pouvaient réunir tous les symptômes de la phthisie et avoir toutes les apparences de cette maladie. »

Si le médecin distingué qui tenait ce langage avait eu sous les yeux l'œuvre remarquable d'Auenbrugger, il aurait modifié sa manière de voir, car il aurait trouvé dans la percussion qu'il pratiquait, des données précieuses pour le diagnostic différentiel. Il n'aurait eu, pour cela faire, qu'à rapprocher du son obscur ou mat qu'Auenbrugger avait indiqué dans les cas de phthisie pulmonaire, le son clair qu'il obtenait lui-même dans les cas de catarrhe pulmonaire chronique. (Obs. 48ᵉ et 49ᵉ.)

Faute d'établir cette comparaison, ou ce rapprochement, Bayle commettait des erreurs de diagnostic qui ne sont guère possibles aujourd'hui.

En effet, non-seulement la poitrine résonne parfaitement bien dans le catarrhe chronique compliqué ou non d'emphysème, mais encore sa résonnance est ordinairement supérieure à celle de l'état normal. Et ce signe suffit pour éloigner le médecin de l'idée d'une phthisie pulmonaire avancée, dût la bronchite chronique être accompagnée, comme dans la phthisie, de crachats puriformes mêlés de quelques stries de sang, de sueurs nocturnes, de dévoiement, de fièvre hectique, d'amaigrissement progressif.

Après la percussion, l'auscultation viendrait apporter à son tour la lumière dans le diagnostic, en faisant constater le silence du murmure vésiculaire non moins que l'absence de la respiration caverneuse et de la pectoriloquie. A côté de ces signes négatifs se placeraient les signes positifs consistant dans la formation de bruits humides à grosses bulles se produisant dans une grande étendue, occupant le plus souvent la partie postérieure et inférieure des deux côtés de la poitrine, variant d'un instant à l'autre de force et de fréquence, se transformant parfois en des bruits sifflants ou ronflants, comme nous l'avons dit plus haut, marchant vers les troncs bronchiques et, par conséquent, changeant de place, disparaissant enfin complétement ou en partie après l'expectoration.

A ces caractères principaux, auxquels il faut joindre la toux et une difficulté légère de respirer que fait naître l'action de parler ou de marcher, on doit reconnaître le plus souvent le catarrhe muqueux chronique dégagé de toute complication de dilatation des bronches et d'engorgement pulmonaire.

Nous avons indiqué les signes propres à la première de ces complications, ajoutons, pour compléter ceux de la seconde, que la poitrine résonnerait moins bien que dans le simple catarrhe.

Si, malgré tout ce que nous venons de dire, il restait parfois du doute dans l'esprit, lors des premières explorations, la persistance des signes précédents pendant un temps plus ou moins long changerait inévitablement une présomption en certitude.

3° Catarrhe suffocant (1).

Les auteurs les plus recommandables, et notamment Willis, Fernel, Heucher, Lieutaud, Morgagni, Le Camus, ayant décrit le catarrhe suffocant, Laënnec a pu le conserver.

Cette espèce de catarrhe, disait Le Camus, est un engorgement subit du poumon et des bronches. (*Médecine pratique*, t. II, p. 113 de l'édition in-12, Paris, 1772.)

Lieutaud, Morgagni (13ᵉ lettre, n° 3, p. 219, *de la Version française* de MM. Désormeaux et Destouet, t. II, in-8°, 1821.) (2), Heucher, Albrecht (*Commercium litterarium*, hebd. 14, n° 1, in fin., t. XIII, anno 1743, Norimbergæ), ont trouvé dans les poumons de ceux qui avaient succombé subitement, la matière catarrhale s'étendant jusqu'aux vésicules pulmonaires. C'est cette matière qui, en obstruant les bronches et les vésicules presque tout entières, empêche l'air de circuler librement et devient ainsi la cause, non-seulement d'une respiration plus fréquente et plus haute, mais encore d'un *bruit* que Morgagni qualifiait dans une de ses observations (celle qui avait trait à Barbadici, cardinal et évêque de Padoue, 13ᵉ lettre, n° 3, p. 216 du volume précédemment cité), d'espèce d'ébullition catarrhale.

« On connaît assez clairement, disait un autre auteur (*Act. nat. curios.*, in append., n° IV, § 7), la cause des catarrhes suffocants, par le moyen de l'ouïe, parce que les viscosités portées en abondance dans les bronches des poumons rendent la respiration sonore, de sorte qu'il semble qu'une matière soit en coction dans ces viscères. » (Citation de Morgagni, 13ᵉ lettre, n° 4, *ibid.*, p. 221.)

Qui ne reconnaît à ces expressions les râles variés décrits par

---

(1) Voyez plus haut, page 240, l'énonciation des râles sibilants et sonores qu'on observe dans cette maladie.

(2) L'ouvrage auquel nous faisons allusion est intitulé : *De sedibus et causis morborum per anatomen indigatis.*

les modernes et qui sont en rapport avec les mucosités amassées dans les bronches !

Joignez-y la dyspnée continuelle qui fatigue et affaiblit les malades ; joignez-y la fièvre et la sécrétion abondante de mucosités purulentes et enfin les râles laryngo-trachéaux qui ne tardent pas à amener la mort par asphyxie, et vous aurez les signes du catarrhe suffocant des anciens médecins (Bronchite généralisée de M. Beau, p. 120 de son *Traité expérimental et clinique d'Auscultation*, 1 vol. in-8°, Paris, 1856). Que si vous voulez avoir un tableau plus fidèle des signes stéthoscopiques de la maladie dont nous nous occupons, écoutez ce qu'en a dit M. Milcènt :

« On constate par l'*auscultation*, une grande inégalité de la respiration dans les différents points de la poitrine, et une grande inconstance des bruits dans le même point à des temps différents. Cela tient à l'obstruction momentanée des canaux bronchiques par les sécrétions de la muqueuse. L'oreille perçoit du râle sibilant, surtout du râle sous-crépitant très-disséminé, plus ou moins gros, plus fin là où les mucosités sont plus visqueuses, et dans les points où l'on se rapproche de l'engouement, ces râles coïncident avec plus ou moins de sonorité à la percussion. On entend aussi du râle muqueux, et quelquefois comme un gargouillement général. Le son produit par les différents râles se transmet plus facilement dans les points où il existe de l'engouement, et, en général, ces bruits sont bien plus prononcés en arrière, à la partie moyenne et inférieure du thorax que partout ailleurs. » (*Du Catarrhe suffocant*, p. 345 du t. VII de l'ART MÉDICAL, journal de médecine générale et de médecine pratique ; in-8°, Paris, 1858.)

4° Dilatation des bronches, compliquée de bronchite chronique, avec ou sans induration pulmonaire.

Nous avons déjà fait pressentir (p. 266) la difficulté qu'on éprouve souvent à diagnostiquer, sur la foi des gros râles, la dilatation des bronches. Nous avons cité à ce propos des observations puisées aux meilleures sources , et rien ne nous eût été plus facile que de multiplier ces citations. Nous l'avons évité à dessein.

Ceux qui ne seront pas suffisamment convaincus de la justesse des propositions que nous avons établies dans nos généralités sur la valeur séméiologique des bruits humides à bulles moyennes et à grosses bulles consulteront avec fruit les *Bulletins de la Société anatomique de Paris*. Ils y trouveront la relation de symptômes et de signes physiques qui auraient pu faire croire facilement à des cavernes pulmonaires.

Ce sont des observations de cette nature qui ont fait dire à M. Bouillaud : « Lorsque les bronches dilatées contiennent une plus ou moins grande quantité de mucosités, on entend un râle muqueux à grosses bulles ou même tout à fait semblable au râle caverneux. » (*Nosographie*, t. V, p. **581**.)

C'est encore sous l'impression de pareilles observations, qu'un médecin anglais, M. Williams, a dit : « Il y a un genre de lésion que l'on pourrait, même par les signes physiques , confondre avec les excavations tuberculeuses, c'est la dilatation des bronches. Cette lésion peut être le siége d'un ronchus gros et bouillonnant, d'une respiration caverneuse et de pectoriloquie. » (*The library of Medicine*, vol. III, p. **188**.)

Où donc, puisqu'il en est ainsi, trouverons-nous les éléments du diagnostic différentiel des bronches dilatées et des cavernes? En vérité, nous éprouvons quelque embarras à répondre à cette question.

M. Williams, que nous citions tout à l'heure, avait cru la résoudre en disant « que le siége le plus fréquent des bronches dilatées était dans les régions scapulaires, mammaires et latérales, et non dans les régions sous-claviculaires, et qu'elles occupaient ordinairement un espace considérable, sans avoir de tendance à s'agrandir comme les cavités tuberculeuses. » (*Ibid.*, *Oper. cit.*)

Mais, en réalité, les observations auxquelles nous faisions à l'instant allusion ne donnent pas entièrement raison à **M. Wil-liams.**

En effet, 1° une femme âgée de trente-six ans succombe après avoir présenté tous les signes d'un catarrhe pulmonaire chronique, et l'on trouve, à l'autopsie, dans les lobes inférieurs, mais aussi dans les lobes supérieurs des deux poumons, des dilatations bronchiques de grandeur différente. (Obs. de M. Bennett dans : *Bulletins de la Société anatomique* pour l'année 1840, p. 361.)

2° Le poumon gauche d'un enfant de huit ans est mat en arrière de haut en bas, il est le siége d'une respiration caverneuse et de gargouillement. Il meurt, et l'on trouve, à l'autopsie, *le lobe inférieur du poumon malade carnifié et criblé d'ouvertures* qui contiennent un liquide muco-purulent. Les bronches sont inférieurement dilatées, sans ampoules. (Obs. de **M.** Legendre dans : *Bulletins de la Société anatomique* pour l'année 1842, p. 16.)

3° Sur une femme âgée de vingt-huit ans, on entend, pendant la vie, dans toute la partie postérieure droite de la poitrine, *mais surtout dans la moitié inférieure,* un râle caverneux très-abondant et très-clair, et l'on trouve, après la mort, dans les points correspondant aux râles, les bronches dilatées à un pouce et demi ou deux pouces de leur terminaison. (Obs. de **M.** de Castelnau dans : *Bulletins de la Société anatomique* pour l'année 1842, p. 251.)

4° Sur un enfant âgé de sept à huit ans, on distingue, pendant la vie, des râles très-gros comme caverneux, qui, rapprochés de l'état général, font croire à l'existence des tubercules, et l'on trouve, à l'autopsie, les bronches dilatées, formant des ampoules sous forme de nids de pigeon. *Ces dilatations existent principalement dans les lobes inférieurs.* (Obs. de **M.** Dolier dans : *Bulletins de la Société anatomique* pour l'année 1848, p. 262.)

5° Le poumon gauche d'une vieille femme est le siége de matité, de gros râles, de *gargouillement plus considérable à la partie inférieure qu'à la partie supérieure,* et l'autopsie dévoile des bronches dilatées, dont quelques-unes ont la forme cylindrique, tandis que d'autres sont dilatées seulement à leur extrémité. (Obs. de M. Clin dans : *Bulletins de la Société anatomique* pour l'année 1848, p. 326.)

Si vous rapprochez l'une de l'autre les observations précédentes, qui n'ont pas été choisies par nous, mais relevées dans l'ordre où elles ont été publiées dans les *Bulletins de la Société anatomique*, vous arriverez nécessairement à cette conclusion que si, dans ces observations, les râles ont toujours été entendus au niveau des lobes inférieurs, ils l'ont été quelquefois aussi au niveau des lobes supérieurs.

Lisez encore d'autres observations puisées à la même source, et vous y verrez qu'il est des cas dans lesquels les hommes les plus versés dans l'étude de l'auscultation ont encore, en raison du siége de la dilatation des bronches, éprouvé quelque embarras à se prononcer.

En effet, M. Barth présenta à la Société anatomique, dans l'espace de huit jours (le 23 et le 30 novembre), deux exemples de dilatations bronchiques qu'il avait rencontrées sur deux vieilles femmes catarrheuses depuis longtemps. Chez l'une comme chez l'autre, la maladie affectait les lobes supérieurs des poumons qui résonnaient mal à la percussion et qui étaient le siége de bruits humides à grosses bulles. Si, dans un cas, on éloignait l'idée des tubercules, on était indécis dans l'autre, où l'amaigrissement joint aux signes physiques venait jeter du doute dans l'esprit. (*Bulletins de la Société anatomique* pour l'année 1849, p. 348 et 351.)

Que devient, à côté de ces faits, l'allégation de M. Williams ?

Reconnaissons donc que, s'il est des cas de dilatation bronchique dans lesquels il est assez facile d'éloigner l'idée des tubercules, il est d'autres cas, au contraire, où le diagnostic différentiel de ces deux maladies présente des difficultés si sérieuses, qu'elles peuvent être insurmontables.

Que sera-ce donc, lorsque la dilatation des bronches et la phthisie existeront ensemble, comme M. Barth en a cité un remarquable exemple à la Société anatomique ! (Voyez les *Bulletins* de cette Société pour l'année 1855, p. 44.)

Faut-il s'étonner de la difficulté qu'on éprouve trop souvent à distinguer les bronches dilatées des cavernes pulmonaires tuberculeuses, gangréneuses, etc. ?

Nullement, « quand on réfléchit aux conditions physiques qui produisent dans le bruit respiratoire, dans la toux et dans la voix, ces changements que nous désignons sous les noms de souffle, de toux et de voix bronchique ou caverneuse. Ces conditions, malgré l'extrême variété des causes qui les font naître, se réduisent, en définitive, à deux : 1° *compacité du parenchyme pulmonaire* (infiltration plastique, tuberculeuse ; tassement du tissu pulmonaire par un épanchement pleural, etc.) ; 2° *ampleur exagérée des cavités parcourues par l'air inspiré et expiré* (dilatation bronchique, excavation tuberculeuse ou purulente ou gangréneuse, hydatide ouverte dans les bronches). » (*Compte-rendu des travaux de la Société anatomique* pour l'année **1855**, par le docteur Axenfeld, p. 590).

5° Hémoptysie pulmonaire.

Si les malades ne rendaient pas par la bouche un sang spumeux, plus ou moins abondant, et si la poitrine ne conservait point sa résonnance normale, on ne reconnaîtrait pas au seul caractère des râles l'hémorrhagie bronchique ; car bien que ces râles soient constitués par des bulles inégales entre elles, faciles à se former comme faciles à se rompre, ils ne diffèrent pas assez des râles de la bronchite chronique pour qu'on puisse toujours les distinguer entre eux. On a bien dit que les râles de l'hémoptysie étaient en général plus gros que ceux du catarrhe, qu'ils paraissaient formés par une matière plus liquide (Laënnec, t. I, p. 307) et qu'ils semblaient se dilater en parcourant les bronches comme des bulles d'air qui viendraient crever par excès de dis-

tension, en s'élevant à la surface d'un liquide visqueux (Gendrin.
Traité philosophique de Médecine pratique, t. I, p. 648.
Paris, 1838.)

Mais, nous ne voyons pas là des caractères assez tranchés du
catarrhe chronique et de l'hémoptysie.

Ce qui nous a frappé surtout dans l'étude de cette maladie,
c'est la production souvent subite des gros râles et leur disparition souvent rapide du matin au soir, de la veille au lendemain,
d'une heure à l'autre, c'est la limitation de ces bruits à l'un des
côtés de la poitrine, l'absence du souffle, de la bronchophonie et
à plus forte raison de la respiration caverneuse et de la pectoriloquie.

Non pas qu'il ne nous soit arrivé de rencontrer parfois l'un ou
l'autre de ces derniers caractères dans certains crachements du
sang liés à l'existence de tubercules, de gangrène ou d'apoplexie
pulmonaires, mais l'hémoptysie était alors symptômatique, tandis
que nous ne faisons allusion ici qu'aux hémorrhagies idiopathiques.

6° Tubercules pulmonaires.

Nous avons vu qu'on avait donné les noms de râle cavernuleux et de râle caverneux à des râles à bulles moyennes et à
grosses bulles, ayant leur siége dans des cavités anormales creusées dans les poumons, et nous avons dit que ces râles considérés
èn eux-mêmes et indépendamment d'autres phénomènes stéthoscopiques n'étaient pas toujours faciles à distinguer d'autres râles
ayant leur siége dans les bronches.

Pourtant il s'est rencontré des auteurs qui ont pensé différemment.

Laënnec avait dit le premier : « Dans les excavations pulmonaires, le râle muqueux est plus abondant et plus gros, et se fait
dans un espace circonscrit..... On ne l'entend pas s'étendre au loin
dans les bronches ; on sent qu'il est en quelque sorte emprisonné

dans une cavité et souvent l'oreille distingue la consistance plus ou moins forte de la matière contenue dans l'excavation, à l'impression qu'elle reçoit de son choc quand, réunie par les efforts de la toux, elle vient heurter l'extrémité du stéthoscope. » (*Oper. cit.*, t. I, p. 124, 125.)

Un des meilleurs esprits de notre temps, M. Hirtz, a soutenu la même thèse dans sa dissertation inaugurale (1), et il a ajouté à ce qu'avait dit Laënnec : « que le râle caverneux ne se déplaçait pas par bulles, mais en masse. »

Malgré toute l'estime que nous professons pour l'auteur de *l'Auscultation médiate* et pour les hommes distingués qui ont partagé sa manière de voir dans la question qui nous occupe, nous ne saurions penser de même.

A la vérité, Laënnec a cité à l'appui de son opinion, comme nous l'avons vu plus haut, ou comme nous le dirons plus loin, les résultats fournis par l'auscultation de la respiration et de la voix, mais en définitive, il s'agit toujours là du même phénomène se produisant dans un même milieu. Aussi n'avons-nous pas admis (p. 146 et suiv.) que la respiration dite caverneuse se produisît exclusivement dans des cavernes.

MM. Barth et Roger ont pensé si bien comme nous, relativement à la valeur de la respiration caverneuse, qu'après avoir considéré son union avec des bulles peu nombreuses, grosses et irrégulières, comme un des caractères les plus décisifs des cavernes, ils se sont hâtés d'ajouter : « Que le râle caverneux ne présentait pas, en général, de caractères distinctifs qui permissent de décider s'il s'agissait d'une dilatation des bronches ou d'une caverne pulmonaire (tuberculeuse, pneumonique, gangréneuse). » *Opér. cit.*, p. 171 de la 5ᵉ édit., Paris, 1860.)

Nous parlerons en son lieu (2) de la pectoriloquie. Disons seu-

(1) *Recherches cliniques sur quelques points du diagnostic de la phthisie pulmonaire.* Strasbourg, 17 août 1836.

(2) Voyez plus loin l'article de l'AUSCULTATION DE LA VOIX A L'ÉTAT PATHOLOGIQUE.

lement ici, par anticipation, que les auteurs s'accordent presque tous à ne voir, dans ce phénomène, qu'un signe souvent incer-tain des cavernes et souvent facile à confondre avec le retentissement bronchique de la voix.

Comment s'étonner de la possibilité de cette confusion, lorsqu'on se rappelle que des nuances insensibles conduisent de la pectoriloquie douteuse à la bronchophonie pure, et que le siége ordinaire des cavernes est en général celui qu'occupent les principales bronches?

Ces considérations devaient engager les auteurs à une grande réserve dans l'appréciation de l'état matériel des poumons et des signes qui devaient le traduire. Mais ils ont trop souvent négligé d'en tenir compte, comme ils avaient négligé de tenir compte et de l'induration des poumons par de la matière tuberculeuse, et de la bronchite chronique coïncidant avec les tubercules.

Chomel a noté pourtant l'étendue que prenait le gargouillement dans les cas d'induration pulmonaire; et il a signalé le même fait dans certains épanchements pleurétiques qui venaient compliquer l'existence de cavernes. Ces résultats ne doivent pas surprendre, si l'on réfléchit que l'épanchement pleurétique comprime les poumons et que, par cela même, il favorise la propagation des sons qui se produisent dans le parenchyme pulmonaire ou au moins dans les voies supérieures de l'air.

Pour ce qui est de la bronchite chronique concomitante, dont nous parlions tout à l'heure, elle complique à peu près constamment les tubercules. C'est parce qu'on ne s'est pas assez préoccupé de cette complication, qu'on a rapporté trop de fois le gargouillement à l'existence de cavernes.

Il s'en fallait de beaucoup cependant que l'examen du cadavre révélât des cavernes dans tous les cas où le gargouillement avait été perçu. C'est que l'on s'en rapportait trop exclusivement aux données de l'auscultation et on ne réfléchissait pas assez que les bruits humides prenaient un caractère de force et d'étendue en rapport avec la densité du milieu dans lequel ces bruits se produisaient (1). Il en est, en effet, pour ces bruits humides comme nous avons vu qu'il en était pour les souffles bronchiques dont les degrés d'intensité et de pureté s'élèvent à mesure que les poumons deviennent meilleurs conducteurs du son.

On rencontre fréquemment au sommet de la poitrine des cavités petites et nombreuses plutôt que des cavités rares et spacieuses. Il se produit alors dans leur intérieur des râles à bulles moyennes qu'en raison de leur siége et du peu d'étendue des cavernes, on avait appelés *cavernuleux* et qui se rapprochent beaucoup, comme l'a dit M. Bouillaud (*Nosographie médicale*, t. II, p. 581), des gros râles muqueux.

Nous admettons la production de ces râles, à la condition que l'air pénètre librement dans les cavernules, mais nous pensons avec M. Andral (*Clinique méd.*, t. II, p. 78) qu'ils sont plutôt le fait de la bronchite chronique concomitante que des liquides renfermés dans les cavernules elles-mêmes (2).

C'est sans aucun doute de ce râle que les auteurs ont voulu parler sous le titre de *craquement humide.*

Ce bruit ne mérite pas plus une description particulière qu'il ne mérite le nom de craquement. On le voit survenir, dans les tubercules pulmonaires, après le craquement sec (3). Mais ce n'est pas de ce dernier bruit qu'il dérive, il lui succède seulement (4).

(1) Voyez la reproduction de cette idée dans une note que nous avons communiquée dans le temps à M. Carrière, avec ce titre : *De la Percussion et de l'Auscultation combinées, dans le but de faire apprécier aussi exactement que possible l'état pathologique du poumon tuberculeux* (thèse de Paris, du 17 juillet 1844).

(2) M. Andral a entendu un véritable gargouillement, tout à fait analogue à celui qui se produit dans de vastes cavernes, chez des phthisiques dont les poumons ne présentèrent, après la mort, que des cavités si petites, qu'elles n'auraient pu donner lieu à ce gargouillement. (*Clinique médicale*, t. II, p. 78.)

Nous avons observé le même fait, avec M. Piédagnel, à l'hôpital de la Pitié.

(3) Voyez plus loin la description de ce bruit, sur l'origine duquel les auteurs ne sont point d'accord.

(4) M. Bouillaud considère le craquement humide comme un bruit complexe qui se passerait à la fois et dans les ramifications bronchiques, ou les *cavernules commençantes*, et dans les pseudomembranes organisées de la plèvre. (Nosographie, t. II, p. 575.) C'est là une opinion mixte entre l'opinion des auteurs et la nôtre.

Il envahit successivement les poumons de haut en bas et ses bulles deviennent tous les jours de plus en plus larges, de manière à passer successivement du râle cavernuleux au râle caverneux.

Le craquement ne peut donc pas devenir humide comme l'ont écrit MM. Fournet (1), Barth et Roger (2), Andry (3), etc.

7° Cavernes pulmonaires péripneumoniques, gangréneuses, apoplectiques.

Laënnec a dit, d'une manière générale, que le râle muqueux pouvait avoir lieu dans des excavations produites par un abcès péripneumonique, par une eschare gangréneuse du poumon ou par des tubercules ramollis. (*Traité d'Ausc. méd.*, t. I, p. **124**.)

Nous venons d'étudier la question relative aux tubercules, occupons-nous maintenant de celle qui a trait aux deux autres affections.

A. Abcès péripneumoniques.

Nous craignons que Laënnec, ordinairement si sévère dans ses observations, ne l'ait point été suffisamment dans celles qui ont trait aux abcès du poumon, et qu'il ait accordé à l'auscultation une confiance trop absolue pour le diagnostic de ces abcès. C'est à l'anatomie pathologique exclusivement qu'il devait demander, conformément du reste à ses habitudes, la réponse à cette question : *Les abcès du poumon sont-ils une chose rare?*

Chomel n'a constaté que deux collections purulentes dans l'espace de dix-sept ans (Note à Laënnec, t. I, p. **508**.). MM. Louis,

---

(1) Le craquement humide revêt graduellement le caractère bulleux, et bientôt, sans que l'oreille ait pu marquer une limite entre le craquement sec et le craquement humide, il est devenu râle muqueux. (*Oper. cit.*, p. 191.)

(2) Le plus souvent secs lors de leur apparition, les craquements deviennent humides plus tard. (*Oper. cit.*, p. 176 de la 5e édit.)

(3) Le bruit de craquement consiste dans une sensation toute particulière de rupture, ou plutôt d'une série de petites ruptures, de petits craquements peu nombreux, se répétant à intervalles irréguliers, inégalement espacés, et plus ou moins secs ou humides. (*Oper. cit.*, p. 190.)

Andral, Grisolle n'ont vu chacun qu'un abcès du poumon. Laënnec dit bien avoir rencontré, dans le courant de l'année **1823**,
plus de vingt péripneumonies partielles qui se seraient terminées
par des abcès diagnostiqués sur la foi d'une pectoriloquie manifeste et d'un râle caverneux évident. Mais d'une part, il n'a
vérifié que deux fois le diagnostic par l'autopsie, et d'une autre
part, nous avons démontré que ces phénomènes sonores n'étaient
point des signes pathognomoniques de cavernes pulmonaires.

Nous ne pouvons pas croire qu'il se soit présenté à Laënnec
dans une seule année, quelque exceptionnelle d'ailleurs qu'on la
suppose, un aussi grand nombre d'abcès pulmonaires qu'il le
prétend, mais nous ne croyons pas non plus que Meriadec ait été
dans le vrai quand il a dit : « *La pectoriloquie manifeste et le râle
caverneux évident étaient contestables et furent contestés.* » (Note
à Laënnec, t. I, p. **507** et **508**.)

Non, Laënnec ne pouvait pas commettre une pareille méprise,
il a dû réellement entendre la pectoriloquie et le râle caverneux,
mais il n'a pas toujours bien interprété ces phénomènes, parce
qu'ils étaient liés trop exclusivement, dans son esprit, à l'existence des cavernes.

Du reste, cet auteur ne s'est pas exprimé autrement, à l'égard
des abcès péripneumoniques, qu'il ne l'avait fait à l'égard des
excavations tuberculeuses. Les signes physiques ne sauraient
varier, en effet, lorsque les lésions matérielles sont les mêmes.

Ne soyons donc pas surpris de lire dans Laënnec : « Si l'abcès
est voisin de la surface du poumon, la respiration et la toux donnent
dans le même point *le souffle dans l'oreille*, et si quelque partie
des parois de l'abcès est mince et molle, *le souffle* devient *voilé*. »

Mais, rappelons-nous aussi que l'induration du poumon joue
un grand rôle pour l'exagération des phénomènes sonores, ce qui
explique pourquoi Laënnec a trouvé une fois ces phénomènes
plus manifestes à deux pouces au-dessous d'une excavation péripneumonique que sur le point des parois thoraciques qui corres-

pondait directement à cette excavation. En effet, l'endroit où la pectoriloquie était parfaite correspondait, dans ce cas, à une portion hépatisée du poumon qui aboutissait au plancher inférieur de l'excavation, tandis que sa paroi antérieure était formée. par une portion de tissu pulmonaire au premier degré de l'inflammation. (Laënnec. *Opér. cit.*, t. I, p. 506.)

B. Abcès gangréneux.

Les signes physiques de la gangrène circonscrite étaient à peu près les mêmes pour Laënnec que ceux des abcès du poumon. Cet auteur ajoutait cependant que la résonnance de la voix était, dans les excavations gangréneuses, beaucoup plus nette et plus forte que dans les abcès du poumon, et que le souffle voilé était aussi rare dans le cas de gangrène qu'il était commun dans les abcès pulmonaires. (Laënnec. *Opér. cit.*, t. I, p. 554 et suiv.)

Nous soumettons ces signes au jugement des praticiens et nous appelons sur eux toute leur attention, car on ne trouve guère signalé dans les observations publiées par différents auteurs que le râle muqueux à grosses bulles (1).

Il est possible que dans la gangrène pulmonaire le souffle soit plus pur, en général, et la voix plus nette et plus forte que dans les abcès, mais ces signes n'auraient pas une grande valeur, en ce sens qu'on ne pourrait les comparer à ceux des abcès pulmonaires et que, dans tous les cas, ils ne sauraient être complétés, ainsi que Laënnec lui-même l'écrivait (t. I, p. 555) que par les signes caractéristiques fournis par les crachats et par l'haleine des malades.

C. Abcès apoplectiques.

M. Gendrin a noté dans son *Traité philosophique de Médecine*

(1) Voyez, dans les *Bulletins de la Société Anatomique* de Paris, les observations de MM. Bergeon (2e édit., 1846, p. 127), Chavignez (année 1837, p. 18), et Firmin (année 1850, p. 28).

pratique (t. I, p. **649**) que dans les cas où une portion des poumons avait été lacérée par le sang, la respiration caverneuse et gargouillante s'entendait dans les points du thorax qui ne résonnaient plus.

Nous pouvons mettre sur la même ligne les cas dans lesquels, par suite de rupture de tumeurs anévrysmales, du sang vient à s'épancher dans le parenchyme pulmonaire. On distingue ordinairement alors, au niveau des points qui sont devenus le siége de l'extravasation du sang, des râles humides à grosses bulles.

C'est ainsi que Laënnec crut un jour à l'existence d'une phthisie pulmonaire chez une femme qui présentait un râle au-dessous de la clavicule droite.

Or, chez cette femme, qui accusait une espèce de bouillonnement dans le sommet du poumon droit, un anévrysme s'était ouvert dans le tissu pulmonaire. (*Traité de l'Ausc. méd.*, 4ᵉ édit., t. III, p. 451.)

Les signes des abcès apoplectiques et des épanchements de sang dans le tissu des poumons sont donc et doivent être ceux des cavernes pulmonaires tuberculeuses, péripneumoniques ou gangréneuses. Mais ils ne sont précédés ni suivis de ceux qui précèdent la phthisie, la péripneumonie, la gangrène des poumons, les anévrysmes des artères.

8° Abcès s'ouvrant à l'extérieur de la poitrine et communiquant soit avec le médiastin, soit avec des cavernes pulmonaires.

Des faits de cette nature sont assez rares pour mériter une place dans cet ouvrage.

Citons-en deux observations :

A. Abcès du médiastin, avec carie du sternum.

« Un abcès se forma au-devant du sternum d'un vieillard qui mourut à Bicêtre. Cet abcès fut ouvert avec le bistouri ; avec le stylet, on put s'assurer que le sternum était perforé, et on pénétrait dans une cavité en arrière de cet os.

» Lorsqu'on faisait respirer fortement le malade, on entendait un fort gargouillement, effet du mélange du pus avec l'air extérieur; à chaque inspiration, cet air sortait avec sifflement. » (Boudet, dans : *Bulletins de la Société anatomique* pour l'année 1837, p. 131.)

B. Abcès du dos communiquant avec une caverne pulmonaire.

« M. Milcent raconte qu'un jeune homme reçu à l'hôpital de la Charité, dans le service dé M. Cruveilhier, présentait tous les signes d'une caverne au sommet du poumon droit. De plus, il portait à la partie moyenne et supérieure du dos une tumeur fluctuante, sur laquelle l'oreille appliquée entendait un bruit de gargouillement des plus tranchés. Elle communiquait avec une autre placée sur la partie latérale droite du cou.

» A l'*autopsie*, on a trouvé à droite et en arrière du rachis, au-dessus de la partie moyenne de la région dorsale, un kyste rempli de matière tuberculeuse ramollie. Le poumon droit, outre plusieurs petites cavernes, en présente à son sommet une très-considérable, remplie également de matière tuberculeuse en bouillie; cette caverne communique largement avec une poche placée au-devant des vertèbres dorsales, et celle-ci communique elle-même avec le kyste du dos, au niveau de la partie postérieure des premier et deuxième espaces intercostaux. Il n'y a pas de communication avec le pharynx et l'œsophage; on a cru voir cependant une cicatrice dans le premier de ces organes. Il faut noter, d'ailleurs, que le malade, à une époque éloignée, avait rendu par la bouche une assez grande quantité de matière purulente. » (*Bulletins de la Société anatomique* pour l'année 1841, p. 266.)

CONCLUSIONS.

Il résulte de ce qui précède :

1° Que le craquement humide et que le râle cavernuleux ne sont autres que des râles à bulles moyennes ;

2° Que ces bulles paraissent d'autant plus larges à l'oreille, qu'elles se produisent dans un poumon plus dense ;

3° Qu'il est facile de se méprendre sur le siége véritable de ces bruits, si l'on s'en rapporte trop exclusivement à l'auscultation ;

4° Enfin qu'on peut les attribuer, ressemblassent-ils au gargouillement, à des cavernes grandes ou petites, quand ils se produisent exclusivement dans les bronches, ou bien à la fois dans des cavernes très-petites et dans les bronches.

On nous dira sans doute que la limitation du gargouillement au sommet des poumons milite en faveur des cavernes. Cela est vrai d'une manière générale ; mais au point de vue de la science stéthoscopique, cette limitation est plutôt une présomption qu'une certitude. Il y a donc bien loin de l'une à l'autre, si loin que tous ceux qui se sont placés à notre point de vue sont arrivés aux mêmes conclusions. Lisez, en effet, ce qu'a écrit à cet égard M. Andral dans sa *Clinique Médicale* (t. II, p. 80).

« Si, dit-il, là où le plus ordinairement existent des cavernes, sous les clavicules, par exemple, on entend un râle constant, plus ou moins analogue au gargouillement, on pourra en tirer la conséquence que ce râle a effectivement pour siége une caverne, pourvu toutefois que l'existence des autres signes annonce une phthisie pulmonaire, mais ici il est clair qu'un pareil diagnostic ne repose que sur un simple calcul de probabilités fondé sur ce que, chez un sujet qui offre tous les signes d'une phthisie déjà avancée, des excavations doivent vraisemblablement exister dans le sommet des poumons. »

Ces paroles de M. le professeur Andral sont empreintes de sagesse et de vérité. On en appréciera comme nous la justesse, si l'on veut reporter un instant la pensée sur les observations que nous avons empruntées à M. Barth (p. 267), à M. Rilliet (*Ibid.*), à M. Barthez (*Ibid.*) et à tant d'autres. Et l'on ne s'étonnera pas d'entendre dire à M. Skoda, à propos de la description qu'a faite Laënnec du râle caverneux, que ce râle ne vaut pas mieux, comme signe de l'existence d'une excavation, que la pectoriloquie et que la respiration caverneuse. « Le volume et l'abondance des bulles, dit-il, dépendent de la quantité et de la qualité du liquide qui se trouve dans les tuyaux bronchiques ou dans les excavations, et de la force du courant d'air. La limitation d'un râle à un espace circonscrit est un signe très-incertain. Si des excavations occupaient la totalité du poumon, comment reconnaîtrait-on le caractère caverneux des râles tels que Laënnec les a décrits? et comment distinguer les râles abondants qui se développent quelquefois dans des tuyaux bronchiques, larges et superficiels, d'avec les râles caverneux? » (*Traité de Percussion et d'Auscultation* de J. Skoda, traduit par le docteur Aran, p. **164.** 1 vol. in-8°, Paris, **1854.**)

Mécanisme de production des râles. — Condition de leur étendue.

Trois conditions sont indispensables à la production des râles : 1° une cavité ; 2° un liquide contenu dans cette cavité ; 3° le passage de l'air à travers ce liquide.

Dans ces conditions, pour qu'un râle se produise, il faut qu'une bulle d'air s'enveloppe d'une atmosphère humide qui lui forme une paroi, que cette bulle subisse de la part de cette atmosphère une certaine compression qui gêne son développement, et enfin que cette atmosphère se rompe pour donner passage à l'air emprisonné.

Cet air, en parcourant soit les différentes sections des voies respiratoires, soit des cavités ulcéreuses (1), produit des bulles

---

(1) M. de Castelnau ne pense pas que l'existence de matières liquides dans une caverne soit une condition nécessaire à la production du râle caverneux.

« Tout au contraire, dit-il, s'il n'existait qu'une perforation à la partie inférieure de la caverne, ces matières empêcheraient nécessairement le phénomène de se produire » (RECHERCHES SUR LA CAUSE PHYSIQUE DU TINTEMENT MÉTALLIQUE OU RALE AMPHORIQUE, dans *Archives générales de Médecine*, 3e et nouvelle série, t. XII, p. 228 et suiv., puis p. 327 et suiv.)

M. de Castelnau applique donc aux râles caverneux ce qu'il a dit du râle amphorique.

Or, pour lui, le râle amphorique ou tintement métallique seraient synonymes. Ils ne seraient autre chose qu'un râle muqueux ou caverneux retentissant dans une cavité spacieuse, à la faveur d'une communication établie entre cette cavité et les bronches. (*Oper. cit.*, p. 240.)

dont les dimensions sont variables suivant le lieu de leur production. Grosses dans les cavernes pulmonaires, dans le larynx, dans
la trachée-artère, dans les bronches et dans leurs premières divisions; moyennes dans les deuxièmes, troisièmes et quatrièmes
divisions des bronches; petites dans les bronches capillaires, aussi
fines et plus fines peut-être dans les vésicules, ces bulles crèvent
et produisent ainsi les bruits à grosses bulles, à bulles moyennes,
à bulles fines.

Toutes choses égales d'ailleurs, ces bulles paraissent plus
larges; elles sont plus nettes; elles se transmettent dans une plus
grande étendue, lorsque le siége de leur production est entouré
d'une induration pulmonaire.

Chomel a entendu, *dans tout un côté de la poitrine, un gargouillement, partout le même quant à son intensité et à sa
forme, chez des individus portant à la fois un épanchement
pleurétique liquide et des cavernes tuberculeuses.* (*Éléments de
Pathologie gén.*, 3ᵉ édit., p. **219.**) Ce gargouillement ne se produisait pourtant que dans un point limité de l'organe pulmonaire,
mais il se propageait dans toute l'étendue des parois thoraciques
en rapport avec l'épanchement de la plèvre.

Dans d'autres cas, où les bruits dont nous venons de parler
n'ont été entendus par Chomel, avec les caractères que nous venons
de signaler, que dans une étendue moins grande des parois
thoraciques, cet auteur a trouvé dans une étendue moins grande
également, la cause de transmission de ces phénomènes sonores.

D'où il a conclu que le râle, occupant toute la poitrine, indiquait
l'existence d'un épanchement liquide dans la plèvre et la présence dans les poumons de mucosités, de matière tuberculeuse,
etc., tandis qu'il était le signe d'une induration pulmonaire et
d'un liquide déposé dans les voies de l'air ou dans une ou plusieurs cavités anormales, lorsqu'on l'entendait sur une moitié
seulement de la cage thoracique. (Chomel. *Ouv. cit.*)

Notre expérience personnelle nous fait partager l'opinion de

Chomel. Cette opinion est la conséquence rigoureuse de l'observation clinique complétée par l'observation cadavérique.

Elle concorde d'ailleurs parfaitement, pour ce qui regarde les râles, avec celle que nous avons émise sur la respiration bronchique, caverneuse et amphorique. (Voyez plus haut, p. 145 et suiv.)

NOTES.

Avant de passer à l'étude de l'auscultation de la plèvre qui sera suivie de l'auscultation de la voix et de la toux, je crois intéressant, sinon très-utile, de revenir sur quelques points signalés dans le texte ou dans les notes des pages précédentes.

NOTE I. ELLE A TRAIT AU BRUIT DE FROTTEMENT PLEURÉTIQUE.

J'ai cité plus haut à la p. 5 de mon HISTORIQUE, ces paroles de Pariset : « Hippocrate va même jusqu'à surprendre le murmure, le cri du sang dans les vaisseaux, et ce cri, il le compare au cri du cuir qui sert pour la chaussure. »

Et dans la note 12 relative à cette citation, je me suis demandé de quelle manière il fallait interpréter le texte auquel avait fait allusion le secrétaire illustre de l'Académie de médecine.

J'ai dit alors *que ce murmure, que ce cri du sang dans les vaisseaux*, ne pouvait être que le *bruit crépitant* de la pneumonie ou le *bruit de cuir neuf* résultant du frottement des plèvres.

Il ne m'était point possible de trancher alors cette question que j'avais traitée pour la première fois dans le numéro de juin de l'*Art médical* pour l'année 1858. Il eût fallu me livrer à des considérations plus élevées que celles que comporte une simple note, à un examen approfondi du texte présumé d'Hippocrate dont Pariset s'était fait l'interprète.

Je ne le pouvais pas. Mais l'interprétation même de Pariset en raison des réflexions qu'elle fait naître, devait fixer d'abord mon attention, sauf à me faire rechercher plus tard ce qu'Hippocrate avait pu ou avait voulu dire dans le passage cité par Pariset.

Qu'avais-je à faire pour m'édifier à cet égard ? J'avais à remonter aux sources et c'est ce que j'ai fait en publiant dans l'ART MÉDICAL, (t. X, p. 221 et suiv., in-8. Paris, 1859), le résultat de mes recherches sur le passage hippocratique dans lequel se trouve signalé pour la première fois dans l'antiquité, sous la désignation de BRUIT DE CUIR, le phénomène sonore que l'on désigne indifféremment aujourd'hui sous les noms de BRUIT DE CUIR NEUF, de BRUIT DE FROTTEMENT PLEURÉTIQUE, de BRUIT DE FROTTEMENT ASCENDANT ET DESCENDANT.

Ces recherches m'ont conduit à conserver dans le texte hippocratique le mot αἷμα que j'avais supprimé dans la note 12 de mon Historique.

Je me rangeais à l'avis de Foès qu'a partagé depuis M. Littré (1). Je reviens aujourd'hui sur mon opinion en respectant ce que je crois être le texte hippocratique, persuadé que je suis qu'il entrait dans l'idée d'Hippocrate que le bruit de cuir neuf dépendait du sang.

Comme je n'ai rien à retrancher de ce que j'ai dit dans ma note critique et que je veux au contraire réfuter ce qu'a dit M. Littré (2) à propos de cette note, je la reproduirai à la fin du présent volume, avec les réflexions qu'elle a inspirées à M. Littré lui-même.

NOTE II.

La note 17 de la p. 7 est destinée à reproduire un passage faisant partie des OEuvres de Paul, d'Egine. Ce passage reproduit tout simplement Antyllus, mais en le transformant. C'étaient les anévrysmes avec déchirure et non ceux avec dilatation, qui donnaient au toucher la sensation comme d'un bruit; voici le texte d'Antyllus qui nous a été conservé par Oribase (3) :

Ἐκ τῶν Ἀντύλλου. — Ἐπὶ δὲ τῶν κατὰ ῥῆξιν γεγονότων ἐν ταῖς διὰ τῶν δακτύλων θλίψεσιν ὥσπερ ψόφου τινὸς ἐξακουομένου, οὐδενὸς δέ ἤχου κατὰ τό ἕτερον εἶδος τῶν ανευρυσμάτων.

NOTE III.

Je reviens ici sur ROBERT HOOKE, que j'ai cité p. 7 et suiv., et dont *l'Union médicale* a reproduit le passage suivant signalé par Thompson.

« Il serait possible, dit Hooke, de découvrir les mouvements et les actions intérieures du corps aux bruits qu'ils produisent. De même que dans une montre on peut entendre le battement du balancier, le roulement des roues, le bruit des mar-

<hr>

(1) Littré. OEuvres complètes d'Hippocrate. T. VII, p. 1 et suiv. In-8, Paris, 1851.

(2) Littré. *OEuvres complètes* d'Hippocrate. T. X, p. xxviii et suivante, Paris, 1861.

(3) Oribase. Traduit en français par Bussemaker et Daremberg. T. IV, p. 53. In-8. Paris, 1862.

teaux et le grattement des dents, ainsi qu'une multitude d'autres bruits, ne pourrait-on pas reconnaître les mouvements des parties internes des corps, animaux, végétaux ou minéraux aux bruits que ces mouvements déterminent; ne pourrait-on pas saisir les travaux qui s'accomplissent dans les divers ateliers du corps de l'homme, et reconnaître par conséquent quel est le mécanisme qui est en désordre, quels sont les travaux qui marchent ou ne marchent pas à un moment donné, ainsi de suite?.... Ce qui me porte à ne pas considérer cette décou verte comme impossible, quoiqu'elle ait beaucoup de chance d'être raillée par la généralité des hommes et d'être traitée de folie ou de chose fantastique, c'est que le fait de la classer dans les impossibilités n'ajoutera rien à mes connaissances, tandis qu'en la regardant comme possible ce peut être une occasion pour faire étudier certaines choses devant lesquelles on passerait sans les regarder, comme choses parfaitement inutiles. Enfin, comme motif de grand encouragement pour ces recherches, je dirai que *j'ai entendu très-nettement* les battements du cœur de l'homme, et qu'il est très-facile d'entendre le passage des gaz dans les intestins et les autres petits canaux, enfin qu'il est facile de reconnaître le temps d'arrêt des poumons à un sifflement particulier. Quant aux mouvements des parties les unes sur les autres, pour qu'ils deviennent sensibles, il faut ou bien que ces mouvements soient exagérés ou bien que l'organe devienne plus fort et plus puissant ; toutes conditions qui doivent pouvoir se produire et dont on pourra tirer parti dans plusieurs cas. » Ce n'est sans doute pas un médecin qui a donné cette version. Mais c'est un journal de médecine qui l'a publié. J'ai pensé que pour entrer dans l'idée de l'auteur il fallait traduire par le mot *obstruction* le mot *stopping* que le traducteur français a rendu par *temps d'arrêt*.

On ne conçoit pas que le temps d'arrêt des mouvements de la poitrine se traduise par un phénomène sonore quelconque. Mais on conçoit très-bien qu'un obtacle ou autrement dit qu'une obstruction existant dans les poumons devienne la cause d'un sifflement particulier.

Tant que je n'ai pas connu le texte de Robert Hooke, j'ai dû m'en rapporter à la version de l'*Union médicale,* et conserver, par conséquent, le mot arrêt que je condamne aujourd'hui.

Mais si ce mot se trouve, à mon grand regret, dans l'article

Historique que j'ai publié dans l'art médical, (t. VII, p. 460 et suiv., in-8. Paris, 1858), je n'ai pas dû le conserver dans le présent ouvrage, après le bonheur inespéré que j'ai eu de trouver enfin, après bien des recherches à la Bibliothèque de la rue Richelieu, les Œuvres posthumes de Robert Hooke.

J'ai donné plus haut la partie la plus importante du passage qui avait fixé l'attention de M. Thompson et pour mettre mes lecteurs à même de se prononcer entre la version qu'a donnée l'*Union médicale* et la véritable pensée de Robert Hooke, je vais reproduire le texte de l'auteur dont j'ai déjà fait connaître l'esprit et la portée :

The internal motions of Bodies may be discover'd by sound.

« There may be also a Possibility of discovering the Internal Motions and Actions of Bodies by the sound they make, who knows but that as in a watch we may hear the beating of the Balance, and the running of the wheels, and the striking of the hammers, and the grating of the Teeth, and multitudes of other Noises ; who knows, I Say, but that it may be possible to discover the Motions of the internal Parts of Bodies, whether Animal, Vegetable, or Mineral, by the sound they make, that one may discover the Works perform'd in the severals Offices and Shops of a Man's Body, and thereby discover what Instrument or Engine is out of order, what Works are going on at several Times, and lies still at others, and the like; that in Plants and Vegetables one might discover by the Noise the Pumps for raising the Juice, the Valves for stopping it, and the rushing of it out of one Passage into another, and the like. I could proceed further, but methinks, I can hardly forbear to blush, when I consider how the most part of Men will look upon this : But yet again, I have this Incouragement, not to think all these things utterly impossible, though never so much deridet by the Generality of Men, and never so seemingly mad, foolish and phantastick, that as the thinking them impossible cannot much improve my Knowledge, so the believing them possible may perhaps be an occasion of taking notice of such things as another would pass by without regard as useless. And somewhat more of Incouragement I have also from Expérience, that I have been able to hear Very plainly the beating

of a Man's heart, and'tis common to hear the Motion of Wind
to and fro in the Guts, and other small vessels, the stopping
of the lungs is easily discover'd by the Wheesing, the Stopping
of the Head, by the humming and whistling Noises the slip-
ing to and fro of the Joynts in many cases, by crackling, and
the like; as to the working, or Motion of the Parts one amongst
another, methinks I could receive Incouragement from hear-
ing the hissing noise made by a corrosive Menstruum in its
Operation the noisé of fire in dissolving, of Water in boyling
of the Parts of a Bell after that its Motion is grown quite invi-
sible as to the Eye, for to me these Motions and the other seem
only to differ *Secundum magis et minus*, and so to their beco-
ming sensible they require either that their Motions be increa-
sed, or that the Organ be made more nice and powerful to
sentate and distinguish them [to try the contrivance about an
Artificial timpanum] as they are, for the doing of both which
I think it not impossible but that in many cases there may be
Helps found, some of which I may as Opportunity is offer'd
make Tryal of, which if successful and useful, I shall not con-
ceal. »

Note IV. Relative au rôle que joue, la condensation du
poumon dans la production de la respiration, de la voix
et de la toux amphoriques.

M. le Dr Cosson (1) a consigné dans sa thèse inaugurale, soutenue à la Faculté de médecine de Paris, le 16 juin 1847, une
observation que je lui avais communiquée et dont Adolphe
Forbet faisait le sujet.

Dans cette observation que j'ai reproduite un peu plus haut
(p. 196), j'avais signalé l'existence de la respiration amphorique au-dessous de l'épine de l'omoplate, et j'avais expliqué
pourquoi, ne pouvant admettre l'existence d'un pneumothorax
ou d'une caverne, j'avais dû rapporter la respiration amphorique a l'augmentation de densité du tissu pulmonaire due
elle-même a l'extravasation du sang dans ce tissu.

Cette observation rapprochée d'autres observations que
j'avais recueillies m'avait inspiré des idées tout autres que

(1) L.-J. Cosson. *Du danger de certaines guérisons et de certains remèdes.*

celles qu'on avait sur les causes de la respiration amphorique.

Aussi avais-je profité d'une occasion qui m'était offerte, en 1850, à la Société anatomique, pour les développer.

Elles furent reprises par MM. Barthez et Rilliet comme on peut s'en convaincre en lisant la note (1), qu'ils ont publiée sur quelques phénomenes stéthoscopiques rarement observés dans la pleurésie chronique.

Les choses en étaient là, lorsque M. Laudouzy, médecin distingué de Reims, fit à l'Académie des sciences, le 8 septembre 1856, la communication d'un Mémoire (2) intitulé : De la respiration amphorique dans la pleurésie.

Les conclusions de ce Mémoire parurent si étranges aux médecins, que l'un des plus habiles et des plus instruits, Henri de Castelnau, témoigna des doutes à cet égard.

Comme ces conclusions s'accordaient avec les miennes, j'écrivis à M. de Castelnau la lettre qu'on va lire et que le savant rédacteur du *Moniteur des hôpitaux,* fit précéder des réflexions que voici :

Du souffle et de la voix amphoriques dans certaines
affections du poumon et de la plèvre.

« La confiance que mérite l'habileté bien... reconnue de M. Mailliot en auscultation et en percussion n'est pas moins grande que celle que nous accordons à M. Landouzy et si l'autorité seule pouvait nous faire revenir de l'impression que nous a laissée la communication de l'ingénieux clinicien de Reims, ce serait assurément la lettre que nous écrit M. Mailliot(3), mais malgré cette imposante autorité nous ne pouvons nous empêcher de partager encore la réserve de

(1) Voyez cette note dans les *Archives générales de méd.,* pour l'année 1853, p. 257 et suiv. numéro de mars ou p. 1 à 12 du 3e fascicule des *Actes de la Société médicale des hôp. de Paris,* publié chez Labé en 1855. Elle avait été lue dans la séance du 24 novembre 1852, et c'est dans cette séance qu'une discussion eut lieu (voyez p. 379 et suiv. de la 1re série des *Bulletins*).

(2) Ce mémoire a été publié dans les numéros de novembre, (p. 513 à 531) et de décembre 1856 (p. 690 à 705) des *Archives générales de méd.,* avec ce titre : Nouvelles données sur le diagnostic de la pleurésie et les indications de la thoracentèse.

(3) Mailliot. Moniteur des hôpitaux, t. IV, p. 994.

MM. Hérard, Barth et Broca, que nous ne savions pas avoir pour auxiliaires, mais que nous sommes heureux de rencontrer à nos côtés.

A Monsieur le rédacteur en chef du Moniteur des hôpitaux,

Paris, 18 octobre 1856.

Mon cher ami.

Une communication a été faite dans ces derniers temps (le 8 septembre), à l'Académie des sciences par M. Landouzy.

Vous avez dit à propos de cette communication : « Nous avons besoin de lire le travail tout entier de l'auteur, pour nous expliquer comment il est parvenu à prouver que la voix ou la toux amphorique puisse être produite par la condensation du poumon. Jusqu'à ce que ce travail soit sous nos yeux, nous penserons que l'opinion de M. Landouzy ne repose que sur un mal entendu ». (*Moniteur des hôpitaux*, 4ᵉ année, p. 882.)

Il n'y a rien que de très-vrai, pourtant, dans l'opinion que M. Landouzy vient d'émettre. Je l'ai développée souvent dans mes cours publics et dans mes cours particuliers. Vous la trouverez reproduite également dans les Bulletins de la Société anatomique pour l'année 1850.

M. Hérard venait de dire à propos d'une énorme caverne tuberculeuse qui occupait presque tout le lobe supérieur d'un poumon : « Quant à la respiration amphorique, elle était due au retentissement du souffle bronchique dans une cavité spacieuse à parois lisses. » (*Oper. cit.*, p. 323.)

A quoi j'avais répondu : la respiration amphorique peut s'entendre dans des conditions très-différentes de celle-ci. Je l'ai constatée sur des malades qui n'avaient aucune dilatation, aucune cavité située sur le trajet des bronches; le parenchyme pulmonaire seulement était très-induré.

« Il suffit que la densité du poumon soit fortement accrue, que le souffle bronchique soit transmis directement à la paroi thoracique par le tissu pulmonaire induré, pour que le souffle amphorique puisse se produire. »

M. Landouzy ne dit pas autre chose quand il écrit :

« I. Le souffle amphorique doit être inscrit, comme le souffle tubaire, au nombre des signes de la pleurésie et surtout de la pleurésie chronique avec ou sans épanchement actuel.

« II. Le souffle amphorique pleural annonce la condensation
du poumon soit par un *liquide et des fausses membranes*, soit
par des *fausses membranes* sans liquide.

« III. Le souffle tubaire pleural annonce la condensation du
poumon soit par le *liquide seul*, soit par un *liquide et des fausses
membranes*, soit par des *fausses membranes sans liquide* ».
(*Moniteur*, cité p. 887 et 888.)

Ainsi, la conclusion de tout ceci, est que la condensation
du tissu pulmonaire peut, en définitive tout comme une
caverne, une bronche dilatée, un pneumothorax, etc., être la
cause de la production du souffle amphorique. Or, parmi les
causes capables d'amener cette condensation du poumon, les
épanchements pleurétiques occupent incontestablement le premier rang.

Le souffle amphorique est donc un signe indirect des épanchements pleurétiques aigus ou chroniques.

Il est un signe indirect également des fausses membranes
consécutives aux pleurésies, puisque ces fausses membranes
ont empêché les poumons de reprendre le développement et
par suite le volume qu'ils avaient avant la pleurésie, et que
pour cette raison elles ont fait subir à la paroi thoracique correspondante un retrait plus ou moins considérable.

Donc, en dernière analyse, le souffle amphorique, et à plus
forte raison le souffle caverneux, peuvent traduire purement
et simplement l'existence d'une induration pulmonaire, sans
qu'il soit même nécessaire que les bronches soient dilatées.

Ces idées s'éloignent tellement des idées reçues et professées
dans les écoles, que la proposition que je formulai en 1850, au
sein de la Société anatomique, rencontra des contradicteurs
parmi les membres les plus capables de cette Société. M. Hérard dit en effet : « Il me répugne d'admettre que le souffle
amphorique se produise sans l'existence d'une cavité ou l'air
puisse retentir. Dans les cas bien peu nombreux que vient de
citer M. Mailliot, ne pouvait-il pas se faire qu'une petite perforation pulmonaire eut échappé à l'observation ? (*Oper. cit.*,
p. 323). Et M. Barth ajouta de son côté : « Dans la production
du souffle amphorique, il y a un élément principal et indispensable, c'est l'existence d'une cavité spacieuse en communication avec l'air. » (*Oper. cit.*, p. 324.)

En vain M. Lebert cita t-il dans la même séance, l'observation qui l'avait fort embarrassé, d'un pleurétique sur le quel il avait entendu avec M. Louis, au moment où l'épanchement commençait à diminuer, un souffle amphorique au sommet du poumon, au-dessus du liquide épanché, souffle amphorique qui disparut après l'opération de la thoracentèse, ce fait ne parut pas absolument concluant à M. Broca, qui se demanda s'il n'avait pas existé chez le malade cité par M. Lebert, une petite perforation pulmonaire. (*Oper. cit.*, p. 324).

Agréez, etc.

L. Mailliot.

J'ai dit la part qui me revient dans la question relative à l'interprétation du souffle caverneux et du souffle amphorique.

Je remercie M. A. Luton (1) d'avoir été l'un des premiers à me rendre justice sous ce rapport. « Woillez, dit-il, a particulièrement fixé son attention sur ce nouveau groupe d'affections à bruits amphoriques ou caverneux ; mais déjà en 1837, [c'est en 1850 qu'il fallait dire] Mailliot avait, dans une discussion devant la Société anatomique, admis, en opposition avec l'opinion de Barth, la possibilité d'entendre un bruit caverneux, alors même qu'il n'y avait pas de grande cavité dans le poumon, mais une simple induration de son tissu. »

Si M. E. Boisseau (2) eût pris connaissance sinon de mes travaux, du moins de l'article de M. Luton, il aurait reconnu qu'il était incomplet en écrivant : « Depuis les observations de MM. Béhier, Notta, Rilliet et Barthez, il est parfaitement démontré que le souffle amphorique peut se rencontrer dans une pleurésie simple. »

(1) A. Luton, p. 125 et suiv. du t. IV du Nouveau dictionnaire de médecine et de chirurgie pratiques. In-8, Paris, 1866.

(2) E. Boisseau, p. 201 du t. X de la 6e série des *Archives générales de méd.* pour l'année 1867, numéro d'août.

CHAPITRE TROISIEME

AUSCULTATION DE LA PLÈVRE.

(Frottement pleurétique, tintement métallique, bruit de flot.)

Et comme complément de l'auscultation des voies aériennes et de la cavité pleurale :

AUSCULTATION DE LA VOIX ET DE LA TOUX.

Après avoir étudié les phénomènes sonores qui prennent leur source dans les poumons, il nous reste à parler de ceux qui se produisent dans la plèvre.

1° A l'état normal, cette membrane séreuse glisse sans bruit sur elle-même.

Il n'en est pas toujours ainsi dans certains cas pathologiques. De là des *bruits de frottement.*

2° A l'état normal, on n'entend, en appliquant l'oreille sur la poitrine, lorsqu'elle se dilate ou qu'elle revient sur elle-même, que des bruits vésiculaires ou bronchiques.

Dans certaines maladies de la plèvre, on distingue des bruits variés que l'on a désignés sous les noms de *tintement métallique, de bourdonnement amphorique.*

3° A l'état normal, on a beau imprimer des mouvements plus ou moins brusques à la poitrine des individus qu'on examine, on ne détermine aucun bruit dans sa cavité.

A l'état pathologique, au contraire, on peut, dans certains cas, produire un *bruit de flot.*

Nous allons étudier, l'un après l'autre, chacun de ces phénomènes sonores.

1° BRUITS DE FROTTEMENT PLEURÉTIQUE.

Les vivisections faites par MM. Reynaud (1), Piorry et Fournet (2), Andral (3), Barth et Roger (4), etc., et les expériences cadavériques que nous avons faites nous-même (5), démontrent :

1° Que les poumons subissent, au moment où l'air vient à les pénétrer, un mouvement d'expansion général en vertu du-

(1) *Mémoire sur quelques faits et aperçus nouveaux relatifs à l'Auscultation de la poitrine* dans le *Journal hebdomadaire de Médecine*, t. v. p. 566, n° 65, 1829 (expérience faite sur un chien de petite taille).

(2) *Recherches cliniques sur l'Auscultation et sur la première période de la phthisie pulmonaire*, par M. J. Fournet, p. 125 et suiv. de la première partie, in-8°. Paris, 1839 (expérience faite sur un lapin).

(3) Voyez dans le *Traité de l'Auscultation médiate* de Laënnec, la note consignée à la p. 147 du t. i de la quatrième édition, in-8°. Paris, 1837 (expériences faites sur des chevaux).

(4) *Traité pratique d'Auscultation*, p. 126 de la quatrième édition. Paris, 1854.

(5) *Auscultation des poumons après la mort*, dans le *Moniteur des Hôpitaux de Paris* pour l'année 1854; n°ˢ 117, 119, 121, 122 et 124 (expériences faites sur l'homme.)

quel ils exécutent une véritable locomotion qui les porte au delà des limites qu'ils occupaient au commencement de l'inspiration ;

2° Que ces organes s'abaissent dans l'inspiration, tandis que les côtes s'élèvent et réciproquement ;

3° Que dans l'expiration, ils reviennent sur eux-mêmes, sans saccades, par une élasticité douce, facile, rapide et régulière.

Dans ces différents mouvements, les mêmes points de la plèvre viscérale correspondent donc successivement à des points divers de la plèvre pariétale.

NOMS DONNÉS AUX BRUITS DE FROTTEMENT.

Laënnec ne les appelait pas autrement que *bruits de frottement ascendant et descendant* (*Ausc. méd.*, t. ɪ, p. 145).

M. Fournet a distingué, suivant la douceur ou la rudesse du frottement : 1° le *frôlement* ; 2° le *frottement* proprement dit ; 3° le *râclement* (*Oper. cit.*, p. 206).

Nous ajouterons à tous ces phénomènes sonores, qui ne sont après tout que des nuances du même bruit, le bruit que Laënnec a décrit sous le nom de *râle crépitant sec à grosses bulles*, et qu'il attribuait à l'emphysème, et le *craquement* qui coïncide avec le premier degré des tubercules pulmonaires.

A quoi ressemblent les bruits de frottement ?

On les a comparés, suivant la sensation qu'ils donnent à l'oreille, au *bruit du cuir que l'on ploye, du taffetas ou du parchemin que l'on froisse, du bois qui craque, etc.*

Quelles sont les conditions nécessaires pour donner naissance à la production de ces bruits ?

On a signalé la sécheresse des plèvres et surtout l'inégalité de leur surface.

Passons donc en revue les différentes lésions matérielles

dans lesquelles on a dit que ces conditions pouvaient se rencontrer.

A. Pleurésie. — Nous avons entendu des bruits de frottement tout à fait au début de la pleurésie, c'est-à-dire au moment où la plèvre entièrement desséchée a perdu son moelleux naturel.

B. Emphysème interlobulaire des poumons. — Emphysème sous-pleural.— Distention exagérée des vésicules pulmonaires.

Laënnec était persuadé que ces bruits de frottement dépendaient de l'emphysème interlobulaire des poumons (*Oper. cit.*, t. I, p. 145).

Il citait, à l'appui de cette manière de voir, deux observations (1), dans lesquelles nous ne saurions rapporter les bruits de frottement qu'à la coïncidence de pleurésies légères, intercurrentes.

Nous interprétons de la même manière deux autres observations publiées par M. Reynaud dans son *Mémoire* (2); les malades qui faisaient le sujet de ces observations ont été, comme l'avaient été, du reste, ceux de Laënnec, perdus de vue après un temps plus ou moins long.

Dans ces deux cas, d'ailleurs, M. Reynaud n'affirme pas, il déclare seulement : « qu'il a été porté à penser que les bruits de frottement qu'il avait entendus reconnaissaient pour cause *une dilatation considérable d'un grand nombre de vésicules pulmonaires*, ou *l'épanchement d'une certaine quantité d'air dans le tissu cellulaire interlobulaire ou sous-pleural.* »

Ce n'est donc là, même pour M. Reynaud, qu'une supposition; est-elle fortifiée par un seul fait, mais par un fait irrécusable? non, car la troisième observation du mémoire de

<hr>

(1) Tome I, p. 414 et suiv.

(2) *Journal hebdomadaire de Médecine*, t. V. n° 65. Première et deuxième obs. p. 569 et suiv.

M. Reynaud fait mention d'un bruit de frottement non moins que d'un râle crépitant sec à grosses bulles constatés pendant la vie, tandis qu'on découvrit après la mort : 1° la plèvre pulmonaire soulevée par de l'air, 2° des vésicules dilatées et 3° des traces évidentes d'une inflammation de la plèvre.

Cette observation est-elle plus concluante que les premières? Nous ne le pensons pas, et nous sommes aussi bien en droit d'attribuer le bruit de frottement et la formation des râles au produit de l'inflammation de la plèvre et sans doute à la présence de mucosités dans les bronches, qu'à la dilatation des vésicules pulmonaires ou à l'emphysème sous-pleural. Malgré cela, nous ne voudrions pas nier d'une manière absolue l'assertion de Laënnec et de M. Reynaud.

Nous ne serions pas étonné que cette assertion fût confirmée dans certains cas, mais encore une fois nous avons besoin pour l'admettre, de faits qui la démontrent.

Ce doute nous est d'autant plus permis, « que M. Fournet a trouvé souvent, à l'autopsie, des bulles d'air saillantes à la surface des poumons, alors que l'auscultation la plus attentive n'avait pu lui révéler pendant la vie aucune trace de bruit de frottement (*Oper. cit.*, p. 311 et suiv.) »

En conséquence, nous déduirons de ce qui précède les conclusions suivantes :

1° Laënnec a admis les bruits de frottement pleurétique dans l'emphysème interlobulaire, sans donner, à l'appui de cette allégation, la preuve anatomique.

2° M. Reynaud n'a pas fait dépendre seulement les bruits de frottement de l'emphysème interlobulaire, mais encore de l'emphysème sous-pleural et de la dilatation anormale des vésicules pulmonaires. Nous venons de voir que M. Reynaud n'avait basé cette assertion que sur une observation susceptible de deux interprétations différentes.

3° Tandis que Laënnec et M. Reynaud n'ont rien prouvé de ce

qu'ils avaient avancé, M. Fournet, au contraire, a infirmé leur manière de voir, en citant des cas d'emphysème pulmonaire bien constatés après la mort, sans qu'il ait pu saisir pendant la vie des bruits de frottement ;

4° Par contre, nous avons produit nous-même sur le cadavre, avec M. de Gonzalès, des bruits de craquement que Laënnec désignait aussi sous le nom de râles crépitants secs à grosses bulles, et nous n'avons trouvé, à l'autopsie, que des fausses membranes sans coïncidence d'emphysème d'aucune espèce (1).

C. Tubercules pleuraux, sous-pleuraux ou pulmonaires faisant saillie dans la cavité thoracique. Tumeurs fibreuses, cartilagineuses, ossiformes, etc., développées à la surface de la plèvre.

De toutes ces lésions anatomiques, il n'en est aucune qu'on ne puisse croire capable *à priori* de produire des bruits de frottement. Cependant l'observation directe ne s'est encore prononcée qu'en faveur de la première.

Chez un malade dont parle M. Fournet, les seules irrégularités que présentait à sa surface une fausse membrane, étaient constituées par une infinité de *petites granulations tuberculeuses* qui dépassaient légèrement le niveau de la fausse membrane (*Oper. cit.*, p. 215 et suiv.).

Faut-il placer sur la même ligne l'observation consignée par M. Macquet dans les *Bulletins de la Société Anatomique* (tome 24, p. 248 (2))?

Nous avons cru pouvoir rapprocher l'une de l'autre ces deux observations. Nous ne nous dissimulons pas, cependant, qu'elles ne nous satisfont pas complétement.

Pour porter une conviction entière dans notre esprit, nous

---

(1) Voyez le *Moniteur des Hôpitaux* pour l'année 1854 (p. 949 et 971.)

(2) « On trouva à l'autopsie, des tubercules dans les deux poumons. Il existait des deux côtés des fausses membranes excessivement épaisses; elles étaient, à droite, peu adhérentes entre elles. De petits grains tuberculeux se voyaient dans le tissu cellulaire sous-pleural. »

aurions voulu voir dans ces deux observations les tubercules dégagés des fausses membranes pleurétiques.

Jusqu'à quel point, en effet, ces fausses membranes ont-elles été étrangères ici à la production des bruits de frottement?

D. Pleurésies intercurrentes. — Pleurésies idiopathiques.

Tout se réunit, au contraire, pour démontrer l'étroite liaison qui existe entre le frottement et les fausses membranes pleurétiques. Ainsi la fréquence des inflammations de la plèvre, la facilité avec laquelle on les reconnaît à leur début, la certitude avec laquelle on peut diagnostiquer la présence de fausses membranes après la résolution des épanchements pleurétiques, etc., suffisent pour fixer les esprits sur les causes réelles des bruits de frottement dans la pleurésie.

Que sera-ce donc lorsque à toutes ces présomptions viendra se joindre le fait de l'observation cadavérique! Ici, cette observation n'a pas manqué, comme elle a manqué dans les cas d'emphysème, comme elle a manqué, peut-être, dans les cas de tubercules faisant saillie au-dessus de la plèvre. En effet, plusieurs auteurs ont signalé la présence de fausses membranes chez des individus morts à la suite d'une pleurésie simple, d'une pleuro-pneumonie, d'une pleurésie tuberculeuse. M. Reynaud, en particulier, cite deux exemples de cette coïncidence (*Oper. cit.*, obs. 6 et 7), et nous venons d'en rapporter un autre; elle est donc parfaitement établie par l'observation directe.

Il nous serait facile d'en citer un grand nombre d'autres qui nous sont propres, mais ils n'ajouteraient rien de plus à l'opinion que nous venons d'émettre.

MÉCANISME DES BRUITS DE FROTTEMENT.

Puisqu'il n'est pas douteux qu'il se forme des bruits de frottement dans la pleurésie, voyons quelles sont les *conditions de la production de ces bruits.*

Nous l'avons déjà dit : ils reconnaissent le plus souvent, pour cause, l'inégalité des feuillets de la plèvre. Cette condition se rencontre surtout lorsque des fausses membranes se sont déposées à leur surface.

Ce n'est donc pas toujours immédiatement au début de la pleurésie qu'on entend les bruits de frottement, mais bien lorsque des fausses membranes se sont déjà déposées sur les plèvres, à une époque plus ou moins éloignée du début de l'inflammation.

Si ces bruits sont entendus le plus souvent lorsqu'un épanchement pleurétique s'est résorbé et qu'il ne reste plus à sa place que des fausses membranes desséchées, inégales à leur surface, plus ou moins rugueuses, etc., ils ont été perçus aussi, comme nous le répétons à dessein, avant que l'épanchement ne vînt séparer les plèvres l'une de l'autre, c'est-à-dire très-peu de temps après l'invasion de la maladie, au moment où la membrane séreuse est desséchée par le fait de l'inflammation. C'est ainsi que M. Piedagnel les a rencontrés quelquefois vers le quatrième jour. Nous avons fait la même observation. Mais il nous est arrivé beaucoup plus fréquemment de percevoir les bruits de frottement après la résorption du liquide épanché.

Quel est le siége ordinaire des bruits de frottement ?

S'il s'agit d'une pleurésie partielle occasionnée par des tubercules pulmonaires, ils correspondent aux endroits occupés par ces tubercules eux-mêmes (de là les bruits de craquement sec, attribués par les auteurs au premier degré des tubercules).

S'il s'agit, au contraire, d'une pleurésie franche, les bruits de frottement se font entendre, le plus ordinairement, à la base de la poitrine, en avant, en arrière ou sur les côtés, à trois ou quatre travers de doigt au-dessus du rebord des côtes.

Maintenant que nous avons indiqué les conditions de formation des bruits de frottement et que nous avons fait connaître les circonstances particulières dans lesquelles ils se produisent, essayons d'en donner une description générale.

CARACTÈRES DES BRUITS DE FROTTEMENT.

1° Ces bruits sont toujours secs.

2° Ils sont superficiels, c'est-à-dire, qu'ils paraissent se passer presque immédiatement sous l'oreille.

3° Au lieu d'être continus, ils sont ordinairement saccadés et se composent de trois, quatre ou cinq bruits successifs.

4° Ils sont inégalement espacés, et ils se font entendre à des intervalles irréguliers.

5° Les différentes formes sous lesquelles ils se présentent (*frôlement*, *frottement*, *râclement*, *craquement*, etc.), indiquent les conditions diverses dans lesquelles se trouve la surface interne des plèvres aux différentes époques de la pleurésie.

6° Les bruits de frottement coïncident quelquefois avec les deux temps de la respiration, mais ils sont plus fréquents dans le premier temps. M. Andry déclare cependant les avoir exclusivement entendus dans l'expiration (*Oper. cit.*, p. 220).

7° Ils peuvent occuper toute l'étendue de l'inspiration, mais il est des cas dans lesquels ils se font entendre seulement à la fin des longues inspirations.

8° Dès leur début, les bruits de frottement peuvent manquer dans quelques inspirations, mais ils sont d'autant plus constants que leur origine est plus ancienne.

9° Tantôt ils persistent, sans se modifier, un, deux et même trois mois ; tantôt ils durent à peine, et ils sont remplacés très-rapidement par les bruits naturels (dans les cas de pleurésie ordinaire) ou par des bruits anormaux de la respiration (dans les cas de tubercules pulmonaires compliqués ou non de bronchite).

10° A moins de complication de maladies existant dans les poumons, les bruits de frottement ne sont accompagnés d'aucun autre bruit anormal.

11° Dans le cas contraire, on peut distinguer sans peine les bruits de frottement, des bruits secs (sibilants, ronflants), et des bruits humides (râles à bulles moyennes, à grosses bulles, etc.).

En effet, les bruits sibilants, ronflants, etc., dont le siége est dans les voies de l'air, sont continus. Nous venons de dire que les bruits de frottement pleurétique ne l'étaient pas.

Les bruits de frottement persistent malgré la toux et l'expectoration ; les bruits humides, et même la plupart des bruits sibilants et ronflants, peuvent disparaître, au contraire, assez facilement.

Si des bruits de frottement pleurétique existaient au niveau du cœur, on les reconnaîtrait à ce caractère qu'ils ne seraient entendus que dans les mouvements de la respiration.

Si des bruits de frottement pleurétique et péricarditique existaient en même temps, ainsi que M. Bouillaud en a rencontré un exemple, les uns coïncideraient avec les mouvements de la respiration et les autres avec les mouvements du cœur.

Ceux-ci se produiraient seuls, lorsqu'on ferait suspendre la respiration.

Craquement.

Nous avons dit plus haut que le craquement n'était, à proprement parler, qu'un bruit de frottement. Nous avons donc décrit l'un en décrivant l'autre. Ils ne diffèrent entre eux que par leur siége qui est plus élevé dans le premier, et par leur étendue qui est plus grande dans le second.

A cela près, ils ont les mêmes caractères.

Ils persistent tant que les fausses membranes n'ont point

contracté des adhérences, et que les mouvements de locomotion des poumons peuvent se faire dans une certaine étendue. Ils ont leur maximum d'intensité aux endroits du poumon où l'on rencontre après la mort des adhérences.

Ils sont superficiels l'un et l'autre, ils se composent d'un même nombre de bruits secs et saccadés, ils ont à peu près la même durée, ils peuvent se produire aux deux temps de la respiration.

2° TINTEMENT MÉTALLIQUE.

Laënnec a désigné de la sorte (*Traité de l'Ausc. méd.*, t. I, p. 137) un phénomène sonore qui se produit dans quelques lésions organiques de la poitrine pendant que le malade parle, tousse, crache, respire, ou même se met à son séant. Ce phénomène, qu'on a retrouvé depuis, ailleurs que dans la cavité thoracique (1), a été comparé par l'auteur de l'auscultation médiate au bruit clair, éclatant, que l'on détermine en laissant tomber un grain de sable dans une coupe de métal, de verre ou de porcelaine.

Laënnec a trouvé encore dans quelques cas (*Oper. cit.*, t. I, p. 138), au tintement métallique, une certaine ressemblance avec le bruit résultant des vibrations d'un fil métallique très-fin.

Et nous avons entendu nous-même ce phénomène se produire dans une grotte, par le fait de gouttelettes d'eau qui, se détachant de la voûte, tombaient sur une couche de liquide amassé au fond d'un abîme.

CARACTÈRES DU TINTEMENT MÉTALLIQUE.

Le tintement métallique se produit le plus souvent dans le

(1) Observation de M. Hérard dans : *Bull. de la Soc. anat. de Paris* pour l'année 1850, p. 98 et suiv.

premier temps de la respiration. Quelquefois cependant on le perçoit aussi dans le second.

Il accompagne le plus ordinairement chaque respiration ; mais il peut n'apparaître que par intervalles ou même ne se reproduire que dans de violentes secousses de toux.

Il peut cesser enfin pendant un temps plus ou moins long, se reproduire ensuite ou disparaître pour toujours.

Il est plus fréquent dans l'action de parler ou de tousser que dans celle de respirer.

Laënnec « a rencontré cependant des sujets chez lesquels on ne le distinguait d'une manière évidente que pendant les mouvements de la respiration, et nullement lorsque le malade parlait ou toussait. » (*Oper. cit.*, t. I, p. 138.)

Il devient plus sensible, plus pur, lorsque les malades parlent lentement, nettement, que dans le cas contraire.

Plus ou moins distinct, suivant les cas et suivant les individus, il se montre ou bien avec son éclat métallique ou bien avec des caractères si peu tranchés, qu'on a de la peine à le reconnaître.

Tantôt il paraît se produire immédiatement sous l'oreille, tantôt à une certaine distance.

« Le tintement est en général d'autant plus fort, que la quantité de gaz existant dans la poitrine est plus considérable... et l'on distingue évidemment par l'étendue des vibrations du tintement celle de l'espace vide ou plutôt occupé par l'air. » (Laënnec, *Oper. cit.*, t. I, p. 139.)

Il n'est pas rare de voir le tintement métallique se changer en un bourdonnement tout à fait semblable à celui que l'on produit en soufflant dans une carafe ou dans une cruche. Laënnec a, pour cette raison, désigné ce phénomène sous le nom de *bourdonnement amphorique*.

Ce bourdonnement peut être perçu dans les divers actes de la respiration, de la voix et de la toux.

L'un de ces actes peut produire le tintement métallique, et l'autre le bourdonnement amphorique (1).

D'autres fois, ainsi que l'a dit Laënnec (*Oper. cit.*, t. I, p. 140), ces deux phénomènes sonores se produisent en même temps.

Dans quelles lésions organiques de la poitrine le tintement métallique a-t-il été perçu?

A. Dans des cas de pneumothorax simple communiquant (2) ou ne communiquant pas (3) avec les bronches ;

B. Dans des cas de pneumothorax avec épanchement pleurétique liquide (hydrothorax ou empyème) ne communiquant pas (4) ou communiquant (5) avec l'air extérieur (c'est-à-dire par les bronches (6) ou par une plaie qui intéresse toute l'épaisseur des parois thoraciques) (7).

C. Dans quelques cas rares de cavernes pulmonaires de différente nature (c'est-à-dire tuberculeuses (8), pneumonitiques, etc. (9), avec (10) ou sans communication avec les bronches) (11).

(1) Nous ne parlerons pas souvent ici du bourdonnement amphorique, dont nous avons donné déjà la description, mais il nous est impossible de ne pas le signaler parfois accidentellement dans cet article.

(2) On en trouve partout des observations.

(3) Observations invoquées par M. Skoda, mais non confirmées par la nécroscopie.

(4) Obs. de Laënnec (t. II, p. 655).

(5) Les ouvrages de médecine sont remplis de ces observations.

(6) Ce sont les cas les plus fréquents.

(7) Obs. de Laënnec (t. I, p. 141). — Obs. de M. Aran, rapportée à la p. 189 de sa traduction française de J. Skoda.

(8) Obs. 30 et 31 de Laënnec (p. 211 et 220 du t. II). — Obs. 1re, 2e et 3e de M. de Castelnau (p. 224 et suiv. du t. XII de la IIIe et nouv. série des *Archives*). — Obs. de M. Bouillaud (*Nosol. méd.*, t. II, p. 580).

(9) Obs. de Laënnec (t. I, p. 510). Cette observation se rapporte à un jeune homme qui mourut avec une excavation que Laënnec considérait comme un abcès du poumon. Meriadec s'est demandé pourtant si cette excavation n'était pas le résultat du ramollissement d'un foyer apoplectique plutôt que d'un véritable abcès du poumon.

(10) Obs. de Laënnec (t. I, p. 510).

(11) Observation de Kolisko citée par M. Skoda. (Note 2 de la page 181 de la traduction de M. Aran.)

Il était aisé de faire un rapprochement entre le fait du tintement métallique et celui de telle disposition anatomique concomitante, mais l'était-il autant de donner de ces coïncidences des explications naturelles ?

C'est là ce que nous allons voir.

1° Hydropneumothorax sans perforation de la plèvre.

Théorie de Laënnec.

Laënnec rencontre quelquefois l'hydropneumothorax sans communication avec les voies de l'air. Il saisit le tintement métallique, non point au moment où les malades parlent, toussent ou respirent, mais bien au moment où ils se redressent brusquement sur leur lit, et il attribue ce tintement au fait d'une goutte de liquide qui, se détachant du sommet de la poitrine, vient tomber sur la surface de l'épanchement pleurétique liquide. (*Oper. cit.*, t. I, p. 140, et t. II, p. 648) (1).

2° Hydropneumothorax avec perforation de la plèvre pulmonaire.

D'autres fois, le tintement métallique est perçu par Laënnec dans des cas d'hydropneumothorax compliqué de fistule pleuro-bronchique, et il l'attribue encore à la résonnance ou mieux au frémissement de l'air agité par la respiration, la toux ou la voix, à la surface du liquide épanché. (*Oper. cit.*, t. I, p. 138.)

3° Pyopneumothorax avec perforation de la paroi thoracique consécutive à l'opération de l'empyème.

Dans un autre cas enfin, à la suite de l'opération de l'empyème, Laënnec ayant introduit une tente dans la plaie, la respiration ne fait entendre qu'un sifflement sourd et léger.

---

(1) Laënnec raconte (t. I, p. 141) que sur un malade qui avait été opéré de l'empyème, lorsqu'on poussait lentement et par saccades une injection dans la poitrine, sans toucher les parois thoraciques, on entendait à l'oreille nue le bruit de la chute du liquide qui tombait par gouttes sur celui qui existait déja dans cette cavité, et que cette chute déterminait d'une manière très-marquée le *tintement métallique.*

Mais à chaque parole que prononce le malade, le *tintement métallique* proprement dit se fait entendre distinctement, et l'auteur de l'auscultation médiate l'attribue pour la troisième fois exclusivement aux vibrations qu'imprime à la masse d'air qui pénètre, à la faveur de la plaie, dans la poitrine, la résonnance de la voix dans le poumon (*Oper. cit.*, t. I, p. 141 et 142).

D'où il résulte que pour Laënnec le tintement métallique dépendait toujours, comme il le dit d'ailleurs lui-même (*ibid.*, p. 138), de la résonnance de l'air agité soit par la chute d'une goutte d'eau, soit par la respiration, la toux ou la voix à la surface d'un liquide épanché, et que ce tintement ayant son siége dans la plèvre pouvait indiquer aussi bien un hydro ou pyo-pneumothorax simple, qu'un hydro ou pyopneumothorax compliqué de perforation de la plèvre, s'ouvrant dans les poumons ou en dehors des parois thoraciques.

Mais comment expliquer alors le tintement métallique dans le pneumothorax et dans les cavernes pulmonaires sans épanchement liquide et sans communication avec l'air extérieur?

La réponse à cette question sera faite plus loin.

En attendant cette réponse, voyons de quelle manière d'autres auteurs ont compris la coïncidence du tintement métallique avec les lésions anatomiques qu'avait signalées Laënnec.

Théorie de M. Guérard.

Citons en première ligne M. Guérard, dont l'opinion diffère au fond très-peu de celle de l'auteur précédent, puisqu'il fait dépendre le tintement métallique des vibrations de l'air qui se précipite dans la plèvre aux deux temps de la respiration. Pour M. Guérard, en effet, « l'orifice fistulaire serait oblitéré par des liquides visqueux ou par des lambeaux membraneux, et dans les deux actes de la respiration, l'air raréfié derrière ces lambeaux ou ces viscosités ferait irruption dans la plèvre, et produirait ainsi le tintement métallique. » (Citation de M. Chomel. Art. *Pneumothorax*, dans le *Dictionnaire de Médecine, ou Répertoire général des Sciences médicales*, t. XXV, p. 244, Paris, 1842.)

Théorie de MM. Bouteiller et Cruveilhier.

Pour d'autres auteurs, au contraire, ce seraient les vibrations de ces lambeaux membraneux eux-mêmes qui donneraient lieu au tintement.

Ainsi, « un malade dont la plèvre contenait un mélange de gaz et de liquide avait présenté, pendant la vie, un tintement métallique. M. Bouteiller reproduisit ce tintement sur le cadavre en insufflant de l'air dans les poumons. Il ouvrit ensuite la poitrine, et il trouva, bien au-dessus du niveau de l'épanchement, la plèvre perforée et en même temps décollée dans une certaine étendue, tout autour de la perforation.

« M. Bouteiller conclut de ces dispositions anatomiques que le tintement métallique devait être rapporté, dans le cas présent au moins, aux vibrations de la membrane décollée (1). »

« M. Cruveilhier appuya cette manière de voir en citant une observation de vaste caverne pulmonaire qui était le siége d'un son argentin, de clochette, et qui fut trouvée, après la mort, communiquant avec une bronche dont un des bords entrait en vibration (2). »

(Voyez mon *Compte rendu des Travaux de la Société Anatomique*, dans les *Bulletins de cette Société*, p. 420. Paris, 1849.)

Théorie de Dance et de M. Beau.

Pour que le tintement métallique se produisît, dans l'opinion de Dance, il fallait que l'air se précipitât, pendant l'action de parler, de tousser ou de respirer, dans la cavité de la

(1) Voyez cette observation détaillée dans le t. 24 des *Bullet. de la Société anat.*, p. 150.

(2) Voyez aussi cette observation dans le volume précité, p. 151.

plèvre, qu'il s'élevât en forme de bulles à travers le liquide épanché, et que ces bulles vinssent crever à la surface de cet épanchement.

La rupture de ces bulles ébranlait le fluide élastique contenu dans la plèvre et lui donnait le caractère de résonnance propre au tintement métallique. (*Guide pour l'étude de la Clinique médicale* ou *Précis de Sémeiotique*, p. 271. Paris, 1834.)

Mais comment se rendre compte, à ce point de vue exclusif, du tintement, dans les cas où la fistule broncho-pleurale ne s'ouvrait pas dans le liquide, et, à bien plus forte raison, dans les cas où la plèvre ne présentait, sur aucun point, de solution de continuité?

Comment se rendre compte encore de la production du tintement métallique dans le deuxième temps de la respiration?

M. Beau prévit que ces questions seraient un jour posées, que ces objections seraient faites, et il y répondit par avance à peu près en ces termes :

1° La formation d'une bulle suppose toujours la présence d'un liquide quelconque que l'air doit traverser. Or, il faut que cette bulle arrive à l'épanchement pleurétique gazeux pour donner lieu au tintement : donc la production de ce phénomène sonore suppose à son tour l'existence d'une fistule venant déboucher dans la plèvre.

2° Cette bulle provient le plus souvent de l'air qui a servi à l'acte de la respiration, mais elle peut provenir de toute autre source; par exemple, de l'estomac ou de l'intestin communiquant avec la cavité pleurale.

3° Lorsque la fistule existe, elle aboutit, pour l'ordinaire, au-dessous du liquide épanché, mais elle peut se terminer également dans un foyer de matières puriformes qui la sépare de l'épanchement gazeux. La bulle se forme alors dans ces matières, et puis elle vient se rompre au-dessus de l'épanchement pleurétique liquide.

4° Enfin la bulle peut se former aussi, par exhalation de gaz, dans la plèvre non perforée, à la surface du liquide épanché.

C'est dans l'inspiration que le tintement métallique se produit le plus fréquemment. Il peut arriver cependant qu'il ait lieu dans l'expiration. Cela tient alors ou bien à ce que la bulle a persisté plus ou moins de temps à la surface du liquide avant de se rompre, ou bien à ce qu'elle n'est parvenue dans la plèvre que pendant le deuxième temps de la respiration. (*Théorie du phénomène connu sous le nom de tintement métallique* dans : *Archives générales de Médecine,* 2ᵉ série, t. IV, p. 426 et suiv. Paris, 1834.)

Tel est en substance le fond du mémoire de M. Beau. Il est entièrement consacré au développement et à l'extension de l'idée que Dance avait émise.

D'où il résulte que, pour ces deux auteurs, l'existence d'une bulle était indispensable pour la production du tintement métallique et que cette bulle devait venir se rompre dans la portion de la cavité de la plèvre qu'occupait le fluide élastique (1).

Théorie de M. de Castelnau.

Considérant que la plèvre ou que les cavernes pulmonaires ne renferment pas toujours de la sérosité, du pus ou de la matière tuberculeuse ramollie, M. de Castelnau pensa que le tintement métallique n'était autre chose qu'un *râle muqueux* ou *caverneux* qu'il désigna sous le nom d'*amphorique*. Ce râle retentissait dans une cavité spacieuse à la faveur d'une communication établie entre cette cavité et les bronches. Le tintement métallique n'avait donc besoin, pour se produire, que d'une assez grande cavité communiquant avec les bronches, et

____

(1) En 1837, M. Fournet fit, sur un malade qu'il avait opéré de l'empyème, quelques expériences dont le résultat fut d'accord avec celui qu'avaient obtenu Dance et M. Beau. M. Fournet admit, cependant, que l'explication donnée par Laënnec était applicable dans certaines circonstances où la théorie de Dance et de M. Beau ne l'était pas. (*Recherches cliniques sur l'Auscultation des organes respiratoires,* p. 378 à 384.— Paris, 1839.)

de vibrations sonores formées dans des canaux établissant cette communication.

Cette théorie que M. de Castelnau considère comme ne ressemblant en rien à celle de Dance et de M. Beau, s'en rapproche pour nous beaucoup. Elle en diffère pourtant sous ce point de vue que la bulle d'air peut à la fois se former et se rompre en dehors de la cavité de la plèvre ou d'une caverne pulmonaire. (*Recherches sur la Cause physique du Tintement métallique* ou *râle amphorique* dans : *Archives génér. de Méd.*, IIIe et nouv. série, t. XII, p. 228 et suiv. ; puis p. 327 et suiv. Paris, 1841.

Théorie de M. Routier.

Si nous trouvons une assez grande ressemblance entre la manière de voir de M. de Castelnau et celle de Dance et de M. Beau, cette ressemblance nous paraît encore plus frappante entre l'explication donnée par ces auteurs et celle qu'a proposée M. Routier.

Pour lui, en effet, « le tintement métallique est produit par des bulles gazeuses enveloppées de mucus, formées dans les bronches et venant crever sur les bords de l'ouverture pleurale ou très-près d'elle.» (*Recherches sur la Cause du Tintement métallique* dans : *Journal de Médecine* de M. Beau, n° de mars 1844, p. 81.)

Ne reconnaissez-vous pas là l'une des causes invoquées par M. Beau quand il parlait des matières puriformes qui pouvaient séparer la cavité pleurale de l'extrémité interne de la fistule ?

Théorie de M. Skoda.

Telles étaient les explications que divers auteurs avaient données en France du tintement métallique, lorsqu'un médecin de Vienne, M. Skoda, proposa de l'expliquer, dans la généralité des cas de pneumothorax et de cavernes pulmonaires, par le mécanisme que Laënnec avait indiqué pour rendre compte d'un fait exceptionnel.

Pour que le tintement puisse alors avoir lieu, dans l'opinion de M. Skoda, il suffit que la voix, que la respiration laryngée ou trachéale, qu'un souffle, qu'un murmure, qu'un râle surtout *consonnent* dans une bronche voisine de la plèvre ou d'une excavation, c'est-à-dire dans une bronche qui ne soit séparée de l'air renfermé dans l'une ou l'autre de ces cavités que par une cloison peu épaisse de la substance pulmonaire.

Le tintement métallique peut se produire sans que les bronches communiquent avec les cavernes ou le pneumothorax et sans qu'il y ait autre chose que de l'air dans la plèvre ou dans une excavation pulmonaire.

Tout en insistant d'une manière toute particulière sur le mécanisme de production du tintement métallique qu'il propose, M. Skoda admet avec Laënnec que ce tintement peut être déterminé, dans quelques cas d'hydropneumothorax, par l'ébranlement du liquide pendant une forte toux, et par une goutte de liquide tombant accidentellement dans le fond de la cavité pleurale remplie d'air.

Il admet encore qu'il peut se produire dans de larges excavations et dans le pneumothorax lui-même, 1° comme écho d'un râle qui se passe dans une bronche éloignée, mais communiquant avec l'excavation (théorie de M. de Castelnau) (1), 2° ou bien comme écho d'un râle, qui a son origine à l'orifice de communication d'une ou de plusieurs excavations (théorie de MM. Beau et Routier) ; 3° ou bien enfin comme écho d'un râle que produirait dans les excavations un violent ébranlement des liquides qui y seraient contenus, à la suite de la toux par exemple. (*Traité de Percussion et d'Auscultation*, par le professeur J. Skoda, traduit de l'allemand sur la 4ᵉ édition, par le Dʳ F. A. Aran. Paris, 1854, p. 178 et suiv.)

(1) « Cette concordance parfaite entre la théorie du savant professeur de Vienne et celle de notre savant confrère et ancien collègue M. de Castelnau, est d'autant plus digne de remarque, que tous deux, sans avoir connaissance de leurs travaux respectifs, ont été conduits au même résultat par l'observation des faits pathologiques et par l'examen critique des nombreuses théories proposées avant eux. » (Remarque de F. A. Aran, p. 187 de sa traduction du *Traité de Perc. et d'Ausc.* de J. Skoda.)

Développement de la théorie précédente par MM. Marais et Milcent.

Deux médecins de la faculté de Paris, M. Marais et M. Milcent surtout, ont développé avec talent la théorie propre à M. Skoda.

En effet, « le tintement métallique se produit tout entier, pour M. Marais, dans l'appareil respiratoire, pour après être transmis à l'oreille par la cage thoracique distendue.

La condition la plus favorable à l'existence du tintement métallique, c'est l'accumulation d'une grande quantité de gaz dans la cavité pleurale.

Il peut manquer néanmoins en l'absence des râles qui le produisent; le plus souvent unique, il se multiplie pourtant aussi quelquefois. Bien que se rencontrant presque constamment avec une fistule, il n'a avec elle aucun rapport immédiat de cause à effet. (*Thèse de la Faculté de Paris*. 1847, nᵒ 30. *Recherches sur les bruits anormaux du pneumothorax*.)

M. Milcent étudie avec le plus grand soin le mode de production du pneumothorax. Il dit comment se forme l'épanchement gazeux, dans quels rapports se trouvent le poumon, la paroi thoracique et le gaz contenu dans leur intervalle. Il s'efforce de démontrer qu'il est impossible que l'air qui a pénétré librement dans la plèvre en sorte avec autant de facilité. Il explique comment il se fait que la cage osseuse distendue par un fluide gazeux comprimé est dans les conditions d'une cage à la fois sonore et vibrante. Qu'il survienne ensuite quelque bruit au voisinage de cette cage, ce bruit retentira, se renforcera dans son intérieur et prendra un timbre métallique plus ou moins aigu, plus ou moins grave, suivant le degré de tension des parois thoraciques.

De là pour M. Milcent les variétés distinguées par les épithètes d'*amphorique* et d'*argentin*. Ces variétés de consonnance aiguë ou grave se produisent aussi suivant que les bruits dont elles sont comme l'écho sont aigus ou graves eux-mêmes, ou, autrement dit, suivant que les vibrations, dans le point où elles se produisent originairement et d'où elles se propagent, sont plus ou moins rapides.

Pour M. Milcent, comme pour M. Skoda et M. Marais, la présence d'un liquide dans la plèvre est tout à fait superflue, et la communication de la cavité pleurale avec une bronche inutile. (Voyez dans la *Revue médico-chirurgicale* de Paris pour l'année 1849 le Mémoire de M. MILCENT, ayant pour titre : *Du mode de production du tintement métallique, du souffle amphorique, et de quelques autres phénomènes encore mal connus du pneumothorax.*)

Opinion de l'auteur sur les théories précédentes.

1° Bruits sifflants ou bulleux ayant leur siége dans la plèvre, dans une caverne pulmonaire ou dans des points plus ou moins éloignés de ces cavités.

A. *Tintement métallique.*

Nous pensons que le tintement métallique est dû le plus ordinairement à des bruits sifflants ou bulleux. Ces bruits se forment dans la plèvre, dans une caverne, dans un conduit fistuleux, ou dans une bronche.

Il est indifférent que le tintement se produise dans la plèvre elle-même ou dans ses environs. Dans le premier cas, il n'a qu'à traverser la paroi pectorale pour arriver jusqu'à l'oreille ; dans le second cas, il traverse d'abord une partie du poumon et ensuite la cage thoracique. C'est la disposition de cette cage qui lui donne le timbre métallique. Si, au lieu d'un râle ou d'un sifflement, il ne se produit dans la plèvre ou aux environs qu'un bruit de souffle, ce souffle se convertit dans la plèvre ou dans une caverne, lors des différents actes de la respiration, de la voix ou de la toux, en un phénomène sonore à timbre métallique qui n'est autre que le bourdonnement amphorique.

B. *Tintement métallique et bourdonnement amphorique*

Et si le souffle se produit en même temps que le râle ou que le sifflement, on entend à la fois le tintement métallique et le bourdonnement amphorique. Or, le tintement métallique et le bourdonnement amphorique peuvent être entendus dans les deux temps de la respiration.

On s'explique l'existence de ces deux phénomènes sonores dans l'inspiration et dans l'expiration, les bruits de souffle, les râles et le sifflement pouvant se produire et se produisant souvent, en effet, dans les deux temps de la respiration.

Il ne faut point s'étonner d'entendre plus fréquemment le tintement et le souffle amphorique dans l'inspiration, dès que l'on sait la fréquence plus grande des bruits soufflants, sibilants et bulleux dans le premier temps de la respiration.

2° Chute d'une goutte d'eau sur le liquide épanché.

La chute d'une goutte de liquide sur l'épanchement peut produire à la rigueur, dans quelques cas exceptionnels, le tintement métallique, puisque ce fait est conforme à l'observation que nous avons rapportée, non moins qu'à l'expérimentation directe.

3° Vibration des membranes situées à l'extrémité interne de la fistule.

Nous n'avons pas de raison pour rejeter, dans quelques cas particuliers, l'explication donnée par notre ancien collègue de la Société anatomique, M. Bouteiller, et par notre excellent maître, M. le professeur Cruveilhier.

Nous croyons cependant que, dans les circonstances signalées par ces deux auteurs, le tintement est dû moins souvent aux vibrations de la membrane qu'au sifflement auquel cette membrane peut donner lieu en rétrécissant l'orifice que l'air doit traverser.

4° Tintement métallique dû à la rupture des bulles gazeuses et aux vibrations de l'air contenu dans la plèvre ou dans les excavations pulmonaires.

L'expérimentation démontre que les explications données par Dance d'abord et ensuite par MM. Beau, de Castelnau, et Routier, sont vraies dans une foule de cas. Les auteurs de ces explications diffèrent dans la forme, mais dans le fond ils nous paraissent s'accorder.

En effet, comme l'a dit M. Raciborski, à l'occasion d'une observation qu'il a publiée dans la *Lancette française* (tom. IX, n° 83, p. 370), « Laënnec a envisagé la cause immédiate, Dance et M. Beau n'ont vû que la cause éloignée. L'air entre dans le poumon, y forme des bulles ; celles-ci crèvent, et l'air devenu libre pénètre dans la plèvre. »

A ce point de vue, de quelque manière que l'air pénètre dans la plèvre ou dans une excavation pulmonaire, que ce soit après s'être raréfié, comme le veut M. Guérard, que ce soit par le jeu naturel de l'inspiration, comme le prétendent la plupart des auteurs, cela importe peu quant à l'explication. C'est toujours, en définitive, l'air qui frémit dans une vaste cavité.

5° Tintement métallique, phénomène de consonnance.

Voici maintenant notre opinion sur la théorie de M. Skoda.

Malgré les efforts tentés par M. Marais pour la faire accepter, malgré les développements ingénieux qu'en a donnés M. Milcent, nous n'oserions pas lui donner notre assentiment à l'exclusion des autres théories.

Toutefois, nous le déclarons, la lecture attentive du mémoire de M. Milcent nous avait d'abord séduit et nous aurait irrésistiblement entraîné, si nous n'étions habitué, depuis longtemps, à subordonner les faits les plus simples aux raisonnements les plus beaux.

Nous admettons volontiers que M. Skoda puisse avoir quelquefois raison (1), mais nous n'en considérons pas moins comme

(1) Pour faire cette concession à la théorie de M. Skoda, nous avons besoin d'admettre comme non entachées d'erreurs anatomiques les observations publiées par différents auteurs.

Il résulterait de ces observations, qui, du reste, sont loin d'être nombreuses, qu'on aurait perçu le tintement métallique dans des cas de cavernes, de exceptionnelle, jusqu'à nouvel ordre, l'explication qu'il croit devoir être généralisée.

CONCLUSIONS AU POINT DE VUE DE LA SÉMÉIOTIQUE ET DE LA PRATIQUE.

Pour tous ces motifs, nous nous trouvons amené par la force des choses à dire que les causes de production du tintement métallique sont multiples, et que l'existence de ce phénomène se trouve liée tantôt à l'une, tantôt à l'autre des lésions organiques et des conditions physiques diverses que nous avons signalées dans le courant de cet article.

Les détails dans lesquels nous venons d'entrer suffisent pour nous inspirer la plus grande réserve quand il s'agit de dire la valeur séméiologique du tintement métallique.

Car, si le tintement métallique peut se produire, et s'il se produit, en effet, dans les conditions anatomiques différentes auxquelles nous venons de faire allusion, il faut renoncer à dire avec Laënnec que ce phénomène sonore doit être regardé comme le signe pathognomonique d'un épanchement gazeux pneumothorax et d'hydropneumothorax n'ayant aucune communication avec les voies de l'air.

Il ne nous appartient pas de nous élever contre ces assertions.

Tout ce qu'il nous est permis de dire, à ce propos, c'est que dans les observations que nous avons recueillies dans les hôpitaux de Paris, nous avons trouvé des fistules pulmonaires s'ouvrant dans des cavernes ou dans la cavité pleurale, toutes les fois que nous avions entendu, durant la vie et aux approches de la mort, le véritable tintement métallique.

Nous avons trouvé, au contraire, le plus souvent, les fistules oblitérées dans les cas où le tintement avait cessé de se produire.

A défaut du tintement métallique si clair, si pur, si délié, nous avons exclusivement entendu, dans un cas de vaste caverne pulmonaire, une voix et une respiration amphoriques, à timbre métallique très-prononcé par intervalles.

Chez le même malade, la respiration était accompagnée inférieurement et latéralement de râles muqueux ayant un timbre métallique. (*Bulletins de la Société Anatomique* de Paris pour l'année 1849, p. 223 et suiv.)

Une autre fois, dans un cas de pneumothorax qui ne tarda pas à se compliquer d'un épanchement purulent, et dans lequel il nous fut impossible de constater après la mort la moindre trace de perforation de la plèvre, nous avions bien distingué le timbre métallique de la voix et de la toux, mais jamais le tintement métallique à la respiration. (*Bulletins de la Société anatomique* de Paris, pour l'année 1849, p. 279 et suiv.)

et liquide dans la plèvre avec communication fistuleuse, mais demander à d'autres éléments de diagnostic les moyens de distinguer les unes des autres ces conditions anatomiques diverses.

Si le tintement métallique du pneumothorax peut être entendu, avec les caractères qui le distinguent, dans une ou plusieurs vastes excavations pulmonaires, ainsi que le prouve l'observation, il faut se garder encore de répéter sans restriction avec Laënnec que le tintement métallique retentit dans une plus grande étendue dans le pneumothorax que dans les excavations (1). En effet, M. de Castelnau a publié dans le mémoire que nous avons cité (voyez p. 224 et suiv. du t. XII de la 3ᵉ et nouv. série des *Archives*) une observation de cavernes pulmonaires dans laquelle « le tintement s'entendait dans toute l'étendue du thorax, et non dans une petite étendue. »

En conséquence, puisque d'une part il est des cas où le tintement métallique des cavernes est facile à confondre avec celui des épanchements de la plèvre, et que d'une autre part ce phénomène sonore est impuissant, quand il est isolé, à faire distinguer les unes des autres les diverses lésions anatomiques dont la plèvre ou les poumons peuvent être affectés, on peut dire avec juste raison que le tintement métallique est un bruit plus curieux à étudier qu'il n'est vraiment utile, et que son importance comme signe diagnostique est de moindre valeur que ne l'avait pensé l'auteur de l'*Auscultation médiate*.

Ces réserves, une fois faites, ajoutons 1° que le pneumothorax avec perforation de la plèvre est de toutes les lésions organiques que nous avons citées, celle qui coïncide le plus souvent avec le tintement métallique, 2° et que la coïncidence de ce phénomène sonore avec une une vaste caverne est on ne peut plus rare.

____

(1) *Traité de l'Auscultation médiate* (t. II, p. 649 et 666).

3° **BRUIT DE FLOT.**

Synonymie. — *Fluctuation thoracique.* — *Bruit de fluctuation
thoracique.*

DÉFINITION.

On désigne de la sorte un phénomène sonore qui se produit
parfois, lors des mouvements spontanés des malades, dans l'une
ou l'autre des cavités pleurales, ou que l'on produit à volonté
au moyen de la *succussion*, c'est-à-dire en imprimant une secousse à la poitrine, dont les plèvres contiennent en même
temps un liquide et des gaz.

Laënnec a démontré que ce phénomène pouvait aussi se
produire dans une vaste excavation pulmonaire.

Et longtemps avant Laënnec, Stalpart Vander-Wiel avait dit
avoir entendu le bruit de flot dans le péricarde.

En ayant égard à ces différentes sources de la fluctuation
thoracique, et en se rappelant que la coïncidence d'un fluide
élastique est indispensable à la production de ce bruit, on
devrait dire : que le bruit de flot thoracique est un phénomène
sonore qui se produit parfois par le mouvement, dans la poitrine des malades dont la plèvre, dont les poumons creusés de
cavernes, et peut-être même le péricarde, contiennent en
même temps un liquide et des gaz.

Comment on découvre le bruit de flot.

Ce sont les malades qui donnent ordinairement l'éveil sur
l'existence de la fluctuation thoracique. On peut s'en convaincre
par la lecture des observations qu'ont publiées Willis (1), Mau-

(1) *Pharmaceutice rationalis sive diatriba de medicamentorum operationibus in
humano corpore.* Sectio 1, caput xiii, *de pectoris hydrope,* p. 261 et suiv. — Hagæ-
comitis 1677.

chart (1), Wolff (2), Ambroise Paré (3), Morgagni (4), Le Dran (5), Laënnec (6), Aran (7), etc.

C'est au père de la médecine que paraît revenir l'honneur d'avoir appelé le premier l'attention sur le bruit de flot thoracique.

Depuis lors, tous les auteurs se sont parfaitement accordés sur l'existence de ce bruit chez quelques malades; mais il y a eu désaccord sur les conditions de sa production.

En effet, il a été longtemps considéré comme indiquant exclusivement un épanchement séreux ou purulent dans la cavité thoracique.

Mais à dater du jour où l'on a mieux connu les lois de la physique, du jour surtout où il a été démontré par l'anatomie qu'il n'y avait point de vide dans l'intérieur des plèvres, on n'a pas pu douter qu'Hippocrate se fût trompé dans l'interprétation du bruit de flot.

Les successeurs d'Hippocrate et les Asclépiades en particulier, n'ont pas peu contribué à propager cette erreur, et à une époque très-rapprochée de nous, Morgagni lui-même l'a commise, comme on peut s'en convaincre en lisant les réflexions dont il a fait suivre l'observation de Willis (8), à laquelle nous faisions tout à l'heure allusion.

Il n'a pas fallu moins que les travaux des médecins modernes sur les épanchements aériformes qui peuvent se faire dans la cavité des plèvres (9), et sur la coïncidence de ces épanchements

______

(1) *Academiæ Cæsareo Leopoldinæ Carolinæ naturæ curiosorum Ephemerides sive observationum medico-physicarum a celeberrimis viris.* Centuria VII, observatio C, anno 1719.

(2) *Acta physico-medica Acad. Cæs. Leop. Car. nat. cur. exhibentia Ephemerides sive observationes,* etc., vol. V, obs. 34, anno 1740.

(3) *Les Œuvres d'Ambroise Paré,* liv. VIII, chap. 10, 7ᵉ édition. Paris, 1614.

(4) *De Sedibus et Causis morborum, per anatomen indigatis.* Epist. XVI, n° 30.

(5) *Observations de chirurgie,* XXXIIᵉ obs., ouverture d'un cadavre. Empiesme, t. I, p. 216 et 217. Paris, 1731.

(6) *Traité de l'Auscul. méd.,* 4ᵉ édit., t. II, obs. XL, p. 598. Paris, 1837.

(7) *Archives générales de Médecine* pour l'année 1856, vol. II, p. 152 (Vᵉ série, t. VIII).

(8) *De Sedibus et Causis morborum,* etc. Epist. XVI, n° 5.

(9) Voyez : 1° Selle, *Obs. de méd,* trad. par Coray; 2° Itard, *Diss. sur le pneumothorax ou les Congestions gazeuses qui se forment dans la poitrine.* Thèse de la Faculté de Paris, année 1803; 3° Laënnec, *Ausc. méd.,* t. II, p. 549 et suiv., et p. 528 et suiv.

avec l'hydrothorax ou l'empyème, pour fixer définitivement les esprits sur la valeur séméiologique du bruit de flot.

VALEUR ET SIGNIFICATION DE CE BRUIT.

En effet, on peut affirmer aujourd'hui que le bruit de flot n'est d'aucune valeur comme signe d'un épanchement simple de pus ou de sérosité dans la poitrine.

Morgagni avait besoin d'admettre l'existence d'un certain espace entre les poumons et les parois thoraciques, pour comprendre la production du bruit de flot. Il raisonnait donc entre une hypothèse d'une part (la croyance dont nous venons de parler), et un fait mal observé d'une autre part (celui de l'empyème simple pouvant donner lieu à la fluctuation).

Hippocrate ne paraît pas avoir cherché à s'expliquer ce phénomène sonore. Croyait-il à quelque vide intra-thoracique, comme Morgagni devait plus tard y croire? Son article intitulé πλευμων προσπεσών ες το πλευρον, dont on trouvera plus loin la traduction, nous permet de répondre par l'affirmative.

Connaissait-il les collections gazeuses qui peuvent se faire dans les plèvres? Nous ne le pensons pas. Tout ce que cet auteur a dit de l'empyème et de l'hydrothorax; tout ce qu'en a dit Morgagni, se rapporte incontestablement à l'hydrothorax et à l'empyème simples et à l'hydrothorax et à l'empyème compliqués de pneumothorax.

Ainsi, l'on peut démêler dans un passage des *Prænotions de Cos*, les signes de l'empyème compliqué de pneumothorax de ceux de l'empyème dégagé de cette complication (1).

Ainsi encore l'on s'explique les paroles de Morgagni, dites

---

(1) « 432. Quibus suppuratis dum concutiuntur, multus strepitus de humeris fit, minus puris habent hi, quàm quibus paucis, si difficiliùs spirent et meliorem colorem habeant. Quibus autem strepitus quidem nullus fit, verùm difficultas spirandi fortis, et ungues lividi, hi pleni sunt pure, et perniciosè habent. » (*Coacæ Prænotiones*, Charterio edente, t. viii, p. 877.)

à propos de l'hydrothorax seulement, mais pouvant s'appliquer en partie à l'hydropneumothorax (1), en partie à l'hydrothorax simple (2).

Hydro ou pyopneumothorax.

Conclusion. — On peut déduire de ce qui précède : que la production du bruit de flot dans la poitrine, lorsqu'elle a son siége dans les plèvres, est l'indice certain non d'un épanchement simple de sérosité ou de pus, mais de la réunion dans la cavité thoracique d'un liquide et d'un fluide élastique (3).

Ce point de diagnostic une fois établi, nous devons admettre comme parfaitement vraie cette assertion d'Hippocrate : que l'absence du bruit chez les empiiques, apprend que leur poitrine est pleine de pus, tandis qu'il n'en est pas ainsi lorsqu'on peut produire la fluctuation.

— Mais n'y a-t-il que l'hydropneumothorax et le pyopneumothorax qui puissent donner lieu à la sensation de fluctuation perçue par les malades ou par les assistants ?

Nous avons déjà dit que ce phénomène sonore pouvait se produire dans les poumons et peut-être dans le péricarde. Voyons dans quelles conditions.

Vaste excavation pulmonaire.

Après avoir rapporté l'observation d'un individu chez lequel la fluctuation hippocratique s'était fait entendre dans une vaste

(1) « Quelquefois la fluctuation est non-seulement sentie par les malades, mais encore entendue par d'autres. » (*Recherches anatomiques sur le siége et les causes des maladies*, traduites du latin par M. A. Desormeaux et J.-P. Destouet, t. ii, lettre 16, n° 37. Paris 1821.)

(2). « Cette fluctuation n'est ni ne peut être constante. En effet, outre que vous la chercherez en vain dans mes autres observations et dans celles de Valsalva...., vous verrez que quelques-uns ont noté positivement qu'elle manquait. » (*Recherches sur le siége et les causes des maladies*, etc., t. ii, lettre 16, n° 37. Paris 1821.)

(3) Laënnec donne en détail quelques observations qui prouvent incontestablement cette coïncidence.

Tantôt, le fluide élastique s'est échappé bruyamment de la plèvre, à la suite de l'opération de l'empyème. (Obs. xl, t. ii, p. 600.)

Tantôt, il s'est révélé seulement à l'ouverture des cadavres. (Obs. xli, ibid., p. 612. — Obs. xlii, Idid., p. 620. — Obs. xliii, ibid. p. 624. — Obs. xlv, ibid., p. 659.)

excavation pulmonaire à demi pleine de liquide (1), Laënnec ajoutait qu'un cas semblable ne pourrait être distingué du pneumothorax avec épanchement liquide, qu'à la condition qu'on aurait exactement suivi l'observation depuis le commencement de la maladie.

En acceptant la question dans ces termes, nous pensons qu'on pourrait tout au plus soupçonner l'existence d'une excavation pulmonaire.

Quoi qu'il en soit, l'observation de Laënnec méritait d'être rappelée, ne fût-ce que pour rendre le médecin plus circonspect dans l'interprétation du bruit de flot.

Depuis la publication du traité de l'auscultation médiate, nous avons recueilli une observation de phthisie pulmonaire dans laquelle on produisait très-facilement le bruit de flot, et nous avons trouvé dans la *Gazette des Hôpitaux* (23 septembre 1847, p. 475), le fait d'une excavation tuberculeuse occupant les deux lobes du poumon gauche. Cette excavation avait donné lieu, pendant la vie, à la respiration amphorique, au tintement métallique et à la fluctuation thoracique.

Hydropéricarde.

Stalpart rapporte qu'il guérit une jeune fille sur laquelle on pouvait entendre distinctement, lors des palpitations du cœur, la fluctuation dans le péricarde (2).

Ce phénomène a-t-il jamais existé dans l'enveloppe extérieure du cœur et dans la condition supposée par Stalpart? On nous permettra d'en douter. En tout cas, ne faut-il pas l'at-

(1) « Les deux tiers inférieurs du poumon droit, occupés par une vaste excavation, ne formaient plus qu'une sorte de kyste dont les parois, épaisses seulement d'une à deux lignes, adhéraient de toutes parts à la plèvre. Cette membrane paraissait même constituer seule la partie externe des parois de l'excavation dans une étendue égale à celle de la paume de la main. » (*Aus. méd.*, t. ii, p. 589.)

(2) « *Quassatio aquæ in pericardio etiam foris auribus percepta.*

. » Laborabat hæc puella cordis palpitatione, quin et distinctè admodum, pulsante corde, ipsius aquæ agitationem in pericardio audire licebat... illa tandem... convaluit. » (*Observationum rariorum medic. Anatomic. Chirurgicarum centuria prior. Leidæ* 1727, observatio xxxvi.)

tribuer à l'hydropneumopéricarde plutôt qu'à l'hydropéricarde tout seul ?

Si un fait de cette nature s'offrait à l'observation, on distinguerait assez facilement sur la région du cœur la fluctuation, tandis qu'on entendrait dans les deux côtés de la poitrine, latéralement et postérieurement, les bruits vésiculaires.

La fluctuation thoracique peut-elle être confondue avec la fluctuation gastrique ?

Malgré ce qu'en a dit Boyer (1), cette erreur ne saurait être aujourd'hui commise que par le médecin inattentif qui négligerait d'ausculter directement la base de la poitrine et la région de l'estomac, pour découvrir le siége du summum d'intensité du bruit de flot.

Plus seront grandes les dimensions de l'estomac, moins il sera facile de se tromper, car il suffira de faire asseoir les malades pour entendre le bruit de flot plutôt au-dessous qu'au-dessus du rebord des côtes.

Deux fois nous l'avons perçu aux environs de l'ombilic, dans la maladie connue sous le nom d'*hydrogastre*.

Si pourtant le muscle diaphragme était considérablement refoulé de haut en bas par l'épanchement pleurétique, on pourrait encore être induit en erreur par la fluctuation que l'on percevrait au-dessous de l'hypochondre gauche.

Mais, nous le répétons, l'étude stéthoscopique de la base de la poitrine lèverait ici tous les doutes.

Comment se produit donc la fluctuation, et comment faut-il procéder pour la produire ?

Nous l'avons déjà dit : un simple mouvement du malade dans son lit, l'action de marcher, de monter ou de descendre suffisent le plus ordinairement pour faire naître la fluctuation

____

(1) « Lorsque la fluctuation a lieu, il est probable, comme le dit Camper, qu'elle dépend plutôt de l'ondulation des liquides et des gaz contenus dans l'estomac que de celle de la sérosité épanchée dans la poitrine. » (*Traité des Mal. Chir.*, t. vii, art. *hydrothorax*, p. 389 et 390. Paris, 1831.)

et pour la rendre sensible tantôt au malade, tantôt aux personnes qui l'entourent.

D'autres fois, la fluctuation est si faible, qu'elle ne saurait être entendue à l'oreille nue. (Exemple : l'obs. xl de Laënnec, t. ii, p. 598.)

C'est alors le cas de recourir à l'auscultation soit directe, soit médiate, pendant qu'on pratique la succussion.

Hippocrate conseillait de saisir d'abord les malades par les épaules, et de leur imprimer ensuite une secousse, en écoutant de quel côté on entendait la fluctuation (1).

L'expérience nous a démontré, comme elle l'avait démontré, du reste, à Laënnec, qu'une forte secousse n'est pas nécessaire pour la produire, et qu'il est préférable, au contraire, d'imprimer à la poitrine un léger mouvement et de l'arrêter tout à coup.

CONCLUSIONS AU POINT DE VUE DE LA SÉMÉIOTIQUE ET DE LA PRATIQUE.

Le bruit de flot thoracique indique l'existence d'un épanchement gazeux et liquide dans la poitrine.

L'hydropneumothorax est la cause la plus ordinaire de sa production.

Après l'hydropneumothorax vient le pyopneumothorax.

L'hémopneumothorax a t-il jamais donné naissance au bruit de flot ?

Les excavations pulmonaires peuvent, dans des circonstances particulières, devenir le siége de la fluctuation thoracique.

On ne peut donc pas dire que ce phénomème sonore soit un signe pathognomonique de l'hydropneumothorax.

Nous ne connaissons pas d'observation authentique d'hydro, de pyo ou d'hémo-pneumopéricarde dans laquelle le bruit de flot se soit produit.

(1) « Et in Sella stabili collocato, alter quidem manus teneat; tu vero agitato humero, quonam in latere affectio strepitum edat, auscultato. » (Hippocratis *de Morbis*, lib. ii, cap. xvi, p. 568. Charterio edente. Lutetiæ Parisiorum, 1649.)

— « Interdum vero ad latus intumescit, et qua parte secandum sit, indicat; quod si non indicet, multa calida lotum, humeris comprehensum concutito; deindè, quoram latere magis *materia* fluctuet, auscultato. » (Hippocratis *de internis Affectionibus*, lib. ii, cap. xiv, p. 656. Charterio edente. Lutetiæ Parisiorum, 1649.)

AUSCULTATION DE LA VOIX

ET DE LA TOUX

Nous avons passé successivement en revue les bruits normaux et anormaux qui sont susceptibles de se produire durant l'acte de la respiration, tant dans les différentes sections des voies aériennes qu'à la surface et dans l'intérieur des feuillets pleurétiques.

Il nous reste à compléter l'étude stéthoscopique des maladies des poumons et de la plèvre, par l'exposition des principaux résultats de l'auscultation pratiquée sur le thorax pendant qu'on fait parler ou tousser les malades.

Pour mettre de l'ordre dans ce qui va suivre, nous traiterons de l'auscultation de la voix d'abord, et ensuite de celle de la toux, en ayant le soin de faire précéder chaque fois ce que nous avons à dire sur les différents états morbides, de quelques mots sur l'état de santé.

Art. I. — AUSCULTATION DE LA VOIX.

Auscultation de la voix à l'état physiologique.

Bourdonnement de la voix. —Voix bronchique normale (*bronchophonie normale*). — **Résonnance normale ou retentissement normal de la voix** (*pectoriloquie normale*).—**Voix tremblotante normale.**—**Voix sénile.**

Règles. — On fait prendre aux individus qu'on examine des positions telles qu'on puisse explorer à son aise alternativement toutes les régions de la poitrine.

La position assise et la station sont de toutes les plus favorables. On fait porter les bras en avant, en arrière, ou en haut, suivant que l'on se propose d'ausculter les régions antérieures, postérieures ou latérales de la poitrine. Dans tous

3

les cas, il convient d'appliquer, avec un peu de force, régulièrement et successivement, l'oreille nue ou armée du stéthoscope, sur tous les points du thorax et surtout sur les points
semblables. Cet examen général, cette comparaison, sont indispensables pour se former une bonne idée du retentissement
de la voix dans les différentes sections de l'arbre aérien.

Au lieu d'inviter les individus à compter de un à dix, à
vingt, à trente, etc., comme on a l'habitude de le faire, il est
préférable d'engager avec eux une conversation dont ils igno-
rent le motif. Ils répondent aux questions qu'on leur adresse,
et on profite de ce moment pour étudier les divers degrés de
résonnance et de pureté de la voix.

Il faut apporter la plus grande attention à cet examen, dans
lequel l'oreille doit bien analyser avant que l'esprit juge.

Il est indifférent, dans l'état de santé, d'ausculter directement ou médiatement. Le stéthoscope, cependant, pour certaines régions et dans quelques cas, est absolument indispensable.

Résultat de l'auscultation de la voix.

Un individu parle, les sons de sa voix se propagent du larynx à la trachée, de la trachée aux bronches, des bronches
aux cellules pulmonaires.

En même temps qu'elle traverse ces différentes sections de
l'arbre aérien, la voix résonne ou retentit de diverses manières
à travers chacune d'elles, et devient sensible à l'oreille appliquée sur le col et sur la poitrine de celui qui parle. C'est de
cette résonnance ou de ce retentissement que nous allons nous
occuper.

Nous avons vu les bruits respiratoires différer d'intensité, de
nature même, suivant le lieu de leur production. Le retentissement de la voix diffère également suivant qu'on applique
l'oreille nue ou armée du stéthoscope, sur le larynx, sur la
trachée-artère, sur les bronches ou sur les vésicules pulmonaires.

On entend les syllabes nettes et bien articulées sur le larynx et sur la portion supérieure de la trachée-artère.

La résonnance de la voix est ensuite plus marquée dans la partie inférieure de la trachée et à l'origine des bronches (c'est-à-dire entre les omoplates et à la partie supérieure du sternum) que partout ailleurs ; elle est plus nette en arrière qu'elle ne l'est en avant.

Assez souvent aussi la voix résonne assez bien sous les clavicules. Cette résonnance est pourtant plus fréquente et plus tranchée du côté droit que du côté gauche (1). Sur toutes les autres régions de la poitrine où la voix, propagée de haut en bas, n'arrive jusqu'à l'oreille qu'après avoir traversé une épaisseur plus ou moins grande du tissu pulmonaire, elle est si peu claire, si peu marquée, qu'on ne distingue plus, au lieu de sons à peu près articulés, qu'un murmure confus, qu'une sorte de *bourdonnement* qui même n'existe pas toujours.

Le retentissement de la voix varie, suivant les individus , d'intensité, de timbre, etc.; aussi ne peut-on dire rien d'absolu à cet égard.

Les types manquent ici comme nous les avons vus manquer dans les phénomènes normaux de la respiration. Et de même que celle-ci s'est montrée avec des caractères différents de faiblesse, de force, de douceur, etc., de même le retentissement physiologique de la voix est tantôt assez diffus pour n'être, comme nous venons de le dire, que du bourdonnement, et tantôt assez pur pour donner à l'oreille la sensation de sons articulés. On lui donne dans ce dernier cas le nom de *Pectoriloquie normale*

De sorte que, pour ce qui regarde la voix, comme pour ce qui a trait aux bruits respiratoires, on se gardera de toute in

(1) « Comme le caractère du bruit respiratoire n'est pas toujours le même au sommet des deux poumons dans l'état normal, dit le docteur Louis, il en est de même du retentissement de la voix. Ainsi, sur 22 sujets, j'ai trouvé dix fois un retentissement marqué de la voix sous la clavicule droite et il était considérable dans quatre cas, tandis que sous la clavicule gauche, il n'avait lieu que dans un cas et à un faible degré chez une femme maigre âgée de 24 ans. »

(*Recherches sur la Phthisie*, 1ʳᵉ édit. p. 532).

terprétation, jusqu'à ce qu'on ait ausculté successivement toute l'étendue des parois thoraciques.

En conséquence, si le bourdonnement de la voix est général, si ses caractères sont partout les mêmes sur les régions semblables de la poitrine, on doit songer à l'état de santé.

On ne concluera pas autrement si, au lieu d'un simple bourdonnement, on distingue partout une voix pure, ne différant d'un point à un autre que par l'intensité.

Des degrés infinis séparent une voix bourdonnante d'une voix pure.

Le retentissement vocal est parfois limité au niveau de la racine des bronches ou de leurs premières divisions. La voix mérite alors le nom de *bronchique*. On la qualifie de *normale* pour la distinguer de la voix *bronchique pathologique*, ou, ce qui est la même chose, de la *bronchophonie* dont nous tracerons plus loin les caractères.

Disons seulement ici qu'un retentissement pur et uniforme de la voix dans les deux côtés de la poitrine est l'indice de l'état physiologique, et que, dans les cas ou la bronchophonie est plus pure d'un seul côté, cela tient, entre autres causes, si ce n'est exclusivement, à une congestion pulmonaire développée sous l'influence d'un décubitus plus ou moins prolongé sur le côté correspondant.

La bronchophonie normale correspond à la respiration bronchique normale que nous avons déjà signalée comme existant parfois au sommet des poumons ou à la racine des bronches.

Indépendamment des variétés physiologiques de la voix que nous venons de mentionner, il en est d'autres que l'on observe chez les vieillards à voix tremblotante et cassée. On les désigne sous les noms de *voix tremblotante normale* et de *voix sénile,* pour les distinguer de la voix sénile et de l'égophonie que font naître certaines maladies. La voix tremblotante normale se reconnaît à ce caractère, qu'elle est perçue également des deux côtés de la poitrine, avec persistance de la résonnance normale des poumons.

Comment peut-on s'expliquer les différences que nous venons de signaler dans le retentissement de la voix ?

Deux théories sont en présence ; l'une appartient à Laënnec, l'autre à M. Skoda.

La première peut être appelée *théorie de la conductibilité.*

La seconde a été désignée par son auteur sous le nom de *théorie de la consonnance.*

1° Théorie de la conductibilité.

La voix ne retentit pas seulement au dehors, elle retentit aussi dans toute l'étendue de l'arbre aérien. Mais elle résonne diversement, à l'état normal, dans les différentes parties des organes respiratoires. Nous venons de le voir.

Pourquoi cette différence dans le retentissement de la voix?

Parce que les conditions physiques du larynx, de la trachée-artère, des bronches et des vésicules pulmonaires diffèrent entre elles et que les parois thoraciques diffèrent également chez les divers sujets.

Si le stéthoscope appliqué directement sur le larynx et sur la portion cervicale de la trachée-artère fait entendre distinctement la voix, cela tient à ce qu'elle est *répercutée* par des surfaces étendues et solides et qu'elle traverse du même coup, pour arriver jusqu'au tube du stéthoscope, les parois de ces sections supérieures des voies de l'air et les parties molles ou dures qui les entourent.

Si la voix est obscure au niveau des gros troncs bronchiques situés à la racine des poumons, et si elle l'est encore davantage au niveau des deuxième, troisième et quatrième divisions des bronches, cela tient à ce que ces différents conduits sont séparés des parois thoraciques par le poumon, dont le tissu rare et mêlé d'air est un *mauvais conducteur du son*, et à ce que la mollesse des parois des bronches au delà des points où cessent leurs cartilages les rend peu propres à produire du son.

Voilà pourquoi la résonnance de la voix dans le tissu pulmonaire sain se traduit sous la forme d'un léger frémissement.

Voilà pourquoi cette résonnance est étouffée ou au moins affaiblie chez les sujets doués d'un certain embonpoint, tandis qu'elle est assez pure chez ceux dont les parois thoraciques sont minces et couvertes de muscles grêles.

2° Théorie de la consonnance.

M. Skoda ne saurait admettre l'explication donnée par Laënnec, et il conclut de quelques expériences qu'il a faites, que les variations dans la force et dans la clarté de la voix thoracique ne peuvent s'expliquer par des différences dans la conductibilité du son dont jouit le parenchyme pulmonaire sain ou malade (p. 61 de la trad. franç. de M. Aran). Elles s'expliquent, au contraire, fort bien par les lois de la consonnance.

Qu'est-ce que la consonnance?—C'est l'accord de deux sons.

Développons cette idée, en suivant le raisonnement de M. Skoda.

Un diapason tenu en l'air, dit-il, résonne beaucoup plus faiblement que lorsqu'il est appliqué sur une table, parce que la table renforce le son, en fournissant des vibrations semblables. (*Ibid.*, p. 61 et 62.)

La voix, telle qu'elle sort de la bouche, est constituée par des sons primitifs formés dans le larynx et par des sons consonnants formés dans le pharynx et dans les cavités de la bouche et du nez. (*Ibid.*, p. 63.)

Puisqu'il en est ainsi, il est impossible de mettre en doute que l'air renfermé dans la trachée, dans les tuyaux bronchiques, etc., n'entre aussi en consonnance avec les sons qui ont pour point de départ le larynx.

C'est l'air contenu dans le thorax qui est le corps consonnant, et non le parenchyme pulmonaire. Ce parenchyme est peu apte à la consonnance (1). (*Ibid.*, p. 63.)

L'air n'entre jamais en consonnance que s'il est renfermé dans un espace circonscrit. L'air contenu dans une caisse d'harmonie entre en consonnance avec les sons produits par les cordes, mais l'air libre ne renforce nullement ces sons.... La consonnance est d'autant plus forte que le son est plus complétement réfléchi par les parois. (*Ibid.*, p. 64.)

M. Skoda conclut : L'air contenu dans la trachée et les tuyaux aériens entre en consonnance avec la voix, pourvu que les parois qui le circonscrivent se trouvent, relativement à leur puissance de réflexion du son, dans des conditions semblables ou analogues à celles des parois du larynx, de la bouche ou des fosses nasales et qu'il y ait libre communication entre l'air renfermé dans les tuyaux bronchiques et celui qui se trouve contenu dans le larynx. (*Ibid.*, p. 65.)

La consonnance de la voix s'affaiblit d'autant plus que les cartilages s'effacent davantage. Les conditions nécessaires à l'augmentation de la consonnance de la voix sont que les tuyaux bronchiques soient cartilagineux ; ou bien, si leurs parois sont membraneuses, qu'elles soient très-denses ; ou bien enfin que le tissu pulmonaire qui les entoure soit privé d'air. Dans tous ces cas, le son sera réfléchi avec plus de force par les parois des tuyaux bronchiques que par les parois membraneuses des bronches normales (2). (*Ibid.*, p. 66.)

Que penser de ces deux théories ?

Nous dirons plus loin notre opinion sur elles, lorsque, à propos des maladies et des lésions organiques que nous avons à passer en revue, nous aurons complété la pensée de leurs auteurs.

(1) Nous dirons avec M. Aran : Les parois du pharynx, de la bouche , des cavités nasales, les tuyaux bronchiques et le parenchyme pulmonaire qui les entoure, entrent en consonnance avec le son produit dans le larynx. (*Ibid.*, page 63.)

(2) Ici M. Skoda ajoute : Un tuyau d'orgue entre en vibration lorsque l'air résonne dans son intérieur... le larynx vibre à chaque son... les parois bronchiques vibrent également, et ces vibrations peuvent s'étendre aux parois thoraciques. (*Ibid.*, page 67.)

Auscultation de la voix à l'état pathologique.

Nous avons signalé, dans différentes parties de cet ouvrage, les modifications et les altérations que sont susceptibles d'imprimer à la voix certaines maladies, telles que les *polypes des fosses nasales*, l'*augmentation de volume des amygdales*, la *compression de la trachée-artère*, la *laryngite aiguë*, la *laryngite chronique*, le *croup*, etc.

Nous ne reviendrons pas ici sur ces modifications et sur ces altérations qu'il eut été plus logique de placer dans cet article, mais qu'il nous a paru préférable de ne point séparer des autres signes stéthoscopiques du croup, de la laryngite, de la compression de la trachée, etc.

Les caractères que présente la voix dans ces différentes maladies ne rappellent d'ailleurs en aucune façon les signes fournis par la respiration.

En dehors de ces cas ; en dehors de certaines maladies aiguës à forme adynamique et de certaines affections chroniques très-anciennes dans lesquelles la voix est *affaiblie* ; en dehors de quelques hystériques chez lesquelles la voix est *entièrement abolie* ; en dehors encore de la pleurésie, dans laquelle la voix continue à se propager à travers la poitrine, tantôt en ayant perdu seulement de sa force, tantôt en ayant revêtu le caractère tremblotant que nous avons vu se produire parfois à l'état de santé, il existe un rapport assez constant entre les résultats fournis par l'auscultation de la respiration et ceux qui sont fournis par l'auscultation de la voix.

C'est pourquoi il est assez ordinaire de voir correspondre à certains phénomènes bien déterminés de la respiration bronchique, caverneuse, amphorique, etc., d'autres phénomènes tout aussi tranchés de la voix qui sont connus sous les noms de *voix bronchique, caverneuse, amphorique.*

C'est ce qui ressortira de la comparaison que l'on pourra faire de ce que nous avons déjà dit avec ce qui nous reste à dire.

Entrons franchement dans la question.

Voix transmise. — Voix tremblotante (*égophonie*). **— Voix bronchique** (*bronchophonie*). **— Voix caverneuse** (1) (*pectoriloquie*). **— Voix amphorique.**

Faisons connaître d'abord les motifs de ces dénominations diverses.

1° Voix transmise.

Laënnec n'avait point donné de nom particulier à la persistance de la transmission de la voix à travers un épanchement pleurétique.

2° Voix tremblotante.

Lorsqu'il appelait égophonie (de αιξ, αιγος, chèvre, et φωνη, ης, voix) le tremblotement de la voix que l'auscultation lui révélait parfois dans la poitrine souffrante, il ne s'exprimait pas autrement qu'on ne le faisait avant lui, dans le langage ordinaire, pour exprimer la même idée relativement aux individus qui chantaient en tremblotant. On disait de leur voix qu'elle chevrotait.

3° Voix bronchique et 4° Voix caverneuse.

L'auscultation ayant appris également que tantôt la voix résonnait anormalement sur le thorax au niveau des tuyaux bronchiques, et que tantôt elle semblait sortir directement de la poitrine pour arriver entière, pure et nette dans le pavillon de l'oreille, Laënnec désigna le premier de ces phénomènes sous le nom de *bronchophonie* (de βρογχος, bronche, et φωνη, voix), et le deuxième sous celui de *pectoriloquie* (de *pectus*, poitrine, et *loqui*, parler).

5° Voix amphorique.

Cet auteur décrivit sous le nom de *voix amphorique* le phénomène sonore qui correspond au bruit respiratoire qu'il avait qualifié de *bourdonnement amphorique* et que l'on produit à

---

(1) Il nous arrivera souvent, dans le cours de cet article, de nous servir de cette expression, mais nous devons prévenir qu'elle n'est pas pour nous synonyme de celle que Laënnec a proposée. Nous en dirons la raison un peu plus loin.

volonté en parlant à travers le goulot d'une cruche. Ce nom vient du mot latin *amphora*.

De tous ces phénomènes, celui qui consiste dans la persistance de la transmission de la voix mérite d'être rangé parmi les phénomènes pathologiques.

— Le tremblotement de la voix devient un signe pathologique lorsqu'on le surprend sur des malades qui ne le présentaient pas à l'état de santé, ou bien encore lorsqu'on le perçoit sur certains points de la poitrine où il n'existait pas avant la maladie.

— La voix bronchique est un phénomène tantôt normal, comme nous l'avons vu, tantôt pathologique, lorsque des conditions morbides du poumon ou de la plèvre le font développer ou devenir seulement plus sensible.

— La voix caverneuse est un phénomène que la maladie seule peut produire en développant anormalement le calibre des bronches, en produisant des cavernes dans les poumons, ou en augmentant simplement la densité de l'organe pulmonaire.

— Enfin, la voix amphorique peut être le fait de quelques-unes des lésions précédentes et de l'existence d'un épanchement liquide ou gazeux dans la cavité de la plèvre.

Généralités relatives à la voix transmise, à la voix tremblotante (*égophonie*), **à la voix bronchique** (*bronchophonie*), **à la voix caverneuse** (*pectoriloquie*), **à la voix amphorique.**

— M. Oulmont a désigné sous le nom de voix transmise la voix affaiblie et éloignée qui se propage à travers les épanchements pleurétiques même les plus considérables. Cette voix, que l'on n'entend alors qu'à la condition de boucher l'oreille libre, semble arriver des profondeurs de la poitrine ; elle a néanmoins un timbre clair et net, sans être toujours assez distincte pour qu'on perçoive les mots... Elle est perçue dans tout l'espace occupé par l'épanchement, quelle que soit son abondance, mais elle a d'autant plus d'intensité qu'on s'éloigne davantage de la partie inférieure de la poitrine pour se rapprocher du niveau de l'épanchement.

— Quelques auteurs ont considéré comme synonymes les expressions de voix sénile, de voix de polichinelle et de voix tremblotante ou de chèvre. C'est à tort, selon nous. La voix d'une vieille femme peut ressembler assez exactement quelquefois à la voix de polichinelle; elle peut être tremblotante comme la voix de chèvre, mais elle n'implique pas nécessairement l'idée de la réunion de ces deux phénomènes; la voix sénile peut exister sans eux.

L'égophonie, à son tour, ou la voix frémissante peut présenter un timbre aigre, métallique, grêle, etc.; tantôt elle accompagne la prononciation des mots, tantôt elle semble les suivre; on dirait alors un écho qui répète les mots eux-mêmes ou leur terminaison. Un autre caractère de l'égophonie c'est de paraître provenir de la partie profonde de la poitrine et d'occuper plus spécialement le tiers inférieur de la cavité thoracique.

— Des différences assez tranchées distinguent quelquefois, mais non pas toujours, la bronchophonie de la pectoriloquie. Dans la première, la voix n'est à peu près bien articulée qu'au niveau de l'angle supérieur interne de l'omoplate ; dans la seconde, c'est le plus souvent au sommet des poumons que la voix retentit avec une pureté plus ou moins grande.

L'oreille limite difficilement l'étendue de la bronchophonie ; elle trouve, au contraire, la pectoriloquie bien circonscrite ; celle-ci est empreinte quelquefois d'un certain frémissement ; c'est le bourdonnement qui domine dans celle-là.

— La voix amphorique ne saurait être confondue avec aucun autre phénomène sonore. Son timbre métallique rappelle on ne peut mieux le bruit que l'on produit en parlant avec force dans une cruche. Elle est le résultat de la résonnance métallique de la voix dans l'intérieur de la poitrine.

Elle occupe une étendue plus ou moins considérable, suivant

qu'elle se produit 1° dans une caverne pulmonaire ; 2° dans
une pleurésie qui a fortement comprimé le tissu du poumon ;
3° dans le pneumothorax simple ou compliqué d'un épanchement pleurétique liquide.

Tels sont les caractères principaux auxquels on peut reconnaître l'égophonie, la bronchophonie, la pectoriloquie et la
voix amphorique.

Ajoutons que l'égophonie est, dans quelques cas, susceptible
de déplacement, lorsque les malades changent de position,
tandis que la bronchophonie, la pectoriloquie et la voix amphorique ne se déplacent pas.

On a prétendu que l'égophonie pouvait se transformer insensiblement en bronchophonie. Il eût été plus exact de dire
que la bronchophonie succédait souvent à l'égophonie.

En effet, dans les cas où il existe dans la plèvre un épanchement suffisant pour refouler le poumon, mais pas assez grand
pour gêner d'une manière absolue ses mouvements dans la cavité thoracique, l'égophonie se montre.

Elle paraît être le résultat de la propagation de la voix à travers le liquide tremblotant (1).

Que la compression du poumon devienne plus considérable
par l'augmentation de l'épanchement, et que celui-ci, en raison de sa quantité, cesse d'onduler, la bronchophonie peut se
montrer.

Il existe entre la bronchophonie et la pectoriloquie une fusion
graduelle. Elles se transforment l'une dans l'autre par des
nuances qui établissent entre elles une véritable continuité.
La pectoriloquie n'est donc, à proprement parler, que de la
bronchophonie portée à un plus haut degré. Ces deux réson-

(1) Laënnec avait donné cette explication (t. I, p. 93), que presque tous les auteurs ont adoptée. M. Reynaud a depuis émis l'opinion que l'égophonie n'est que de
la bronchophonie lointaine. (*Journal Hebdomadaire de Médecine*, n° 65, décembre
1829.)

Nous pensons, avec M. Aran, que cette explication ne rend nullement raison du
caractère spécial et caractéristique de l'égophonie, du frémissement, du chevrote-
ment de la voix (*Traduction française* de Skoda, p. 113), et qu'elle n'ajoute, d'ailleurs, ni ne change rien à la valeur séméiologique de ce phénomène.

nances de la voix sont très-faciles à distinguer l'une de l'autre lorsqu'elles ont atteint certaines limites. Entre ces limites, il y a des nuances infinies. C'est pourquoi les auteurs ont accordé une description particulière à la bronchophonie diffuse et à la pectoriloquie imparfaite et douteuse. Cela devait être.

Combinaison de la bronchophonie et de l'égophonie.

« Lorsque, ainsi que l'a dit Laënnec, l'égophonie a lieu dans un point voisin d'un gros tronc bronchique, et surtout vers la racine du poumon, elle se joint souvent à une bronchophonie plus ou moins marquée. La réunion des deux phénomènes présente des variétés nombreuses et dont on peut se faire une idée exacte en se rappelant les effets que produisent : 1° la transmission de la voix à travers un porte-voix métallique ou un roseau fêlé ; 2° l'effet d'un jeton placé entre les dents et les lèvres d'un homme qui parle ; 3° le bredouillement nasal des bateleurs qui font parler le fameux personnage de tréteaux connu sous le nom de Polichinelle. » (*Ausc. méd.*, t. I, p. 89.)

Maladies dans lesquelles on peut entendre la voix transmise, l'égophonie, la bronchophonie, la pectoriloquie ou la voix amphorique.

Nous avons défini chacun de ces phénomènes sonores. Nous avons indiqué les principaux caractères de chacun d'eux ; il nous reste à dire les principales lésions organiques et les degrés de ces lésions dont ils peuvent traduire l'existence.

Parmi ces lésions, il en est qu'il suffit de nommer, comme il en est auxquelles il convient de consacrer une description spéciale.

La *pneumonie hypostatique*, si fréquente chez les vieillards qui gardent le lit depuis un temps plus ou moins long ; la *broncho-pneumonie,* dont M. Lasserre a si bien tracé les caractères (*Recherches sur les pneumonies catarrhales épidémiques ;* dans : *Archives de médecine,* octobre 1842) ; l'*induration pulmonaire* consécutive à quelques suffusions séreuses dans la cavité de la plèvre, ne se font ordinairement remarquer que par l'existence d'une *bronchophonie* qui le plus souvent est voilée, mais qui, dans tous les cas, se manifeste lorsque le poumon est induré ou refoulé au point que l'air ne puisse plus pénétrer dans les bronches de petit calibre.

Pour que le même caractère de la voix se manifeste dans l'*œdème du poumon*, il faut que cette lésion soit à la fois très-intense et très-étendue. C'est alors surtout à la racine des poumons qu'on perçoit la bronchophonie.

Les choses ne se passent pas aussi simplement dans les *tubercules pulmonaires*, dans la *pneumonie franche* aiguë ou chronique, dans l'*apoplexie pulmonaire*, dans les *abcès du poumon* de nature inflammatoire, apoplectique, gangréneuse, cancéreuse, dans la *dilatation des bronches*, dans les *pleurésies* simples ou compliquées de *pneumonie* et dans le *pneumothorax*.

Ces diverses lésions méritent, en raison de leur importance, de leur fréquence et de leur gravité, que nous leur accordions dans ce chapitre une place toute particulière.

1° Auscultation de la voix dans les tubercules pulmonaires.

Altération de la voix.

Bien que les malades n'éprouvent pour l'ordinaire, à l'époque de leurs premiers rhumes, d'autre altération de la voix qu'un peu de faiblesse, et que même cette altération ne survienne chez quelques-uns que passagèrement; bien que chez quelques autres la voix finisse par recouvrer ses caractères normaux, malgré la persistance des rhumes, il est assez vrai de dire que, dans les tubercules pulmonaires, la voix est fréquemment altérée d'une manière sensible et qu'on pourrait le plus souvent, à ce signe, reconnaître un tuberculeux.

En effet, le plus ordinairement, l'altération de la voix persiste même après les rhumes, et elle augmente à ce point avec la maladie, qu'elle peut devenir caractéristique, à mesure que les tubercules font des progrès.

Il n'y a pas, du reste, de rapport constant entre le degré de la maladie et celui de l'altération de la voix.

Cette altération porte sur le *ton*, sur le *timbre* et sur l'*intensité*.

Le ton est plus grave; le timbre est plus clair et plus faible; d'autres fois la voix est sourde, elle est voilée.

Le malade fait effort pour parler.

Tels sont les phénomènes que l'on observe à distance au début de la phthisie; et lorsque l'on se borne à analyser les changements que la voix des tuberculeux a pu subir.

Retentissement bronchique et pectoral de la voix.

Mais si l'on applique l'oreille directement ou médiatement sur la poitrine des malades, on distingue un retentissement de la voix variable suivant le nombre, l'étendue, le degré, le siége plus ou moins profond des tubercules, et leur complication avec d'autres états organiques.

Les tubercules peu nombreux et disséminés dans le parenchyme pulmonaire sain ou légèrement emphysémateux, n'impriment pas au bourdonnement naturel de la voix de modification sensible.

Mais à mesure que de nouveaux tubercules se forment, qu'ils se rapprochent au point de s'agglomérer et d'amener autour d'eux une congestion sanguine, et par suite une infiltration séreuse, la voix revêt des formes plus ou moins élevées qui peuvent parcourir successivement toute l'étendue qui sépare la bronchophonie diffuse de la pectoriloquie la plus pure (1).

(1) Ainsi des tubercules développés à la racine des poumons et dans les glandes bronchiques donnent lieu à la bronchophonie diffuse qu'on entend au-dessous des clavicules et au niveau des régions sous-épineuses et axillaires. A mesure que ces tubercules se ramollissent, la bronchophonie diffuse devient pure et elle finit par se transformer en une pectoriloquie, d'abord imparfaite, puis évidente.

Les cas dans lesquels le retentissement de la voix est susceptible de s'élever de la bronchophonie à la pectoriloquie sont ceux dans lesquels le tissu pulmonaire acquiert successivement son summum de densité et d'homogénéité. La voix alors a un si haut degré d'intensité, que toutes les paroles du malade sont comme soufflées à l'oreille de l'observateur, soit directement, soit à travers le stéthoscope.

Il y a loin de ces idées à celles qui consistaient à considérer naguère la pectoriloquie comme un signe à peu près exclusif d'excavations pulmonaires de nature diverse; mais les autopsies nous ont appris d'une part que la pectoriloquie pouvait manquer dans certains cas de cavernes pulmonaires bien constatées, pour être remplacée le plus souvent par un simple retentissement bronchophonique de la voix, et qu'elle pouvait traduire, d'une autre part, l'existence :

1° D'une simple infiltration tuberculeuse ;

2° D'une hépatisation considérable ;

3° D'une pneumonie chronique ;

4° D'une dilatation en ampoule des bronches ;

5° D'une production squirrheuse, mélanique, etc.

comme l'observation nous l'a démontré depuis longtemps, et comme elle l'avait démontré depuis plus longtemps encore à MM. Cruveilhier (*Thèse de concours* pour l'agrégation, janvier 1824; *Bulletins de la société anatomique* de Paris pour l'année 1828, p. 83 et suiv.), Piorry (*Procédé opératoire de la percussion*, p. 85, Paris, 1831), Hirtz (*Recherches cliniques sur quelques points du diagnostic de la phthisie pulmonaire, Thèse inaugurale*, p. 37, Strasbourg, 1836) et Fournet (*Recherches cliniques sur l'auscultation*, p. 235 et suiv., et p. 361, Paris, 1839).

Toutefois, il faut en convenir, la bronchophonie et la pectoriloquie ne se présentent pas toujours avec le caractère de pureté, de perfection que nous supposons ici; elles n'atteignent ces qualités que lorsque les lésions organiques que nous venons de signaler atteignent elles-mêmes un certain degré de développement et que l'organe pulmonaire a contracté dans une assez grande étendue une assez grande dureté. Or, c'est cette dureté même qui joue le principal rôle dans la production de la bronchophonie et de la pectoriloquie, comme elle le joue dans la production de la respiration bronchique et caverneuse et dans la production du râle caverneux. Disons cependant que les cas les plus fréquents de phthisie pulmonaire dans lesquels la pectoriloquie se fait entendre sont ceux où il s'est formé des cavernes dans les poumons.

Les conditions les plus favorables à la production de ce phénomène sonore sont alors, toutes choses égales d'ailleurs :

1° La vacuité complète des cavernes ;

2° Leur voisinage des parois thoraciques ;

3° Leur adhérence à la plèvre pariétale ;

4° L'augmentation de densité du tissu pulmonaire qui forme leurs parois.

Dans ces conditions, la pectoriloquie est, on peut le dire, parfaite.

Elle cesse de l'être lorsque l'une d'elles vient à faire défaut.

Elle est douteuse, ou nulle, si les cavernes sont obstruées par des liquides ; si ces liquides interceptent le passage de l'air dans les bronches qui se rendent aux cavernes ; si celles-ci sont creusées trop profondément dans le poumon ; si les parois qui les constituent sont inégalement indurées ; si les communications entre les bronches et les voies de l'air sont trop larges.

Mais alors comment distinguer la pectoriloquie due aux excavations tuberculeuses de la pectoriloquie que l'on perçoit dans certains cas d'excavations pneumonitiques, gangréneuses, apoplectiques, de dilatations des bronches compliquées de bronchite chronique et d'induration pulmonaire ?

Nous ne saurions que renvoyer ici, pour répondre à cette première question, à ce que nous dirons plus loin à propos de chacune de ces lésions et à ce que nous avons déjà dit à propos des cavernes pulmonaires et des bronches dilatées (1).

Comment distinguer encore la pectoriloquie due à une caverne de la pectoriloquie due à une induration?

M. Cruveilhier a répondu de la manière suivante à cette deuxième question :

« Hanc semper siccam, fortissimam, æqualem, latè patentem; illam humidam, cum runco, circumscriptam, inæqualem observavi.

» Ad hæc, si morbi decursum, acutissimum in hepatisatione, chronicum in cavernâ, percussionis que varios effectus spectaveris, probabilitatem summam ad certitudinem ferè physicam evehi sanè perspicies. »

(*Thèse de concours* pour l'agrégation. Paris, 1824.)

« J'ai toujours trouvé celle-ci sèche, très-forte, égale, occupant le côté; celle-là humide, avec ronchus, circonscrite, inégale.

» Si vous ajoutez à cela la marche de la maladie, très-aiguë dans l'hépatisation et chronique dans la caverne, plus les résultats divers de la percussion, vous arriverez à une probabilité qui équivaut presque à la certitude. »

Voix amphorique. — Tintement métallique.

Lorsque les excavations sont énormes, ou que du moins elles sont entourées d'un parenchyme pulmonaire très-dur,

(1) En décrivant les principaux phénomènes sonores, qui sont susceptibles de se produire dans les cavernes pulmonaires et dans les bronches dilatées, nous avons blâmé le sens trop exclusif que les auteurs ont accordé aux expressions de *respiration caverneuse*, de *râles caverneux*. Et nous avons appuyé notre critique sur ce fait que les cavernes pulmonaires n'étaient pas les seules lésions dans lesquelles on pût entendre la respiration caverneuse et les râles caverneux. Nous renouvelons cette critique pour l'expression de *voix caverneuse* que MM. Barth et Roger (p. 208 de la 4° édit.) conseillent de substituer à celle de *pectoriloquie* que Laënnec a proposée. Il n'est pas possible, selon nous, de désigner mieux que par cette expression, la voix qui semble sortir directement de la poitrine. D'ailleurs, toute voix caverneuse est de la pectoriloquie, et toute pectoriloquie n'est point une voix caverneuse. Il est donc indispensable de conserver l'expression de Laënnec. Elle ne préjuge rien et elle est incapable d'induire en erreur, tandis qu'il n'en est pas de même de l'autre, qui peut être indistinctement appliquée à l'existence de lésions organiques autres que les cavernes, telles que les dilatations bronchiques, par exemple, comme du reste MM. Barth et Roger en conviennent eux-mêmes, quand ils disent que la *voix caverneuse* indique l'existence d'une *dilatation bronchique en ampoule*. (*Opér. cit.*, 4° édit., p. 213.)

elles peuvent donner lieu au *tintement métallique* et à la *voix amphorique*. Ces deux formes de retentissement de la voix ne s'observent cependant alors que par exception. On les a signalées dans les cas où les excavations pulmonaires, en communication avec les bronches, renferment peu ou ne renferment point de matière liquide.

,J'ai cité plus haut, en traitant du *tintement métallique,* une observation de vaste caverne pulmonaire, dans laquelle on entendait, à la région sous-claviculaire droite, une résonnance claire qui ne dépassait pas la quatrième côte. *Une voix et une respiration amphoriques*, à timbre métallique très-prononcé par intervalles, correspondaient à cette résonnance.

A l'*autopsie*, les côtes étant détachées à la partie antérieure de la poitrine, M. Piédagnel divisa de haut en bas le poumon droit, sans faire une dissection préalable, et il crut voir un pneumothorax compliqué d'un épanchement purulent. Je le crus également. Mais M. Moulin, interne du service, ayant fait avec soin la dissection que je lui avais réservée, il acquit la certitude qu'il s'agissait d'une caverne. 1° Elle avait pour paroi antérieure une lame bien mince de tissu pulmonaire induré. Cette lame était adhérente à la paroi antérieure de la poitrine ; 2° Latéralement, une autre lame pulmonaire, mince comme la première, adhérait également aux côtes ; 3° Le sommet du poumon paraissait avoir disparu complétement par la fonte des tubercules ; 4° Toute la base du même poumon était adhérente dans une grande étendue, et présentait une masse de tubercules à divers degrés.

(*Bulletins de la Société Anatomique de Paris* pour l'année 1849, p. 223 et suiv.)

La précipitation que mit M. Piédagnel à ouvrir la poitrine de ce sujet ne me permit pas de rechercher si cette caverne communiquait encore ou non avec les bronches.

Mais cette communication fut démontrée dans l'observation suivante de M. de Castelnau :

On avait entendu, pendant la vie, non-seulement le *tintement métallique*, mais encore *une respiration, une voix et une toux amphoriques.*

On trouva, après la mort, une caverne dans chaque lobe du poumon gauche.

Ces cavernes ne communiquaient pas entre elles. Elles étaient séparées par une cloison épaisse de trois ou quatre lignes. Le tissu pulmonaire était entièrement détruit. La caverne supérieure était presque vide. L'inférieure renfermait une médiocre quantité de matière tuberculeuse délayée.

Tous les conduits aériens qui s'ouvraient dans la caverne supérieure le faisaient au-dessus de la matière tuberculeuse.

De ceux qui s'ouvraient dans la caverne inférieure, deux seulement avaient leur orifice au-dessous du niveau du liquide. Le tissu pulmonaire environnant les cavernes avait trois, quatre lignes et un pouce d'épaisseur. (*Recherches sur la cause physique du tintement métallique* ou *râle amphorique*, dans : *Arch. gén. de Méd.*, *IIIe et nouvelle série*, t. XII, p. 224 et suiv.)

2° Auscultation de la voix dans la pneumonie franche, soit aiguë, soit chronique.

Bronchophonie. — Pectoriloquie.

Si l'on ne distingue pas encore, dans le premier degré de l'inflammation des poumons, le retentissement de la voix qui caractérise les engorgements pulmonaires, on le saisit parfaitement dans le deuxième et surtout dans le troisième degré de la pneumonie. Il devient d'autant plus pur, que l'engorgement du poumon devient lui-même plus considérable et qu'il est plus ancien. Il occupe la partie postérieure et surtout inférieure de la poitrine.

Ce phénomène marche parallèlement avec celui de la respiration bronchique. Et de même que cette respiration peut s'élever insensiblement du souffle doux et léger au souffle tubaire, et même caverneux, surtout lorsque la pneumonie revêt les caractères de l'état chronique, comme nous en avons observé un très-bel exemple à l'hôpital de la Pitié, de même la voix peut s'élever, dans la pneumonie, à la hauteur de la pectoriloquie, dussent les bronches principales n'avoir pas entièrement conservé leur calibre normal.

Le retentissement de la voix dans la pneumonie « est quelquefois tellement dur, aigre, métallique, qu'il écorche, pour ainsi dire, l'oreille de l'observateur. » (Bouillaud, *Nos. méd.* t. II, p. 482.)

Si, comme nous ne pouvons en douter, la pectoriloquie peut se produire dans certains cas de pneumonie parvenue au degré d'hépatisation rouge ou grise, à plus forte raison pourra-t-elle se manifester dans ceux où l'inflammation des poumons est devenue chronique, ou, mieux encore, s'est terminée par la formation d'un abcès.

3° Auscultation de la voix dans l'apoplexie pulmonaire.

Bronchophonie. — Pectoriloquie.

Lorsque l'extravasation du sang s'est faite dans une étendue assez grande pour donner lieu à une matité prononcée des parois thoraciques, la voix du malade retentit dans toute l'étendue de la matité. Il y a, selon M. Gendrin (1), bronchophonie. Ce dernier phénomène cesse dès que la maladie diminue, quand le souffle tubaire est remplacé par le râle crépitant de retour.

M. C. Rousset (2) dit avoir, sur la foi seule de la pectoriloquie, annoncé deux fois un foyer d'apoplexie pulmonaire et avoir vu son diagnostic confirmé par l'autopsie.

4° Auscultation de la voix dans les abcès du poumon.

Pectoriloquie.

Ce que nous avons déjà dit, à propos des excavations tuberculeuses, nous dispense d'entrer ici dans des considérations autres que celles qui regardent les abcès du poumon consécutifs à son inflammation.

« Lorsque le pus infiltré dans le tissu pulmonaire vient à former collection, un râle caverneux se fait entendre dans le lieu de l'abcès. La bronchophonie qui existait auparavant se change en une pectoriloquie évidente. » (Laënnec, t. I, p. 524.)

Meriadec Laënnec a combattu cette proposition, et comme il ne trouvait pas dans les observations recueillies par son maître les éléments suffisants du diagnostic des foyers purulents com-

---

(1) *Trait. philos. de Méd. prat.*, t. I, p. 649 et suiv. Paris, 1838.

(2) Thèse de la faculté de Paris. Année 1827, p. 33, n° 75. *Recherches anatomiques sur les Hémorrhagies.*

muniquant avec les bronches (expectoration purulente, exacte circonscription des phénomènes caverneux), il pensa que Laënnec avait pris pour des phénomènes caverneux des phénomènes bronchiques. (Note de la p. 525 du t. I.)

Nous ne croyons pas, nous le répétons à dessein, que Laënnec ait fait cette confusion. Mais, vu la rareté des abcès du poumon, nous inclinons à penser que cet auteur a pris trop souvent pour des pneumonies suppurées, des pneumonies parvenues seulement au troisième degré. (Voyez ce que nous avons dit plus haut des bruits humides, à l'article : *Abcès pneumonitiques.*)

Dans un cas de pneumonie publié dans un journal scientifique (1), en même temps que se manifestèrent sous l'une des clavicules la pectoriloquie imparfaite et le râle caverneux, la matière de l'expectoration que le malade rendit pendant deux jours en grande abondance ne permit pas de douter de l'existence d'un abcès du poumon. Après cette expectoration, la pectoriloquie devint parfaite, et la respiration caverneuse remplaça le râle caverneux. (Note de M. L. dans Laënnec, t. I, p. 620.)

5° Auscultation de la voix dans la dilatation des bronches.

Bronchophonie. — Pectoriloquie.

Laënnec lui-même a reconnu que la dilatation des bronches avait des signes communs avec plusieurs autres cas, et particulièrement avec la phthisie tuberculeuse, la péripneumonie et les excavations gangréneuses du poumon. (*Oper. cit.*, t. I, p. 258.) Il n'est donc pas aussi exclusif qu'on a pu le dire pour ce qui regarde l'interprétation de la pectoriloquie.

Cet auteur a entendu la pectoriloquie, plus ou moins parfaite, accompagnée d'un râle muqueux à grosses bulles, tout à fait semblable au râle caverneux des phthisiques, sur les

----

(1) *Journal de la Section de Médecine de la Société académique du département de la Loire-Inférieure* (3ᵐᵉ livraison, Nantes, septembre 1825).

points de la poitrine correspondant aux dilatations les plus fortes des bronches (*Ibid.*, p. 256.)

Laënnec a reconnu de plus que la voix était susceptible de donner, au niveau de ces bronches, la sensation du *soufflle voilé* dont nous avons déjà parlé, et qu'on pouvait entendre la *bronchophonie diffuse*, au lieu de la *pectoriloquie*, dans les cas de dilatation médiocre et à peu près égale d'un certain nombre de tuyaux bronchiques.

6° Auscultation de la voix dans les pleurésies simples ou compliquées de pneumonie.

Les résultats de l'auscultation de la voix dans les pleurésies sont différents, suivant l'abondance des épanchements et suivant qu'il existe ou non des adhérences qui emprisonnent ou n'emprisonnent pas le liquide épanché.

Ces résultats diffèrent également suivant que les pleurésies existent seules ou qu'elles sont compliquées de pneumonie.

A. — Pleurésies simples avec épanchements médiocrement abondants.

Transmission de la voix.

Les épanchements médiocres n'empêchent pas la voix du malade de parvenir à l'oreille de l'observateur. Laënnec expliquait cette transmission de la voix en disant « que dans tout épanchement pleurétique, les rameaux bronchiques qui font suite aux troncs principaux, surtout ceux qui sont dépourvus de cartilages, étaient nécessairement plus ou moins comprimés. L'arbre bronchique, ajoutait cet auteur, devient alors une sorte d'instrument à vent, terminé par une multitude d'*anches*, dans lesquelles la voix frémit en résonnant. La compression du tissu cellulaire, qui le rend plus dense et par conséquent meilleur conducteur du son, et le liquide interposé, meilleur conducteur encore, contribuent à faire parvenir la voix à l'oreille. » (*Traité de l'Ausc. méd.*, t. I, p. 99).

Laënnec ne faisait d'exception à cette règle que pour les cas où l'épanchement étant devenu très-abondant, l'air ne pénétrait plus que très-peu et difficilement dans des bronches presque entièrement aplaties et oblitérées. (*Ibid.*, p. 99.)

Nous verrons bientôt que même dans ces cas-là, M. le docteur Oulmont a démontré que la voix pouvait encore se transmettre, pourvu qu'on eût soin de tenir bouchée l'oreille libre.

Égophonie.

C'est dans cette condition, et par conséquent au début des épanchements pleurétiques qui se forment à la suite des inflammations de la plèvre, que l'on saisit le tremblotement anormal de la voix, ou, ce qui est la même chose, l'égophonie.

Déjà sensible dès le premier jour de la maladie, l'égophonie devient plus intense et plus pure dès le deuxième, le troisième ou le quatrième jour.

Pour qu'elle se manifeste, il faut que le liquide contenu dans la plèvre ne soit ni trop peu ni trop abondant.

C'est pourquoi elle peut faire défaut au début de certaines pleurésies et dans les pleurésies déjà anciennes. Mais, par contre, on peut la percevoir lorsque le liquide augmente ou lorsqu'il a diminué.

L'égophonie indiquera donc toujours un épanchement médiocre. Elle sera passagère, si l'épanchement est passager ; persistante, si l'épanchement persiste, au degré qui vient d'être dit.

L'égophonie existe le plus ordinairement sur le trajet de la ligne de niveau de l'épanchement. Cependant il n'est pas rare de l'observer dans une étendue plus ou moins grande des parois thoraciques, sur tous les points où une petite couche de liquide se trouve uniformément répandue sur la surface du poumon, ou emprisonnée par des adhérences. C'est pourquoi on l'a signalée dans les pleurésies circonscrites.

A part ces exceptions, l'égophonie se produit à la base de la poitrine, à la hauteur de l'angle inférieur de l'omoplate, entre le bord postérieur de cet os et la colonne vertébrale d'une part, et, d'une autre part, entre les deux bords de l'aisselle.

Pour qu'il en soit ainsi, il faut que le malade soit assis ou debout pendant qu'on pratique l'auscultation, car s'il se couchait sur le ventre ou sur le côté opposé à celui de l'épanchement, l'égophonie qui était manifeste entre les omoplates serait remplacée par la bronchophonie, et celle qu'on percevait sur le côté malade deviendrait sur ce point infiniment plus faible, si même elle ne disparaissait pas entièrement.

Ces expériences que nous avons répétées après Laënnec, MM. Reynaud, Piorry et tant d'autres, ne nous permettent pas de douter que le phénomène stéthoscopique dont nous nous occupons ne se déplace dans un certain nombre de pleurésies.

Bronchophonie.

Il arrive souvent que l'on distingue aussi le retentissement bronchique de la voix dans les points où l'égophonie se fait entendre.

B. — Pleurésies simples avec épanchements abondants.

Persistance de la transmission de la voix.

Laënnec avait dit (t. I, p. 99), et tous les auteurs avaient admis avec lui que la résonnance de la voix n'avait plus lieu dans les épanchements très-abondants, c'est-à-dire dans ceux où le poumon, tout à fait comprimé et aplati contre le médiastin, ne correspondait plus à un autre point du dos qu'à la colonne vertébrale.

M. le docteur Oulmont a écrit, au contraire, dans ces derniers temps, que la résonnance de la voix ne disparaissait jamais, même dans les épanchements les plus considérables; mais qu'elle revêtait des caractères particuliers importants à connaître. (*Revue médico-chirurgicale de Paris.* Juin 1850. p. 322.)

A quoi tient cette différence de langage?

A ce que Laënnec auscultait autrement que ne le propose M. Oulmont.

— En effet, lorsqu'on pratique l'auscultation directe ou médiate, à la manière ordinaire, sur la poitrine d'un malade dont la cavité pleurale renferme un épanchement considérable, la voix de ce malade arrive directement à l'oreille libre de l'explorateur, et celui-ci ne perçoit le plus souvent, dans toute l'étendue de l'épanchement, ni vibration thoracique, ni bourdonnement vocal.

— Mais, lorsque l'on ausculte comme le conseille M. Oulmont, c'est-à-dire en bouchant l'oreille libre, pendant que le malade parle, on distingue parfaitement la transmission de la voix, accompagnée d'un léger tremblotement dans tout l'espace occupé par l'épanchement, et sans frémissement des parois thoraciques. (*Oper. cit.*, p. 322.)

« Cette voix, a même ajouté l'auteur du mémoire auquel nous faisons allusion, semble arriver des profondeurs de la poitrine ; elle a néanmoins un timbre clair et net, sans être assez distinct pour qu'on perçoive les mots. »

Nous dirons à notre tour, en nous appuyant aussi sur l'observation, que cette voix arrive réellement des profondeurs de la poitrine et que nous l'avons trouvée, dans quelques cas, assez claire, assez nette et même parfois assez distincte pour saisir les paroles du malade.

La voix transmise est toujours faible, mais moins cependant en arrière qu'en avant ; elle diminue d'intensité à mesure qu'on s'éloigne de la base de la poitrine pour se rapprocher de la partie supérieure de l'épanchement.

A ce niveau, elle cesse quelquefois brusquement pour être remplacée tantôt par le bourdonnement naturel de la voix, tantôt par de la bronchophonie, tantôt encore par de l'égophonie.

La voix transmise a donc des caractères qui ne permettent pas de la confondre avec la voix bronchique et la voix tremblotante ; elle peut coïncider avec ces deux modifications du retentissement de la voix, mais cette coïncidence est plutôt l'exception que la règle.

De quelque façon que l'on envisage la transmission de la voix dans les cas qui viennent de nous occuper, on ne peut s'empêcher de reconnaître qu'elle est plus faible qu'à l'état normal et que les épanchements pleurétiques sont la cause de cet affaiblissement. A ce point de vue, il n'est plus possible de soutenir avec Laënnec que les liquides épanchés dans la plèvre conduisent mieux les sons que ne le fait le poumon sain.

M. Skoda a donc eu raison de dire que la résonnance de la voix devenait plus faible à mesure que l'épanchement devenait lui-même plus considérable.

Nous verrons plus loin, cependant, une exception très-remarquable à cette règle. (Voy. *Voix amphorique.*)

Bronchophonie.

Nous venons de dire, d'une manière incidente, que la bronchophonie pouvait se montrer dans les épanchements abondants.

Ajoutons que, dans ces cas-là, ce phénomène sonore est limité à la portion de la région inter-scapulaire qui correspond aux grosses bronches, tandis que, dans l'engorgement pulmonaire, dans l'hépatisation, dans l'apoplexie, il occupe un tout autre siége.

Ajoutons encore que dans les épanchements pleurétiques abondants, la bronchophonie présente un caractère d'éloignement qu'on ne retrouve pas dans les maladies précédentes.

Pectoriloquie.

Nous avons recueilli quelques observations de pleurésie chronique et même de pleurésie aiguë dans lesquelles nous avons manifestement reconnu la pectoriloquie. Il nous semblait entendre la parole même des malades sortir de leur poitrine. Et, lorsqu'il survenait intercurremment de l'inflammation dans les bronches, tous les signes stéthoscopiques se réunissaient pour faire croire à la formation d'une ou de plusieurs cavernes pulmonaires.

Les rares auteurs qui ont recueilli de semblables observations de pleurésie chronique compliquée de bronchite ont mentionné les altérations plus ou moins profondes de la respiration qu'avaient produites ces affections réunies ; ils ont même parlé du gargouillement qui ne différait en rien de celui des cavernes, mais ils ont presque toujours négligé de signaler les altérations de la voix.

Ils ont fait la même omission quand ils ont rencontré des faits de pleurésie aiguë susceptibles d'en imposer pour des affections tuberculeuses.

C'est en faisant allusion à des cas de pleurésie chronique, simple ou compliquée de bronchite, que MM. Barthez et Rilliet ont dit que ces affections pouvaient donner lieu à du gargouillement, à du souffle caverneux et même à la respiration amphorique (*Sur quelques phénomènes stéthoscopiques rarement observés dans la pleurésie chronique*, dans : *Archives génér. de Méd.*, Mars 1853, p. 257).

C'est en publiant une observation de pleurésie aiguë, recueillie dans le service de l'un d'eux (de M. Barthez) par M. Caron, qu'ils ont pu dire que la respiration bronchique d'abord, puis caverneuse, puis amphorique enfin, pouvait se montrer dans la pleurésie aiguë ou au moins dans cette forme de la maladie qui a une marche rapide (*Oper. cit.*, p. 266 à 268).

Rien ne manque à ces observations que l'énoncé des altérations de la voix.

Voix amphorique.

M. Béhier a publié une observation de pleurésie des plus intéressantes.

Dans cette observation, on entendait le souffle amphorique véritable, avec retentissement amphorique de la voix, dans la fosse sus-épineuse droite.... au moment ou l'épanchement était le plus abondant, et où la matité était absolue.

Tant que la matité persista, les phénomènes amphoriques persistèrent, mais ils diminuèrent et disparurent à mesure que la matité disparut.

(*Note sur un souffle amphorique observé dans deux cas de pleurésie purulente simple, du côté droit*, dans : *Archives générales de Médecine*. Août 1854, p. 130 à 134.)

M. Landouzy a signalé trois cas de pleurésie dans lesquels la voix amphorique était des plus distinctes.

Le premier cas se rapporte à un homme âgé de trente-trois ans, qui portait un épanchement considérable du côté gauche.

Le souffle était tellement marqué en avant et en arrière, dans le tiers supérieur, qu'il constituait, soit pendant la respiration, soit pendant la phonation, soit pendant la toux, les bruits amphoriques les mieux caractérisés.

Le malade étant mort, on trouva deux litres de sérosité dans la plèvre. Le poumon, refoulé en haut contre la colonne vertébrale, était réduit au volume du poing et transformé, excepté au sommet qui était encore un peu perméable, en une sorte de tissu musculaire infiltré, enfermé dans une gaîne, partie fibreuse, partie fibro-cartilagineuse.

(*Nouvelles données sur le diagnostic de la pleurésie et les indications de la thoracentèse*, dans : *Archives générales de Médecine*. Novembre 1856, pag. 519 et 520.)

—Le deuxième cas est celui d'un épanchement datant de cinq mois et ayant également lieu du côté gauche.

Il y avait une matité absolue en avant et en arrière, dans toute la hauteur de la poitrine.

Le souffle amphorique remplaçait le murmure vésiculaire, et la toux était amphorique comme la respiration.

La thoracentèse fit évacuer 790 grammes de sérosité limpide. Malgré cela, le souffle amphorique persista, et, vingt-quatre jours plus tard, la matité, le souffle et la voix amphoriques s'entendaient encore en avant et en arrière au même degré qu'avant la thoracentèse.

On pratiqua de nouveau cette opération, mais il ne sortit point cette fois de sérosité, et le malade quitta l'hôpital pour y rentrer et y mourir neuf mois après.

On trouva dans la plèvre 150 grammes environ de flocons albuminoïdes.

Le poumon condensé et renfermé dans la gouttière vertébrale était enveloppé d'une coque partie fibreuse, partie fibro-cartilagineuse, partie osseuse, haute de 14 centimètres, épaisse de 2 et de 4.

Les bronches qui se rendaient à ce poumon étaient atrophiées. (*Oper. cit. p.* 526 à 528.)

— Le troisième cas cité par M. Landouzy a rapport à un épanchement qui occupait le côté droit et qui datait de **quinze** jours à peine.

La matité était absolue jusqu'au sommet en arrière et en avant.

Dans ces deux points existait un *souffle amphorique*, au niveau du tiers supérieur.

On ouvrit la poitrine. Le lendemain la *voix amphorique* était moindre.

Un mois après l'invasion de la maladie, on constatait des râles bronchiques, sans trace du plus léger souffle.

CONCLUSIONS.

Il résulte de ces observations, dont il nous serait facile de multiplier le nombre, que la pleurésie a pu produire à elle seule le retentissement amphorique de la voix.

A quelles conditions a-t-elle produit ce retentissement?

En refoulant, autant que possible, le poumon contre la colonne vertébrale.

La nature de l'épanchement n'a été pour rien dans la production du phénomène sonore, ainsi que l'ont démontré l'ouverture des morts d'une part et d'une autre part l'opération de la thoracentèse pratiquée comme moyen de traitement.

Ce sont les épanchements considérables qui ont amené le plus souvent, par l'effet produit sur les poumons, la voix amphorique; mais ces épanchements ont pu diminuer dans quelques circonstances ou même disparaître, sans que la voix ait pour cela cessé d'être amphorique.

Le liquide a donc agi comme cause indirecte de production du phénomène sonore, en réduisant le poumon au volume du poing ou de la rate, pour nous servir des comparaisons faites par les auteurs.

C. — Pleurésies compliquées de pneumonie.

Broncho-égophonie.

Puisque dans le plus grand nombre des cas la pneumonie s'accompagne de pleurésie, avec épanchement peu considérable, il n'est pas étonnant qu'il se produise en même temps, dans cette complication, de la bronchophonie et de l'égophonie. C'est la réunion de ces deux phénomènes, déjà notée par Laënnec (t. I, p. 105), que M. Bouillaud a désignée sous le nom de broncho-égophonie (*Nos. méd.*, t. II, p. 482). C'est elle qui donne souvent à l'oreille la sensation de bredouillement de Polichinelle.

Lorsque l'on entend simultanément sur le même malade la bronchophonie et l'égophonie, il faut se souvenir qu'il se produit parfois normalement, chez quelques individus, à la racine des poumons, un retentissement bronchique de la voix avec le caractère aigre et fêlé qui distingue l'égophonie.

La persistance de ce phénomène sonore et sa limitation dans le même point, malgré les changements de position que l'on fera faire aux malades, ne permettront pas de le prendre pour l'égophonie pathologique.

Hors ce cas, l'égophonie sera le signe de l'épanchement, et la bronchophonie indiquera, si elle est pure, bruyante, rapprochée de l'oreille, éloignée de la bifurcation des bronches, une induration pulmonaire, induration qui sera de la pneumonie aiguë si la bronchophonie est de fraîche date, ou toute autre lésion dans le cas contraire.

Pectoriloquie.

S'il suffit, comme nous l'avons démontré, d'un simple épanchement pleurétique ou d'une simple péripneumonie pour produire la *pectoriloquie*, à plus forte raison ce phénomène sonore se rencontrera-t-il dans des cas de pleuropneumonie. Nous en avons trouvé de fréquents exemples dans la pratique.

Voix amphorique.

Bien plus, nous avons surpris, dans ces deux affections parvenues à un degré très-élevé, la voix *amphorique*.

7° Auscultation de la voix dans le pneumothorax.

Qu'est-ce que le pneumothorax ?

Le pneumothorax est, à proprement parler, un épanchement de gaz dans la cavité de la plèvre. Cet épanchement n'est pas une maladie, mais un symptôme.

Quelles sont les causes du pneumothorax?

Parmi les causes qui sont susceptibles de le produire, les unes sont *traumatiques* et les autres *non traumatiques*.

— Dans le premier cas, tantôt il se fait sur la poitrine une compression assez forte pour rompre le poumon et la plèvre qui le recouvre ; tantôt un instrument tranchant s'engage dans la poitrine même en respectant la plèvre pulmonaire, mais en laissant pénétrer l'air extérieur dans la cavité thoracique.

— Dans le second cas, le gaz se développe dans la plèvre pendant la vie (sans ulcération aucune de cette membrane et sans épanchement liquide), ou après la mort (par le fait de la décomposition cadavérique), ou bien encore, ce qui est infiniment moins rare, le gaz pénètre dans la plèvre à la faveur d'une ulcération tuberculeuse, pneumonitique, apoplectique, gangréneuse, cancéreuse ; d'un abcès des ganglions bronchiques ; de la rupture de vésicules pulmonaires emphysémateuses ; d'une perforation simple des bronches ; de tumeurs hydatiques du poumon ou du foie ; d'un cancer de l'estomac, etc., etc.

On lira avec beaucoup de fruit, dans le *Traité d'Auscultation* de Laënnec (t. II, p. 549 et suiv.), non moins que dans la thèse de M. le docteur Saussier (1), des pages d'un très-grand intérêt sur les causes nombreuses qui peuvent produire le pneumothorax.

Nous éviterons d'entrer dans ces détails qui seraient déplacés dans ce travail. Mais nous devions au moins légitimer, par ce que nous venons de dire, la place que nous avons cru devoir assigner au pneumothorax dans cet article.

Entrons maintenant en matière, en abordant successivement le pneumothorax simple, le pneumothorax compliqué de déchirure de la plèvre et du poumon, l'hydro ou le pyopneumothorax simple d'abord, puis compliqué de perforation, soit du poumon et de la plèvre viscérale, soit de la plèvre pariétale et de la paroi thoracique.

A. — Pneumothorax simple, c'est-à-dire sans lésion appréciable pendant la vie.

Nous ne pouvons pas dire quels seraient les résultats de l'auscultation pratiquée sur la poitrine d'un malade qui présenterait un pneumothorax existant sans épanchement pleurétique liquide et sans déchirure de la plèvre. L'occasion de faire cette étude nous a fait défaut, mais nous ne serions pas étonné que la voix retentît alors dans la poitrine avec un timbre métallique.

Le pneumothorax simple est d'ailleurs une chose très-rare.

Cela ne surprendra pas ceux qui savent combien sont rares encore, sans l'être cependant autant, le pneumothorax simple avec perforation de la plèvre, l'hydro et le pyopneumothorax sans perforation de cette membrane séreuse.

Étudions ces lésions organiques dans leurs rapports avec les modifications qu'elles peuvent apporter au retentissement de la voix sur la poitrine.

B. — Pneumothorax avec perforation de la plèvre pulmonaire.

On est rarement assez heureux pour pouvoir ausculter un

(1) *Recherches sur le pneumothorax et les maladies qui le produisent, les perforations pulmonaires en particulier.* Thèse présentée et soutenue à la Faculté de médecine de Paris, le 9 août 1841.

malade au moment où il se forme subitement un pneumothorax par le fait d'une déchirure du poumon et de son enveloppe.

Nous avons eu quelquefois l'occasion d'assister à la production de ce symptôme chez des tuberbuleux, et nous l'avons
reconnu à l'agrandissement de la cavité correspondante de la
poitrine, à sa résonnance tympanique, à la disparition plus ou
moins étendue du murmure vésiculaire, à l'absence de toute
matité, de toute fluctuation de la poitrine, au développement
soit du tintement métallique, soit du bourdonnement amphorique, soit encore du tintement métallique et du bourdonnement amphorique, dans les différents actes de la respiration,
de la voix et de la toux.

Mais le plus souvent nous avons été appelé à constater ces
divers phénomènes sonores, après que l'irruption de l'air dans
la cavité de la plèvre avait déterminé une pleurésie avec épanchement.

Nous aborderons cette question après avoir dit un mot
de l'hydro ou du pyopneumothorax sans perforation de la
plèvre.

C. — Hydro ou pyopneumothorax sans perforation de la plèvre.

Laënnec a publié deux observations de *pleurésie compliquée
de pneumothorax* qui le conduisirent à penser qu'elles étaient
dégagées de toute complication de déchirure de la plèvre,
parce que le *tintement métallique* avait manqué dans l'une
d'elles (Obs. XXXIX, p. 572 du t. II), et qu'il n'avait eu lieu
dans l'autre (Obs. XLV, p. 655 du t. II) qu'au moment où le
malade s'était mis sur son séant.

*Peut-on regarder ces deux observations comme des exemples
d'hydropneumothorax sans fistule pulmonaire ?*

M. Andral a répondu dans deux de ses écrits (1) par la

____

(1) Andral, *Clinique médicale*, t. IV, p. 531, 3ᵉ édit.— Laënnec, *Ausc. méd.* Note
de la p. 581 du t. II de la 4ᵉ édit.

négative, et il s'est fondé, pour appuyer son opinion, sur ce fait que des tubercules ayant été trouvés à l'autopsie de l'un et de l'autre malade, avec complication de cavernes sur l'un d'eux, la perforation de la plèvre aura dû échapper aux investigations.

Nous sommes très-disposé à partager, à cet égard, les doutes du professeur Andral, d'autant mieux que nous avons recueilli nous-même une observation dans laquelle la plèvre s'était ouverte à un moment donné, bien qu'il ne nous ait pas été possible de retrouver à l'autopsie les traces de l'ouverture présumée.

Le malade qui fait le sujet de cette observation était aussi un *tuberculeux* qui fut pris un jour, tout à coup, d'un violent point de côté avec dyspnée intense (1).

La douleur, qui occupait toute la base du côté droit de la poitrine, fut extrêmement forte pendant toute la nuit, que le malade passa dans les plus vives angoisses.

Lorsque nous l'examinâmes pour la première fois, le 12 novembre 1848, sept jours après l'invasion du point de côté, nous constatâmes une résonnance tympanique de tout le côté droit de la poitrine, avec absence complète de murmure vésiculaire, de voix amphorique et de tintement métallique.

Mais *la voix et la toux étaient retentissantes et à timbre métallique.*

Il y avait quatre jours que nous observions le malade, lorsque nous vîmes naître un épanchement liquide qui augmenta sans interruption jusqu'à l'heure de la mort, qui arriva le 25 novembre.

A *l'autopsie*, nous trouvâmes les poumons criblés de tubercules. Celui du côté droit était refoulé presque complétement contre la colonne vertébrale. La plèvre correspondante renfermait du pus en assez grande quantité, et une quantité plus grande encore de fluide gazeux. Il nous fut impossible, en insufflant de l'air dans la trachée artère, de découvrir une perforation quelconque de la plèvre. (*Bulletins de la So-*

(1) M. Louis passe pour avoir le premier signalé la douleur vive que les phthisiques éprouvent lorsque, par suite de la fonte d'un tubercule, il s'établit tout à coup une communication entre le poumon et la plèvre. Voici cependant ce qu'on lit dans Auenbrugger, § XLIV : « Si magna vomica... rupta fuerit..., tunc his signis innotescit : Æger, qui lateri, ubi vomica hæsit, passim incubuit ; repentino dolore prope suffocatus, in altum exsilit, et in situ erecto teneri postulat. Sonitus tunc, qui in loco vomicæ paulo ante suffocatus erat, quodam modo redit.» (Leopoldi Auenbrugger, *Inventum novum ex percussione thoracis humani ut signo abstrusos interni pectoris morbos detegendi*. Vindobonæ, MDCCLXI, p. 79.)

ciété Anatomique pour l'année 1849, p. 279 et suivantes.) (1).

Nous sommes tout disposé, néanmoins, **vu** l'existence des tubercules, le développement subit de la douleur, la résonnance tympanique, l'absence du murmure vésiculaire, etc., à dire de cette observation ce que nous avons dit de celles de Laënnec.

Toutefois, nous le répétons, il nous fut impossible de découvrir la moindre trace d'une perforation tuberculeuse.

En tout cas, si cette perforation n'existait plus à l'heure où le malade fut soumis à notre premier examen, ne faudrait-il pas attribuer le retentissement métallique de la voix et de la toux au phénomène de la consonnance?

Du moins, on ne saurait expliquer autrement un fait que M. le docteur Saussier a consigné dans sa *Thèse inaugurale*.

Ce fait est celui d'un individu dont les poumons, exempts de toute déchirure, furent trouvés, après la mort, parfaitement sains. Non-seulement on n'y découvrit pas un tubercule, mais on n'y sentit pas même la moindre induration.

Quelques jours avant la mort, on avait reconnu dans le côté gauche un *épanchement pleurétique* dont on ne retrouva plus les traces à l'autopsie.

Et l'on avait constaté, dans le côté droit, les phénomènes suivants : Développement évident ; espaces intercostaux proéminents ; sonorité tympanique dans toute la partie antérieure et latérale ; sonorité faible en arrière dans les deux tiers supérieurs, nulle dans le tiers inférieur ; souffle amphorique vers la partie interne et supérieure, surtout pendant l'expiration ; pas de tintement métallique ; fluctuation sonore très-marquée ; égophonie dans le tiers inférieur et postérieur ; *léger retentissement amphorique de la toux et de la voix.* (OSERVATION IVe, p. 31 et suivantes.)

CONCLUSIONS.

On peut déduire de ce qui précède les conclusions suivantes :

(1) **M. Skoda** pourrait bien avoir quelquefois raison quand il dit : « Je n'ai jamais vu un pneumothorax récent dans lequel la communication ait été persistante ; mais, au contraire, j'ai constamment trouvé la perforation fermée en partie par la compression du poumon, en partie par l'épanchement. » (Traduction française de M. Aran, p. 385.)

1° Les résultats de l'auscultation de la voix, dans le pneumothorax dégagé de toute complication, sont encore à déterminer.

2° Rien n'est facile, au contraire, comme le diagnostic du pneumothorax avec perforation de la plèvre pulmonaire.

3° Si, dans les observations de Laënnec auxquelles j'ai fait allusion et dans ma propre observation, la perforation de la plèvre manquait réellement, l'hydropneumothorax simple n'a pas été toujours accompagné des mêmes phénomènes sonores, puisque, dans un cas, le tintement métallique ne s'est pas fait entendre, qu'on l'a perçu dans l'autre seulement lorsque le malade s'est mis sur son séant et que, dans le troisième, a voix et la toux ont pris le timbre métallique.

4° Dans l'observation de M. Saussier, plus probante que les trois autres, la voix a retenti amphoriquement dans la poitrine. S'il y a du doute dans les trois premières observations, eu égard à la perforation de la plèvre, peut-on en dire autant de la quatrième ?

Voyons maintenant ce qui se passe dans les cas d'hydro ou de pyopneumothorax avec perforation, soit de la plèvre pulmonaire, soit de la plèvre thoracique.

D. — Hydro ou pyopneumothorax avec perforation de la plèvre viscérale.

« Si le tintement métallique est rare dans l'hydropneumothorax simple, a dit Laënnec (t. II, p. 648), il est constamment déterminé par la respiration, la voix ou la toux, toutes les fois qu'il existe une communication fistuleuse entre la plèvre et les bronches. Si le tintement n'existe pas dans toute sa plénitude, on entend au moins le bourdonnement amphorique. »

Citons des faits à l'appui de ces allégations.

Voici le résumé d'une observation publiée par Laënnec lui-même :

Pleurésie avec épanchement et pneumothorax consécutifs à des tubercules pulmonaires, ouverts dans les bronches et dans la plèvre. — La respiration, la voix et la toux produisent successivement le tintement métallique.

Le 3 novembre 1817, le nommé Potu présente les signes de la phthisie pulmonaire. Une pectoriloquie douteuse existe sous la clavicule droite.

Le 12, la pectoriloquie est évidente, et Laënnec fait ajouter au diagnostic : *Excavations tuberculeuses dans le sommet du poumon droit.*

Le 18 novembre, un nouveau phénomène se joint à la pectoriloquie. A chaque mot que prononce le malade, on entend dans le tube un frémissement ou retentissement tout à fait semblable à celui que produit le *diapason* ou à un coup très-léger, donné sur un vase d'airain, de porcelaine ou de verre.

La respiration détermine le même bruit, mais pendant l'inspiration seulement. (Tintement métallique.)

Du 19 novembre au 30 décembre, les signes d'une pleurésie avec épanchement et pneumothorax se dessinent, le *tintement métallique* se fait toujours entendre, *tantôt lorsque le malade parle* , tantôt lorsqu'il tousse seulement, souvent dans l'inspiration et quelquefois dans l'expiration même, assez souvent dans toutes ces circonstances.

Laënnec soupçonne que cette espèce de frémissement peut être dû à la rupture d'une ou de plusieurs excavations tuberculeuses dans la cavité de la plèvre.

Le 25 janvier, on produit la fluctuation thoracique dont le malade a donné l'éveil.

Le 14 février, ponction de la poitrine avec un trois-quarts.

Il s'échappe par la canule des bulles d'air et un litre d'un liquide puriforme. Après quoi, *le tintement métallique* s'entend avec plus d'intensité.

Dans les derniers temps de la vie, le *tintement métallique* se fait entendre seulement dans l'action de parler ou de tousser. Le malade meurt le 26 février.

On trouve à l'*autopsie* : Fluide aériforme ; liquide puriforme dans le côté droit. — Poumon refoulé vers la colonne vertébrale et les parties postérieures des côtes. — Tubercules ramollis et excavés s'ouvrant les uns dans les bronches, les autres dans la plèvre. Les trous de communication ont de 1 à 3 lignes de diamètre.

Tubercules dans le poumon gauche.

(Ausc. Méd. t. II. p. 594 et suiv.)

Qu'il nous soit permis de placer à côté de cette observation l'analyse de l'une de celles que nous avons recueillies nous-même à l'hôpital de la Pitié :

Pneumothqrax de cause traumatique. — Pleurésie consécutive.— Tintement métallique déterminé par la respiration, par la voix et par la toux. — Bourdonnement amphorique.

Un homme âgé de 38 ans, Pierre Caillet, d'une très-forte cónstitution et d'une excellente santé, se préparait à caler une lourde voiture, lorsqu'il se trouva engagé entre l'une des roues de cette voiture et un poteau.

Quelques minutes s'écoulèrent sans qu'on eût pu le secourir, et, pendant ce temps-là, il éprouva une dyspnée si forte, qu'il faillit être suffoqué et qu'il put à peine faire entendre quelques faibles cris. On le dégagea cependant, et bientôt après il tomba en syncope. En revenant à lui, il accusa une vive douleur à la région des reins et une grande gêne dans la respiration; puis il sentit que le sang lui montait à la tête.

C'est dans cet état, et après avoir été saigné, qu'il fut apporté à l'hôpital de la Pitié, dans le service de M. Lenoir, le 1er juin 1841.

On constata l'état suivant : Respiration diaphragmatique très-prononcée; endolorissement général de la poitrine.

— Douleur vive vers la région axillaire droite ; absence complète des bruits vésiculaires sur ce même côté; *respiration amphorique* très-évidente; *tintement métallique* ; résonnance tympanique, d'autant plus marquée qu'on se rapproche davantage du rebord des côtes; développement anormal de ce même côté de la poitrine.

— A gauche, dans le triangle sus-claviculaire, existait une tumeur un peu moins grosse que le poing, si flasque, si molle, qu'elle se laissait déprimer avec la plus grande facilité (sans donner la sensation de fluctuation), et qu'elle disparaissait complétement sous la clavicule, pour reparaître ensuite, lorsqu'on cessait la compression.

Cette tumeur était sonore à la percussion et on entendait sur elle un bruit remarquable de sifflement. On ne sentait point d'emphysème cellulaire autour d'elle, et comme on la faisait disparaître par la compression, on l'attribua à la présence de l'air venu du poumon et contenu soit dans la plèvre distendue, soit entre les feuillets aponévrotiques de la région sus-claviculaire.

Le poumon gauche résonnait bien partout ; il était le siége d'une respiration forte et pure.

Du reste, absence de toux et d'expectoration, mais fréquence des mouvements respiratoires, accélération du pouls. En présence de ces signes, on crut pouvoir dire que le poumon droit était déchiré à sa base, et que le poumon gauche l'était à son sommet.

Le lendemain de l'entrée du malade à l'hôpital, les phénomènes du côté droit persistaient, mais la tumeur sus-claviculaire gauche avait diminué de volume. Le troisième et le quatrième jours elle était le siége d'une *respiration amphorique*. Le cinquième jour la tumeur avait disparu et l'on entendait toujours la *respiration amphorique*.

C'est à cette époque que nous vîmes le malade pour la première fois et que nous entendîmes à droite, en avant, à trois ou quatre centimètres plus bas que le mamelon, un *tintement métallique* très-prononcé qui s'affaiblissait à mesure qu'on s'éloignait davantage du mamelon *et qui se reproduisait chaque fois qu'on faisait tousser ou parler le malade.*

La respiration était nulle dans tout le côté droit, excepté en arrière, tout près de la colonne vertébrale, où l'on entendait une *respiration bronchique*.

Partout où manquaient les bruits vésiculaires, on saisissait très-distinctement un *bourdonnement amphorique* qui se produisait à chacun des temps de la respiration.

Ce bourdonnement était très-faible en avant et il ne s'étendait guère que jusqu'à la région mammaire.

Le murmure respiratoire était très-fort dans tout le poumon gauche.

En arrière, du côté malade, on trouvait une matité de la hauteur de huit centimètres environ, se déplaçant par les changements de position du malade.

En avant, depuis le mamelon jusqu'au rebord des côtes, résonnance tout à fait tympanique.

Le foie s'étendait de ce rebord des côtes à l'ombilic.

Le cœur n'était éloigné de la clavicule que de huit centimètres.

A dater du 5 du mois de juin, l'état du malade allait en s'améliorant de jour en jour, et la *respiration amphorique* du côté gauche s'affaiblissait graduellement, lorsqu'il survint dans le côté droit un point de côté, accompagné d'un mouvement fébrile et d'une grande difficulté de respirer.

Vingt jours plus tard, la respiration amphorique du côté gauche avait disparu; on n'entendait à sa place, au sommet du poumon, que la respiration vésiculaire.

Il ne restait plus du côté droit qu'un léger bruit de flot avec une *résonnance amphorique de la respiration et de la voix.*

Conclusions.

Voilà deux observations dans lesquelles, par le fait de conditions matérielles analogues, le tintement métallique s'est produit durant l'action de respirer, de parler ou de tousser.

Nous avons supposé qu'il existait, dans le fait que nous avons cité, une fistule étroite et nous avons la certitude que, dans celui de Laënnec, les trous de communication avaient de une à trois lignes.

L'étroitesse de ces perforations est sans doute la cause du tintement.

L'observation suivante vient à l'appui de cette manière de voir.

E. — Pyopneumothorax avec perforation de la paroi thoracique tout entière due à la thoracentèse.

Bourdonnement amphorique. — Tintement métallique de la voix.

Laënnec avait fait pratiquer l'opération de l'empyème à un de ses malades. Un jour qu'il était présent au pansement, il remarqua que lorsqu'on poussait une injection dans la poitrine, l'entrée de l'air dans la cavité de la plèvre et sa sortie produisaient un *bourdonnement amphorique* extrêmement marqué.

Une tente ayant été introduite dans la plaie, on n'entendait plus qu'un sifflement sourd et léger, produit par le passage moins abondant de l'air, mais alors, *à chaque parole que prononçait le malade, le tintement métallique proprement dit* se faisait entendre distinctement.

CONCLUSION.

Laënnec avait conclu de ce fait qu'une communication trop large avec l'air extérieur tendait à transformer le tintement métallique en un simple bourdonnement amphorique.

Nous croyons cette opinion fondée.

Nous l'avons au moins émise, bien que sous une autre forme, dans le jugement que nous avons porté sur les théories du tintement métallique proposées par les divers auteurs.

EXPLICATION DES DIVERS PHÉNOMÈNES SONORES QUE NOUS VENONS DE PASSER EN REVUE.

Nous avons dit le mécanisme du tintement métallique, de la transmission de la voix et de l'égophonie.

Il nous reste à expliquer maintenant la bronchophonie, la pectoriloquie et la voix amphorique.

Cette tâche nous est rendue facile par l'exposition que nous avons déjà faite des théories de Laënnec et de M. Skoda.

1° Théorie de la conductibilité.

Bronchophonie.

Si la voix, avons-nous dit, n'est pas entendue à l'état normal, sur la poitrine, cela tient, suivant Laënnec, à ce que le tissu du poumon, rare et mêlé d'air, est *mauvais conducteur du son*(1). Ajoutons maintenant, pour compléter la pensée de l'auteur, que si le poumon vient à augmenter de consistance, soit par la compression que lui font subir, dans une certaine limite, certains épanchements pleurétiques, soit surtout par l'induration que produisent, dans son tissu, certains degrés d'infiltration tuberculeuse, de pneumonie, d'apoplexie, de dilatation des bronches, etc., *il devient meilleur conducteur du son*, et l'on distingue, au niveau des bronches, silencieuses avant la maladie, une voix qui se rapproche d'autant plus de la laryngophonie normale, que les parois bronchiques sont plus vibrantes et que le tissu pulmonaire qui les entoure est plus généralement et plus régulièrement induré.

Cette voix est la *voix bronchique* ou la *bronchophonie pathologique*.

Pectoriloquie.

Que si, au lieu d'une simple induration du poumon, ou d'une dilatation médiocre des bronches, il s'est formé dans l'organe de l'hématose une ou plusieurs cavités anormales, par suite du ramollissement des tubercules pulmonaires, de la fonte d'une escharre gangréneuse, d'un abcès péripneumonique, d'une dilatation bronchique considérable, etc., et qu'il existe en même temps une vacuité complète de l'excavation, une augmentation de densité du tissu pulmonaire qui l'environne, plus une communication facile de cette excavation avec un ou

(1) M. Skoda prétend le contraire. Pour lui, le poumon sain conduit mieux les sons qu'un poumon hépatisé. Il l'affirme sur la foi de deux expériences comparatives qu'il a faites en auscultant alternativement deux poumons, dont l'un était hépatisé et l'autre sain, pendant qu'une personne parlait à travers un stéthoscope appliqué tantôt sur le poumon malade et tantôt sur le poumon sain.

M. Walshe (citation de M. Aran, p. 60 de sa traduction) a constaté, en répétant ces expériences, que le tissu pulmonaire hépatisé pouvait ne pas conduire mieux, ou même conduire moins bien la voix qu'une couche de même épaisseur de tissu pulmonaire sain. Toutefois, des résultats contraires ont été obtenus, et M. Walshe en a conclu que ces résultats divers et contradictoires devaient trouver leur explication dans des différences existant dans l'état physique des poumons, d'où il résulte que les divers degrés de conductibilité des poumons dans les différentes conditions physiologiques et pathologiques sont encore à déterminer.

plusieurs rameaux bronchiques un peu considérables, la voix
retentit dans une étendue limitée de la poitrine du malade avec
une grande pureté; elle devient semblable à celle que fait entendre le stéthoscope appliqué sur le larynx.

C'est la *pectoriloquie pathologique*, ou, en d'autres termes,
c'est la voix du malade se propageant, pour Laënnec, à travers
une portion indurée du poumon, plus facilement qu'à travers
une portion saine, « avec une résonnance, d'ailleurs plus forte
et plus sensible dans des points qui la répercutent par une surface plus solide et plus étendue que les cellules aériennes et
les petits rameaux bronchiques. » (T. I, p. 81.)

Bourdonnement amphorique.

Dès que Laënnec expliquait le tintement métallique par la
résonnance de l'air agité par la respiration, la voix ou la toux
dans une cavité spacieuse, communiquant avec l'air extérieur,
au moyen des bronches ou au moyen d'une assez large plaie
faite sur la poitrine, il est évident qu'il s'expliquait de la même
façon le *bourdonnement amphorique*, puisqu'il reconnaissait
que le tintement métallique pouvait se changer en ce bourdonnement.

Or, nous venons de voir que cet auteur accordait une certaine importance à une répercussion des sons par les parois
solides des cavernes; donc, nous devons nécessairement admettre que cette autre cause n'était pas étrangère, dans son
esprit, à la production du bourdonnement amphorique.

2° Théorie de la consonnance.

Pour M. Skoda, contrairement à Laënnec, « lorsque les
poumons sont sains et que l'air forme une colonne continue
jusque dans les cellules aériennes, la voix est conduite plus
loin que lorsque le poumon est hépatisé ou comprimé par des
liquides, c'est-à-dire lorsque les cellules aériennes et les petites
divisions des bronches ne contiennent pas d'air. » (Traduction
française de M. Aran, p. 59.)

A quelle cause M. Skoda attribue-t-il donc les phénomènes sonores dont nous nous occupons ?

A la consonnance dont nous avons déjà parlé,

Bronchophonie.

Toutes les maladies dans lesquelles le parenchyme pulmonaire est privé d'air (pneumonie, infiltration tuberculeuse, apoplexie, compression du poumon par un épanchement pleurétique liquide ou gazeux, par une augmentation de volume du cœur, par des épanchements dans le péricarde, par des anévrismes de l'aorte, etc.) et devient plus ferme, plus dense et plus solide, rendent les parois des tuyaux bronchiques plus propres à réfléchir les sons, et cette réflexion, non moins que l'intensité de la consonnance, sont portées plus ou moins loin, suivant la densité du parenchyme. (*Ibid.*, p. 67.)

Pour que la *bronchophonie* se montre dans la pneumonie, dans l'infiltration pulmonaire, dans l'apoplexie, il faut que l'altération occupe une assez grande étendue pour comprendre dans son intérieur au moins un des gros tuyaux bronchiques renfermant de l'air et communiquant librement avec le larynx. (*Ibid.*, p. 68.)

De même, pour que la voix thoracique augmente de forcé ou de clarté dans les cas de compression de l'organe pulmonaire, il faut que la portion comprimée soit assez considérable pour contenir au moins une bronche qui ait résisté à la compression.

Pectoriloquie.

M. Skoda n'entre dans aucune explication touchant la *pectoriloquie*, parce qu'il ne l'admet pas, en tant que phénomène sonore différant de la bronchophonie (1). « Laënnec ne nous fournit, dit-il, aucun signe distinctif des deux modifications de la voix auxquelles il donne les noms de pectoriloquie et de bronchophonie... Présentent-elles, en effet, quelque différence

(1) Ce que nous avons dit plus haut de la pectoriloquie démontre que nous ne sommes pas entièrement ici de l'avis de M. Skoda.

essentielle? Non. Au contraire, la plupart des auteurs rapportent des cas dans lesquels la pectoriloquie de Laënnec a été entendue pendant la vie, sans qu'on ait trouvé des excavations pulmonaires après la mort. » (*Ibid.*, p. 83 et 84.)

Les excavations pulmonaires et les dilatations bronchiques ne donnent lieu, suivant M. Skoda, à une augmentation et à une plus grande clarté de la voix thoracique que si leurs parois réfléchissent les sons, ce qu'elles ne peuvent faire qu'à la condition d'être infiltrées, épaissies, privées d'air enfin, dans une certaine étendue.

Écho amphorique.

Lorsque la voix consonne dans une caverne pulmonaire ou dans le pneumothorax, elle se réfléchit sur les parois de ces cavités et se renforce plus ou moins. Si ce renforcement est considérable, il peut donner lieu à la résonnance amphorique de la voix.

Selon M. Skoda, cette résonnance réclame, pour sa production dans le thorax, la présence d'un large espace renfermant de l'air et dont les parois soient susceptibles de réfléchir le son. C'est pourquoi elle ne se produit, pour cet auteur, que dans le pneumothorax et dans les excavations pulmonaires assez vastes. (*Ibid.*, p. 178 et 179.)

La voix formée dans le larynx excite les vibrations de l'air qui se trouve dans les bronches ; et, dût une couche mince de tissu pulmonaire séparer les bronches de la cavité de la plèvre, l'air renfermé dans cette cavité entre en consonnance avec celui que renferment le larynx, la trachée-artère et les bronches.

La même chose se passe dans les cavernes pulmonaires : l'écho amphorique est produit alors par l'entrée de l'air et par sa sortie ; le liquide n'est pas indispensable à la production de ce phénomène sonore.

Si l'on se rappelle l'explication qu'a donnée Laënnec du

bourdonnement amphorique, on reconnaîtra qu'elle présente, sinon une ressemblance parfaite, au moins une grande analogie avec celle de M. Skoda.

Quel est, dans l'opinion de M. Skoda, le rôle que jouent, durant la consonnance, les parois des bronches et des vésicules?

L'auteur déclare dans une partie de son ouvrage que c'est l'air contenu dans le thorax qui est le corps consonnant et non le parenchyme pulmonaire, qui est peu apte à la consonnance (*Ibid.*, p. 63). Il ajoute, dans une autre partie du même ouvrage (*Ibid.*, p. 67), que le larynx vibre à chaque son... que les parois des tuyaux bronchiques vibrent également dans l'intérieur du parenchyme pulmonaire, et que ces vibrations peuvent s'étendre aux parois thoraciques et même traverser plusieurs pouces d'épaisseur de parties charnues ou de liquides pour faire entendre sur le thorax la consonnance des bronches.

D'où il résulte que le parenchyme pulmonaire se laisserait traverser par les sons sans vibrer avec eux, et qu'il en serait probablement de même des parties molles qui recouvrent les parois thoraciques et des épanchements liquides renfermés dans la plèvre.

Tel est, en peu de mots, l'exposé des théories admises par Laënnec et par M. Skoda.

Celle de Laënnec a séduit par sa simplicité ; celle de M. Skoda séduit encore davantage par son exactitude.

Pourtant, l'étude attentive que nous avons faite de ces deux théories et de leur application ne nous permet pas d'accepter l'une à l'exclusion de l'autre.

Nous pensons que la consonnance joue le principal rôle dans la propagation et dans l'exagération de la voix, mais nous croyons également que le poumon (bronches et vésicules) et les parois thoraciques participent aussi des vibrations qui se produisent dans la colonne d'air contenue dans les tuyaux bronchiques.

— Nous n'avons jamais regardé la pectoriloquie que comme un degré plus élevé de la bronchophonie, et c'est parce que nous avons entendu souvent ce phénomène dans des cas où non-seulement les poumons ne présentaient pas de cavernes, mais où les bronches principales n'avaient même plus leur calibre normal, que nous nous sommes élevé, depuis bien des années, contre les expressions de respiration caverneuse, de voix caverneuse et de râles caverneux (1).

M. Skoda nous donne ici, à cet égard, l'appui de son nom et de son autorité ; mais nous allons plus loin que lui.

Nous pensons qu'une simple induration du poumon, due à différentes causes, peut déterminer, dans quelques cas exceptionnels, non-seulement l'exagération la plus grande de la bronchophonie (à laquelle on peut conserver sans inconvénient le nom de pectoriloquie), mais encore la voix amphorique (2).

A ce mot de voix amphorique, prononcé à propos des épanchements pleurétiques, on ne peut se défendre de quelque étonnement, car, avons-nous dit, dans les cas ordinaires de pleurésie, la voix du malade n'arrive qu'affaiblie à l'oreille du médecin.

D'où vient donc alors que, par opposition à ces cas ordinaires, il en est d'autres où la voix devient amphorique ?

Cela tient, sans doute, à la réunion de plusieurs causes, notamment : 1° à la compression excessive que le poumon a dû subir ; 2° à la conservation d'une bronche principale au milieu du poumon comprimé ; 3° à l'accélération des mouvements respiratoires ; 4° et, par-dessus tout, à la réflexion considérable des sons formés par consonnance dans les tuyaux bronchiques.

(1) V. les *Bulletins de la Société Anatomique de Paris* pour l'année 1850, p. 323.
(2) Ce qui prouve que la condensation du poumon, portée à son extrême limite est la principale condition de ce phénomène sonore, ce sont les observations que nous avons empruntées à MM. Béhier et Landouzy.

Faites disparaître, par la pensée, la cause de la compression, c'est-à-dire l'épanchement, vous ne détruirez pas le phénomène sonore tant que l'état matériel du poumon demeurera le même.

Ce qui nous confirme dans cette manière de voir, c'est que nous avons entendu la voix amphorique dans certains cas de pneumonie chronique très-étendue.

Ce n'est donc point ici l'épanchement qu'il faut invoquer comme cause de production du phénomène sonore, mais bien la solidification du tissu pulmonaire, puisque, d'une part, cet épanchement peut disparaître sans que la voix cesse d'être amphorique, et que, d'une autre part, cette forme du retentissement de la voix peut se produire tout aussi bien et même mieux dans le pneumothorax que dans la pleurésie.

Conclusions.

Après avoir exposé les théories, il nous reste un rapprochement à faire.

— Admettez l'explication de Laënnec, elle vous conduit à dire que les sons augmentent d'autant plus d'intensité que le parenchyme pulmonaire devient plus dur, et, par conséquent, meilleur conducteur des sons.

Cette coïncidence est réelle, si l'explication ne l'est pas absolument.

— Admettez la théorie de M. Skoda, elle vous conduit à dire que les sons augmentent d'autant plus d'intensité que les parois des conduits aériens les réfléchissent mieux.

Or, pour bien réfléchir les sons, dans l'opinion de M. Skoda, il est nécessaire que le tissu pulmonaire qui entoure les bronches soit privé d'air, et, par conséquent, sensiblement plus dense qu'à l'état normal.

Ces deux explications, toutes différentes qu'elles sont, ne portent donc aucune atteinte à la pratique.

ART. II.

AUSCULTATION DE LA TOUX (1).

Quand on repasse dans son esprit ce que les auteurs ont pu dire de la toux envisagée au point de vue des services qu'elle peut rendre au diagnostic, on s'explique difficilement pourquoi on accorde généralement aujourd'hui si peu d'importance à ce symptôme.

Quand on réfléchit aux résultats que donne l'auscultation pratiquée sur la poitrine pendant que les individus sains ou malades respirent ou parlent, la toux, envisagée au point de vue seméiologique, perd un peu de son intérêt.

Mais elle ne met pas moins sur la voie de quelques maladies et de quelques lésions et elle rend plus facile, dans quelques circonstances, l'appréciation de l'état physiologique ou pathologique des organes respiratoires.

La toux a eu, de tout temps, dans l'esprit des médecins, son degré d'importance. Aussi a-t-elle fixé l'atten-

---

(1) Le mot toux dérive de *tussis;* il a été vraisemblablement formé par imitation du son que produisent les personnes qui toussent. G.-J. Vossius attribuait une origine semblable au mot *tussis* (*Etymologicon linguæ latinæ*, 1 vol. in-folio. Amsterdam, 1662, p. 537).

Cette dernière expression est passée depuis longtemps dans la langue patoise usitée dans le midi de la France. On dit, en parlant à la troisième personne :

Un tal, ou uno talo tussis.

Un tel, ou une telle tousse.

Les Grecs se servaient du mot βήξ, que nous croyons aussi fait par imitation du son. Βήξ dérive de βήσσω, qui se traduit par *tussio*, je tousse.

tion des hommes tels que Galien (1), Théophile Bonet (2),
Thomas Willis (3), Morgagni (4), Daniel Sennert (5), etc.

Cependant, il faut en convenir, ces auteurs ont écrit
à peine sur ce symptôme, alors qu'ils se sont étendus
presque avec complaisance sur les autres signes des
maladies.

Nous tâcherons de réunir dans cet article ce que la
toux présente de plus intéressant à connaître pour la
pratique, soit qu'on la considère au point de vue des
anciens médecins qui ne l'écoutaient qu'à distance, soit
qu'on la considère au point de vue des médecins modernes qui appliquent dans quelques cas, directement
ou médiatement l'oreille sur la poitrine des malades.

Qu'est-ce que la toux ?

C'est le bruit plus ou moins fort, plus ou moins éclatant, suivant les individus et suivant les maladies, qui
se produit à la suite d'une contraction convulsive et
violente, le plus souvent involontaire, des muscles
expirateurs et principalement du diaphragme.

La toux présente pour l'ordinaire « une suite d'expirations subites et bruyantes avec rétrécissement de la
glotte, pour activer encore le mouvement de l'air qui

(1) GALIEN. — De Symptomatum causis, liber secundus. Charterio
edente, tom. VIII.
— De Simplicium medicamentorum temperamentis ac facultatibus.
Charterio edente, tom. XIII.
(2) BONET. — De Tussi. In : Anatomiæ practicæ libri secundi sectione III
p. 592, tom. I. In-folio, Genevæ, 1700.
(3) WILLIS. — De expiratione læsa. In : Pharmaceutice rationalis.
(4) MORGAGNI. — Epistola anatomico-medica XIX. De suffocatione
verba fiunt multa, de Tussi pauca, p. 353. In : De sedibus et causis morborum per anatomen indigatis. In-4, tomus I, Ebroduni in Helvetia,
1779.
(5) DANIEL SENNERT. — De Tussi, cap. v. Operum, t. II, p. 500 à 506.
In-folio, Parisiis, 1641.

traverse rapidement la cavité buccale. Plus ces expirations sont nombreuses, plus l'inspiration destinée à les contrebalancer offre d'étendue, comme on l'observe particulièrement dans la coqueluche. » (Alm. Lepelletier de la Sarthe, p. 54 du t. II du *Traité de physiologie médicale et philosophique*, in-8°. Paris, 1839.)

Galien définissait la toux de la manière suivante : « Tussis, nihil est aliud, quam vehementissima quædam «efflatio [expiratio], qua et plurimus simul et celerrime «foras erumpens spiritus, extrahat propellatque excre- «menta vias suas obstruentia, suo impetu ; quumque «primo conatu expellere, quæ molesta sunt, non valeat, «bis terque in ea irruere non gravatur, et finem plerum- «que assequitur, quum et spiritus ipse vehementer fertur, «et quæ obstruunt ad expulsionem idonea sunt ; talia sunt quæ nec aquosæ nec lentæ substantiæ sunt. » (Galenus, *De symptomatum causis* liber secundus. Charterio edente, t. VII, p. 71. F.)

Cette définition, dans laquelle se trouve passé sous silence le phénomène le plus saillant de la toux, c'est-à-dire le bruit qui la caractérise, est par cela même moins complète que les définitions que donnèrent plus tard Willis d'abord, Etienne Blancard ensuite.

«Tussis, disait Willis, est expiratio vehemens, cre- «brior, inæqualis et sonora, propter cujusdam molesti «et irritantis aut sedationem, aut a pulmonibus per tra- «cheæ ductus expulsionem, excitata. Quippe aer vio- «lenter exclusus, et in transitu ad ductuum trachealium «latera allisus, quicquid iis ullibi impactum est, si facile «mobile fuerit, discutit et absterget, et non raro foras «amandat. » (PHARMACEUTICE RATIONALIS, *De expiratione læsa*, sect. 1, cap. IV, p. 32, t. II, in-4°. Lugduni, 1676.)

«Tussis, disait à son tour Etienne Blancard, est motus «violentus et plerumque involuntarius musculorum,

« quibus respiratio peragitur, ita ut expiratio variis vi-
« cibus interrupta, iterumque repetens, aerem expellendo
« e pulmonibus, et repellendo contra latera ramorum as-
« peræ arteriæ, tandem post aliquot ictus et nisus cum
« sonitu graviore, vel acutiore, non sine vi, et sæpe hu-
« moris, vel phlegmatis excretione, peragitur. Hinc ex
« tussi perinde, ut in sternutatione, concussio corporis fit,
« adeo ut in vehementiore tussi non levis labor sit, et
« metus suffocationis, quoniam impedita respiratione
« sanguis e capite rediens se in cor dextrum exonerare
« non potest ; ideoque facies et oculi rubore et livore
« afficiuntur, atque a tussi aliquot horas durante iden-
« tidem, repente vires admodum franguntur, » etc. (Stephani Blancardi *Lexicon medicum.* Friderico Isenflamm
edente, vol. II, p. 1262, in-8°. Lipsiæ, 1777.)

Rapprochez les définitions précédentes de la définition
que vous trouverez, par exemple, dans la douzième édition du *Dictionnaire de médecine* de Nysten (1) (1 vol.
grand in-8°. Paris, 1865), et dites si les auteurs anciens
ne devraient pas plus souvent être rappelés par les auteurs modernes.

Quel est le but le plus ordinaire de la toux?

La toux a généralement pour but de débarrasser les
voies aériennes des obstacles de toute nature qui
gênent la circulation de l'air, ce qui faisait dire à Galien, faisant allusion à ses précédents écrits : « Tussim
« quoque, ut spiritus itinera emundarentur, fieri osten-
« sum est. » (Galeni commentarius V in librum VI Hippocratis *Epidemiorum.* Charterio edente, t. IX, p. 515, c.)

—————

(1) « *Toux,* expirations subites, courtes et fréquentes, par lesquelles
l'air, en passant rapidement par les bronches et la trachée-artère, produit un bruit particulier. »

Je dis *généralement*, parce qu'il est des cas dans lesquels il n'est rien qui doive être expulsé ou rien qui puisse l'être.

Qu'y a-t-il à expulser, en effet, dans les toux qui surviennent à l'occasion de l'hydrocéphale, par exemple, de l'hydropisie de poitrine, de l'ascite, de la grossesse, de l'inflammation du foie, d'une tumeur de l'estomac, de certaines affections de l'utérus? etc., etc.

Qu'est-ce qui peut être expulsé dans l'irritation simple produite par la respiration d'un air froid, dans le premier degré de l'inflammation de la membrane muqueuse des voies aériennes, dans les tubercules pulmonaires qui commencent, dans la péripneumonie à son début, dans les cas de productions pierreuses dans le tissu des poumons? etc.

La toux est à l'arrière-gorge, au larynx, à la trachée-artère, aux bronches, ce que l'éternument est aux fosses nasales. Galien nous l'apprend encore en ces termes : « Natura hominibus salutis gratia ingenitas indidit passiones, ad eundem modum et sternutationem, et tussim ; sternutationem quidem, uti ea quæ in naribus infesta molestaque sunt, propelleret ; tussim vero, ut quæ in gutture. » Galeni *De simplicium medicamentorum temperamentis ac facultatibus*. Liber secundus, caput XVII, p. 45. A. Charterio edente, t. XIII.)

Quelle est la cause prochaine de la toux?

C'est l'irritation du système nerveux des voies aériennes.

Cette irritation a pour effet, en sollicitant la contraction des muscles expirateurs dont nous avons parlé, et en diminuant brusquement par cela même le volume des poumons, non moins que la longueur et le calibre des tuyaux bronchiques, de forcer l'air à sortir précipitamment et violemment de la poitrine (1).

C'est en s'échappant ainsi que l'air chasse devant lui, avec plus ou moins de facilité, tous les obstacles qu'il peut rencontrer sur son chemin.

Qu'est-ce qui produit la toux?

La toux peut être produite par la simple volonté, dans l'intérêt de l'étude ou du diagnostic.

Mais elle se produit le plus souvent d'elle-même, par le fait de la maladie.

Toux provoquée dans l'intérêt de l'étude ou du diagnostic.

On étudie la toux des individus sains pour la comparer à celle des individus malades.

On la provoque pour savoir si l'air peut parcourir librement toute l'étendue des voies aériennes et si rien d'anormal ne se produit par elle.

On la provoque pour rendre plus manifestes ou plus sensibles certains phénomènes sonores, soit en déterminant leur manifestation, soit en les exagérant.

On la provoque pour chasser les obstacles qui s'opposent à l'entrée ou à la sortie de l'air, pour aider à reconnaître si certains phénomènes sonores siégent dans les poumons ou dans la plèvre; pour aider à distinguer de l'état spasmodique des voies de l'air leur obstruction par des liquides, par des corps étrangers, etc.; pour savoir si l'affaiblissement ou l'absence du murmure vésiculaire dépendent de la présence de mucosités dans les bron-

______

(1) Cet air n'est pas seulement celui que les bronches et que les vésicules contenaient, avant l'inspiration subite qui a précédé la toux, mais encore celui que cette inspiration toujours plus longue, ou du moins plus profonde que les autres y a fait pénétrer.

ches ou de toute autre cause placée en dehors des voies de l'air. On la provoque enfin chez certains malades qui ont de la peine à parler et dont il importe pourtant de bien apprécier l'état physique des poumons ou de la plèvre.

A tous ces points de vue, la toux peut rendre des services. Elle le peut, à plus forte raison, lorsque, se produisant d'elle-même, elle agit en mettant sur la voie du traitement que réclament les maladies ou les lésions dont elle est un symptôme.

AUSCULTATION DE LA TOUX A L'ÉTAT PHYSIOLOGIQUE.

La toux ne fait entendre dans la poitrine saine qu'un bruit confus.

Ce bruit retentit avec une forme et un timbre qui sont en rapport avec les conditions dans lesquelles se trouvent les voies aériennes, tant supérieures qu'inférieures.

Si, pendant qu'un individu tousse, on tient le stéthoscope appliqué sur le larynx, sur la trachée-artère ou au niveau de la racine des bronches, on éprouve la sensation du creux ou du passage de l'air dans des tuyaux de différent calibre.

La toux imprime aux parois thoraciques des vibrations et des secousses plus ou moins étendues, plus ou moins fortes. Ces vibrations et ces secousses sont à peu de chose près les mêmes dans les régions semblables de la poitrine et elles dépassent pour l'ordinaire les limites de cette cavité.

AUSCULTATION DE LA TOUX A L'ÉTAT PATHOLOGIQUE.

Division de la toux.

On a distingué de tout temps la toux sèche et la toux humide.

Lorsque l'air ne rencontre aucun liquide ou qu'il en rencontre trop peu sur son passage pour donner lieu à la production des râles, la toux est dite sèche.

Elle est dite humide, au contraire, lorsqu'elle est accompagnée de râles dont le malade peut avoir conscience ou que le médecin peut percevoir par l'ascultation pratiquée soit de loin (auscultation à distance), soit de près (auscultation directe; auscultation médiate).

1° Toux sèche.

On connaît deux sortes de toux sèche qui sont :

La toux ordinaire (βήξ ξηρός, ξηρὴ ou ξηρα, tussis sicca, arida).

Et la petite toux (βηχίον ou βηχιον ξηρόν, tussicula sicca).

Variétés. — La toux persiste-t-elle longtemps avec une grande opiniâtreté et avec une certaine rudesse, on l'appelle *férine* (de *ferina*, rude) (1).

— Prend-elle le son de la voix devenue plus grave et comme voilée, on la dit *rauque* (de *raucitas*, enrouement, ou de *raucus*, *a*, *um*, enroué, dérivés eux-mêmes de βραγχος, ου, enrouement, ou de βραγχός, ή, όν, rauque, enroué).

— Est-elle accompagnée de sibilation (de *sibilum*, sifflement) ou de strideur (de *stridor*, bruit aigre, aigu, perçant), on la dit *sifflante* ou *stridente*.

— Fait-elle craindre ou amène-t-elle la suffocation, on l'appelle *suffocante* (βήξ πνιγμώδης, tussis suffocans, strangulabunda, μετα πνιγματος, cum strangulatu).

— Se produit-elle par accès, on l'appelle *quinteuse*.

____

(1) Ferina tussis est tussis gravis, ægrum maxime molestans.

— Présente-t-elle des caractères particuliers, comme on l'observe, par exemple, dans les cas de corps étrangers égarés dans les voies aériennes, dans la coqueluche, etc., on la dit *convulsive*.

— Est-elle rauque, aigre, déchirée, éclatante, sonore (clangosa) et à timbre en quelque sorte métallique, on l'appelle *croupale*, bien qu'on l'ait entendue avec ces caractères dans la laryngite simple (1), dans la phthisie laryngée (2), dans le faux croup (3), dans l'asthme aigu (4).

— Emprunte-t-elle d'autres caractères de certains engorgements pulmonaires, de certaines dilatations bronchiques, de certaines cavités anormales creusées dans les poumons, de certaines maladies ou de certains états pathologiques de la plèvre (pleurésies, pneumothorax), on la qualifie de *bronchique* ou *tubaire*, de *creuse* ou *caverneuse* (de *cavum, i*, creux, cavité, caverne) d'*amphorique*, etc.

— Les toux sèches imitant le braiement de l'âne, l'aboiement du chien, le chant du coq, le gloussement de la poule, etc., n'ont point reçu de noms particuliers.

2° *Toux humide (Toux grasse, βηξ γεγγωδης tussis cum stertore).*

Elle s'annonce avec des caractères différents, suivant la nature de l'humeur déposée dans l'une ou l'autre des diverses sections des voies aériennes. Cette

(1) Hérard. — Bulletins de la Société anatomique pour l'année 1846, p. 372.

(2) Dugès. — Article *Croup* du Dictionnaire de méd. et de chir. pratiques, t. V, p. 576. Paris, 1830.

(3) Guersent. — Article *Croup* du Dictionnaire de médecine, t. VI, p. 249. Paris, 1823.

(4) Royer-Collard, Double, etc.

humeur est séreuse, muqueuse, purulente, sanguinolente, sanguine, etc. Elle diffère de consistance et de
couleur ; elle est ténue, épaisse, crue ou cuite ; elle est
blanche, jaune, verdâtre, rouillée, etc.

Est-elle fixée aux parois du larynx, qu'elle provienne
ou non de sa membrane interne, elle est expulsée par
une toux légère avec d'autant plus de facilité, qu'elle a
un plus court trajet à parcourir et qu'elle est moins
épaisse.

Si la matière à rejeter siége profondément dans les
bronches, elle n'est expulsée qu'à l'aide de grandes et
de fréquentes expirations.

Enfin, si la matière en question a pour siége les
bronches capillaires ou les vésicules pulmonaires, ce
n'est qu'après des efforts de toux plus grands encore et
plus fréquents, et après avoir traversé tout le trajet des
bronches, qu'elle est enfin chassée de la poitrine.

Willis (1) avait fait ces remarques, qui sont de la
plus grande justesse. En les reproduisant, nous ne
sommes que son interprète. Mais nous avons besoin
d'ajouter que certaines humeurs se détachent avec une
grande facilité, tandis que d'autres réclament des efforts de toux incessants et pénibles.

D'où viennent les noms divers que l'on a donnés à la toux ?

On s'est laissé guider par la sensation qu'elle donne
a l'oreille de celui qui l'entend (toux sèche, toux humide) ;

Par la comparaison qu'on a pu faire du bruit de la
toux avec d'autres phénomènes sonores (toux analogue
à l'aboiement du chien, au gloussement de la poule, au
chant du coq, etc.);

(1) WILLIS. — Pharmaceutice rationalis, sect. I, cap. IV, p. 33. In-4,
Lugduni, M.DCLXXVI. Sumptibus J.-A. Hvgvetan.

Par le nom de la maladie elle-même (toux croupale,
toux pneumonique, etc.);

Par la considération du siége de la toux (toux gutturale, laryngée, pulmonaire, etc.);

Par la cause vraie ou présumée de son point de départ (toux hystérique, gastrique, etc.);

Par la nature de la lésion physique (toux caverneuse,
amphorique, etc.)

CAUSES DE LA TOUX.

Les anciens avaient divisé les causes de la toux en
EXTERNES et en INTERNES.

1° Les causes externes provenaient du dehors. C'étaient
l'air froid, la neige, la glace (1), la chaleur, la sécheresse. L'hiver, l'été sec et boréal, l'automne pluvieux et
austral y prédisposaient (2).

Les causes externes capables de produire la toux
étaient encore l'eau froide bue avec avidité ; les médicaments froids appliqués sur la poitrine ; les aliments
âcres, acides, excitants ; la fumée ; la poussière ; les va-
peurs irritantes de toute nature ; les boissons et les aliments tombant dans les conduits de l'air ; les corps
étrangers, tels que fèvres, haricots, noyaux de cerise,
d'aveline, etc., s'égarant dans le larynx, la trachée-artère ou les bronches.

2° Les causes internes siégeaient à l'intérieur du
corps. On les subdivisait en *idiopathiques* et en *symptomatiques*.

A. Les *toux idiopathiques* étaient dues surtout aux
humeurs qui descendent des fosses nasales, à celles qui
proviennent du larynx, de la trachée, des bronches, à
l'irritation simple ou à l'inflammation des différentes

(1) LITTRÉ. — Aphorismes d'Hippocrate, sect. v, n° 14, p. 541.
(2) *Ibid.*, sect. iii, n° 13, p. 491 ; — n° 23, p. 497.

sections des voies aériennes, à l'inflammation des poumons.

Les modernes ont joint à ces différentes causes de toux idiopathiques celles qui dépendent de la syphilis, de la scrofule, du scorbut, de la goutte, du rhumatisme.

Les toux idiopathiques étaient dues encore à la présence, dans les poumons, de tubercules crus, de pus, de grumeaux sanguins, de vers, de productions pierreuses, à l'existence de certains épanchements pleurétiques.

B. Les *toux sympathiques* provenaient du fait du diaphragme, du foie, de la rate, des reins, de l'estomac, de l'intestin, des testicules (1), de l'utérus, des nerfs, des affections vermineuses ;

La toux survenait comme symptôme ou comme complication dans certains cas d'hydrocéphale, d'irritation soit du conduit auditif, soit de la membrane interne des fosses nasales. Elle survenait dans les fièvres ardentes, dans certains cas d'hydrothorax, d'hydropneumothorax, d'hydropéricarde, d'hypertrophie du cœur, de dilatation des bronches, d'anévrysme de l'aorte, d'hydropisie ascite, etc.

Elle survenait dans l'action de cracher, de soupirer, de bâiller, de sangloter, de rire, d'éternuer.

(1) On lit par contre, dans la *Séméiologie générale* de Double (p. 102 du t. II, in-8 ; Paris, 1817) : « L'inflammation, l'enflure, la douleur des testicules, font souvent cesser les toux les plus graves et les plus opiniâtres, par suite de la sympathie qui existe entre les parties génitales et la poitrine. » (Hippocrate (1), Baglivi (2), Rega (3), Bourges (4).

(1) HIPPOCRATE.—Épidémies, 1ᵉʳ livre, p. 603 du t. II de la version française de Littré.
(2) BAGLIVI. — Opera omnia. Lugduni, 1745, in-4, p. 114.
(3) H.-J. REGA. — De Sympathia, p. 228 et suiv. 1 vol. in-12, Harlemi, 1721. L'auteur se borne à invoquer le témoignage d'Hippocrate, de Baglivi.
(4) BOURGES. — Observations sur une affection des testicules, suite des fièvres catarrhales. Dans : journal général de médecine, de chirurgie et de pharmacie, t. XXXI, p. 54 à 61. In-8. Paris, 1808.

Que dis-je, ou observait la toux dans une circonstance à la fois exceptionnelle et inexplicable, je veux parler de celle à laquelle Montaigne (1) faisait allusion quand il disait : « Un tousseur continuel irrite mon poulmon et mon gosier. »

CONCLUSIONS.

Des divisions et des subdivisions des causes de la toux et du siége réel ou présumé de son point de départ sont nées, en conséquence, les toux *idiopathiques* ou

Gutturale,

Laryngée,

Trachéale,

Bronchique,

Pneumonique,

Pleurétique,

et les toux *sympathiques* ou

Nerveuse,

Diaphragmatique,

Hépatique,

Splénique.

Néphrique,

Hystérique,

Gastrique,

Intestinale, etc.

CARACTÈRES GÉNÉRAUX DE CES DIVERSES TOUX.

« La toux gutturale est sèche, fréquente, précédée ou accompagnée d'un sentiment de titillation ou de picotement à l'arrière-gorge ;

« La toux laryngée est rauque avec une douleur plus ou moins vive à la région du larynx ;

(1) Montaigne.—*Essais*, livre I. chap. 20. De la force de l'imagination.

« La toux trachéale et la toux bronchique s'accompagnent ordinairement de chaleur et de déchirement derrière le sternum et sont fréquemment accompagnées d'expectoration muqueuse ;

« La toux pneumonique est profonde, douloureuse, sans quintes toutefois, avec crachats muqueux, clairs et sanguinolents d'abord, puis épais et plus ou moins opaques ;

« La toux pleurétique est essentiellement douloureuse, sèche et fréquente » (1).

Les toux nerveuse, gastrique, hépatique, hystérique, etc., se font remarquer par leur sécheresse et leur opiniàtreté, en l'absence de toute lésion dans les voies aériennes tant supérieures qu'inférieures.

Si, au lieu d'avoir son siége dans les bronches, pour constituer la toux bronchique ordinaire, il existe, comme nous l'avons dit, une péripneumonie autour d'une bronche, une pleurésie ayant acquis certaines proportions, une bronche dilatée entourée d'une induration pulmonaire, on perçoit alors, en appliquant directement ou médiatement l'oreille sur la poitrine, une toux bien différente de celle de la bronchite, toux sans chaleur et sans déchirement derrière le sternum, et qui donne, après l'expectoration, la sensation du creux. On ne l'a pas moins appelée *toux bronchique*. Elle correspond à la respiration de ce nom.

Se manifeste-t-elle dans les cas de cavernes creusées dans les poumons, la toux auscultée sur la poitrine a reçu le nom de *caverneuse*.

On l'a même dite *amphorique*, lorsqu'elle s'est produite avec les caractères que nous avons fait connaître en traitant de l'auscultation de la respiration (p. 217) et

---

(1) P. JOLLY. — Article *Toux* du Dictionnaire de méd. et de chir. pratiques. 1836.

de la voix (p. 350, 360) dans les circonstances que nous avons énumérées à diverses reprises.

Disons de quelle manière on peut reconnaître ces différentes toux.

1° TOUX BRONCHIQUE.

Lorsqu'on distingue à l'aide de l'auscultation, soit directe, soit médiate, au niveau d'une bronche, au moment où le malade tousse, un bruit qui rappelle, sauf l'ampleur, le phénomène sonore que l'on entend, durant la toux également, au niveau du larynx, on dit que la toux est *bronchique* ou bien *tubaire*, si l'on veut se servir de la comparaison faite par Laënnec (1).

Il est fréquent d'entendre cette toux au niveau des premières divisions des bronches, mais on la perçoit aussi, bien que plus rarement, au niveau des deuxième ou troisième divisions de ces vaisseaux. Cela dépend du siége de l'engorgement pulmonaire et de l'étendue qu'il occupe autour de tel conduit aérien ou de tel autre.

Toutes choses égales d'ailleurs, la toux bronchique est d'autant plus pure, d'autant plus manifeste que la bronche est plus volumineuse, qu'elle est plus voisine de la surface des parois thoraciques, qu'il reste moins de poumon sain entre la bronche et l'extérieur de la poitrine.

Les circonstances dans lesquelles on observe la toux bronchique sont les mêmes que celles dans lesquelles nous avons vu la respiration bronchique se produire.

C'est dire assez que la toux peut prendre le caractère bronchique à une certaine époque des tubercules pulmonaires, de la péripneumonie, de l'apoplexie, de la

(1) R.-T.-H. Laennec. — Traité de l'ausc. méd., t. I, p. 90, 2ᵉ édition. Paris, 1826.

dilatation des bronches, dans certains épanchements pleurétiques, etc.

Laënnec avait remarqué, et ses successeurs ont fait la même observation, que la toux bronchique ou tubaire est assez bien circonscrite dans les épanchements liquides de la plèvre, à la racine du poumon ; tandis qu'elle occupe une étendue plus grande et un siége plus varié dans la péripneumonie. Laënnec avait également pensé que la toux tubaire pouvait servir à apprécier le diamètre qu'avaient acquis les bronches dilatées.

2° TOUX CAVERNEUSE.

Laënnec (1) a proposé cette dénomination pour rendre l'idée d'un phénomène sonore qui donne à l'oreille la sensation du vide que l'on perçoit au niveau du larynx. Il y a cependant cette différence entre la toux laryngée et la toux caverneuse, que la première est moins pure, moins nette, moins tranchée, moins étendue que la seconde ; elle fait naître, par conséquent, dans l'esprit, l'idée d'une cavité moins spacieuse.

M. Skoda n'a pas admis cette distinction de la toux bronchique et de la toux caverneuse (2). Ces deux sortes de toux n'ont pas, selon lui, de caractères distinctifs suffisants pour mériter chacune une description particulière. Il adresse donc à cette division la critique qu'il avait déjà faite à la voix bronchique et caverneuse (3). Pour lui la distinction est impossible au lit du malade.

Sans aller aussi loin que M. Skoda, nous dirons que cette distinction est, au moins, parfois, très-difficile. Le retentissement de la toux, au niveau d'une caverne, ne

(1) LAENNEC. — Traité de l'ausc. méd., 2e édit, t. I, p. 91.

(2) SKODA. — Traité de percussion et d'auscultation, p. 194 de la version française du Dr Aran.

(3) SKODA. — Traité de perc. et d'ausc., p. 81 et suiv.

diffère souvent pas du retentissement qui se produit au niveau d'une bronche. Il peut, par contre, avoir de l'ampleur et paraître se passer dans une cavité plus ou moins spacieuse, lorsque le lieu de sa production n'est autre, en définitive, que celui d'une bronche non dilatée entourée d'un poumon hépatisé ou simplement comprimé.

Si la toux caverneuse peut se manifester, par exception à la vérité, sans que les bronches aient subi la moindre dilatation, à plus forte raison pourra-t-on l'observer dans certains cas de bronches dilatées, dans les cavernes tuberculeuses, péripneumoniques, hemoptoïques, gangréneuses.

Est-il besoin d'ajouter que les cavernes pulmonaires renferment ordinairement un liquide provenant de la fonte de tubercules, d'un abcès péripneumonique, d'un foyer sanguin, etc., et que, dans tous ces cas, la toux donne lieu à la production d'un gargouillement plus ou moins fort? Est-il besoin de dire encore que ce gargouillement disparaît lorsque la toux a chassé le liquide, pour faire place à la toux simplement caverneuse, à moins que les bronches qui communiquent avec la caverne ne soient momentanément obstruées par des mucosités, par du pus, par du sang? etc.

En dehors de ces conditions défavorables, la toux caverneuse est d'autant plus manifeste, quelle est précédée d'une plus grande inspiration, que les bronches dilatées ou que les cavités creusées dans les poumons sont plus superficielles, que les parois de ces bronches ou de ces cavités sont plus dures.

3° TOUX AMPHORIQUE.

Toussez à travers le goulot d'une cruche vide et vous produirez un bruit particulier analogue à celui que vous perceviez sur la poitrine de certains malades atteints de cavernes pulmonaires vides, de pneumo-thorax simples ou compliqués d'un épanchement liquide seulement.

Landouzy (1) a cité l'observation suivante qui ne doit pas surprendre après ce que nous avons dit p. 145 et suiv. :

Un malade âgé de 31 ans mourut, après avoir présenté une res-piration, une *toux* et une voix amphoriques. On trouva deux litres de sérosité dans le côté gauche de la poitrine. Le poumon refoulé en haut contre la colonne vertébrale était réduit au volume du poing et transformé, excepté au sommet qui était encore un peu perméable, en une sorte de tissu musculaire infiltré, enfermé dans une gaîne, partie fibreuse, partie fibro-cartilagineuse. Landouzy crut devoir attribuer les phénomènes amphoriques à la condensa-tion du tissu pulmonaire. Il fit de plus cette remarque : « Les annales de la science ne contenant à ma connaissance aucun fait de ce genre, j'étais très-embarrassé de déterminer exactement la valeur de ces phénomènes.

Je me bornai à regarder le souffle amphorique comme une exa-gération exceptionnelle du souffle tubaire. »

La toux amphorique a un timbre ordinairement mé-tallique.

Elle se produit le plus souvent dans les cas où l'on a pu distinguer soit la respiration , soit la voix ampho-riques ; mais elle n'est pas liée forcément à l'existence de cette respiration et de cette voix.

Quel ordre devons-nous adopter dans l'étude des toux diverses que nous avons nommées ?

Nous pourrions, conformément à ce que nous avons

(1) LANDOUZY. — Nouvelles données sur le diagnostic de la pleurésie et les indications de la thoracentèse. 1re observation dans : Archives gén. de méd., n° de novembre 1856, p. 519 et suiv. — On trouve signalés dans des conditions à peu près semblables, le souffle et la toux ampho-riques, dans la 4e obs. de ce travail.

dit précédemment, rattacher chacune des toux dont nous avons parlé à chacune des causes qui la produisent, et nous borner à signaler les différences de ces toux entre elles, chaque fois que cela serait possible.

Nous pourrions encore décrire la toux d'après ses causes soit internes, soit externes, et cela nous conduirait successivement à parler de la toux idiopathique, de la toux sympathique et de la toux de cause externe.

Cette division de la toux établie sur les causes de sa production serait naturelle.

Mais, à vrai dire, toute toux se produisant contre la volonté est symptomatique.

Envisageons-la donc à ce point de vue seulement en interrogeant tour à tour la tête, le cou, la poitrine et le ventre.

C'est ce qu'a fait Morgagni dans une de ses lettres. Nous imiterons son exemple.

A. CAUSES DE LA TOUX RÉSIDANT A LA TÊTE.

1° *Hydrocéphale.* — « Les anatomistes connaissent la toux que détermine l'irritation de l'origine des nerfs, comme cela a lieu quelquefois sur les hydrocéphales. » (*Du siége et des causes des maladies*, etc., lettre 19, n° 54.)

L'auteur donne à l'appui de cette proposition deux observations qu'il emprunte au *Sepulchretum* de Bonet (1), et qui appartiennent l'une à Vesale et l'autre à Lechel.

« Vous trouverez, dit-il, dans l'observation de Vésale, qu'un léger mouvement de la tête suffisait pour produire aussitôt une toux grave, tandis qu'il n'est fait mention d'aucune lésion pulmonaire. » (*Ibid.*, n° 54.)

En effet, nous lisons dans A. Vésale (*De humani corporis fabricâ*, cap. v, p. 15. 1 v. in-f°. Venetiis, 1568) :

____

(1) BONET. — Liber I, sect. 16, obs. 6, De hydrocephalo, p. 381 du t. I.

« Et quoties caput, quum illam paucis ante mortem diebus con-spexi, ab astantibus movebatur, et non nihil, quantum vis etiam leviter, erigebatur, gravis illico tussis puellae molesta fuit, cum difficili respiratione, et totius faciei miro rubore, sanguinis que suffusione, et lacrymarum proventu. »

Si cette observation paraît concluante, celle de Lechel ne l'est pas au même degré, car, bien que Morgagni ait écrit, toujours dans le même n° 54 de sa lettre XIX :

« Vous lirez dans l'observation de Lechel (1) que la toux existait, bien que nuls autres viscères que le cerveau et nommément les poumons, ne fussent en mauvais état, tandis qu'il est dit, au contraire, qu'ils étaient convenablement et très-bien constituées, et sans aucune lésion. Cependant, il est dit dans le texte que le malade : « Maii usque ad finem vitæ cum stertore et sonitu clan-« gosum duxerit spiritum. »

2° Irritation de la membrane interne de l'oreille.

« La toux, dit encore Morgagni, a lieu fort souvent à la suite d'une légère irritation du conduit auditif, produite avec un cure-oreille, soit que l'irritation se propage à tra-vers les membranes intérieures de l'oreille, de la trompe d'Eustache, et enfin du pharynx jusqu'au larynx, soit qu'elle fasse descendre aussitôt de cette trompe dans le pharynx quelque chose qui doit irriter ce dernier conduit et le larynx, soit enfin qu'elle agisse sympathiquement sur certains nerfs, comme sur ceux qui se distribuent aux membranes qui se continuent immédiatement avec la membrane interne du larynx. Et, comme je l'ai dit, la production d'une toux semblable n'est inconnue de personne » (2). (Lettre 19, n° 54.)

(1) In Additamen. Obs. 4, p. 389 du t. I du Sepulchretum.

(2) « Rudior attactus membranæ meatum auditorium investientis tus-sim producere potest. » (Van Swieten. p. 9 de la 1re partie du t. III des *Aphorismes* de Boerhaave. In-4. Taurini, 1744.)

3° *Irritation de la membrane interne des narines.*

Elle suffisait, au rapport de Van Swieten, pour donner naissance à la toux. « Narium internarum irritatio, disait-il, « tussim producere potest » (p. 9 de la 1ʳᵉ partie du t. III de Boerhaave. In-4, Taurini, 1744).

Cela est si vrai, qu'il est des personnes qui toussent toutes les fois qu'elles respirent du vinaigre, une allumette soufrée en ignition, etc.

B. CAUSES DE LA TOUX RÉSIDANT AU COL.

Lorsque nous avons traité (1) des maladies qui peuvent atteindre le larynx, nous avons signalé :

La toux quinteuse, pénible, rauque, sèche au début, puis humide de la laryngite aiguë;

La toux rauque, âpre, rude de la laryngite chronique ;

La toux rauque, sifflante, convulsive de l'œdème de la glotte ;

Nous ne reviendrons pas sur ces diverses toux dont la description trouvait naturellement sa place à côté des signes acoustiques fournis par la respiration et par la voix.

Nous avons dit également quelques mots des résultats de l'auscultation pratiquée sur le larynx et la trachée-artère dans les cas de corps étrangers égarés dans les voies supérieures de l'air.

Complétons ici cet article en revenant sur la toux que ces corps déterminent. Nous passerons ainsi sans transition à la toux symptomatique de corps étrangers égarés dans les bronches.

(1) P. 48 et suiv., voyez aussi l'Art méd., t. VIII, p. 48-146-232-306.

Corps étrangers égarés dans le larynx et la trachée-artère.

A peine le corps étranger a-t-il pénétré dans les voies supérieures de l'air, qu'on voit survenir, pour l'ordinaire, instantanément (1), une toux violente, suffocante, convulsive, dont les accès se renouvelleront à des intervalles plus ou moins éloignés, entre lesquels le calme renaîtra. Et ces accès n'existeront pas seulement dans les cas où le corps étranger sera mobile, mais encore dans ceux où il ne pourra se mouvoir. Lisez dans les *Bulletins de la Société anatomique* pour l'année 1862 (p. 422 et suiv.), le rapport de M. Ferrand sur deux présentations de corps étrangers du larynx faites par M. Flurin et vous verrez que :

La mort étant survenue, chez un enfant âgé de six ans, après quelques accès de suffocation bien constatés, au milieu d'un état d'asphyxie continue, on trouva dans le larynx un fragment de coquille de noix triangulaire appliqué sur le côté gauche de la glotte, ayant un angle supérieur qui s'enfonçait dans le ventricule gauche et une base arc-boutée contre la paroi latérale du larynx, au niveau du cartilage cricoïde.

Si, en même temps que vous constatez des accès intermittents de toux et de suffocation, vous observez que ces accès sont fréquents, bien accusés, sans coïncidence de mobilité d'un corps quelconque dans les voies de l'air, soyez presque sûr que le corps étranger siége dans le larynx.

(1) Nous nous exprimons ainsi parce qu'on a cité l'exemple d'une jeune fille qui paraît n'avoir été prise de toux et de suffocation que huit jours après avoir pris des cerises. Cette toux et cette suffocation revenaient par accès de six, huit et quinze jours d'intervalle. Neuf mois après le début de ces accidents, la malade rendit, à la suite d'une toux violente, un noyau revêtu d'une couche calcaire. (Maslieurat, p. 103 des *Bulletins de la Société anatomique* pour l'année 1839.)

Le fait de la sortie du corps étranger, après un temps plus ou moins long, n'est-il pas la preuve qu'il occupait les ventricules du larynx?

Louis (1) avait porté ce jugement dans le cas que voici, dont Bartholin a rapporté l'observation sous le titre de *Nucleus ex pulmonibus* :

Une femme de Padoue avala un noyau d'aveline pendant qu'elle riait. A l'instant même, elle fut prise d'une toux violente qui la tourmenta pendant deux mois. La fièvre et le marasme firent croire à un médecin qu'il y avait phthisie. Ce ne fut pas l'avis de J. D. Sala, parce que la fièvre n'était pas continue, que les crachats n'indiquaient ni pus ni sang, que la respiration était libre. En effet, la malade finit par rendre le noyau de cerise et elle se porta bien ensuite. (T. Bartholini *Hist. anat. rariorum* Cent. II. Hist. xxvii, Hafniæ, 1654).

On peut rapprocher de cette observation celle d'un bourgeois d'Amsterdam qui, fatigué pendant plus de sept ans par une toux opiniâtre et par une difficulté de respirer, fut réduit à la dernière extrémité jusqu'à ce qu'en toussant violemment, il rendit une portion de coquille d'aveline de la grandeur d'un ongle qui s'était nichée vers l'orifice de la trachée-artère (2). (Nicolai Tulpii *Observationes medicæ*, p. 109, lib. ii, caput vii. 1 vol. in-12. Amstelredami, 1672.)

Dans ce cas encore, Louis (3) plaçait le siége du corps étranger dans les ventricules du larynx.

---

(1) Louis —Mémoire, sur la bronchotomie, p. 222 du t. VI des Mémoires de l'Ac. roy. de chir., édition de Michel Fossone.

(2) Voici l'observation de Tulpius : *Rara difficilis spiritus caussa.*

« Civis Amstelredamensis, septem amplius annos, divextus ab indefa-
« tigabili tussi, traxit continenter spiritum, adeo difficulter : ut corpus
« ipsi summopere emarcuerit. Sed ejecto tandem, per vehementissimam
« tussim, putamine, nucis avellanæ : duxit illico spiritum commodius;
« et evasit celerrime, quod vitæ intentabatur, periculum.

« Inhæserat autem hoc putamen (quod adæquabat unguem huma-
« num) circa caput asperæ arteriæ : uti satis distincte indicavit æger.
« Forte prope illum locum, in quo aureum nummum, scribit ultra bien-
« nium delituisse Philippus Hechsteterus Obs. decad. VI, cas. x. »

(3) Louis. — Mémoire sur la bronchotomie, p. 219 du t. VI des Mémoires de l'Acad. roy. de chir.. édit. in-8 de Michel Fossone.

Entre le texte de Tulpius et l'interprétation de Louis, les lecteurs jugeront.

C. CAUSES DE LA TOUX RÉSIDANT DANS LA POITRINE, OU AUTREMENT DIT DANS LES BRONCHES, DANS LE PARENCHYME PULMONAIRE, DANS LES PLÈVRES, DANS LE MÉDIASTIN ET DANS LE PÉRICARDE.

Corps étrangers égarés dans les bronches.

Le Dr John Browne (1) lut à la Société chirurgicale de Dublin, le 9 décembre 1829, un mémoire renfermant, dit-on, des observations sur ce sujet. Il fit connaître les opinions diverses émises en Angleterre, en Allemagne, en France, sur l'opportunité de la trachéotomie dans les cas de corps étrangers égarés dans les bronches.

Avant de se demander s'il y a lieu, ou non, de songer à cette opération, il faut d'abord bien établir le diagnostic.

On sait qu'un corps étranger parvenu dans les bronches est arrondi ou à bords anguleux ; que, dans le premier cas, il est ordinairement mobile et susceptible de remonter dans la trachée; que dans le second cas il est généralement immobile.

On sait qu'un corps étranger a pour effet de produire l'inflammation et de donner lieu à des abcès et de déterminer à la place qu'il occupe des râles et un affaiblissement ou même, comme nous l'avons dit, (note 1 de la page 44), le silence complet des bruits respiratoires dans le poumon correspondant.

____

(1) JOHN BROWNE. Recherches sur l'opération de la trachéotomie, dans le but de déterminer si elle peut être considérée comme convenable dans les cas où un corps étranger est logé dans l'une ou l'autre bronche, avec des observations sur les derniers exemples d'un pareil accident.

On sait enfin que la douleur accusée par les malades, jointe aux signes précédents et à l'histoire des antécédents ou commémoratifs, peut conduire à déterminer la présence et le siége du corps étranger.

Mais ce que l'on sait moins, c'est que le médecin peut n'avoir connaissance que de la toux éprouvée par les malades.

L'observation suivante en est la preuve :

Clou trouvé dans la bronche gauche (Observation recueillie par H. Royer-Collard).

Un homme, atteint de démence, était depuis plusieurs années à la maison de Charenton. Au commencement de la maladie, il avalait tout ce qui se trouvait sous sa main.

Vers le 15 juillet 1823, il parut tousser plus fréquemment que de coutume, et il mourut le 29.

On trouva dans la bronche du poumon gauche un clou long de quatre centimètres, dont la tête égalait environ un centime; elle avait fait une ulcération circulaire à l'endroit de la bronche avec lequel elle était en contact. Le poumon correspondant seul était rempli de tubercules dont la plupart étaient ramollis.

H. Royer-Collard rapportait à deux ou trois ans la date de la pénétration du clou dans les voies de l'air. (*Bulletins de la Société anatomique,* pour l'année 1826, p. 27 de la 2e édit. in-8; Paris, 1841.)

Si la toux seule a été remarquée dans l'observation précédente, elle est loin d'avoir été isolée dans le cas que voici :

Os de poulet trouvé dans la bronche droite (Observation recueillie par Pierre Gilroy, docteur-médecin à Navan).

Une femme veuve, âgée de 40 ans, d'une constitution robuste, fut prise, le 8 août 1826, pendant son dîner, d'un accès soudain et violent de toux, avec menace de suffocation. Elle avait avalé un os de poulet, qu'elle disait sentir dans sa poitrine.

Le 9 août, il existait de l'oppression, un léger chatouillement

(1) Cette observation a été reproduite par le Journal universel et hebdomadaire de médecine et de chir. pratiques et des Institutions médicales. 2e année, t. V, p. 54 et suiv. In-8. Paris, 1831.

dans la gorge qui excitait la toux, une douleur intense à la partie supérieure du sternum et un malaise général.

Les jours suivants, tous ces phénomènes s'amendèrent et puis s'aggravèrent.

Ce fut le 13 septembre, c'est-à-dire cinq semaines environ après l'accident, que le Dr Gilroy vit la malade. Elle souffrait d'une nouvelle augmentation dans les symptômes. Elle était dans son lit, tenant le haut du corps singulièrement bas. Elle était en proie à une vive anxiété. Elle indiquait, comme siége de la douleur, la partie supérieure du sternum, à droite, où elle avait senti l'os s'arrêter. Tant qu'elle restait tranquille avec les épaules basses, elle ne toussait pas ; mais, dès qu'elle se levait un peu, ou qu'elle se tournait sur l'un ou l'autre côté, un violent accès de toux se déclarait. La malade ayant élevé beaucoup le corps, l'accès qui s'ensuivit fut plus violent et plus convulsif qu'aucun paroxyme d'asthme que le Dr Gilroy eût jamais vu. Pendant les accès, l'expectoration était ordinairement arrêtée. Une odeur fétide s'exhalait de la poitrine. La malade, minée par la fièvre hectique, languit jusqu'au 29 octobre, qui fut le jour de sa mort.

Autopsie. On trouva dans le centre du poumon droit un abcès si large, qu'il envahissait presque tout cet organe ; il y avait plus de 500 grammes de pus d'une odeur fétide ; le morceau d'os de poulet léger, poreux, du poids de 25 centigrammes, était situé à la partie supérieure de la bronche droite, vers la bifurcation de la trachée. Dans cet endroit, ce tube offrait une communication avec la partie supérieure de l'abcès.

Noyau de cerise égaré dans le poumon droit (Observation de Daniel Sennert) (1).

Le malade fut, dans ce cas, assez heureux pour rendre, avec une violente toux, un noyau de cerise qui était tombé quelque temps auparavant dans la trachée-artère, d'où il était arrivé dans le poumon même.

« *Nucleus cerasi ex ore in pulmonem delapsus.* — Anno 1620, dit Daniel Sennert (2), vir quidam doctus, cum cerasa arbore decerpta in horto comederet, atque subito in strangulationis et suffocationis periculum cum maxima tussi conjiceretur, nucleum cerasi in guttur

_____

(1) DANIEL SENNERT, Opera, t. II, p. 496. In-folio. Parisiis, 1641.
(2) *Ibid.*, p. 506, 2^e colonne, A.

illapsum, et tussis et strangulationis causam esse existimans, chirurgum qui illum eximeret, accercivit :

« Verum cùm chirurgus nullum nucleum deprehenderet, et suffo · cationis periculum cessaret, tussis vero nihilominus perseveraret, in eam opinionen venit, nucleum nullum in guttur illapsum fuisse, sed hoc symptoma ex catarrho subito et vehementi provenisse. Deambulaverat vero in horto tempestate pluviosa, et alias catarrhis valde obnoxius erat. Duravit ista tussis per tres septimanas et per intervalla quædam ægrum valde afflixit, quo tempore etiam dolorem quemdam gravativum in dextra thoracis parte deprehendebat. Tandem cum noctu vehementer integram horam tussivisset, nucleum illum pituitæ crassæ adhærescentem tussi rejecit, atque ita tussi liberatus est. »

J'ai déjà fait allusion plus haut (p. 43) à cette obser-vation que j'ai dit être la 18ᵉ du Mémoire de Louis sur la bronchotomie.

Os de veau égaré dans le poumon (Observation recueillie par C. Stalpart Vander Wiel).

« Une fille, en avalant un bouillon, eut le malheur de recevoir dans la trachée-artère une petite portion d'os de veau. Un malaise considérable fut le premier symptôme de cet accident. La portion d'os ayant pénétré jusque dans le poumon, la malade fut agitée d'une toux presque continuelle et d'une fièvre qui fut suivie de crachements de sang, et d'une ulcération au poumon. Enfin, au bout de quatre mois, elle rejeta, en toussant, ce petit os avec des crachats purulents, et elle se tira d'affaire, quoique l'ulcération du poumon l'eût menacée de consomption. »

« Parmi les différents faits qu'on a sur les corps étrangers qui ont passé dans la trachée-artère, dit Louis (2), voilà le seul qui ait été poussé dans le poumon. Ce cas a eu, sans doute, des symptômes caractéristiques par lesquels on a dû le distinguer de ceux que cause la présence d'un corps étranger dans la trachée-artère.

« Si l'observateur avait été occupé du même objet que

(1) C. Stalpart VANDER WIEL. *Observationum rariorum*, etc., centuria prior, obs. 23, p. 97, Leidæ, 1727.

(2) LOUIS. *Mém. sur la bronc.*, p. 226 du t. VI de l'éd. de Michel Fossone.

nous, il ne nous aurait pas laissé ignorer s'il y avait un point fixe de douleur, et si la malade l'indiquait : nous saurions en quelle façon la respiration a été lésée. »

L'observation du D' Gilroy et une autre beaucoup plus ancienne de Tyson in *Actis medicis*, anni 1679. Obs. XXIX, répondent aux desiderata de Louis.

CONCLUSIONS.

Les observations que nous venons de rapporter prouvent que la phthisie peut être déterminée par la présence d'un corps étranger, fragment osseux ou autre, dans les voies de l'air, et que cette phthisie conduit fatalement à la mort, si les corps étrangers ne peuvent être expulsés.

Dans les cas, au contraire, où les corps étrangers viennent à être rejetés au dehors, la cause de la consomption cessant, les malades reviennent, comme nous l'avons vu, plus ou moins promptement à la santé.

L'une et l'autre de ces propositions ont été reprises en sous-œuvre par deux médecins étrangers, les docteurs Mason Good (1) et Thomas Young (2).

On a dit que le D' Young avait rapporté plusieurs observations de consomption dans lesquelles on avait vu des malades expectorer un débris d'os ou quelque autre corps étranger. Je n'ai trouvé dans cet auteur que les paroles suivantes ayant trait à ce sujet :

« It is not peculiar acrimony, for every symptom of consumption has sometimes been observed, where the presence of a foreing substance has obviously been the only essential cause, and the disease has ceased on its removal. » (*Oper. cit.*, p. 40.)

Tous les malades dont les voies principales de l'air

(1) MASON GOOD. The study of medicine, t. III de la 2e édition.

(2) THOMAS YOUNG. A practical and historical treatise on consumptive diseases. 1 vol. in-8. London, 1845.

sont devenues le siége d'un corps étranger, ne meurent donc pas.

Mais ils toussent presque sans interruption, sont à chaque instant menacés de suffocation, et éprouvent des symptômes divers, suivant la nature et la forme du corps étranger. Ils portent la main au cou à l'égal des enfants atteints du croup, ou bien, quand on leur demande d'indiquer le lieu de leur souffrance, ils indiquent, soit la partie supérieure droite de la poitrine, soit la partie supérieure du sternum, soit encore sa partie moyenne.

La toux cesse avec la disparition de la cause qui lui donnait lieu, et les malades qui avaient couru des dangers pendant des jours, des semaines, et même des mois, reviennent à la santé.

Vers égarés dans les voies de l'air.

Ce que nous disons des corps étrangers, tels qu'un débris osseux, un noyau de cerise, une arête de poisson, par exemple, peut se dire des vers qui s'engagent parfois dans le larynx, dans la trachée, ou bien dans une bronche. Les symptômes sont à peu près les mêmes.

Une dyspnée subite ouvre la scène. Les malades portent la main au cou, comme pour arracher l'obstacle qui s'oppose au passage de l'air. Ils placent le siége de leur souffrance à la partie supérieure du sternum ou bien à la partie antérieure et moyenne de la poitrine.

Il survient de la sueur, de l'agitation, des crachotements, des vomissements, du trismus, des convulsions, la mort enfin, après une asphyxie toujours croissante et des efforts de toux, sans résultat le plus souvent, car ce n'est que par exception que les vers sont expulsés.

Cette succession de phénomènes se produit ici dans un

espace de temps très-court, soit que la mort arrive, soit que le malade échappe à tout danger, en se débarrassant, dans un accès de toux, du ver qui l'étouffait.

Dans les cas de mort, on trouve des vers en plus ou moins grand nombre dans différentes parties des voies digestives. Ceux qui sont devenus funestes, sont encore le plus souvent dans le larynx, dans la trachée-artère ou dans les bronches, plus fréquemment à la fois dans la trachée et dans la bronche droite.

Donnons quelques observations à l'appui de ces propositions :

1° *Les vers tuent les malades.*

A. Observation du Dr Hæring, la VIe du Mémoire de M. Aronssohn.

George Schweig, âgé de 52 ans, avait accusé, dans les derniers temps de sa vie, de la douleur et un sentiment de constriction au niveau de la bifurcation de la trachée, et c'est sur ce point qu'on trouva placé en travers un ver lombric.

A quel moment précis, ce ver avait-il pénétré des organes digestifs dans ceux de la respiration ? On ne saurait le dire, puisque, au rapport même de l'auteur de l'observation, le malade, asthmatique depuis longtemps, offrait, pour principal symptôme, un trouble marqué dans la respiration.

Mais, ce qu'on peut affirmer, c'est que, moins de deux jours avant de mourir, la dyspnée avait augmenté pendant la nuit, qu'elle avait été plus grande encore dans la matinée, qu'elle s'était compliquée d'une agitation continuelle et que, sauf quelques heures de répit, la dyspnée s'était aggravée de la manière la plus alarmante.

La suffocation avait été imminente à plusieurs reprises, la respiration était devenue sifflante, la déglutition pénible.

Le malade ne pouvait plus parler ; il indiquait sans cesse la partie supérieure du sternum comme le point principal de ses souffrances.

Une augmentation toujours croissante de la dyspnée avait été suivie d'une suffocation mortelle.

On trouve dans Haller, sous le titre de *Suffocatio a verme*, l'observation suivante (1) :

B.—«Denique inter rariores mortis causas fuisse puto, quam in puella

(1) Progr. ad disp., P. Castelli et Remi.

decenni vidi. Eam reperimus, cum omnibus visceribus sanissimis unice verminosam, et fauces atque os lumbricis plenum, duo vero omnino de tereti genere vermes in aspera arteria, ad cordis sedem, inque principio pulmonis reperti sunt, manifesti suffocationis auctores. » (Alberti Halleri *Opuscula pathologica*, obs. IX, p. 20. 1 vol. in-8, de 304 pages. Lausannæ, 1755.)

C. — Observation de Blandin (1).

Cet auteur a mentionné le fait d'un petit malheureux qui fut étouffé par un énorme ver ascaride lombricoïde, qui était remonté de l'estomac, et s'était placé dans la trachée-artère et dans la bronche droite.

D. — Observation de J. Aronssohn (2).

Une jeune fille, âgée de 9 ans, Barbe Roquet, jouissait d'une bonne santé, lorsqu'elle fut prise subitement, le 30 décembre 1822, de gène dans la respiration. Il était deux heures du soir ; à quatre heures la malade éprouvait la mème gène et demandait à s'aliter. Le lendemain il y avait de fortes sueurs résultat d'une agitation continuelle.

Le troisième jour, à six heures du matin, crachotements continuels, tout le mal est rapporté par la jeune fille à la partie antérieure et moyenne de la poitrine. La malade boit de l'eau sucrée, la vomit et se dit soulagée ; des aliments sont également vomis peu après leur ingestion.

Surviennent un tremblement général, des convulsions, du trismus la mort enfin, après les plus terribles angoisses.

On ne découvrit, à l'autopsie rien d'anormal, si ce n'est la présence de trente-sept lombricoïdes, dont l'un, d'environ 5 pouces de longueur, se trouvait engagé en partie dans la trachée-artère, et en partie dans la bronche droite. L'estomac contenait deux de ces vers, le duodénum en contenait huit et le jéjunum vingt-six. »

E. — Observation de M. Tonnellé. (3)

— Il s'agit d'un enfant âgé de 9 ans, qui succomba le 22 mai 1820, cinq jours après son entrée à l'hôpital.

---

(1) BLANDIN. — Traité d'anatomie pathologique, 2e édition, 1834, p. 199.

(2) ARONSSOHN. — Mémoire sur l'intr. des vers dans les voies aér. *in* Archiv. gén. de méd., 2e série, t. X, 1836, p. 45, obs. IIe.

(3) TONNELLÉ.—Réflexions et observations sur les accidents produits par les vers lombrics. *In* Journal hebdomadaire de médecine, no 47, p. 290, du t. IV. In-8. Paris, 1829.

« La mort arriva après une nuit passée dans un état d'agitation difficile à décrire.

« Un ver lombric, d'un volume et d'une longueur considérables, était engagé dans le larynx, dont il bouchait presque entièrement la cavité : l'une de ses extrémités s'avançait jusqu'aux premiers anneaux de la trachée-artère, tandis que l'autre se reployait dans l'œsophage.

« Un second ver était placé entre le plancher de la bouche et la langue.

« L'intestin grêle contenait six ou sept vers de la même espèce. »

2° *La sortie des vers est suivie du retour des malades à la santé.*
Observation de M. Aronsshon (1), la Ve de son mémoire.

Philippine L..., âgée de 8 ans, fut prise tout à coup, au milieu d'une santé parfaite, d'une toux qui, en peu d'instants, devint très-forte et continua d'augmenter en s'accompagnant de suffocation, malgré tout ce qu'on put faire pour la calmer.

Cet état d'angoisse durait depuis deux heures, et déjà des convulsions commençaient à s'y joindre, lorsqu'à la suite de grands efforts, la petite malade rendit un strongle vivant (acaris lombricoïdes).

Le retour de cette jeune malade à la santé donne la clef de ce qui a dû se passer, après la mort, dans l'observation qui va suivre.

3° *Les vers se sont déplacés après la mort.*
Obs. de M. Aronssohn (2), la IVe de son mémoire.

« Une petite fille, âgée de 8 ans, éprouva subitement une anxiété extrême, une gêne très-grande de la respiration, une vive douleur à la gorge où elle portait souvent la main comme pour en arracher l'obstacle qui s'opposait au passage de l'air; avec cela vains efforts de toux et asphyxie imminente. Mort enfin, deux heures après son entrée à l'hôpital.

On trouva dans le pharynx un ver, vivant encore, long de six pouces, qui avait dû quitter le larynx dans les vingt-quatre heures qui avaient précédé l'ouverture du corps.

(1) Aronssohn. Archives gén. de méd. pour l'année 1836, n° de janvier, p. 49.
(2) Aronssohn. Archives gén. de méd. pour l'année 1836.

Il est curieux de rapprocher les observations qu'on vient de lire de celles que nous avons empruntées à Pyrrhus-Marie Gabriel (1).

Dans l'une de ces observations, Gabriel soupçonnait les vers de siéger dans l'œsophage et de comprimer assez la trachée-artère pour intercepter le passage de l'air. Le retour du malade à la santé fut la conséquence de l'expulsion des annélides.

Dans l'autre observation, où la mort était survenue, les vers avaient perforé l'œsophage et la trachée-artère.

DIAGNOSTIC.

Est-il possible de confondre les phénomènes déterminés par la présence d'un lombric dans les voies de l'air avec ceux du croup, de la laryngite spasmodique, de l'œdème de la glotte et avec ceux qui proviennent d'un corps étranger venu du dehors?

L'introduction du ver dans les voies supérieures de l'air est instantanément suivie, nous venons de le voir, de toux et de suffocation. Pareille chose arrive lorsqu'un corps étranger s'est introduit dans le larynx. La famille, comme les médecins, peuvent ignorer ce dernier fait, surtout lorsqu'il se produit chez un enfant qui cache la vérité.

On peut donc être dans le doute touchant la véritable cause de la toux. Mais si le malade a déjà rendu des vers, si l'on en découvre dans le pharynx, dans l'arrière-gorge ou dans le larynx, le diagnostic s'éclaircit.

En tout cas, les autres maladies dont nous avons parlé se reconnaissent aux signes que nous leur avons attribués.

(1) Voyez plus haut, p. 38 et suiv..

Concrétions ou produits de natures diverses formés dans les divisions de la trachée.

Il n'y a pas que les corps étrangers ou que les vers égarés dans les bronches qui puissent donner lieu à la production de la toux.

Celle-ci est encore susceptible d'être déterminée par des concrétions ou des produits de natures diverses qui se forment quelquefois dans les conduits de l'air.

Galien (1), faisant allusion aux ulcérations qui surviennent dans les crachements de sang, s'exprimait en ces termes : « Ulcera quæ in pulmone longo jam tempore permanserunt, quamvis aliquando curentur, reliquunt tamen in ipso callosum quid et fistulosum, quod tractu temporis levi occasione excoriatur, atque cum iis quæ inde expuuntur, interdum simul educitur ramentum a medicis vocatum, ac cruoris exigua quædam guttula. Atque hæc etiam ulceribus alio in loco genitis communia sunt ; verum ex gula ventriculoque, vomitu ; ex renibus et vesicâ, cum urinâ ; ex intestinis verò, dejectione excernuntur ; sed ex spiritalibus instrumentis sine tussi expui non possunt. »

Ainsi la toux était indispensable, aux yeux de Galien, pour chasser au dehors les *croûtes d'ulcère* (ἐφελκις) consécutives aux ulcérations chroniques des poumons.

Elle ne l'est pas moins pour débarrasser les voies de l'air des produits que Félix Plater a rencontrés quelques fois dans ses dissections.

Écoutez ce qu'a dit Théophile Bonet (2) de l'opinion de ce dernier auteur :

(1) GALENI *De locis affectis*, lib. IV, caput VIII, p. 467. D. In t. VII *Operum* HIPPOCRATIS. Charterio edente. Lutet. Parisiorum. 1679.

(2) THEOPHILI BONETI *Sepulchretum*. Schol. Obs. XLI, t. I, lib. II, sect. I, p. 501. *De respiratione læsa*. In-folio, Genevæ, 1700.

« Platerus gypseam materiam albam, duram, ex succo crasso pulmones nutriente, potius quam pituita, fieri censet; hæc enim adassata visci instar tenax est, non friabilis uti gypsea, quæ obstruendo intrinsecus ramos, diuturnum asthma, in quo pituitæ nulla sunt indicia, parit, nisi forte accidens defluxio malum geminet et suffocet : quod et calculum eadem ratione facere posse statuit, ex seroso pulmonum excremento in pulmonum angustiis genito, nunc friabili, nunc duro, nunc plano, nunc inæquali, et pro ratione vasorum tophi instar formato, quales aliquando sectione se deprehendisse refert. »

Qu'était-ce dans l'esprit de Plater que cette matière séreuse excrémentitielle des poumons, si ce n'est cette humeur dont nous parlerons plus loin en traitant de la bronchite chronique, humeur rejetée d'abord par la toux, puis se desséchant et obstruant les bronches?

Nous en trouvons un exemple bien remarquable dans l'observation suivante que Christianus Mentzelius a publiée dans les *Mélanges des curieux de la nature* (Ann. IV. Dec. ij. Obs. LXII, p. 135) et que Bonet (1) a reproduite sous ce titre :

Tussis suffocativa a pituitâ crassissimâ magnitudine pisi inter secundum et tertium asperæ arteriæ annulum firmiter impactâ.

« Anno 1669, die 26 martii, puella duorum cum dimidio annorum, proximè ædes meas altera filiola tubicinis electoralis N. Enter (præsente matre, sedente et nente) vegeta et sana cum sorore suâ natu paululum majore ludens in hypocaustò, improvisò tussi corripitur adeò validâ, ut crebrò et unò spiritu elisò, nullò verò per respirationem redeunte, misella, nunc in matris gremium irruens

(1) BONETI *Sepulchretum*, t. 1, lib. II, sect. III, p. 607, obs. III.

nunc sub mensam, præ anxietate, se præcipitans, sanguine in vultum suffuso (licèt mater succurrens, ut mos est, tergum crebrò percuteret) moritur statim sub mensâ....... Rogavi matrem ut filiolæ cadaver mihi in ædes meas transferri concederet, quò causam morbi per chirurgum vicinum sectione parvâ explorarem. Annuit mater. Afferri igitur per famulum meum parvum cadaver, accerso chirurgum vicinum,... et enarratò casu jubeo tracheam persecare paullò sub larynge, ut constaret an in eâ parte aliquid hæreat, sectione inter annulum cartilagineum secundum et tertium sub larynge, et scutiformi cartilagine factâ, ecce pituita quædam crassissima magnitudine pisi, eâ ipsâ in parte adeo impacta hærebat, ut summâ vi illa arctiùs imprimi non potuisset; unde puellam, spiritu sic interclusò, necessario suffocari et mori oportebat. »

Il nous serait facile de multiplier ici les exemples de toux déterminée par des productions muqueuses, ou autres, formées ou déposées dans les bronches. Mais, comme les observations qui s'y rapportent se confondent avec celles où ces productions naissent dans le tissu pulmonaire lui-même, nous les donnerons un peu plus loin.

Passons des causes de la toux que nous venons de faire connaître à d'autres causes plus fréquentes : nous avons nommé les bronchites de nature et de formes diverses qui constituent autant d'affections particulières (1), et les bronchites, ou du moins l'irritation des

(1) Nous profitons de l'occasion qui se présente ici pour rappeler à nos lecteurs l'article qu'a publié notre collaborateur M. Milcent dans le t. XXVI de l'*Art médical*. Cet article traite des bronchites symptomatiques. L'auteur y a tracé pour la première fois les différents caractères de ces bronchites. Il a fait voir avec beaucoup de sens que l'histoire médicale et *naturelle* du rhume a été réduite de nos jours à celle de sa lésion, la bronchite. « Le mal n'eût pas été bien grand, dit-il, si le point de vue essentiellement organicien dominant et faussant tout, on n'eût, sous le nom de bronchite, décrit à la fois, d'une façon tout *arbitraire*, sans les distinguer et comme des degrès d'une même affection, la bronchite essentielle et les nombreuses bronchites symptomatiques, qui sont sous la dépendance d'un certain nombre d'autres maladies et diffèren

bronches qui entrent comme élément ou comme complication dans une foule de cas.

Nous allons donc consacrer successivement quelques mots à la toux symptomatique :

1° De la **bronchite aiguë** limitée aux bronches principales, bronchite à laquelle nous rattacherons la *forme* dite *intermittente* dont les signes se renouvellent ordinairement tous les soirs ou à certaines heures de la nuit.

2° De la **bronchite chronique** et de la **bronchorrhée**;

3° De la **bronchite sèche**;

4° De la **bronchite capillaire** ou inflammation des ramifications bronchiques les plus petites, qui n'est, à proprement parler, qu'une affection symptomatique du catarrhe suffocant;

5° De la **bronchite épidémique** ou **grippe**;

de la première par leur nature et par des caractères séméiotiques particuliers de la plus haute importance pratique. »

Placé sur un terrain différent de celui de M. Milcent, nous ne traitons ici aucune question nosographique; mais nous sommes heureux de faire remarquer avec lui que si l'inflammation des bronches est le phénomène prédominant du rhume ordinaire, il y a, comme nous le verrons plus loin, plus que cela dans la grippe et dans le catarrhe suffocant, par exemple.

Nous ne saurions voir dans la bronchite pseudo-membraneuse qu'une bronchite symptomatique du croup. La bronchite capillaire, pour nous comme pour M. Milcent, n'est pas une maladie, mais un symptôme commun à plusieurs maladies qui peut mériter une étude spéciale. La coqueluche a sa toux particulière, différant de la toux catarrhale du début de la maladie. Qui pourrait confondre le ronchus bronchique dépendant du travail de la dentition avec celui qui est la conséquence du rhume ?

Un anévrysme de l'aorte, une dilatation du cœur, une hypertrophie du cœur, peuvent bien amener dans les bronches un désordre qui lui-même produit la toux. Mais ce désordre consiste-t-il ordinairement en une inflammation de la muqueuse bronchique ? etc., etc.

Nous n'avons pas, nous le répétons, à envisager, dans le présent article, la question dogmatique. Nous renvoyons pour cela à ce qu'en a dit M. Milcent, plus compétent que nous en pareille matière. Nous avons voulu seulement faire observer que le mérite de la division des bronchites lui appartient.

6° De la **bronchite convulsive** vulgairement dite coqueluche ;

7° De la **bronchite pseudo-membraneuse** ou **croupale**, qui peut exister isolément, ou bien combinée avec la laryngo-trachéite croupale dont nous avons déjà parlé ;

8° Du travail de la dentition, toux dont Hippocrate a parlé dans son livre Περί όδοντοφυίης et qu'on a rappelée depuis dans différents ouvrages, notamment dans *Ephemer. naturæ curiosorum* (Dec. iii. Anno ix et x. Obs. 88) et dans la *Gazette médicale* pour 1858) ;

9° De la **rougeole** ;

10° De la **fièvre typhoïde** ;

11° De la **fièvre continue** *d'Angleterre ;*

12° De la **congestion pulmonaire** consécutive au dernier degré de l'anévrysme de l'aorte, de la dilatation du cœur, de l'hypertrophie du cœur et des maladies des valvules ;

13° De l'**hémoptysie** ;

14° De l'**emphyséme vésiculaire des poumons** et

15° De l'**asthme** qui ne donneraient peut-être pas lieu à la toux, à la dyspnée, à la suffocation, aux râles sibilants, etc., si la bronchite n'était pas de la partie ;

16° De la **dilatation des bronches** qu'ont amenée de nombreuses bronchites ;

17° Du **rétrécissement des bronches** ;

Mais, comme les bronches sont encore atteintes

18° Dans la **péripneumonie** ,

19° La **pneumonie catarrhale** ,

20° La **scrofule** ,

21° Le **scorbut** ,

22° La **goutte** ,

23° La **syphilis** ,

24° **La phthisie tuberculeuse** ,

25° Et la **phthisie pierreuse** ou **calculeuse**,
nous dirons un mot de la toux qui peut se produire
dans ces différentes maladies

Et nous examinerons ensuite le rôle qu'elle est susceptible de jouer

26° Dans la **pleurésie** soit aiguë, soit chronique ;

27° Dans l'**hydrothorax** ;

28° Dans le **pneumothorax**,

29° Et enfin dans l'**hydro** ou le **pyo-pneumothorax**.

1• **Bronchite aiguë** (*catarrhe bronchique ; catarrhe pulmonaire aigu ;*
catarrhe muqueux aigu ; rhume de poitrine ; rhume bronchique).

Elle est à peine déclarée, que les malades éprouvent
un chatouillement qui se fait sentir au larynx ou à la
partie supérieure de la trachée. Ce chatouillement provoque la toux.

Cette toux, qui n'est point pénible ou qui l'est à peine,
lorsque la bronchite est légère, disparaît en très-peu de
jours avec la bronchite elle-même.

A peine s'il y a eu de l'oppression, à peine s'il y a eu
des crachats muqueux ou opaques.

Les choses se passent bien autrement, lorsque l'inflammation des bronches est intense. La toux (1) est
alors persistante, opiniâtre et elle s'accompagne d'une
vive douleur. Elle était déjà très-pénible dans les grands
mouvements respiratoires, elle l'est encore davantage
lorsque la toux a lieu.

Les malades désignent, comme étant le siége de sa
prédilection, la région du larynx, ou bien encore la
partie supérieure du sternum. D'autres indiquent les

____

(1) Ce symptôme, a dit M. Milcent (*Art méd.*, t. VII, p. 256), est si
ordinairement dominant, que d'excellents médecins, Borsieri en particulier, ont décrit le rhume sous le nom latin de *tussis*.

points qui correspondent aux attaches du diaphragme, à l'appendice xiphoïde, à la région inférieure du dos.

Tous ont de la fièvre et une dyspnée plus ou moins forte.

La toux se manifeste à des époques plus ou moins rapprochées, tout le temps que dure l'inflammation des bronches. Quelquefois cependant elle a une continuité et une violence inaccoutumées.

Elle est, au début, sèche, pénible, difficile, déchirante, sonore parfois, rauque et plus ou moins forte, plus ou moins profonde.

Puis arrivent les modifications des bruits respiratoires, la production des bruits aigus et graves auxquels nous avons déjà donné notre attention (p. 141, 173, 237, 269) et qui se font avec ou sans intermittence, suivant que les mucosités laissent encore passer l'air ou l'interceptent.

En quoi consistent ces mucosités?

En une matière filante, sécrétée par les bronches, semblable à du blanc d'œuf battu.

Sous l'influence de la toux, cette matière devient spumeuse ; on la désigne vulgairement sous le nom de *phlegmes* ou de *flumes*.

Cet état de choses conduit insensiblement à la deuxième période de la bronchite.

Des fluides sont alors sécrétés avec plus ou moins de rapidité et en quantité plus ou moins grande ; ils sont séro-muqueux d'abord, puis muco-purulents.

Dans ces conditions, la toux devient humide.

Il se produit des bruits à grosses bulles.

A mesure que la sécrétion morbide se forme, la toux devient plus facile et moins pénible. Les bronches se débarrassent aisément des liquides qui les encombrent.

La toux de la bronchite n'a pas seulement les caractères que nous avons tracés, elle est quinteuse.

La moindre cause suffit pour ramener les accès : un courant d'air froid, une inspiration profonde, des paroles intempestives dites avec volubilité, avec irritation, l'action de monter et de marcher vite, une émotion morale.

La toux revient d'autant plus fréquemment que les bronches sont plus enflammées, plus sensibles; chacune de ses quintes se compose de cinq ou six secousses successives.

Ces quintes, qui sont ordinairement plus fréquentes le matin et le soir que dans la journée et qui s'aggravent souvent après les repas, tourmentent encore davantage les malades pendant la nuit, elles sont alors rapprochées plus que jamais les unes des autres, elles irritent, elles brisent les forces en interrompant à chaque instant le sommeil.

Après huit ou quinze jours, la respiration devient plus libre et la toux plus facile. Les crachats diminuent peu à peu. Ce n'est qu'exceptionnellement que l'on voit persister, au delà du terme que nous venons de signaler, la toux et l'expectoration de crachats muqueux ou puriformes.

Nous venons de voir que la bronchite aiguë avait quelquefois une continuité et une violence inaccoutumées, qu'elle se produisait aussi bien la nuit que le jour.

Ajoutons maintenant que cette continuité a été mise en opposition par Burserius ou Borsieri, de Kanilfeld (1),

____

(1) BURSERIUS. *Institut. med. pract.*, t. VII, p. 17. Venetiis, 1817.

avec la **toux intermittente** se produisant ou le soir ou la nuit.

— Dans le premier cas, les phénomènes se reproduisent ordinairement tous les soirs.

La toux devient alors plus intense, l'expectoration plus abondante, et l'oppression plus grande. L'accès se termine par la sueur.

— Dans le second cas, la toux se produit de préférence pendant la nuit.

L'une des variétés de cette forme est propre à l'enfance. Elle a été décrite par un médecin de Berlin, le Dr Behrend, dans le cahier de décembre du journal für *Kinderkrankleiten* pour l'année 1845, sous le titre de *toux périodique nocturne* (1).

Nous venons de voir que cette qualification se trouvait déjà dans les *Institutions de médecine pratique* de Burserius.

Les enfants qui n'ont aucun vestige de toux ni de catarrhe pendant toute la journée, s'endorment tranquillement le soir, paraît-il, à l'heure ordinaire, mais après deux ou trois heures de sommeil, ils commencent à s'agiter, à tousser fortement avant de s'éveiller, ils jettent des cris, pleurent, et la toux devient de plus en plus violente, jusqu'à produire quelquefois des vomissements ; après une, deux ou trois heures de tourments, les enfants s'endorment de nouveau et passent bien le reste de la nuit. La toux revient à la même heure les nuits suivantes, et dure quelquefois pendant des semaines et des mois ; elle finit par disparaître complétement et spontanément ; les accès deviennent peu à peu plus courts et se déclarent à des heures plus avancées dans la nuit, en sorte que le sommeil qui précède la toux se prolonge de plus en plus.

(1) Page 133 de la *Gazette médicale* pour l'année 1846.

Cette toux nocturne est souvent catarrhale et fréquemment accompagnée du râle muqueux, mais quelquefois elle est sèche, croupale, sifflante ; les quintes courtes, isolées, uniformes, se répètent toutes les cinq minutes ou se bornent à une ou deux.

M. Behrend considère la toux nocturne comme la conséquence d'une affection nerveuse, *peut-être du nerf vague*.

Elle ressemble, dit-il, aux catarrhes et aux bronchites ; mais elle se distingue de ces affections par l'absence presque complète des signes physiques, par la périodicité nocturne des accès suivis d'une rémission complète.

Le Dr Braniss, médecin de Berlin, comme M. Behrend, a écrit dans le premier cahier du journal für *Kinderkrankheiten*, pour l'année 1846, une note (1) dans laquelle il déclare que, tout en admettant l'existence de la toux nocturne, il ne reconnaît pas la régularité du retour des accès, il dit avoir seulement observé des enfants qui en étaient affectés pendant un temps indéterminé. Tous avaient, pendant la journée, un air de souffrance, comme s'ils étaient tourmentés par le coryza qui, chez quelques-uns, se déclara, en effet, lorsque la toux nocturne avait cessé, et principalement chez ceux qui étaient retenus dans la journée dans des appartements chauds, tandis que ceux qu'on envoyait au grand air n'étaient pas atteints de coryza, mais gardaient plus longtemps la toux nocturne.

M. Braniss avait observé cette toux chez des enfants de dix à onze et douze ans, jamais au-dessous de deux ans.

(1) Voyez l'indication de cette note, p. 353 de la *Gazette médicale de Paris* pour l'année 1846.

Les accès décrits par M. Behrend arrivaient toujours pendant les premières heures du sommeil; ils étaient plus fréquents au printemps qu'en automne et, en général, pendant les temps humides et froids.

M. Braniss regarde cette affection comme un catarrhe ordinaire qui n'est pas assez fort pour vaincre le premier sommeil des enfants. Tandis que ceux-ci se couchent sur le dos, le mucus se ramasse dans les bronches et finit par causer la gêne de la respiration et interrompre le sommeil au milieu de la nuit.

J'ai eu l'occasion d'observer une forme de bronchite à toux intermittente et nocturne chez une jeune fille âgée de 18 ans. Je vais la rapporter :

Marie M.... commençait à tousser au milieu de la nuit, entre une heure et trois heures du matin; elle avait des quintes plus ou moins longues, généralement pénibles, avec oppression; puis elle se rendormait.

Elle se réveillait à peine, vers les six heures du matin, qu'elle toussait de nouveau. Les quintes étaient rarement aussi pénibles que celles de la nuit; elles étaient moins longues pour l'ordinaire, et s'accompagnaient de moins d'oppression.

A la longue, ces quintes se sont usées. La toux a persisté néanmoins; elle est revenue dans la matinée, puis de temps à autre dans la journée.

L'usage des mets épicés et du vinaigre était sans action sur elle; elle coïncidait avec un enchifrènement qui se produisait, disparaissait et se reproduisait encore assez facilement au moindre refroidissement, à l'exposition au moindre courant d'air.

Les quintes nocturnes ont cessé pour ainsi dire brusquement, et la malade, âgée de 18 ans, et qui avait éprouvé fréquemment, dans tout le cours de l'hiver de 1869-1870, des bronchites sèches, a recouvré insensiblement l'embonpoint qu'elle avait perdu.

A peine si quelques mucosités ont accompagné chaque quinte.

Il n'y a jamais eu de fièvre, jamais d'anorexie, jamais de constipation ni de diarrhée.

Seulement il est survenu, par le fait des quintes de toux, une douleur intercostale qui correspond à la région sous-épineuse gauche, et qui est d'une intermittence irrégulière. Lorsqu'elle se produit, elle est accompagnée d'un peu d'oppression.

2° **Bronchite chronique** (*catarrhe muqueux chronique*).

Elle fait ordinairement suite à la bronchite aiguë ou à une série de bronchites.

A mesure que celles-ci se répétent, a-t-on dit avec raison, elles tendent à durer plus longtemps, et elles se prolongent indéfiniment en prenant les caractères de l'inflammation chronique.

On voit alors continuer la toux et l'expectoration qui peuvent diminuer et même disparaître en été.

La toux, plus ou moins fréquente, est légère et fatigante, plutôt humide que sèche, et quelquefois quinteuse.

Elle se complique, dans quelques cas rares, des bruits sibilants et ronflants et toujours des râles humides à moyennes et à grosses bulles dont nous avons parlé (1) et sur lesquels nous n'avons pas à revenir ici.

Théophile Bonet (2) raconte l'histoire d'un soldat qui fut plusieurs fois menacé de mourir suffoqué, parce qu'il se formait dans les voies aériennes une matière pituiteuse, dure, plus petite qu'un grain de millet.

Nous avons cité le fait (3) d'un malade de M. Piorry, qu'une forte quinte de toux délivra d'un fragment de mucus concrété.

(1) Voyez plus haut, p. 238 et 271.
(2) THEOPHILI BONETI *Sepulchretum. De Tussi*, t. I, lib. II, sect. III, p. 608. In-folio. Genevæ, 1700.
(3) Page 138.

Galien (1) a observé un individu qui toussait depuis longtemps, et crachait des matières visqueuses en petite quantité.

« Il commença, dit l'auteur, à rendre, en toussant, une substance semblable à un petit grêlon. Il me l'apporta, me la montra, et peu de jours après en cracha de nouveau. Il me sembla que cette humeur visqueuse, qu'il crachait naguère, avait pris, en se desséchant, la consistance du grêlon. Cette affection persista plusieurs années, jusqu'à la mort du malade. Les grêlons, pour la plupart, égalaient en grosseur la graine appelée *ers;* il y en avait de plus gros et de plus petits. »

Galien ajoute : « J'ai vu quelques autres personnes cracher comme ce dernier, et cependant vivre plusieurs années. Quelques-unes de ces personnes sont mortes d'une affection des organes respiratoires, et d'autres d'une autre façon. »

M. Andral (2) rapporte deux cas où la mort étant survenue, on trouva du mucus concret dans la bronche principale, qui se distribue au lobe supérieur du poumon droit. Dans l'un de ces cas (obs. XI, p. 220), cette bronche était entièrement bouchée. Dans l'autre cas (obs. XII, p. 222), trois ou quatre rameaux bronchiques, faisant suite à la bronche principale, étaient oblitérés par le mucus, semblable à une sorte de cylindre plein.

Nous avons rappelé plus haut (3) ces deux observations, à propos de la suppression des bruits respiratoires correspondant aux portions du poumon qui reçoivent les divisions des bronches obstruées.

Dans des cas exceptionnels les mucosités séjournent dans la poitrine; elles s'y dessèchent et même se concrètent.

La toux, dans des circonstances analogues à celles que nous venons de rapporter, est d'autant plus utile,

_____

(1) Galeni *De locis affectis,* lib. iv, cap. xi. Charterio edente, t. VII, p. 477. A.

(2) Andral. *Clinique médicale,* ou *Choix d'observations recueillies à l'hôpital de la Charité,* t. III, 3e édit., in-8°. Paris 1834.

(3) Page 139.

que si elle est impuissante à débarrasser les bronches, les malades peuvent succomber.

Bronchorrhée (*catarrhe pituiteux, phlegmorrhagie pulmonaire, flux bronchique*).

Laënnec a décrit le catarrhe pituiteux à la suite de la bronchite chronique. On le distingue aux crachats filants, comme du blanc d'œuf, et formant un liquide gommeux, transparent, surmonté de mousse. C'est, dit M. Barth (1), le catarrhe pituiteux qui se rencontre surtout chez les sujets atteints d'emphysème.

La matière de l'expectoration que nous venons de décrire apparaît ordinairement, au rapport de Laënnec (2), au début des rhumes ; elle reparaît quelquefois vers la fin de la maladie. On la retrouve souvent dans les catarrhes muqueux chroniques, dans les péripneumonies à l'état de résolution, et dans l'œdème du poumon.

La *toux* se met de la partie, elle *se fait par quintes* et s'accompagne d'un râle sonore grave ou sibilant, qui imite tantôt le chant des oiseaux, tantôt celui d'une corde de violoncelle que l'on frotte légèrement avec l'archet, quelquefois le roucoulement de la tourterelle.

Robert Bree (3) rapporte l'observation suivante qu'il emprunte à Baynton (4), de Bristol.

(1) BARTH. Page 744 du tome X du *Dictionnaire encycl. des scienc. méd.* In-8. Paris, 1869.

(2) LAENNEC. *Ausc. méd.*, 2e édit., t. I, p. 162.

(3) ROBERT BREE. *Recherches pratiques sur les désordres de la respiration*, etc., traduit de l'anglais sur la 5e édition par Th. Ducamp. 1 vol. in-8. Paris, 1819. Obs. XVII, p. 82.

(4) BAYNTON. *Considerations on the medicinal use and on the production of factitious airs*, by Thomas Beddoes and by James Watt, part. IV, p. 53. In-8. Bristol, 1795.

« Une femme fut saisie d'une anxiété qui ressemblait beaucoup à un paroxysme d'asthme spasmodique... Les symptômes cessèrent par l'évacuation d'une grande quantité de *sérum écumeux* expulsé des bronches par une toux légère mais presque continue. La maladie reparut, au bout de six mois, avec plus de violence que la première fois. Après un sommeil tranquille, la malade éprouva, sur les cinq heures du matin, de la dyspnée accompagnée de toux convulsive. Le danger de la suffocation devint bientôt menaçant. La malade perdit l'usage de ses sens; la face devint livide ; les extrémités se refroidirent, et les pulsations de l'artère radiale ne se faisaient plus sentir. Cet état persista pendant deux heures, durant lesquelles la malade rendit par la bouche et les narines, et sans aucun effort remarquable, une grande quantité de sérum écumeux légèrement teint de sang... La totalité de cette matière pouvait s'élever à trois ou quatre pintes. »

Le catarrhe pituiteux ne se manifeste pas, en général, de la manière que nous venons de le voir. Une fois établi, il se montre sous la forme intermittente et presque régulière. « Il y a ordinairement deux attaques de *toux* et d'expectoration dans les vingt-quatre heures, l'une au moment du réveil et l'autre le soir. Chez quelques malades, au contraire, l'attaque a lieu immédiatement après les repas » (1).

Ce que nous venons de dire du catarrhe pituiteux explique pourquoi certains auteurs ont décrit deux formes de bronchorrhée, sous les épithètes d'*aiguë* et de *chronique*.

Nous venons de voir dans l'observation de Robert Bree un exemple saillant de catarrhe pituiteux aigu.

Nous ne donnerons aucune observation de catarrhe pituiteux chronique. Nous dirons seulement qu'il succède le plus souvent à des bronchites aiguës répétées ou à des bronchites chroniques.

(1) Laennec. *Ausc. méd.*, 2ᵉ édit., t. I, p. 167.

Et nous répéterons ici que la toux, que la gêne de la respiration et que des râles humides et secs se font remarquer dans la bronchorrhée chronique. Bien plus, la toux peut se reproduire par accès, elle peut se prolonger, et souvent se renouveler.

3° **Bronchite sèche** (*catarrhe sec*).

Il ne faut voir dans cette qualification de la bronchite que l'idée qu'elle est destinée à représenter : une forme particulière d'inflammation, non accompagnée d'expectoration, ou accompagnée d'une expectoration très-peu abondante. Ainsi l'a compris Laënnec (1) qui a signalé la sécheresse au début et à la fin des rhumes aigus, comme à la suite de ces rhumes.

Dans toutes ces conditions, il survient une toux sèche que suit, ordinairement le matin, la sortie d'une matière visqueuse, de consistance d'empois, globuleuse, non aérée, demi-transparente, d'une couleur gris de perle, que Fourcroy désignait, dit-on, sous le nom de *mucus bronchique*. Elle constituait les *crachats perlés* de Laënnec.

Le catarrhe sec ne traduit d'abord sa présence par aucun autre signe que celui que nous venons de mentionner. Mais à la longue, surviennent de la dyspnée et même des accès d'oppression, et enfin de la toux qui amène du soulagement, en provoquant la sortie de crachats perlés.

La toux sèche est quelquefois si petite, que les malades ne la remarquent point ; elle se produit à des intervalles plus ou moins éloignés, une fois tous les jours, tous les deux jours, tous les trois jours.

Laënnec a pensé qu'elle pouvait coïncider avec quel-

____

(1) Laennec. *Ausc. méd.*, 2ᵉ édit., t. I, p. 171.

que lésion réelle ou présumée soit des nerfs, soit de l'estomac, soit du foie, soit de l'utérus. C'est cette coïncidence, croyait-il, que les auteurs avaient prise pour une relation de cause à effet qui les avait conduits à admettre les *toux nerveuse*, *gastrique*, *hépatique*, *hystérique*.

Lorsqu'un état aigu survient dans le cours du catarrhe sec établi depuis longtemps, il se forme des mucosités plus abondantes qu'auparavant, et elles excitent la toux.

4° Bronchite capillaire.

Il a paru au Dr Foucart (1) qui a fait de la bronchite capillaire le sujet de sa dissertation inaugurale, qu'elle ne semblait pas être autre chose que la *peripneumonia notha* de Sydenham, de Boerhaave, de Huxam (2), le *catarrhus bronchiorum* de J.-P. Frank, le *catarrhe suffocant* de Laënnec, la *peripneumonia catarrhalis* de Sauvages.

Le Dr H. Lasserre (3) qui a décrit la pneumonie catarrhale qui a régné à Paris au printemps de l'année 1840, a loué Sydenham d'avoir le premier fait connaître, sous le nom de *peripneumonia notha*, la forme de fièvre pneumonique qu'on a décrite depuis sous les noms de *catarrhus bronchiorum* et de *catarrhe suffocant*.

Ce médecin distingué m'affirmait naguère qu'il ne lui était pas possible de voir dans la pneumonie catarrhale ce qu'on a depuis appelé la bronchite capillaire.

(1) FOUCART. Thèse soutenue à la Faculté de médecine de Paris le 1er août 1842.

(2) On traduit en France *peripneumonia notha* par *pneumonie bâtarde, fausse pneumonie, broncho-pneumonie.*

(3) H. LASSERRE. *Recherches sur les pneumonies catarrhales épidémiques.* In ARCHIVES GÉNÉR. DE MÉD., numéro d'octobre 1842, p 129 à 173.

Il ne s'accorde donc pas, sous ce rapport, et avec raison, croyons-nous, avec Foucart.

Nous ne croyons pas davantage qu'on doive confondre la bronchite capillaire avec le catarrhe suffocant, la première n'étant autre chose qu'une affection symptomatique de la seconde. Les lésions du catarrhe suffocant consistent dans l'inflammation de la muqueuse des bronches s'étendant aux dernières ramifications, et se compliquant de l'engouement du tissu pulmonaire.

Quelle définition Foucart a-t-il donnée de la bronchite capillaire ?

C'est, a-t-il dit, l'inflammation de la muqueuse bronchique qui occupe une partie des grosses bronches, et s'étend jusque dans les dernières ramifications.

Il eût été préférable de dire que l'inflammation des grosses bronches coexiste ordinairement avec celle des bronches capillaires.

L'étude de la bronchite capillaire comprend les symptômes de la bronchite ordinaire et ceux qui lui donnent une physionomie propre.

« Tantôt les symptômes du début sont ceux d'une bronchite ordinaire qui se généralise de plus en plus, tantôt la maladie débute brusquement et arrive rapidement à toute sa gravité ; c'est cette dernière forme qu'on a le plus souvent en vue dans le catarrhe suffocant » (1).

Nous avons parlé de la toux symptomatique du rhume de poitrine connu plus généralement aujourd'hui sous le nom de bronchite aiguë.

Il nous reste à parler de la toux symptomatique de

(1) BLACHEZ. Article *Bronchite capillaire* du DICT. ENCYCL. DES SCIENCES MÉD., t. XI, p. 6.

l'élément anatomique du catarrhe suffocant qui n'est autre que la bronchite capillaire.

« La respiration est toujours accompagnée, dans la bronchite capillaire, d'une toux qui peut présenter différents caractères, mais qui est ordinairement particulière à l'affection. Elle est quelquefois, au début, sèche, profonde, accompagnée d'un sentiment de chaleur médiocre et de pesanteur. Dans cette période, la toux ne s'accompagne pas d'expectoration le plus ordinairement. »

« D'autres fois, et c'est là le cas le plus commun, la toux se renouvelle par quintes, comme convulsives » (1).

Ces quintes sont fréquentes, pénibles par les douleurs déchirantes qu'elles excitent derrière le sternum.

« Lorsque la maladie devient plus intense et se généralise, la toux devient plus forte aussi. Elle a lieu par quintes, s'accompagnant des mêmes symptômes qu'au début, se reproduisant le plus souvent à des intervalles inégaux, d'autres fois affectant une sorte de régularité. Chacune des quintes de toux est suivie alors, après des efforts violents et quelquefois longtemps prolongés, de l'expuition d'un mucus clair, transparent, albumineux. »

La bronchite capillaire doit-elle se terminer fatalement et l'asphyxie va-t-elle en augmentant, le malade fait de vains efforts pour se débarrasser des mucosités qui l'étouffent, la toux destinée à produire cet effet a bien de la peine à se faire, encore même est-elle d'une faiblesse qui va croissant à chaque instant, jusqu'à ce qu'arrive le dénouement funeste.

Les choses se passent bien autrement, lorsque la maladie tend vers la résolution. L'expectoration devient

(1) FOUCART. *Thèse citée*, p. 58.
(2) FOUCART. *Oper. cit.*, p. 59

dès lors tous les jours plus facile. La dyspnée remplace l'asphyxie et la cyanose. La période dite sécrétoire ou catarrhale est arrivée. La toux est moins pénible et plus humide, ses quintes deviennent plus rares, elle débarrasse les voies de l'air de mucosités moins abondantes, moins épaisses qu'auparavant.

Puis insensiblement, la toux devient moins forte, moins fréquente ; elle s'éloigne et cesse complétement, à moins que la bronchite ne persiste encore un temps plus ou moins long, auquel cas, les signes de la bronchite ordinaire survivent seuls à ceux de la bronchite capillaire.

On trouvera le complément des signes stéthoscopiques de la bronchite capillaire aux articles où nous avons parlé du catarrhe suffocant (1).

DIAGNOSTIC DIFFÉRENTIEL.

« Dans la bronchite capillaire, la voix n'est pas éteinte, comme dans le croup, la toux est humide. La respiration courte, haletante, rapide, permet d'entendre à l'auscultation, un mélange de râles très-abondants, sibilants, sous-crépitants et crépitants, disséminés dans toute l'étendue de la poitrine. Le malade a beau expectorer quelquefois des fausses membranes ramifiées dans le cours de la bronchite capillaire, l'intégrité, le timbre normal de la voix, de la toux, indiquent l'absence de lésions au larynx, et l'abondance des râles sonores et humides signale par contre leur présence dans la poitrine » (2).

(1) Voyez plus haut, p. 139, 240, 272.

(2) JULES SIMON. Article *Croup*, p. 353 du tome X du NOUVEAU DICT. DE MÉD. ET DE CHIR. PRATIQUES.

5° **Bronchite épidémique** *ou* **Grippe**. (On désigne sous l'une ou sous l'autre de ces dénominations le *catarrhe pulmonaire épidémique*.)

Dans cette maladie dont le coryza forme l'un des éléments, l'irritation catarrhale a l'habitude de s'étendre à toute la surface des voies aériennes.

C'est de toutes ces circonstances que naît la toux, sèche d'abord et puis humide.

Cette toux, ordinairement accompagnée d'une voix rauque, est plus ou moins fréquente, pénible, douloureuse et quinteuse.

M. Raige-Delorme (1) qui a fait d'une manière très-remarquable la symptomatologie de la bronchite épidémique dans le *Dictionnaire de médecine* en 30 volumes, s'exprime ainsi que suit, à l'égard de la toux qu'on observe dans cette maladie.

« La toux existe dans presque tous les cas, quelquefois peu fréquente et peu intense, le plus souvent intense et douloureuse ; tantôt avec expectoration peu abondante d'un mucus mêlé à de la sérosité comme en 1762, tantôt sèche au début, puis avec expectoration séro-muqueuse âcre, plus ou moins abondante, qui, vers le déclin, devient muqueuse, comme on l'a observé en 1743 ; dans la dernière épidémie de grippe (1833) la toux était souvent plus forte la nuit que le jour. On a cru remarquer en 1743, que chez quelques sujets qui éprouvaient des sueurs le matin, ou qui suaient abondamment par intervalles, la toux et l'expectoration étaient moins intenses... La toux persiste très-souvent longtemps après que tous les autres symptômes ont disparu » (2).

(1) RAIGE-DELORME. Article *Grippe*, p. 281 à 325 t. XIV; 1836.
(2) RAIGE-DELORME. Vol. cit., p. 306 et suiv.

6° Bronchite convulsive (*coqueluche, catarrhe convulsif, toux convulsive, toux suffocante, etc.*).

Nous avons dit incidemment (p. 62 et p. 70) quelques mots des signes stéthoscopiques de la coqueluche, lorsque nous avons traité de l'auscultation du larynx , puisque les sons bizarres qui la caractérisent sont rapportés par différents auteurs (1) à la contraction spasmodique des bords de la glotte.

Mais nous avons à revenir sur cette maladie, au moment où nous traitons des causes de la toux ayant leur point de départ dans les bronches.

C'est dans les grosses bronches, non moins que dans la trachée-artère, que s'accumulent insensiblement, pour arriver enfin dans le larynx, les mucosités filantes, glutineuses de la coqueluche.

Beau (2) rattachait la toux convulsive de cette maladie à une phlegmasie catarrhale de la membrane muqueuse du larynx, ayant son siége dans l'espace sus-glottique, et il la considérait comme le résultat de la sécrétion liquide muco-purulente qui venait tomber, lorsqu'elle était en quantité suffisante, sur l'orifice de la glotte.

La coqueluche était donc pour Beau une phlegmasie laryngée.

Quelques auteurs la font dépendre d'un catarrhe pulmonaire spécifique.

(1) THÉODORE FORBES. *De tussi convulsiva.* In *Disputationum* HALLERI tomi II, p. 99 et 102. In-4. Lausannæ, 1757.

— LAENNEC. *Traité de l'ausc. méd.,* 2ᵉ édit., t. I, p. 190.

— J.-B. BURSERIUS. *Inst. med. pract.,* t. VII, p. 18. Venetiis, 1817.

(2) BEAU. *Note sur le siége et la nature de la coqueluche,* lue devant l'Académie des sciences le 11 août 1856. Voyez cette note, avec la critique dont on l'a fait suivre, dans *l'Art médical,* t. IV, p. 463.

C'est par cette spécificité qu'ils se rendent compte de la toux convulsive qui constitue le paroxysme caractéristique de la coqueluche.

Quoi qu'il en soit de ces diverses opinions, toujours est-il que c'est, en définitive, dans le larynx, que les mucosités produisent le chatouillement qui détermine la toux, et que la coqueluche ne saurait, à un certain moment, être confondue avec aucune autre maladie.

Car, si tous les auteurs s'accordent à reconnaître qu'elle débute à la façon d'un catarrhe ordinaire, et qu'elle s'annonce par une toux rare, sèche, légère, tant qu'il se forme peu de matière morbide, ils reconnaissent aussi qu'elle devient plus fréquente, lorsque la quantité de cette matière est sécrétée avec plus d'abondance et de rapidité, et que ses quintes sont d'autant plus vives et plus longues que les mucosités sont détachées et expulsées avec plus de difficulté, comme il est facile de le pressentir.

A peine la coqueluche est-elle entrée dans sa deuxième période, après le premier ou le deuxième septénaire, quelle devient violente, cruelle, comme on l'a dit, sifflante, quinteuse, convulsive même et suffocante.

Des inspirations pénibles, longues et bruyantes, ayant les caractères que déjà nous avons signalés (1) (une ressemblance avec le chant du coq (2), avec l'aboiement des petits chiens (3), avec le roucoulement des pigeons ramiers (4), etc.), sont suivies de plusieurs secousses expiratoires.

Ce stade dure plus ou moins de temps, un, deux septénaires ou même davantage, suivant les individus

---

(1) Voyez plus haut, p. 62.
(2) THEODORE FORBES. T. II, p. 9) *Disputationum* HALLERI.
(3) LAENNEC. *Ausc. méd.*, 2ᵉ édit., t. I, p. 189.
(4) LAENNEC. *Ibid.*, p. 189.

et suivant la constitution atmosphérique. Elle se produit par quintes qui sont plus ou moins prolongées, plus ou moins fortes. Ces quintes sont bruyantes, sonores, reviennent à des intervalles irréguliers ; elles sont ordinairement plus fréquentes la nuit que le jour. L'accès se termine par des inspirations longues et sifflantes.

C'est par paroxysmes que se produisent les quintes. Leur durée est de deux ou trois minutes, d'un quart d'heure même, lorsque la matière est visqueuse. Ces paroxysmes ne cessent que lorsque la matière est expulsée.

La durée des paroxysmes dépend encore, ainsi que l'avait fait remarquer T. Forbes (1), de la mobilité du système nerveux, et de la sensibilité de la membrane muqueuse des bronches et des vésicules pulmonaires qui sont différentes chez les divers enfants.

Ces paroxysmes sont atroces. Beau comparaît la toux de la coqueluche à l'état momentané de suffocation que l'on éprouve quand on a avalé *de travers*.

Non-seulement ils portent une atteinte grave au jeu des organes pulmonaires qui souffrent, mais encore leur fonctionnement régulier est interrompu, perverti ou même suspendu par un état spasmodique, et la circulation pulmonaire est troublée.

Le 29 août 1864, j'observais une jeune fille âgée de 3 ans et demi, Amélie Claveau, qui était malade depuis dix jours.

Quand elle toussait, la langue et les lèvres devenaient bleues. Cette coloration ne durait pas plus longtemps que la quinte. La quinte passée, l'enfant se mettait à jouer.

Les quintes étaient plus fortes, plus nombreuses et plus prologées que jamais à partir de minuit, et des sifflements s'entendaient à distance quand elle prenait son haleine. Ce sifflement était moins fort et moins sec le jour que la nuit.

(1) T. Forbes. Page 102, t. II *Disputationum* Halleri.

Durant les quintes, on n'entendait que par intervalles l'air pénétrer dans les voies aériennes supérieures, on ne distinguait pas le murmure respiratoire. Aucun bruit ni bronchique, ni vésiculaire ne s'entendait à l'expiration, ils étaient remplacés par quelques râles.

Après les quintes, la respiration était exagérée partout et on entendait sur quelques points des bruits humides.

La résonnance thoracique était assez claire.

En publiant l'observation précédente, nous n'avons eu qu'un but, celui de donner une idée de la manière dont se comporte ordinairement la coqueluche. Mais, qu'on ne s'y trompe pas, elle n'est pas toujours aussi bénigne, et si l'on veut se faire une idée de la gravité qu'elle a présentée à certaines époques, il suffit de lire les descriptions qu'en ont faites Valleriola (1), Basseville (2) et Willis (3).

C'est vers l'année 1414 (4), et aussi vers 1510, selon Valleriola (5), que la coqueluche aurait été observée en France sous la forme épidémique.

Elle aurait alors fait des victimes parmi les hommes, parmi les femmes et parmi les enfants.

Valleriola (6) dit l'avoir observée en 1557, à l'époque où elle sévit dans la France tout entière. Il existait avec elle *tussis quoddam populare genus cum vocis raucitate.*

Willis, qui qualifie la coqueluche d'*infortunissima*, de *molestissima*, dit qu'elle est particulière au jeune âge, et qu'elle atteint surtout les enfants de 3 à 8 mois.

---

(1) VALLERIOLA. In *Appendix ad tres superiores locorum medecinæ communium libros*, p. 45. In-folio. Lugduni, 1562. — Cet appendice fait suite, bien qu'ayant une pagination différente, à *Loci medicinæ communes*, tribus libris digesti. Francisco Valleriola medico authore. In-folio. Lugduni, 1562.

(2) BASSEVILLE. *Disputationum* HALLERI t. II, p. 22 et suiv.

(3) WILLIS. *De tussi puerorum convulsiva*, p. 52.

(4) MÉZERAY cité par Basseville, p. 23 du t. II *Disputationum* HALLERI.

(5) VALLERIOLA. Page 45 *Appendicis locor. medic. comm.*

(6) VALLERIOLA. *Append. cit.*, p. 45.

On l'a vue passer, d'un jour à l'autre, d'une petite toux à la toux la plus désolante et la plus pénible, de manière qu'il n'y ait aucun intervalle de repos. Il n'y avait presque point d'inspiration, si bien que la face et que les bras eux-mêmes étaient d'une couleur livide. Il se produisait, dans les intervalles de la toux, un bruit remarquable par son éclat.

La toux sévissait d'abord pendant la nuit. Sèche au début, elle ne tardait pas à être accompagnée d'une matière glutineuse à laquelle le sang venait se mêler chez plusieurs malades, lorsque se manifestaient en même temps les signes d'une plus grande violence (1).

7° Bronchite pseudo-membraneuse (*bronchite croupale, croup bronchique, diphtérie bronchique*).

Les auteurs ont décrit le croup laryngé, le croup trachéal, le croup bronchique.

La nature se prête rarement à cette division systématique.

On serait plus près de la vérité en décrivant le croup laryngo-trachéal, le croup trachéo-bronchique, et le croup laryngo-trachéo-bronchique.

On observe des individus atteints de croup dont les voies aériennes ne se tapissent pas de fausses membranes.

Lorsque ces membranes se forment, elles ne dépassent pas, dans la moitié des cas, la trachée-artère, et, plus de 38 fois sur 100 seulement, elles pénètrent jusqu'aux bronches.

Sur 371 autopsies provenant de faits constatés par

____

(1) WILLIS. *De tussi puerorum convulsiva*, p. 52, sect. I, cap. VI. In *Pharmaceutice rationalis*, in-4. Lugduni, 1676.

Bretonneau et Hussenot, réunis par M. Jules Simon (1),

21 n'avaient pas de fausses membranes.

Et sur les 150 sujets ayant les fausses membranes,

78 fois celles-ci ne dépassaient pas la trachée-artère,

42 fois elles pénétraient jusqu'aux bronches.

Sur 160 cas de croup analysés par MM. Millar et Peter (2), 68 fois les fausses membranes s'étendaient jusque dans les bronches.

Nous ne reviendrons pas ici sur le croup laryngo-trachéal dont nous avons parlé en traitant de l'auscultation du larynx et de la trachée (3). Mais, lorsque nous étudions, à cette place, les causes de la toux dont le siége est dans les bronches, nous devons consacrer quelques mots au croup bronchique.

Dans cette variété du croup, la voix n'est pas croupale et il n'y a pas d'aphonie.

Les principaux phénomènes se passent dans la poitrine. Les malades accusent une oppression et une difficulté de respirer qui ne sont point en rapport avec les résultats que donnent la percussion et l'auscultation de la poitrine.

« La toux est fréquente, pénible, piquante, selon Cazeaux, douloureuse, accompagnée quelquefois d'un sifflement particulier, revenant par quintes et donnant lieu à une expectoration de crachats blancs, muqueux, mousseux, filants... Les quintes de toux se rapprochent, la face s'altère, et le malade succombe, asphyxié, quatre ou cinq jours après le début des accidents.

---

(1) Jules Simon. Page 330 du t. X du *Nouveau dict. de méd. et de chir. pratiques*.

(2) Millar et Peter cités par M. Barth (p. 757 du t. X du *Dict. encycl. des sciences méd.*) et M. H. Gintrac (p. 662 du t. V du *Nouveau dict. de méd. et de chir. pratiques*).

(3) Voyez plus haut, p. 55 et suiv.

D'autres fois, avant que la maladie se termine, les symptômes éprouvent quelques modifications. La toux, sans cesser d'être fréquente et pénible, devient plus grasse; les crachats, plus abandants, se mêlent de stries sanglantes, le ronchus sonore est remplacé par un gros râle vibrant, et l'oreille, appliquée sur la poitrine, est frappée par un bruit de tremblottement ou bruit de drapeau.

D'autres fois encore, après quatre ou cinq jours de lutte caractérisée par une dyspnée extrême, avec crises d'étouffement et quintes de toux opiniâtres et répétées, gros râles muqueux, souvent perceptibles à distance, et bruit de *tremblottement*, de *drapeau*, plus fort et plus prononcé, le malade, pris d'un accès de toux violente avec imminence de suffocation, rejette, avec une quantité plus copieuse de mucus, des parcelles de fausses membranes aplaties, rubanées, tubulées, ramifiées, etc.

... Le rejet des fausses membranes est aussitôt suivi de soulagement. La respiration est plus libre, moins laborieuse, la toux moins fréquente et moins pénible. Après quelques alternatives, quelques retours de quintes suivies de l'expulsion des derniers fragments pseudo-membraneux, l'amélioration progresse, etc., à moins qu'il ne se reproduise de nouvelles fausses membranes et que le malade ne succombe (1).

On a observé la bronchite pseudo-membraneuse à l'état aigu et à l'état chronique.

État aigu.

Observation de Guersent (p. 226 du tome VI du *Dict. de méd.* en 21 vol.):

Un jeune homme de 13 à 14 ans se plaignait de beaucoup d'op-

(1) Barth. *Diction. encycl. des sciences méd.*, t. X, p. 757 à 759.

pression et les mouvements de la respiration étaient très-accélérés.

Après des quintes de toux très-fortes et des efforts de vomissements, il rejeta plusieurs tubes ramifiés de la longueur de quelques pouces, et dont les parois étaient évidemment de la nature de la concrétion croupale. Dès le lendemain, le malade commença à marcher et marcha promptement vers la convalescence.

État chronique.

Cas observé à la clinique de Corvisart par Guersent et par plusieurs de ses confrères (*Dict. de méd.* en 21 vol., t. VI, p. 227).

Un militaire passa deux ou trois mois à l'hôpital. Pendant ce temps, il fut tourmenté par des accès d'étouffement et de toux. De plus, il expectora, à plusieurs reprises, des portions assez longues de tubes membraneux. Il guérit.

Autre exemple de *bronchite pseudo-membraneuse chronique* également rapporté par Guersent (*Dict. de méd.* en 21 vol., t. VI, 1823) :

Ce fut Raickem qui le communiqua à la Société de l'École de médecine.

Une malade presque toujours sans fièvre éprouvait une toux plus ou moins sonore et glapissante, qui revenait par quintes. A des intervalles plus ou moins éloignés, cette toux devenait convulsive ; la malade était prise alors de dyspnée, d'oppression extrême ; elle avait une respiration sibilante. Après plusieurs quintes longues et pénibles et des efforts continuels, la malade parvenait à expectorer de 25 à 26 concrétions ramifiées et tubuleuses. Elle guérit à la Clinique.

8o **Travail de la dentition.**

M. Semanas a inséré dans la **Gazette médicale de Lyon**, pour l'année 1858, p. 413 à 417, une *Note sur l'existence du rhonchus bronchique infantile, sympathique de la dentition.*

Dans cette note, l'auteur fait remarquer que la toux, sauf les cas de complication bronchique, imminente ou réalisée, manque dans la plupart des cas.

Dans ceux où elle existe, ajoute M. Semanas, il est remarquable qu'elle n'est point du tout en proportion avec l'intensité du ronchus. C'est un fait qui l'a frappé fort souvent que cette absence totale ou partielle de la toux en pareil cas, ainsi que le peu de gêne accusé par l'enfant ayant le ronchus.

Quoi qu'il en soit de cette manière de voir, toujours est-il qu'un état fluxionnaire s'étendant des voies aériennes supérieures dans les conduits bronchiques coïncide souvent, chez les enfants, avec le travail de la dentition, et que cet état constitue la forme de bronchite dont M. Semanas a parlé.

9° Rougeole.

On sait que l'inflammation catarrhale des bronches n'existe pas dans tous les cas de rougeole. Il n'est donc pas étonnant qu'il ne se produise pas toujours dans cette maladie de la toux et les râles qui sont la conséquence de la bronchite et de ses effets.

Mais il n'en est pas ainsi généralement.

Au contraire, la toux et des bruits sibilants et ronflants se font entendre, pour l'ordinaire, dans les premiers jours de la maladie, au moment où se manifestent les signes de l'inflammation des conjonctives, des fosses nasales, du pharynx et des bronches.

La toux se fait alors sans expectoration ; elle est sèche comme le ronchus.

Les malades souffrent aux régions du cou et du sternum. Puis on voit naître l'éruption cutanée qu'on ne saurait confondre avec celle de la scarlatine, et, dès ce moment, la toux augmente et devient humide.

Insensiblement, on voit tomber la fièvre et diminuer ou cesser les symptômes du catarrhe.

Toutefois, il n'est pas rare de voir les symptômes de la bronchite persister longtemps pendant la convalescence, et la toux conserver de la sonorité. On a signalé même un timbre particulier qui a fait qu'on l'a qualifiée de *férine*.

10° Fièvre typhoïde.

Il n'y a pas lieu de s'étonner de l'existence de la toux dans le cours de la fièvre typhoïde, lorsqu'on sait que les bronches deviennent malades dans cette fièvre, au point de donner lieu à la production plus ou moins grande des crachats muqueux.

On s'en étonne moins encore quand on connaît la fréquence de la pneumonie dans cette maladie. Cette fréquence est telle qu'on a pu l'observer dans un sixième (Louis), et même dans un septième des cas (Grisolle) (1).

11° Fièvre continue ou Typhus fever d'Angleterre.

Dans le typhus fever, qui ne nous paraît pas être la même chose que la fièvre typhoïde, la bronchite devient l'occasion de la toux.

Tandis que des râles sonores sont assez fréquents dans la fièvre typhoïde, le râle sibilant est rarement produit dans le typhus fever.

Dans ce dernier cas, les poumons peuvent s'engouer et se spléniser. Mais la splénisation est plus fréquente dans la fièvre typhoïde.

(1) Grisolle. *Traité élém. et prat. de pathologie interne.* 4e édit., t. 1, p. 43.

12° Congestion pulmonaire consécutive à certains anévrysmes de l'aorte, à certains cas de dilatation et d'hypertrophie du cœur, à certaines maladies des valvules.

L'infiltration œdémateuse du parenchyme pulmonaire et une sécrétion bronchique sont la conséquence ordinaire des maladies du cœur.

« Il n'existe communément ni douleurs, ni gêne bien notable dans la respiration. Laënnec signale pourtant un peu de dyspnée, de la *toux*, une expectoration aqueuse, le rejet d'une pituite incolore, très-aérée et semblable à une légère solution albumineuse » (1).

A. — ANÉVRYSME DE L'AORTE.

Quelques anévrysmes amènent, par la compression qu'ils exercent sur la trachée-artère, une inflammation qui se propage jusqu'aux tuyaux bronchiques. Cette inflammation est persistante, comme la cause qui lui a donné lieu.

De là, cette toux fatigante, cette respiration trachéale sifflante dont nous avons parlé, la dyspnée, la palpitation, etc.

La toux fait donc partie des signes généraux de l'anévrysme de l'aorte, en tant surtout que cet anévrysme, existant seul ou compliqué d'une maladie du cœur, a atteint des proportions assez grandes pour gêner la circulation. Dans ce cas, la toux est la conséquence de l'infiltration œdémateuse du tissu pulmonaire et de la sécrétion bronchique dont nous parlions tout à l'heure.

Dans le cas où les lésions anatomiques sont peu considérables, la toux et la palpitation peuvent faire défaut.

____

(1) GRISOLLE *Traité élém. et prat. de path. int.*, t. I, p. 711. 4 édit Paris, 1850.

B. — DILATATION DU CŒUR.

Lorsque le sang s'accumule dans les poumons par suite du retard qu'il éprouve à sortir du ventricule gauche, la respiration devient d'abord difficile. Puis, insensiblement, il s'épanche dans le tissu cellulaire du poumon une sérosité claire plus ou moins abondante dont la toux débarrasse les malades sous forme d'expectoration.

C. — HYPERTROPHIE DU CŒUR.

L'observation nous apprend que, dans la première période de l'hypertrophie du cœur, la toux est peu fréquente ou nulle.

Mais à mesure que cette maladie fait des progrès, il s'établit dans les poumons une congestion séreuse ou sanguinolente qui devient nécessairement l'occasion de la toux.

C'est donc avec raison qu'on a classé la toux parmi les signes de l'hypertrophie du cœur.

. Pourtant, il faut le dire, la toux ne prend alors quelque importance que si le malade est atteint d'une bronchite chronique affectant la forme de la bronchite sèche ou de la bronchite pituiteuse.

D. — MALADIES DES VALVULES.

Lorsque les valvules mitrales sont altérées au point de mettre un grand obstacle à la sortie du sang ou de permettre la régurgitation à travers l'orifice toujours béant de ces valvules, on voit survenir une congestion pulmonaire, l'hémoptysie passive, l'apoplexie, à la suite desquelles les malades rendent des crachats teints de sang noir ou grumeux. A ces crachats se joint, dans bien des cas, une abondante expectoration aqueuse.

Il ne faut donc pas s'étonner qu'aux symptômes généraux des maladies des valvules se joignent la dyspnée, l'orthopnée et la toux.

13° **Hémoptysie**.

Prise dans son acception véritable, cette expression ne signifie pas autre chose que crachement de sang.

Toute expectoration de sang devrait donc être synonyme d'hémoptysie. L'usage a voulu cependant qu'on décrivît exclusivement sous ce nom le crachement de sang consécutif à une exhalation sanguine qui s'opère à la surface de la membrane muqueuse des voies aériennes.

Il eût été plus logique de ne voir dans l'hémoptysie qu'un symptôme et de rattacher ce symptôme au crachement de sang consécutif : 1° aux hémorrhagies provenant des fosses nasales, de la bouche ou de la gorge ; 2° à l'exhalation sanguine bronchique, dont nous venons de parler ; 3° à l'apoplexie pulmonaire ; 4° à l'érosion ou à la déchirure d'un ou de plusieurs vaisseaux dans les cas de tubercules pulmonaires, de productions calcaires formées dans les poumons, etc.; 5° aux obstacles à la circulation par suite des maladies du cœur ou des valvules ; 6° à la rupture d'un anévrysme de l'aorte ou de l'artère pulmonaire dans les bronches.

En indiquant ainsi toutes les sources des crachements de sang provenant des voies aériennes, rien n'eût été plus facile que de les étudier ensuite l'une après l'autre, en rattachant chaque hémorrhagie à sa cause. Mais on n'a pas suivi cette marche.

Pour nous, qui avons tracé dans différents passages les signes thérapeutiques variés qui peuvent traduire l'existence des hémorrhagies ayant leur source dans les sections supérieures des voies de l'air (1), il ne nous

(1, Voyez plus haut, p. 27, 28, 35, 40, 41.

reste plus qu'à signaler la toux qu'on observe dans les cas où le sang, d'où qu'il vienne d'ailleurs, est épanché dans les divisions de la trachée.

Cette toux précède et accompagne l'expectoration de sang. L'une se reproduit aussi souvent que l'autre : elle s'affaiblit avec elle. Galien (1) a traité avec un talent remarquable : *De sanguinis sputo seu ejectione; ac de locis ipsius affectis, et causis.*

« Jam convenit quidem inter medicos, a-t-il dit, sanguinem è gulâ ventriculoque vomitione ; ex spiritalibus partibus, tussi ; ex faucibus et gurgulione, screatu ; ut ex ore simplici expuitione expelli ; nos verò eum à capite per gurgulionis præcipuè partes internas ad fauces affatim descendentem, tussiendo educi sæpe numero conspeximus ; nam subito gutturi irruens, tussim movet. »

Il est impossible de dire plus et de dire mieux en aussi peu de mots. Chartier a parfaitement interprété le texte de Galien. C'est pourquoi nous nous garderons bien de substituer à sa version latine une version française.

Le rôle de la toux est bien indiqué dans ces diverses sources du crachement de sang.

14° **Emphysème vésiculaire des poumons,** *ou dilatation d'un nombre plus ou moins considérable des vésicules pulmonaires.*

Beau (2) ne voyait, dans ce que l'on désigne sous ce nom, qu'une bronchite à râles vibrants. Il y a, disait-il, plus de toux et de matières expectorées lorsque la bronchite est généralisée que quand elle est partielle.

Cette proposition n'a pas de quoi nous surprendre, et, quelle que soit l'opinion qu'on se forme sur ce qu'il faut entendre par emphysème, toujours est-il que les

___

(2) GALENI *De locis affectis*, t. VII, lib. ıv, cap. vııı. Charterio edente. In-folio. Lut. Parisiorum, 1679.

(1 BEAU. *Traité expér. et clin. d'ausc.,* p. 109.

emphysémateux contractent fréquemment des bronchites, ou du moins que les bronchites fréquentes augmentent l'emphysème, et que par suite ils sont très-sujets à l'oppression. Ils respirent, en outre, avec un sifflement qu'on entend à distance. Ce sifflement a pour point de départ les deux côtés de la poitrine, il marche parallèlement à la toux.

15° Asthme.

Après avoir décrit avec un soin tout particulier un accès d'asthme à forme périodique, Gabalda (1) s'exprime ainsi à l'égard de la toux qui se produit dans cette forme.

« Chez quelques malades, une toux pénible et presque continuelle se joint aux phénomènes précédents. Cette toux n'est pas suivie d'expectoration ; elle n'a d'autre résultat que d'accroître l'intensité de tous les symptômes que je viens d'énumérer. Le plus souvent, dans les attaques d'asthme périodique, il n'y a pas ou presque pas de toux » (2).

Floyer (3) a signalé la toux convulsive qui se manifeste pour l'ordinaire et que suit l'expectoration de quelques crachats visqueux.

Voici comment les choses se passent :

« Vers le milieu de la nuit, le malade est tout à coup réveillé en sursaut par un sentiment de suffocation imminente. Il se met aussitôt sur son séant, et, pendant tout le reste de la nuit, il est en proie à une dyspnée intense, accompagnée de quintes de toux longues et pé-

---

(1) GABALDA. *Recherches sur l'asthme.* Brochure in-8 de 55 pages. Paris, 1854. Chez J.-B. Baillière.

(2) *Opér. cit.*, p. 28.

(3) FLOYER (Jean). *Traité de l'asthme*, contenant la description, les causes et le traitement de cette maladie, traduit de l'anglais. In-12. Paris, P.-F. Didot le jeune, 1761.

nibles, et non suivie d'expectoration. Au matin, la dyspnée s'apaise ; la toux est moins pénible, elle est suivie alors d'une expectoration abondante. » (Gabalda, *oper. cit.*, p. 32).

.... Pendant toute la journée, le malade est tourmenté par la dyspnée et par la toux. Ces symptômes sont moins marqués, il est vrai, que pendant la nuit ; mais la moindre cause occasionnelle, telle que l'impression de l'air, celle de la fumée, l'action de monter ou de courir, une impression morale, vient les réveiller et leur donner une intensité nouvelle. Les nuits suivantes, l'exacerbation des symptômes ne manque pas de se reproduire.

Outre les symptômes que je viens d'énumérer, les malades ressentent un chatouillement ou un grattement dans le larynx, et une chaleur brûlante sous le sternum, qui excitent continuellement la toux (1).

16° Dilatation des bronches.

« Au moment où l'on constate cette lésion, on apprend des malades qu'ils toussent depuis un plus ou moins grand nombre d'années ; ils rejettent une grande quantité de crachats puriformes, épais, souvent fétides. L'abondance des crachats augmente parfois subitement, et les malades rendent alors, à la suite de quintes de toux pénibles, et avec des efforts de vomissement, des flots d'un liquide opaque, puriforme, qui exhale ordinairement une odeur alliacée» (2).

Elle est caractérisée par une toux, une voix et des râles muqueux bronchiques, et même caverneux. Cela a lieu surtout lorsque la dilatation occupe les bronches

----

(1) GABALDA. *Oper. cit.*, p. 33.

(2) GRISOLLE. *Pathol. int.*, 4ᵉ édit., t. II, p. 257, ou 9ᵉ édit., t. II, p. 365.

principales, et qu'elle est voisine de la surface des poumons.

Ces phénomènes occupent une petite étendue lorsque la dilatation des bronches est limitée, et ils disparaissent pendant un temps plus ou moins long, lorsque les mucosités empêchent l'air atmosphérique de pénétrer dans les points dilatés.

Ceux-ci viennent-ils à se vider entièrement, soit spontanément, soit à la suite d'une quinte, ou de quintes de toux ordinairement non douloureuses, la toux et la voix seules conservent le caractère bronchique ou caverneux, et les râles à grosses bulles ne se reproduisent que lorsque des mucosités nouvelles se sont formées.

La voix, la respiration et la toux donnent souvent, au rapport de Laënnec (1), la sensation du souffle voilé, au niveau des bronches dilatées.

Comme on a vu des malades qui avaient présenté les symptômes généraux de la phthisie pulmonaire, et qu'on en rencontre tous les jours, il faut tenir compte de tous les signes qui peuvent traduire l'existence de la dilatation des bronches.

Dans une observation de dilatation aiguë des bronches, communiquée par Cayol à Laënnec, la toux revenait par quintes à des intervalles de plusieurs heures et était suivie d'une expectoration abondante, liquide, jaune, excessivement fétide, et tout à fait puriforme.... C'étaient des gorgées de liquide qui coulaient pendant plusieurs secondes de la bouche du malade (Lajoie, âgé de 3 ans 1/2), après une quinte de toux assez forte et pénible (2).

Dans une seconde observation, également communiquée par Cayol, on trouve les détails que voici :

Mlle M..., âgée de 72 ans, maîtresse de piano, était sujette, depuis plus de cinquante ans, à des hémoptysies très-fréquentes, à

(1) LAENNEC. *Ausc. méd.*, 2e édit., t. I, p. 213.
(2) LAENNEC. *Ausc. méd.*, 2e édit., t. I, p. 216.

une toux habituelle avec expectoration de crachats jaunes, opaques, ayant les caractères tantôt du pus et tantôt du mucus puriforme, à une respiration courte, souvent un peu gênée. Ces symptômes avaient des rémissions très-marquées, mais presque pas d'intermission.

Jusqu'aux derniers jours de sa vie, où un œdème des membres inférieurs se manifesta et où la dyspnée augmenta en proportion de l'accroissement progressif de l'œdème, la toux et l'expectoration n'augmentèrent pas (1).

Un troisième malade, qui mourut subitement à l'hôpital, où il était entré depuis plusieurs heures, toussait et crachait une matière mucoso-puriforme abondante depuis une pleuro-pneumonie qu'il avait eue vingt ans auparavant.

Le poumon gauche avait subi une transformation qui présentait un état moyen entre celui du cartilage et celui du tissu fibreux. Les bronches qui le parcouraient étaient généralement dilatées (2).

Un quatrième malade, Chopinet, âgé de 41 ans, toussait depuis son enfance et expectorait habituellement quelques crachats jaunâtres ou grisâtres ; mais, six mois avant son entrée dans l'une des salles de la clinique, la toux était devenue tout à coup plus fréquente, et six semaines auparavant seulement, il avait éprouvé deux hémoptysies assez abondantes.

On trouva, après la mort, une dilatation chronique des bronches (3).

17° Rétrécissement des bronches (4).

Si les bronches arrivent à être comprimées par des tumeurs de natures diverses ; si elles sont oblitérées par suite de la coarctation de leurs parois ; si, comme M. Gintrac (5) en a cité une observation, les fibro-cartilages de la trachée et des bronches peuvent amener des rétrécissements tels de ces conduits, que la dyspnée

(1) Laennec. *Ausc. méd.*, 2e édit., t. I, p. 222.
(2) Laennec. *Ausc. méd.*, 2e édit., t. I. p. 227.
(3) Laennec. *Ausc. méd.*, 2e édit., t. I, p. 229.
(4) Voyez Grisolle. *Traité de pathologie interne*, t II, p. 341 et suiv. 9e édit., Paris, 1869.
(5) Gintrac. *Journal de méd. de Bordeaux*, 1844.

et même que la mort par suffocation puissent s'ensuivre ; s'il peut se produire des accès de suffocation presque subits, par une fluxion de la membrane muqueuse, ou par un bouchon de mucus adhérent qui diminue plus ou moins le calibre des conduits de l'air, on ne sera pas surpris de voir naître la toux.

POUMON OU PLUTÔT PARENCHYME PULMONAIRE.

18° **Péripneumonie** (*fluxion de poitrine : peripneumonia vera ; fièvre pneumonique.*)

Le professeur Andral a démontré que la pleurésie accompagne le plus souvent la pneumonie. C'est surtout à cette complication qu'est due la douleur de côté vive, poignante, qui se développe aux environs du mamelon.

En même temps que se manifeste cette douleur dans le premier jour de la maladie, survient une toux sèche, car l'expectoration est nulle, à moins qu'il ne se forme dans les bronches quelques crachats indépendants de la pneumonie.

Il ne semble pas que la toux manque jamais dans la pneumonie ; elle est, en tout cas, plus fréquente, lorsque la pneumonie est plus étendue.

Elle se fait rarement par quintes, comme dans la bronchite.

Dès le deuxième ou le troisième jour, la toux est suivie de l'expectoration d'une matière visqueuse.

Cette toux augmente la douleur de côté.

Lorsque la pneumonie devient double , la toux ne se modifie en aucune façon.

19° **Broncho-pneumonie.**

A cette dénomination nous préférerions celle de *bron-*

chio-pneumonie (1) qu'a proposée **M. H. Roger** (2), ou mieux encore celle de *pneumonie catarrhale*.

En quoi consiste, en effet, cette maladie ?

En une inflammation qui dans certaines constitutions atmosphériques épidémiques, s'empare à la fois des bronches et du parenchyme pulmonaire, d'où le nom de broncho-pneumonie qu'on lui a imposé.

Tantôt l'inflammation du poumon ne se développe qu'après celle des bronches ;

Tantôt les bronches et le poumon sont frappés en même temps ;

Tantôt enfin, la pneumonie catarrhale se développe brusquement, sans que la bronchite catarrhale soit de la partie.

La toux joue un rôle important dans la broncho-pneumonie. Elle est ordinairement, au début, fréquente, courte, plutôt humide que sèche, mais sans expectoration caractéristique..... Elle est quelquefois quinteuse, pénible, accompagnée de douleurs que les malades accusent au devant du sternum et au niveau du diaphragme.

On perçoit également des deux côtés les râles à bulles moyennes et à bulles fines dont nous avons déjà parlé (3).

A mesure que la maladie fait des progrès, les symptômes s'aggravent ; la toux est toujours fréquente et pénible.

(1) « Les anatomistes ont donné le nom de τραχεῖα, dit Galien (*De compositione medicamentorum*. Charterio edente, t. XIII, cap. ɪ, lib. vɪɪ, p. 524. B. Lutetiæ Parisiorum, 1679), à l'artère qui descend du larynx dans le poumon, et quelquefois aussi ils l'appellent βρόγχον, réservant le pluriel βρόγχια aux petits cartilages qui en constituent la plus grande partie. »

(2) H. Roger. Art. Broncho-pneumonie du t. XI du *Dict. encyc. des Sciences méd.* In-8, Paris, 1869.

(3) Voyez plus haut, p. 184, 241, 253.

Par contre, lorsque survient l'amélioration, la toux devient de jour en jour plus rare, plus facile et plus humide.

Avons-nous besoin de faire remarquer que les caractères de la toux et de l'expectoration se ressentent ordinairement du degré de gravité de la broncho-pneumonie?

Si la constitution atmosphérique sous laquelle la broncho - pneumonie se développe était toujours la même, les phénomènes de la maladie varieraient peu, toutes choses égales d'ailleurs, et la toux présenterait, à peu de chose près, toujours les mêmes caractères.

La toux était fréquente, sonore, et en quelque sorte caverneuse dans la péripneumonie bâtarde qui sévit au mois de novembre 1777 « Tussis multa, dit Stoll (1), « sonora, sono quasi ex cavo prodeunte. »

Elle était sonore, bronchique, très forte dans 27 cas sur 31 qui furent observés par le Dʳ H. Lasserre (2) en 1842.

Trois fois elle avait été moins prononcée; dans un cas elle avait manqué complétement à toutes les périodes de la maladie (3).

Lorsque la toux était intense, elle revenait assez souvent, au début de la pneumonie catarrhale surtout, par quintes prolongées et accompagnées de phénomènes de congestion vers la tête.

Dans la pneumonie catarrhale qui a régné à Paris pendant l'hiver de 1846-47, et qui a été décrite par M. le Dʳ Lamaëstre (4), « la forme la plus fréquente a

(1) M. Stoll. *Ratio medendi*, pars secunda, p. 340. In-8. Parisiis, 1787.

(2) H. Lasserre. Page 156 du numéro d'octobre des *Archives génér. de méd.* pour 1842.

(3) Il en fut de même dans une observation qu'a publiée M. Lamaëstre. *Thèse de Paris*, 1848.

(4) L.-A. Lamaëstre. *De la pneumonie catarrhale*, thèse soutenue à la Faculté de médecine de Paris le 20 décembre 1848.

consisté dans une bronchite bien différente de la phlegmasie pure et franche de la muqueuse pulmonaire. Ce
qui la caractérisait, c'était une toux très-fréquente,
restant longtemps, quelquefois pendant tout le cours
de la maladie, sèche, nerveuse, spasmodique. Chez
plusieurs autres malades, dont l'irritation catarrhale
était plus prononcée, la toux s'accompagnait d'une
abondante expectoration constituée par un liquide
aqueux que recouvrait une couche de mousse épaisse,
blanchâtre (1). »

En général, la toux ne tardait pas à être très-pénible, elle se montrait par quintes répétées, avec une
douleur de côté très-étendue (2).

SCROFULE, SCORBUT, GOUTTE ET SYPHILIS.

L'un des derniers écrivains qui se sont occupés de la
toux dans ses rapports avec la scrofule, le scorbut, la
goutte et la syphilis, c'est le Dr H. Gintrac (3).

Cet auteur s'est inspiré des articles de Graves (4).

Nous pourrions imiter son exemple ; mais nous préférons reproduire les propres paroles du médecin anglais.

Nos lecteurs y verront que la toux est, en définitive,
la conséquence, dans toutes les maladies que nous venons d'énumérer, de la bronchite concomitante.

20° Scrofule.

« La scrofule peut donner lieu à de l'inflammation
dans les organes internes, les intestins, les poumons,
par exemple ; elle peut dès lors occasionner une bronchite aiguë, une pneumonie, une entérite qui ne dé-

(1) LAMAÊSTRE. *Thèse citée,* p. 16 et 17.
(2) LAMAESTRE. *Opér. cit.,* p. 25.
(3) H. GINTRAC. *Nouveau dictionnaire de méd. et de chir. prat.* t. V,
p. 373 et 574.
(4) GRAVES. *Leçons de clinique médicale,* t. II, p. 42, 45, 47, 49.

pendent ni du froid, ni des causes ordinaires de ces états morbides. C'est à tort qu'on ne rapporte aux causes constitutionnelles que les inflammations chroniques et bien localisées…Les affections les plus passagères [qu'on observe dans quelques cas de scrofule] peuvent avoir la même origine.

« L'irritation scrofuleuse affecte la muqueuse ou le parenchyme pulmonaire ; dans le premier cas, elle donne lieu à la bronchite, dans le second à la pneumonie scrofuleuse ; ces deux affections peuvent être isolées ou combinées, l'une et l'autre peuvent être mortelles, qu'il y ait ou non des tubercules dans le poumon (1). »

21° Scorbut.

« Une variété d'irritation pulmonaire dont la source est plus ou moins obscure, est celle qui dépend de la diathèse scorbutique.

« …. Le scorbut affecte parfois les poumons ; il produit une irritation de la muqueuse bronchique, de la toux et des crachements de sang (2). »

La toux revient fréquemment dans le scorbut et cela tient à ce que non-seulement la bronchite ou, du moins, l'irritation des bronches est fréquente dans le cours de la maladie, mais encore à ce que, soit l'inflammation, soit l'irritation, tendent à passer à l'état chronique.

22° Goutte.

« La goutte envahit très-fréquemment la muqueuse de la trachée et des bronches, donnant lieu à une toux sèche, fatigante et souvent opiniâtre. Lorsque cette toux survient en même temps que les phénomènes

---

(1) GRAVES. *Leçons de clinique médicale*, t. II, p. 49.
(2) GRAVES. *Leçons de clinique médicale*, t. II, p. 47 et 48.

d'arthrite, sa véritable nature est ordinairement méconnue ; on la met sur le compte d'un refroidissement et on la rapporte à une bronchite commune. Mais quelle que soit la cause qui produise une phlegmasie chez un goutteux, quel que soit l'organe intéressé, l'affection revêt presque toujours les caractères de l'affection goutteuse franche. Si un goutteux se donne une entorse à l'un des orteils, ou au cou-de-pied, la lésion après avoir suivi quelque temps la marche ordinaire, finit par présenter un tout autre aspect ; tout à coup l'inflammation prend une mauvaise allure, ou bien elle reste stationnaire, au moment même où l'on comptait sur la guérison rapide de cette affection locale. Cela tient à ce qu'elle est modifiée par la disposition constitutionnelle qui se localise dans la partie blessée. La même relation existe entre la bronchite commune qui se développe sous l'influence du froid chez un individu goutteux, et la bronchite goutteuse dont elle devient la cause indirecte. Ordinairement l'inflammation goutteuse des bronches a une marche chronique... (1). »

23° Syphilis.

« La syphilis peut atteindre les poumons aussi bien que la peau et les membranes muqueuses, aussi bien que le système osseux. La connaissance de ce fait n'appartient pas aux modernes......

« ...... Je suis persuadé que la syphilis peut faire sentir son influence sur le parenchyme pulmonaire, comme sur les autres tissus de l'organisme, et qu'un malade empoisonné par la vérole peut être atteint d'une irritation pulmonaire d'origine syphilitique.

« ...... Ce qui fait ici l'importance de cette toux, c'est que les symptômes de cette affection présentent une

____

(.) GRAVES. _Leçons de clinique médicale_, t. II, p. 46 et suiv.

grande analogie avec ceux de la phthisie, et que les deux états morbides sont fréquemment confondus.... Comment arriverez-vous à un diagnostic certain ? Le plus ordinairement ce sera par l'histoire de la maladie. Si l'affection a débuté à l'époque où les accidents secondaires succèdent ordinairement aux ulcérations primitives des organes génitaux; si quelques - uns des symptômes peuvent être évidemment rapportés à cette cause ; si, avec la faiblesse, les sueurs nocturnes, l'amaigrissement, l'irritabilité nerveuse et l'insomnie, vous observez de la toux; si ce groupe de manifestations est associé à d'autres accidents dont la nature syphilitique ne saurait être douteuse, tels que la périostite, l'angine et les éruptions cutanées, alors vous pouvez, en toute sécurité, rapporter tout cet ensemble pathologique à la même source, et conclure que votre malade est sous le coup d'une cachexie syphilitique, qui affecte les poumons en même temps que les autres organes (1). »

24o **Phthisie pulmonaire**. (*Phthisie tuberculeuse; pneumophymie : phthisie essentielle commune.*)

La synonymie que nous donnons ici de la phthisie tuberculeuse fait bien voir que nous ne confondons pas cette maladie avec la phthisie symptomatique de la scrofule, du diabète, de la maladie de Bright ou de la goutte.

M. Milcent a beaucoup insisté dans l'*Art médical* (t. XXVIII, p. 272 et suiv.) sur cette distinction.

Des faits recueillis par cet auteur ultérieurement à la publication de son traité de la scrofule (1), lui ont démontré encore une fois les différences qui existent entre la phthisie essentielle et la phthisie scrofuleuse.

(1) GRAVES. *Leçons de clinique médicale*, t. II, p. 42, 43 et 44.
(2) MILCENT. *De la scrofule, de ses formes*, etc. In-8. Paris, J.-B. Baillière, 1846.

Ce point de nosologie une fois établi, M. Milcent (1) à décrit avec beaucoup de soin les diverses formes de la phthisie essentielle.

Ces formes consistent: 1° dans la PHTHISIE AIGUE qui renferme elle-même deux variétés : la *phthisie miliaire* et la *phthisie par infiltration tuberculeuse* ; 2° dans la PHTHISIE COMMUNE ; 3" dans la PHTHISIE PÉRIODIQUE et 4° dans la PHTHISIE CHRONIQUE qu'on a divisée en *phthisie chronique bénigne* et en *phthisie chronique grave*.

Ces formes, ces variétés diverses de la phthisie méritent surtout d'être étudiées au triple point de vue de leur développement, de leur mode d'évolution et de leurs lésions.

La toux joue un grand rôle dans chacune de ces formes et de ces variétés. Ce que nous allons dire de ses rapports avec la phthisie commune fera suffisamment comprendre ce que doit être la toux dans les autres formes ou variétés de la phthisie.

On rencontre des phthisiques qui déclarent n'avoir jamais été enrhumés, n'avoir jamais toussé (2). Mais ils constituent l'exception. Le plus souvent la toux accompagne les rhumes ; elle leur est liée, et l'on croirait avoir affaire à la toux de la bronchite. « D'abord sèche et plus tard humide, un peu rauque, voilée, un peu quinteuse, produite avec effort, pectorale…, plus fréquente et plus fatigante la nuit…., diminuant beaucoup ou bien disparaissant presque tout à fait dans le jour ; s'accompagnant d'une expectoration presque nulle d'abord, puis un peu glaireuse, ensuite muqueuse ; cessant d'abord avec les premiers rhumes puis leur survivant quelques

____

(1) MILCENT. *Art médical*, t. XXVIII, p. 321 et suiv. In-8. Paris, 1868.
(2) LANDRÉ-BEAUVAIS. *Séméiotique*, p. 102, n° 255. 1 vol. in-8, 2e édit. Paris, 1813. — FOURNET. *Recherches clin. sur l'ausc. des organes respiratoires*, p. 547. In-8. Paris, 1839. — PORTAL, cité par Laënnec (voyez le tome II de l'édition d'Andral, p. 252).

jours et enfin s'établissant d'une manière à peu près continue dans les intervalles de plus en plus courts que les rhumes laissent entre eux. Elle s'accompagne dans ces intervalles d'une expectoration qui d'abord est seulement salivaire, qui ensuite reste muqueuse et s'entremêle de petites masses de matière catarrhale grisâtre ou blanchâtre ; elle éprouve assez régulièrement des recrudescences à propos des changements brusques de température, principalement à l'époque des temps froids et humides ; elle se renouvelle presque constamment vers la fin de l'automne pour rester plus prononcée pendant toute la saison d'hiver ; quelquefois elle augmente aussi pendant les grandes chaleurs. »

« Mais il est une autre espèce de toux, qui se montre ordinairement fort peu de temps après l'apparition des premiers symptômes généraux qui marquent le début de la phthisie, et quelquefois conjointement avec eux. Celle-ci est indépendante des rhumes, et diffère par un certain nombre de caractères de la toux ordinaire à la bronchite. Seulement, aux époques de réapparition ou de recrudescence des rhumes, on la voit s'effacer, en quelque sorte pour faire place à la toux de bronchite que nous venons de décrire ; puis elle reprend ses caractères, quand les rhumes ont cessé tout à fait ou au moins beaucoup diminué. Cette toux est brève, sèche, légère ; composée d'une seule saccade ou de deux saccades tout au plus ; produite sans presque aucun effort et comme naturellement ; non accompagnée d'accès ni de sentiment d'étouffement ; surprenant quelquefois le malade au milieu d'une phrase ; hors ce cas, s'échappant en quelque sorte de la poitrine par un petit mouvement convulsif, presque sans que le malade s'en aperçoive. Elle est plus fréquente le matin que dans la journée ; elle est peu marquée la nuit. Si l'on veille auprès d'un phthisique qui présente ce genre de toux et qui dort, on entend la toux se produire de temps en temps sans que le malade se réveille ; son sommeil paraît seulement en être rendu un peu moins calme, un peu moins profond. D'autres fois elle n'a pas lieu du tout pendant la nuit. Elle se reproduit facilement à propos de la plus petite excitation nerveuse ressentie par le malade. Elle augmente un peu avec les progrès de la maladie ; mais, en général, elle perd ses caractères prononcés à mesure que l'on passe de la première à la seconde période de la phthisie. On n'en retrouve que fort peu de traces aux époques avancées de la maladie, soit qu'elle cesse tout à fait, soit que les nouvelles conditions physiques dans lesquelles se trouvent les poumons aient modifié ses caractères de manière à les rendre méconnaissables, soit enfin que la toux de bronchite qui domine alors la couvre tout à fait et d'une manière continue, comme elle le faisait dans la première période de la phthisie, lors de la recrudescence des rhumes. La toux particulière que je décris a pour caractère essentiel d'être sans expectoration. Elle paraît ne se manifester que lorsque déjà des tubercules existent dans les poumons. Elle semble, par la nature de ses caractères, se rapporter à une sorte d'excitation nerveuse subie par les poumons à la suite de l'infiltration tuberculeuse dont ils sont le siége, bien plus qu'être le résultat des conditions dans lesquelles se trouve la muqueuse bronchique. Sa première apparition a lieu sans cause appréciable. Cette forme de toux ne s'est montrée que chez le quart tout au plus de nos malades. Quand elle existe d'une manière un peu prononcée, quand elle est accompagnée des légères recrudescences de rhumes dont j'ai parlé précédemment, quand elle coexiste avec quelques-uns des phénomènes généraux que j'analyserai plus loin, elle est un élément de quelque valeur dans le diagnostic de la première période de la phthisie » (1).

M. le professeur Andral (2) a si bien tracé les caractères de la toux dans la phthisie pulmonaire que nous nous faisons un devoir de reproduire les paroles mêmes de cet auteur.

« La toux qui se lie, dit-il, à l'existence des tubercules pulmonaires ne se montre pas toujours sèche à son origine ; il n'est pas très-rare de rencontrer des phthisiques qui affirment que, dès qu'ils ont commencé à tousser, ils ont eu une expectoration muqueuse plus ou moins abondante. Cette toux sèche qui se manifeste ainsi dans les premiers temps de la phthisie n'est pas d'ailleurs plus nécessairement liée à une véritable bronchite que ne l'est la toux également sèche qui accompagne la pleurésie. De plus, il me paraît bien démontré que des tubercules peuvent se former dans le poumon longtemps avant qu'aucune toux ait jamais eu lieu, ce qui n'empêche pas que, dans un certain nombre de cas, les tubercules ne semblent se former qu'à la suite d'une bronchite qui a été remarquable ou par sa durée ou par son intensité.

Dans le premier cas, aucune irritation appréciable des bronches ne précède la formation des tubercules ; dans le second cas, cette irritation paraît être la cause occasionnelle de leur développement.

Il est rare que la toux provoquée par la présence des tubercules dans le poumon ne présente pas certains intervalles pendant lesquels elle cesse complétement. Sans cesse, par exemple, on observe des individus qui sont certainement tuberculeux, et chez lesquels la toux se

_____

(1) FOURNET, *Recherches clin. sur l'ausc. et sur la première période de la phthisie pulm.*, p. 548 à 550.

(2) ANDRAL. Note des p. 225 et suiv. du t. II de la 4ᵉ édit. de Laënnec.

suspend ainsi pendant plusieurs mois de suite : elle reparaît l'hiver, et cesse au retour de la belle saison pour reprendre lorsque se montrent les premiers froids. Il y a d'autres phthisiques chez lesquels la toux se reproduit à l'occasion des fortes chaleurs de l'été : elle est moins fréquente et moins pénible chez ces malades au mois d'octobre qu'au mois de juillet. Suspendue depuis un temps plus ou moins long, cette toux revient d'ailleurs avec une merveilleuse facilité, sous l'influence de la cause la plus légère : ainsi le plus léger refroidissement, l'action de parler à haute voix, les secousses morales, les fatigues, la rappellent sur-le-champ ; et plus elle se reproduit sous l'empire de ces causes, moins ensuite elle disparaît facilement, jusqu'à ce qu'enfin arrive l'époque où elle s'établit d'une manière permanente, et où, quoi qu'on fasse, elle ne peut plus être détruite.

Il est beaucoup d'autres phthisiques chez lesquels la toux ne se montre pas ainsi d'une manière intermittente, elle est, au contraire, continue, et, une fois qu'elle a commencé, elle ne cesse plus. En pareil cas, la marche de la phthisie est en général beaucoup plus rapide.

Chez certains malades, la toux n'est jamais qu'un accident fort léger ; ils s'en aperçoivent à peine. Quelques-uns même en sont si peu tourmentés qu'ils ne veulent pas convenir qu'ils toussent. Tout ce qu'ils remarquent chez eux, sous ce rapport, c'est une légère titillation du larynx qui les porte de temps en temps à faire un léger effort de toux, et ils affirment d'ailleurs qu'ils n'ont pas et qu'ils n'ont jamais eu de rhumes : ils peuvent ainsi mourir, sans avoir eu presque jamais de toux, ou du moins sans que ce phénomène ait été jamais assez prononcé pour attirer particulièrement leur propre attention ou celle même du médecin. Chez d'autres phthisiques, au contraire, la toux est un des phénomènes prédominants, elle revient sans cesse sous forme de quintes des plus pénibles, ou bien c'est une petite toux sèche, incessante, qui fatigue beaucoup les malades. »

« J'ai vu, entre autres, une jeune personne qui, regardée depuis longtemps comme phthisique, traînait cependant son existence, sans qu'aucun danger immédiat parût exister chez elle. A l'issue d'un hiver qu'elle avait assez bien passé, elle fut prise tout à coup d'une toux sèche, qui, pendant trois mois, fut continuelle. Pendant ce long espace de temps, cinq minutes ne se passaient pas sans que cette toux reparût ; elle était sonore, éclatante, et paraissait se passer entièrement dans le larynx. Ses caractères étaient tels, que d'abord il ne fut pas déraisonnable d'espérer que cette toux était le produit d'une simple névrose, dont le siége probable était le larynx lui-même... Peu à peu, sans que la toux cessât d'avoir le même caractère, on vit apparaître divers symptômes qui ne permirent plus de douter qu'une phthisie pulmonaire, presque latente jusque-là, avait pris tout à coup une marche plus aiguë, et allait rapidement entraîner la malade au tombeau. »

Tubercules pulmonaires avec hydro ou pyopneumothorax, sans perforation de la plèvre ou avec perforation.

Il était impossible de ne pas dire, quand nous avons traité chacune de ces questions (p. 366 à 370), la part que la toux avait prise à la production de certains phénomènes sonores. Nous renvoyons le lecteur à ce que nous avons dit de la toux sur chacun de ces points. Il y trouvera (1) la toux retentissante et à timbre métallique chez un tuberculeux dont il fut impossible de trouver la plèvre perforée, bien qu'elle contînt un mélange de pus et de fluide gazeux.

Il y trouvera (2) le tintement métallique se produisant

(1) Page 367.
(2) Page 370.

seulement dans l'action de parler ou de tousser, dans un cas où des tubercules ramollis et excavés s'ouvraient dans les bronches et dans la plèvre.

Nous avons parlé d'une manière générale, au commencement du présent article, de la toux bronchique, de la toux caverneuse et de la toux amphorique.

Nous renvoyons à cet article où nous avons fait voir:

1° Le moment où, dans les tubercules pulmonaires, la toux peut prendre le caractère bronchique (1) ;

2° Les conditions particulières du poumon tuberculeux où il devient possible de distinguer la toux caverneuse de la toux bronchique, à l'instant surtout où le malade s'est débarrassé des liquides qui donnaient lieu à la production du gargouillement (2).

3° Enfin, les autres conditions où la toux devient amphorique, parce que les poumons se trouvent creusés de cavernes tuberculeuses vides, bien que cette condition anatomique ne soit pas la seule où puissent avoir lieu les phénomènes amphoriques, ainsi que nous l'avons montré (3).

On peut appliquer au retentissement de la toux à travers les portions malades du poumon ce que nous avons dit du retentissement de la voix. Là ou existent la bronchophonie, la pectoriloquie, la voix amphorique, on inscrira la toux bronchique, la toux pectorale, la toux caverneuse et la toux amphorique. Comme la voix, la toux retentira, ou dans un espace circonscrit de la poitrine, ou dans un espace étendu, avec plus ou moins de pureté ; elle paraîtra se transmettre à travers un poumon induré, elle donnera la sensation d'un phénomène sonore qui se produit dans une bronche dilatée

(1) Page 395.
(2) Page 397.
(3) Page 398.

ou dans une caverne pulmonaire moyenne ou spacieuse ; elle prendra, suivant les cas, le timbre métallique ou donnera lieu au développement du tintement métallique lui-même.

25° Phthisie pulmonaire pierreuse ou calculeuse.

Les auteurs ont décrit, dès la plus haute antiquité, la consomption que produisent chez certaines personnes la formation et le dépôt plus ou moins prolongé dans les voies aériennes tant supérieures qu'inférieures, de sécrétions épaissies, primitivement liquides, et de matières dures qu'ils appelaient indistinctement tophus, pierres ou calculs.

La présence de ces substances dans les bronches et même dans le tissu pulmonaire ne se traduit pas constamment par de la toux. Si le contraire arrive, il survient de la toux avec ou sans hémoptysie. Mais dans un cas comme dans l'autre, la toux fatigue les malades jusqu'à ce que les bronches ou les poumons soient délivrés de la cause qui les irrite sans cesse, et qui va quelquefois jusqu'à déterminer ce qu'on appelle des vomiques.

Morgagni (1) a écrit des pages très-remarquables sur les concrétions (*tophi*) qui ont été rejetées par la toux ou trouvées dans les poumons.

Il a cité parmi les nombreux auteurs qui en ont rapporté des histoires, non-seulement Alexandre de *Tralles*, Paul d'*Egine* et Fabrice de *Hilden* dont nous reproduirons les observations, mais encore Aristote, Arétée, Galien, Curtius, Fernel, Boerhaave, Rhodius, Meibomius, Schenck, etc.

Nous renvoyons le lecteur à Morgagni lui-même.

(1) MORGAGNI. *De sedibus et causis morborum*, etc. Epist. xv, nº 19 à 26 inclus.

Nous le renvoyons aussi aux *Bulletins et Mémoires de la Société médicale des hôpitaux de Paris* (1).

Il trouvera dans ce recueil l'observation de M. Guibout (2) que nous mettrons bientôt sous ses yeux et une note de M. Besnier sur les concrétions des voies respiratoires.

L'observation et la note sont suivies l'une et l'autre d'une discussion très-intéressante.

Alexandre (3) de *Tralles* a vu cesser la toux après la sortie d'une pierre assez dure pour faire du bruit, lorsqu'on la jetait par terre.

« Un homme expectora une pierre bien formée. Ce n'était point une humeur épaisse et visqueuse, mais une véritable pierre (4). Elle était sans aspérités, légère, dure et résistante au point qu'elle rendait un son lorsqu'on la jetait par terre. Cet homme tourmenté longtemps par la toux, ne put en être délivré que lorsqu'il eut rendu cette pierre à la suite d'une forte quinte. »

Félix Plater (5) a rencontré des calculs pulmonaires :

« In sectione filii Parci, typographi, anno 1557 ;

Alium in sectione studiosi alicujus ;

Tertium, exscreatione rejectum. »

On lit dans la troisième année des *Mélanges des curieux de la nature* (6) :

Un individu maigrissait et toussait depuis longtemps.

Dans l'intervalle de trois jours, il fut débarrassé par une violente

---

(1) *Bulletins et Mémoires*, etc., 2e série, t. II. Paris, 1866.

(2) Guibout. *Bulletins et Mémoires de la Société médicale des hôpitaux de Paris*, 2e série, t. II, p. 6 et suiv., et p. 19 et suiv. Paris, 1866.

(3) ΑΛΕΞΑΝΔΡΟΥ ΤΡΑΛΛΙΑΝΟΥ ΙΑΤΡΟΥ ΒΙΒΛΙΑ ΔΥΟΚΑΙΔΕΚΑ. 1 vol. in-folio. βιϐλιον E, page 77, lig. 27. Κεφαλαιον δ'. Lutetiæ, M.D.XLVIII.

(4) Les auteurs, et en particulier J. Gonthier d'Andernach, ont traduit λιθον, qui est dans le texte, par *calculum*. C'est *petrem* qu'il fallait dire.

(5) Felicis Plateri *Observationum* libri tres. 1 vol. in-8. Basileæ, 1641, p. 180.

(6) *Miscellanea curiosa medico-physica Academiæ naturæ curiosorum*, etc. Annus tertius, p. 155, obs. CXI. Alardi Hermanni Cummeni. In-4. Lipsiæ et Francofurti, 1681.

toux, de dix fragments d'une matière crayeuse. A partir de ce moment, il recouvra peu à peu son ancienne santé.

A côté de cette observation, s'en trouve une autre (1) dont un sénateur nommé Hagmeister fait le sujet.

Ce sénateur mourut, après quelques semaines de maladie. Il avait rendu une matière semblable à la précédente.

Les Mélanges des curieux de la nature (2) contiennent encore l'observation dont voici le résumé :

Une belle jeune fille fut prise, à l'âge de 18 ans, d'une toux sè-·che. Cette toux s'exaspéra tellement à la longue, qu'après s'être produite par intervalles, elle finit par devenir incessante.

La malade rendit plusieurs pierres friables de couleur cendrée qui paraissaient provenir des bronches pulmonaires.

M. Andral (3) « a trouvé à la Charité, dans les poumons d'un homme âgé d'une soixantaine d'années, qui n'avait jamais présenté le moindre signe d'une affection de poitrine, plusieurs calculs d'une dureté pierreuse, offrant des embranchements comme en offrent souvent les calculs rénaux. »

L'auteur de cette observation s'est demandé si ces calculs ne devaient pas être considérés comme ayant pris naissance plutôt dans les ramifications bronchiques que dans le parenchyme pulmonaire lui-même qui d'ailleurs était partout très-sain.

Les *Bulletins et Mémoires de la Société médicale des hôpitaux de Paris* renferment l'observation d'un CALCUL A RAMEAUX DIVERGENTS, formé dans les bronches selon M. Guibout ou dans le parenchyme pulmonaire selon M. Barth. Voici le fait :

Rimbault, âgé de 34 ans environ, avait eu, cinq ou six ans auparavant, une pneumonie à la suite de laquelle il garda une toux en

(1) *Ibid.* Annus tertius, p. 155, obs. CXI.

(2) *Miscellanea curiosa medico-physica Academiæ naturæ curiosorum*, etc. Annus nonus et decimus, p. 143, obs. LV. Johannis Schmidii. In-4. Norimbergæ, 1693.

(3) ANDRAL. Note de la p. 311 du t. II de la 4ᵉ édition de Laënnec.

quelque sorte permanente, et en même temps une gêne allant jusqu'à la douleur et siégeant profondément dans la poitrine, entre l'épigastre et le sein droit.

Pendant deux ans, le malade présenta à l'observation de M. Guibout (1), tous les deux ou trois mois, et quelquefois tous les mois, la production de véritables vomiques pulmonaires formées par une masse de pus fétide. Ces vomiques étaient annoncées par une fréquence plus grande de la toux et une augmentation de la gêne et de la douleur thoraciques.

La dernière vomique eut lieu dans le commencement de novembre 1864. Dans les premiers jours de décembre, le malade rendit un *calcul* au milieu d'une abondante hémoptysie.

Deux ou trois jours après, la gêne, la douleur et la toux avaient disparu, et la respiration se faisait avec beaucoup d'ampleur et de liberté.

L'observation de M. Guibout nous met en mémoire celle que nous avons lue dans Paul d'*Egine* (2).

Cet auteur vit mourir, à la suite d'une forte toux et d'une abondante hémoptysie, un individu qui rendit quatre ou cinq pierres ayant des aspérités.

« Porro, dit-il, nos in sanguinis eruptione calculos excerni vidi-
« mus, quemadmodum cum illuc perventum erit exactius commemo-
« rabimus. »

Et en effet, Paul dit plus loin, au chapitre 31 intitulé *De sanguinis sputo :*

« Novi autem aliquem ex iis qui sanguinem ex pulmone expuunt,
« progressu temporis cum maxima tussi, et sanguinis copia, quatuor
« aut quinque lapides expuisse asperos, veluti tribulos, magnitudine
« vero, siliquarum trium aut quatuor pondus habentes, et statim
« quidem allevatus est, paulo post autem in tabem transiit, et mor-
« tuus est » (3).

(1) Guibout, p. 7 et suiv. du t. II de la 2e série des *Bulletins et Mém. de la Soc. méd. des hôp. de Paris*, 1866.

(2) Pauli Æginetæ Opus *de re medica* nunc primum integrum, etc. latinitate donatum per Joannem Guinterium Andernacum, lib. iii, p. 127. 1 vol. in-folio. Coloniæ, 1533. — Voyez aussi ce passage, p. 447, G. du t. I de l'éd. de Henri Estienne. In-folio, 1567.

(3) Pauli Æginetæ *De re medica*, lib. iii. In *Medicæ artis principes* Henrici Stephani, t. I, p. 451. C. Jano Cornario interprete.

Observation de FABRICE *de Hilden* (1).

Exténué par l'asthme et par la toux qui duraient depuis plusieurs années, un malade nommé Louis Rochalfinger vit enfin la mort arriver le 13 mars 1593.

Fabrice de Hilden trouva dans le tissu pulmonaire une pierre dure inégale, du volume d'une noix, contenue dans une poche charnue d'une grande résistance. « In pulmonis substantia lapidem prædu-
« rum, et undique asperum nucis juglandis magnitudine, validis-
« sima quadam tunica carnea inclusum. »

Observation de GABRIEL FALLOPE, *rapportée par* Kent-mann (2).

Gabriel Fallope ouvrit le corps d'un jeune homme qu'une altération continue de la santé conduisit insensiblement à la consomption. Il se plaignait d'oppression. La toux le tourmentait sans cesse. Ces phénomènes le conduisirent doucement de la vie à la mort.

Fallope trouva quatre pierres dures dans son poumon.

« Gabriel Valopius juvenis cujusdam viri corpus secuit : qui ad-
« versa valetudine diuturna usus, tabe paulatim consumebatur, de an-
« helo pectore, et quotidiana tussi præcipue querens, donec tandem
« placide hac vita migravit. In ejus pulmone Valopius quatuor lapi-
« des subduros offendit. »

Observation de JEAN WIER (3).

Chez un autre jeune homme également tourmenté depuis long-temps par la toux, on trouva dans le poumon gauche une pierre inégale, présentant des aspérités.

Ex observat. PETRI SPHERERII.

Une femme éprouva pendant plusieurs années une toux sèche et de la dyspnée.

(1) GUILHELMI FABRICII HILDANI *Opera quæ extant omnia;* observatio XXIX, cent. II. *Observat. chirurgic.,* p. 107. 1 vol. in-folio. Francofurti ad Mœnum, M.DC.XLVI.

(2) Io. KENTMANUS. *Calculorum qui in corpore ac membris hominum innascuntur genera XII depicta descriptaque, cum historiis singulorum admirandis,* p. 5. Calculi pulmonum IV. 1 vol. petit in-8. Tiguri, 1565.

(3) J. WIERUS. *De præstigiis dæmonorum,* lib. III, cap. 2. In-4. Amstelodami, 1660. Bonet a rappelé aussi cette observation aux pages 596 et 726 du t. I de son *Sepulchretum.*

Trois lobes du poumon furent trouvés si durs, qu'on aurait dit plutôt des pierres tendres qu'une substance charnue (1).

Observations du professeur ANDRAL (2).

« Un individu, après avoir présenté, quelques années avant sa mort, tous les signes rationnels d'une phthisie pulmonaire, guérit cependant.

« A l'ouverture de son corps, on ne trouva pas de tubercules dans les poumons, mais à leur place existaient, vers le sommet de ces organes, des concrétions crétacées. »

«Chez une femme parvenue à l'âge moyen de la vie, dont les poumons furent trouvés remplis de concrétions calculeuses, le tissu pulmonaire n'offrait aucune autre altération. L'appareil respiratoire n'avait présenté pendant la vie aucun trouble particulier. »

CONCLUSIONS.

La toux a existé avec plus ou moins de ténacité et de fréquence chez tous les malades dont nous avons donné l'observation.

S'ensuit-il qu'elle soit constante, c'est-à-dire qu'on la trouve dans toutes les concrétions pulmonaires, à tous les âges de la maladie ?

Nous avons déjà répondu à cette question par la négative.

Il est d'autres cas qui simulent la phthisie tuberculeuse ou la bronchite chronique avec dilatation des bronches.

Le point de départ de la consomption est plus facile à déterminer, lorsque le corps étranger s'est introduit dans les bronches et des bronches dans le poumon, au lieu de se former spontanément dans cet organe.

Le malade de M. Andral qu'on avait cru phthisique a conduit cet auteur à établir comme mode possible de

____

(1) T. BONETI *Sepulchretum*, t. I, obs. XII, p. 597. — L'auteur renvoie au titre *De respiratione læsa*, t. I, obs. XLVII, p. 504.

(2) ANDRAL. Note de la page 310 du t. II de son édition de Laënnec.

guérison de l'affection tuberculeuse du poumon le passage de la matière tuberculeuse à l'état calcaire.

Il ne faut pas conclure de là que ces productions calcaires soient toujours liées à l'existence de tubercules
dans les poumons.

Nous avons déjà vu que la toux peut se produire dans
l'irritation des narines et le chatouillement de la membrane qui tapisse le conduit auditif (1).

Nous la retrouverons plus loin chez les femmes grosses.

C'est en faisant allusion à ces causes, que Boerhaave (2) a dit : « Si ab aliis partibus, a pulmone dissi-
« tis, tussis excitari possit, quanto magis a locis pul-
« moni contiguis, inflammatis et dolentibus. In lateris
« tuberculo quod suppuratum uri vel secari jussit
« Hippocrates (3), adeoque versus exteriora læsisse vi-
« detur tussim adfuisse notat » (4).

(1) Depuis que j'ai fait imprimer le paragraphe de Morgagni relatif à
la *toux dépendante de l'irritation de la membrane interne de l'oreille* (voyez
plus haut, p. 400), j'ai recueilli dans une circonstance bien douloureuse
le fait que voici :

M. Pothier, sous-contrôleur au théâtre de la Porte-Saint-Martin, était pris de toux
chaque fois qu'il se curait l'oreille. Je l'ai entendu tousser pour avoir procédé
devant moi à cette opération.

J'ai pris cette observation dans la nuit du 25 au 26 mai 1871. Nous
étions dans une cave où on nous avait recueillis dans les derniers jours
de la lutte impie de la Commune contre l'armée de Versailles. Je n'ou-
blierai jamais ce que j'ai souffert durant cette lutte dont les instigateurs
étaient plus scélérats que ne l'avaient été les Néron et les Catilina.

(2) Van Swieten. *Commentaria* in H. Boerhaave Aphorismos, t. III,
pars prima, p. 9. In-4. Taurini, 1744.

(3) Hippocrates. *De morbis*, lib. ii, cap. 24. Charterio edente, t. VII,
p. 575.

(4) Ce passage d'Hippocrate se rapporte à un abcès se formant dans
le côté, consécutivement à l'empyème.

Arrivons donc aux causes de la toux ayant leur siége dans les parties contiguës aux poumons et passons successivement en revue la plèvre et le péricarde.

26° **Pleurésie** soit **aiguë** soit **chronique.**

Dans les premiers jours de la *pleurésie aiguë*, les malades éprouvent de temps en temps une petite toux sèche, comme étouffée. Puis ils toussent sans interruption, et c'est ce qui fait que les meilleurs auteurs ont placé la toux parmi les signes les plus importants de l'inflammation de la plèvre.

La toux pleurétique peut amener au dehors la sortie de quelques mucosités bronchiques et trachéales et même d'un peu de sang.

Alexandre de *Tralles* (1) traçant les caractères distinctifs de l'inflammation des plèvres et du foie, s'exprimait en ces termes :

« Etenim pleuritici et tussi vehementiore premuntur,
« et statim excreant... At hepatici irritantur quidem ad
« tussim, sed nihil excreant. Scire autem te volo, etiam
« pleuriticos nonnullos tussire, et nihil emoliri : verum
« hinc non censere omnino eum esse hepaticum oportet
« qui tussit quidem, non autem excreat. »

Il existe aussi une vive douleur dans le côté malade. La respiration l'augmente et la toux la rend encore plus vive, si bien que les malades font tous leurs efforts pour l'éviter.

Dans la *pleurésie chronique*, la toux est plus ou moins fréquente ; elle est petite et sèche comme dans la pleurésie aiguë.

(1) ALEXANDRI TRALLIANI *De re medica*, t. I, lib. vi, cap. 4. D. p. 297. Henrico Stephano edente. In-folio. Anno 1567.

Non-seulement la toux existe dans la pleurésie, quelle qu'en soit la nature et la forme, mais encore elle prend bientôt le caractère dit *bronchique* ou *tubaire*.

Laënnec (1) a proposé ce dernier terme, pour les cas où la toux donne à l'oreille la sensation du passage de l'air dans un canal.

M. Cruveilhier (2) croit avoir fait le premier cette comparaison.

« Le bruit que fait entendre à l'oreille, à chaque expiration, la toux des pleurétiques, a-t-il dit, ressemble au bruit que produit l'air traversant un tuyau d'airain. C'est pour éviter la confusion qui résulte des trois expressions : *égophonie*, *bronchophonie*, *pectoriloquie*, employées à exprimer le même phénomène modifié, que j'ai proposé de les remplacer par celles de *voix* et *toux tubaires*. »

La toux *tubaire* est *saccadée* dans les conditions où la voix est tremblotante.

« Il s'était produit, chez une jeune fille âgée de 10 ans, une pleurésie latente aiguë que je reconnus à une matité très-prononcée dans tout le côté droit, accompagnée d'une respiration, d'une voix et d'une toux tubaires saccadées. — La malade avait ressenti des douleurs de côté pendant la toux » (3).

Nous donnerons bientôt une observation de *pleurésie médiastine* qui devint cause de la mort, et dans laquelle la toux est signalée comme ayant fait partie du cortége des autres symptômes.

____

(1) Laennec. *Traité de l'Ausc. médiate*, t. I, p. 90, 2ᵉ édit. Paris, 1826. « Je désignerai, en conséquence, dit-il, ce phénomène sous le nom de *toux tubaire*. »

(2) Cruveilhier. Article Pleurésie du t. XIII du *Dict. de méd. et de chir. pratiques*, p. 291 et suiv. In-8. Paris, 1835.

(3) Cruveilhier. Article Pleurésie du t. XIII du *Dict. de med. et de chir. pratiques*, p. 296. In-8. Paris, 1835.

Citons, en attendant, quelques observations qui viennent à l'appui des propositions précédentes :

Observation de F. VALLERIOLA (1). — *Pleurésie terminée par suppuration.*

Un jeune homme avait reçu une blessure entre la sixième et la septième côtes gauches.

Il s'en était suivi de la difficulté à respirer, de l'inappétence, de l'insomnie et une toux continuelle qu'*aucun crachat*, si l'on peut ainsi dire, n'accompagnait.

Le malade étant mort après deux mois de souffrances, sans qu'on ait pu le soulager, on en fit l'ouverture.

Une quantité considérable de pus fut trouvée dans la cavité thoracique.

Observation de BONET (2). — *Epanchement d'eau fétide dans les deux plèvres.*

Une jeune fille mourut après une courte maladie. Une fièvre continuelle l'avait tourmentée dans les derniers temps de sa vie. Elle avait aussi un peu toussé, *sans rendre des crachats*, lorsqu'elle était couchée.

On trouva une grande quantité d'eau fétide dans les deux côtés de la poitrine. Les poumons étaient desséchés. Leur surface présentait çà et là quelques points blancs qu'il suffisait de déchirer pour voir sourdre de la sanie.

Observation de FABRICE DE HILDEN (3). — *Abcès sous l'aisselle gauche.*

Une inflammation de la plèvre avait existé sans doute aussi chez la jeune fille dont parle Fabrice et dont voici l'analyse sommaire :

Elle avait été tourmentée par une *petite toux* continuelle.

(1) FRANCISCI VALLERIOLÆ *Observationum medicinalium libri sex.* Obs. septima libri IV, paginæ 185. 1 vol. in-folio. Lugduni, 1573.

(2) BONETI *Sepulchretum.* Obs. 18, t. I, p. 599. In-folio. Genevæ, 1700.

(3) GUILHELMI FABRICII Hildani OPERA QUÆ EXTANT OMNIA. Observat. chirurgic. *Centuria* II, obs. 28, p. 106. 1 vol. in-folio. Francofurti ad Mœnum. M.DC.XLVI.

Que trouva-t-on après sa mort ?

Un abcès considérable sous l'aisselle gauche, entre la plèvre et les côtes.

En résumé, la toux qu'on observe dans la pleurésie est sèche d'abord, muqueuse ensuite ou plutôt formée d'un mélange de lymphe et de sang, et enfin purulente, lorsque l'inflammation de la plèvre s'est terminée par la suppuration.

Observation de LAZARE RIVIÈRE (1).—*Pleurésie adhésive.*

Une jeune fille âgée de 14 ans tomba malade dans le courant du mois de janvier 1624. Elle éprouvait de la fièvre, des vomissements une ou deux fois par jour, de la diarrhée, de la cardialgie par intervalles et de la douleur au niveau du bord supérieur de l'omoplate gauche et de l'épaule correspondante. Cette douleur ne s'étendait pas à la poitrine. La malade ne pouvait se coucher sur le côté douloureux, sans être prise aussitôt de cardialgie et de toux. Aussi était-elle contrainte de se coucher sur le côté droit.

La toux sèche s'emparait par moments de la malade qui rendait des vents par haut et par bas.

Ces symptômes persistèrent longtemps avec une douleur moins forte de l'épaule et une toux moins fréquente.

Outre une difficulté de respirer, la douleur de côté était, par intervalles, pongitive. Une fièvre intense, continuelle, faisait soupçonner l'existence d'un abcès dans le côté gauche de la poitrine.

Le trente-quatrième jour de la maladie, survint un crachement de sang suivi bientôt d'un second, puis d'un troisième qui emporta subitement la malade.

Le poumon décoloré fut trouvé adhérent de toutes parts aux côtes, au diaphragme et même au péricarde.

Pleurésie médiastine.

a. *Observation de* LAZARE RIVIÈRE (2).

La veuve d'un citoyen de Montpellier, du nom de Scielory, s'était refroidie dans la nuit du 8 avril 1632.

(1) LAZARI RIVERII *Opera medica omnia*, obs. 87. *Ulcus in corde.* Centuria 1, p. 490. 1 vol. in-folio. Genevæ, 1737.

(2) LAZARI RIVERII *Opera omnia.* Cent. 1, obs. 60, p. 484. In-folio. Genevæ, 1737.

La malade avait eu de la toux, de la dyspnée, de la fièvre. On trouva le médiastin rempli d'une sérosité sanguinolente et tout le poumon farci de matière purulente.

La plèvre médiastine s'était rompue supérieurement et la compression du sommet du poumon et de la trachée-artère avait été la conséquence de cette rupture. C'est à cette compression qu'il faut rapporter la suffocation qui entraîna la mort subite de la malade.

b. *Observation de* P. SALIUS DIVERSUS (1).

Une toux sèche d'abord et puis humide, fatiguait un malade qu'une fièvre aiguë dévorait.

On trouva, après la mort, dans le médiastin une énorme tumeur qui s'ouvrait dans le péricarde. Elle avait été déterminée par l'inflammation.

Réflexions. — Toutes les observations précédentes remontent à l'époque où l'on ne faisait pas intervenir l'auscultation moderne dans l'examen des malades.

Nous ne les avons reproduites que pour avoir l'occasion de parler de la toux qui constitue l'un des signes de la pleurésie.

Ce que nous avons dit, en maints endroits, des caractères de la voix écoutée directement ou médiatement sur la poitrine des pleurétiques, et ce que nous avons dit encore de la toux, nous dispensent d'entrer, à ce sujet, dans de nouveaux détails.

27° **Hydrothorax** (*hydropleurie; hydropisie du thorax, de poitrine, des plèvres; empyème par hydropisie, etc.*).

A l'époque où il était impossible de découvrir le lieu précis qu'occupait dans la poitrine le liquide que différentes causes font sortir des vaisseaux, l'expression d'hydrothorax, qui ne préjugeait rien, était très-convenable.

A cette même époque, on avait souvent de la peine à reconnaître si l'on avait affaire à un épanchement de sérosité, à un épanchement

(1) PETRUS SALIUS DIVERSUS. *De Affectibus particul.* Cap. 6, p. 251. A la suite du traité *De febre pestilenti.* 1 vol. petit in-8. Hardevici, 1656.

de pus ou encore à un épanchement de sang. Aussi faisait-on l'hydrothorax synonyme d'hydropisie des plèvres, d'hydropisie de poitrine,
d'empyème.

Nous louons le professeur Piorry d'avoir désigné les épanchements
liquides de la plèvre sous les noms d'hydropleurie, de pyopleurie,
d'hémopleurie.

Et si nous nous servons encore des mots hydrothorax et empyème, du moins avons-nous donné à l'un comme à l'autre un sens
précis.

A Dieu ne plaise que nous voulions mettre sur la même ligne
l'hydrothorax et l'empyème, bien que nous les réunissions dans
le même article ! Si nous ne les séparons pas ici, c'est parce que
chacun d'eux peut devenir cause de toux.

Aux phénomènes ordinaires de l'hydrothorax se joint
une toux fréquente, petite, anxieuse, tantôt sèche, tantôt accompagnée d'une expectoration muqueuse.

Dans l'empyème thoracique consécutif, soit à une
pleurésie, soit à une blessure, soit à des tubercules
pulmonaires, etc., la toux est également continue et
fréquente.

Cette toux est, en outre, dans l'hydropisie de la plèvre,
comme dans l'épanchement purulent, sourde, parce
que la cause qui la produit vient du diaphragme et non
des poumons, et parce que, de plus, elle paraît provenir d'une cavité profonde.

Les malades éprouvent, dans ces deux cas, la sensation d'un poids autour des fausses côtes, de la difficulté
à respirer, de la douleur dans la poitrine, une fièvre
plus ou moins aiguë, etc. Comme nous dirons plus loin
que la toux prend le caractère amphorique dans la majorité des cas d'hydropneumothorax, nous ferons remarquer ici qu'un simple épanchement liquide peut donner
lieu au même phénomène sonore. Nous renvoyons, pour
le prouver, à l'observation de Landouzy que nous avons
rapportée page 398.

Bonet (1) a cité les trois observations suivantes de Thomas Bartholin et de Holler, comme des exemples de toux déterminées par l'hydropisie du thorax.

Nous les reproduisons comme lui, mais en faisant observer que dans le cas de Bartholin, Bonet a surtout fait dépendre la toux de l'augmentation de volume de la rate, que dans ce même cas, les poumons n'étaient pas moins malades que dans les deux faits de Holler, et que, par conséquent, on pouvait ici invoquer deux causes pour la production de la toux.

a. *Observation de* THOMAS BARTHOLIN (2). — *Thoracis hydrops.—Lien major.*

« Thomas Cartier...., annos natus 57...., laborabat tussicula et febricula : utrumque symptoma adauctum in eam magnitudinem, ut coactus fuerit decumbere. Febris nocturna gravior cum anhelitus difficultate pene suffocante, dolor etiam per intervalla acutus ad latus sinistrum supra regionem lienis....

« *In dissecto cadavere,* deprehensæ sunt in toto thorace fluctuantis serosi humoris putris et graveolentis libræ Parisienses decem : Pulmo totus putrilaginosus,... Lien quoque majore sui parte putris et fœtido ichore plenus.

« Obiit Parisiis mense octobri 1645. »

b. et c. *Observations de* HOLLER (3). — *Hydrops thoracis et pulmonis.*

« Vidimus, dit Holler, dans son *Commentaire de l'Aphorisme XIV* de la section sixième d'HIPPOCRATE, vidimus duos laborantes hydrope thoracis et pulmonis : In altero aperta est via, obortaque tussi et vehemente siti, arefactis scilicet pulmonibus, mortuus est. Alter non fuit sectus, sed tandem periit et illi inventus est pulmo omnino corruptus. »

____

(1) T. BONETI *Sepulchretum,* t. I, lib. II, sect. 3, p. 600 et 601. In-folio. Genevæ, 1700.

(2) THOMÆ BARTHOLINI *Cent.* ii, obs. 7, p. 179 HISTORIARUM ANATOMICARUM RARIORUM. Hafniæ, 1654.

(3) JACOBI HOLLERII in *Aphorismos Hippocratis Commentarii septem,* p. 340, recto. 1 vol. in-8. Genevæ, 1620.

Remarques. — Nous venons de parler de la toux qui constitue l'un des signes de l'hydrothorax et de l'empyème. Eh bien ! il est des cas, des plus graves on peut le dire, où les plus grands désordres ont existé dans la poitrine avec interruption de la toux pendant des heures entières.

L'observation suivante en est une preuve sensible :

Observation de T. Bonet (1).

Levis tussicula in magno pulmonum et thoracis affectu, cum hydrope et empyemate, etc.

« Aperto cadavere, in cavitate pectoris aquosa materia reperta. Dextra pulmonis pars flaccida videbatur, crasso et mucoso humore oppleta : sinistra prorsus resoluta erat in saniem albicantem quæ tunica pulmonis tanquam in sacco continebatur. Ea dissecta, effluxit in cavitatem thoracis sanies. Plane nullum pulmonis vestigium sinistro latere, præter membranæ (quæ costis adhærebat) indicium relictum erat : Hæc quanquam ita se haberent, tussis nunquam fuit continua. Imo aliquando integris horis, etiam paulo ante obitum, non tussiebat, unde arguebant quidam in thorace nihil noxium contineri ; multo minus in profundis partibus pulmonum ; et potius concludebant leve faucium irritamentum, ex aliquo decubitu catarrhi, tussiculam efficere. »

28° Pneumothorax.

« Les malades atteints de pneumothorax toussent plus ou moins et rejettent des crachats variables, suivant que la maladie préexistante était constituée par des tubercules ou par une pleurésie. Dans les cas d'épanchements pleurétiques primitifs, ou même dans ceux qui sont consécutifs à la perforation pulmonaire, on voit souvent des malades rejeter, après des efforts de toux et de vomissement, une grande quantité d'un liquide puriforme » (2).

(1) T. Boneti *Sepulchretum*. T. I, p. 593, obs. 2. In-folio. Genevæ, 1700.
(2) Grisolle. *Traité élém. et pratique de pathol. interne*, t. II, p. 319. 4° édit. Paris, 1850.

Ainsi s'est exprimé Grisolle, faisant allusion au pneumothorax consécutif à la rupture de la plèvre dans les cas
de tubercules pulmonaires et de pleurésie. Le pneumothorax est le plus souvent, en effet, la conséquence de
ces deux maladies, puisque dans les 147 observations
de pneumothorax réunies et analysées par M. Saussier (1), il a suivi 81 fois les tubercules et 37 fois la
pleurésie, les autres cas de pneumothorax ayant été
produits par des causes traumatiques (2) ou par
toutes autres causes non traumatiques (3) ayant permis au fluide gazeux de pénétrer dans la cavité de la
plèvre.

C'est le pneumothorax dégagé de toute complication
de la plèvre, sauf celle de la déchirure, que nous avons
en vue exclusivement ici et nous entendons par complication tout épanchement pleurétique liquide quel qu'il
soit : sérosité, pus, sang, etc.

Nous raisonnons donc comme si nous avions affaire
au pneumothorax essentiel, à celui dont Laënnec (4) a
dit : « un fluide aériforme peut être exhalé dans la cavité de la plèvre, et sans qu'il y ait ni solution de continuité, ni altération visible de cette membrane, ni autre
epanchement quelconque dans sa cavité. »

(1) A.-F. Saussier. *Recherches sur le pneumothorax et les maladies qui
le produisent, les perforations pulmonaires en particulier.* Thèse soutenue
à la Faculté de médecine de Paris le 9 août 1841.

(2) Déchirure du tissu pulmonaire par un instrument quelconque,
par une contusion, une pression violente, une plaie pénétrante sans
lésion du poumon.

(3) Gangrène du poumon, pneumonie avec abcès, apoplexie pulmonaire, rupture des vésicules pulmonaires avec ou sans déchirure de la
plèvre, cancer ulcéré et hydatides du poumon, abcès des ganglions
bronchiques, hydatides et abcès du foie, cancer de l'estomac, rupture de
l'œsophage, etc., etc.

(4) Laennec. *Traité de l'Auscultation médiate,* t. II, p. 247, 2e édit.
Paris, 1826.

Les observations de pneumothorax essentiel sont très-rares, si rares, qu'on est pour ainsi dire réduit, à cet égard, à de simples conjectures.

En voici une cependant qu'on peut à la rigueur considérer comme un exemple de pneumothorax essentiel. Nous la devons à M. Legroux et nous la trouvons dans la thèse de M. Saussier (1).

« Un jeune homme de 21 ans entra à l'hôpital le 26 avril 1823, pour une affection de poitrine *caractérisée par de la toux* et des palpitations ; au bout de quelque temps, il éprouva de la dyspnée, de l'agitation, et mourut avec ces différents symptômes.

« A l'*autopsie*, on trouva le poumon gauche comme un moignon, carnifié, vide d'air ; il n'y avait pas de tubercules, pas d'épanchement de liquide, pas d'altération de la plèvre. On n'entendit pas d'air s'échapper ; mais le vide qui existait dans la plèvre n'avait pu être rempli que par un gaz. »

29° Hydropneumothorax.

Si la pleurésie, si l'hydrothorax, si l'empyème, si le pneumothorax peuvent donner isolément naissance à la production de la toux, soit en comprimant simplement les poumons, soit en déterminant dans les voies aériennes une irritation ou une sécrétion quelconques, par le même motif, un double épanchement pleurétique formé par un fluide gazeux et par un liquide, peut fort bien amener la toux.

Témoin l'observation suivante :

Observation de PHILIPPE MENTZEL, rapportée par Jean Schenck (2) dans son livre II *De pulmonis hydrope.*

« Un homme âgé de 42 ans tomba dans le mois de septembre 1583 dans la cachexie, avec œdème des pieds et respiration difficile.

(1) SAUSSIER. Thèse de Paris, n° 193, 9 août 1841, p. 56 et 57.
(2) PHILIPPUS MENTZELIUS. In p. 368 et 369 tomi primi *Observationum medicarum, rararum, novarum,* etc. A Joanne Schenckio à Grafenberg, in-8. Francofurti, 1600. (T. Bonet a reproduit cette observation avec des erreurs sans nombre. Voyez son *Sepulchretum,* t. II, p. 357, obs. 12.)

« La quantité de ses urines diminua peu à peu ; la dyspnée s'accrut.

« Le malade éprouva la sensation d'un poids dans les deux côtés de la poitrine, au-dessus des fausses côtes. Vers la fin de décembre, il ne pouvait plus se coucher ni en supination, ni sur les côtés. Venait-il à se retourner dans son lit, on entendait dans sa poitrine la fluctuation d'un liquide. Si on approchait davantage l'oreille, on percevait un bruit, une sorte d'ébullition qui n'échappait pas au malade lui-même et tel qu'Hippocrate l'a décrit dans son livre *De l'hydropisie du poumon.*

« A dater de ce moment, continue l'auteur, «sensim venter in tumorem assurgebat: et tussis aspera eadem que sine omni stertore, et prorsus sicca.... infestabat.... Mense martio, postremis aliquot morbi diebus, cœpit subcruenta quædam extussire.

«*Inciso corpore,* nullum in pulmonibus ulcus deprehensum est: thorax vero universus aqua cruenta... repletus fuit: venter inferior (ut in asciticis solet) aqua flavescente suffundebatur : in dextro pulmone tres cernebantur lobi teretes, fastigiati, crassitie et longitudine digitum superantes. » (1).

Quels sont les caractères de la toux dans l'hydropneumothorax ?

J'ai dit, à la p. 372, que Pierre Caillet ne toussait pas, mais que si on le faisait tousser, le tintement métallique se produisait.

J'ai cité à la p. 367 une observation dans laquelle la toux était retentissante et à timbre métallique.

Dans l'observation IV de M. Saussier (2), dont Edouard Lejeune fait le sujet, observation dont j'ai donné l'analyse à la p. 368, il y avait un léger retentissement amphorique de la toux et de la voix.

Enfin, nous avons vu, p. 370, dans le cas de Potu dont Laënnec a rapporté l'observation, la respiration, la voix

(1) REMARQUES. Cette observation est un exemple du *bruit de flot* que nous avons décrit plus haut et du *bruit de flottement pleurétique* (voyez le chap. 24 du livre II *Des Maladies* d'Hippocrate, p. 575 du t. VII de l'éd. de Chartier).

(2) A.-F. SAUSSIER. *Recherches sur le pneumothorax.* Thèse présentée et soutenue à la Faculté de Paris le 9 août 1841.

et la toux produire successivement le tintement métallique. Dans les derniers temps de la vie du malade, le tintement se produisait seulement dans l'action de parler ou de tousser.

Examinons maintenant, sous une autre face, la question de l'hydropneumothorax.

Nous avons vu qu'on pouvait provoquer la toux dans le but de venir en aide au diagnostic. On lira sous ce rapport, avec intérêt, un Mémoire du Dʳ Aran (1) *sur un phénomène particulier et non encore décrit, produit par la toux dans l'hydropneumothorax.*

« Un malade âgé de 43 ans avait subi dix-huit fois dans l'espace de 13 mois 1/2 l'opération de la thoracentèse.

«Dès la troisième ponction, ce malade avait appelé l'attention de ceux qui le traitaient sur un bruit qu'il percevait dans les mouvements brusques. Ce bruit n'était autre que le bruit de flot dont l'existence fut constatée par Aran comme par tous les assistants.

« Bientôt après la quatrième ponction, dans les premiers jours du mois de mars, le malade nous signale encore un nouveau phénomène, c'est une espèce de *bruit de choc* ou *de percussion*, très-rude, se produisant de temps en temps pendant la toux, tout à fait semblable à un coup fort et sec porté de l'intérieur contre les parois thoraciques, dont la situation varie suivant les positions que prend le malade et qui disparaît pendant un certain temps pour reparaître et disparaître de nouveau.

«Pendant neuf mois, ce phénomène se reproduit à certains intervalles et disparaît définitivement quelque temps avant la mort du malade. Il en est de même du bruit de flot. » (*Oper. cit.,* p. 153.)

Aran s'est livré à une longue dissertation pour rechercher la cause et le mécanisme de production de ce choc qu'on percevait avec la main, aussi bien qu'avec l'oreille, et qui était appréciable à une certaine distance

(1) ARAN. *Archives générales de médecine,* numéro d'août 1856. p. 129 à 161.

des parois thoraciques, bien que dans une très-petite
étendue autour du point où il s'opérait.

« Une toux légère et peu profonde ne le produisait pas ; il fallait
des efforts de toux répétés et un peu violents pour le développer. En
général, il n'y avait qu'un seul choc pour une quinte de toux, mais
j'ai perçu quelquefois deux ou trois chocs se succédant brusquement. » (*Oper. cit.*, p. 154.)

Aran attribuait ce phénomène à la distension brusque
du poumon par l'air atmosphérique immédiatement
après l'expiration. Cet organe, disait-il, brusquement
comprimé par la contraction des muscles thoraciques et
abdominaux, se vidait rapidement de l'air qu'il contenait, et, se développant de nouveau sous l'influence de
la pression atmosphérique, venait en se distendant, et
en nageant en quelque sorte à la surface du liquide, frapper la paroi thoracique dans le point ou les points les
plus rapprochés de lui. » (*Oper. cit.*, p. 156.)

Aran ne séparait pas dans sa pensée la distension
brusque du poumon, du liquide qu'il poussait devant
lui. Néanmoins, la production du choc en dehors de
la présence du liquide était, à ses yeux, la meilleure
preuve que le liquide ne pouvait être la cause principale
et encore moins la cause unique du bruit de choc.

C'est pourquoi il proposait de donner à ce phénomène le nom de BRUIT DE CHOC PULMONAIRE. (*Oper. cit.*,
p. 159.)

Quoi qu'il en soit de ce qui précède, ajoutons que le
D\ :sup: Aran a perçu un bruit de choc tout à fait semblable
à celui de l'observation précédente, chez un pleuro-
pneumonique dont le côté gauche perforé à l'aide d'un
trois-quarts explorateur avait donné issue à quelques
onces de sérosité. C'est après avoir retiré la canule qu'il
perçut, en faisant tousser le malade, le bruit de percussion. (*Oper. cit.*, p. 158.)

Ajoutons encore que le Dr Aran avait examiné plus de 100 malades chez lesquels il n'avait pu saisir ce bruit, lorsqu'il le rencontra deux fois dans le courant d'une même année chez des tuberculeux. (*Oper. cit.*, p. 158.)

30° Péricardite.

Il y a communément, selon Grisolle (1), dans cette maladie, une toux sèche ne s'accompagnant d'aucune altération du bruit respiratoire, et qu'il attribue, avec Louis, à la compression que le péricarde exerce sur le poumon gauche.

Dans cette phrase de Grisolle, le mot *communément* est de trop. M. Bouillaud (2) ne dit pas un mot de la toux dans son Histoire générale de la péricardite, et nous allons voir combien de fois, et dans quelles conditions, elle est signalée dans ses observations particulières dont le nombre s'élève à 47.

On ne lit pas une seule fois le mot *toux* dans les observations 3, 4, 6, 7, 8, 11, 13, 16, 18, 19, 20, 22, 23, 24, 25, 26, 28, 32, 34, 35, 38, 39, 40, 41, 42, 43 et dans les trois cas inscrits au *post-scriptum*.

L'auteur dit formellement que la toux a manqué dans les observations 9 et 37.

Je sais bien qu'on peut soutenir qu'on n'a pas signalé la toux dans tous les cas où elle a dû exister, comme par exemple : 1° dans l'observation 18, où il se formait une caverne dans le sommet du poumon droit, et 2° dans les observations 19 et 20, où il y avait aussi des tubercules, etc., etc.

Mais il n'est pas moins vrai qu'il n'est pas fait men-

(1) Grisolle. *Traité élém. et prat. de pathologie interne*, t I, p. 445, 9e édit. in-8. Paris, 1869.

(2) Bouillaud. *Traité clin. des mal. du cœur*, t. I, p. 351 et suiv. 2e éd., in-8. Paris, 1841.

tion de la toux, ou du moins qu'elle a fait défaut, dans les deux tiers des observations de péricardite publiées par M. Bouillaud.

Restent donc 16 observations dans lesquelles la toux est mentionnée. Ce sont les 1re, 2e, 5e, 10e, 12e, 14e, 15e, 17e, 21e, 27e, 29e, 30e, 31e, 32e *bis*, 33e et 36e. Dans la 1re observation, la péricardite n'est pas encore intervenue que la toux existe. Dans la 15e, la toux est produite par une maladie des poumons indéterminée.

Il existe dans la 29e des symptômes d'une maladie aiguë des poumons et du cœur. L'expectoration se joint à la toux.

La pleurésie marche de pair avec la péricardite dans les 5e et 21e observations. Le n° 5 rendait des crachats muqueux, le n° 21 avait des râles sous-crépitants.

Une péripneumonie compliquait la péricardite du n° 17.

Les n°s 2, 10 et 36 avaient, en même temps qu'une inflammation du péricarde, une pleuro-pneumonie.

Il existait une expectoration abondante, puriforme chez le n° 12, des crachats mousseux chez le n° 30, une bronchite générale avec expectoration de matières muqueuses abondantes chez le n° 14.

Le n° 31 toussait, mais il y avait dans ce cas des complications de toutes sortes : adhérences du péricarde, sérosité dans les deux poumons, hydropéritonie.

Qui oserait assurer jusqu'ici que la toux a dépendu plutôt de la péricardite que des autres causes qui l'accompagnaient ?

Ne peut-on pas l'imputer, dans le n° 27, à l'inflammation sourde qui s'était emparée des membranes séreuses enveloppant le cœur, les poumons et les organes abdominaux ? et dans le n° 32 *bis* à la tumeur carcinomateuse située entre les lames du mediastin ?

L'observation 33 est le seule où, en l'absence de toute complication, il ait existé de la toux.

Combien nous sommes loin de l'assertion de Grisolle!

En présence de tant de faits négatifs ou peu probants, nous croyons devoir rapporter ici le suivant :

Observation de Zacutus (1). — *Péricardite prise pour une pleurésie.*

Chez un malade dont l'observation a été rapportée par Zacutus, il avait existé, entre autres symptômes, une toux sèche.

La dissection démontra qu'elle avait été déterminée par une inflammation du péricarde.

« Quidam in flore ætatis suæ constitutus acutà febri est prehensus, quam comitabantur sitis ingens, anxietas, inquietudo, respiratio celerrima et frequens, perceptum in thorace incendium, internum cauma, *tussis sicca*, syncope, animi deliquium, cordis tremor, levissimus in thorace dolor sternum versùs cum angustià summà, pulsus durus et inæqualis.

Hic pro pleuritico curatus, triduo è vità sublatus est.

Sectio, post mortem, palàm fecit pericardii fuisse inflammationem lethalem...»

« Un individu fut saisi, à la fleur de son âge, par une fièvre aiguë qu'accompagnaient une grande soif, de l'anxiété, de l'inquiétude, une respiration fréquente et très-précipitée, une sensation de chaleur dans la poitrine, une toux sèche, de la syncope, la perte de connaissance, de l'agitation au cœur, une douleur très-légère dans la poitrine vers le sternum avec une grande difficulté de respirer, un pouls dur et inégal.

Traité pour une pleurésie, le malade mourut au bout de trois jours.

L'ouverture du corps fit voir clairement que la mort avait été déterminée par une inflammation du péricarde.»

(1) Zacutus Lusitanus. *Praxis medica admiranda,* etc. Lib. i, Obs. 129, p. 154. In-8. Lugduni, 1637.

D. CAUSES DE LA TOUX RÉSIDANT DANS LE BAS-VENTRE (1).

Les toux dont nous allons parler et dont les causes résident au-dessous du diaphragme, sont celles que l'on désignait encore dans le siècle dernier sous le nom de toux *par consensus* (2).

Morgagni (3) s'exprime de la manière suivante à propos des causes de la toux qui se trouvent dans le ventre : « Au nombre de ces causes, je vois se présenter surtout celles qui sont le plus voisines du diaphragme et particulièrement celles qui existent dans le foie et dans l'estomac. Car, vous trouverez dans le *Sepulchretum* qu'on a remarqué aussi de ces causes qui avaient leur siége dans le pancréas (4), dans la rate, en partie (5), et même dans les reins (6).

Après avoir parlé de la toux qui peut dépendre de

(1) Nous disons dans le bas-ventre, et non pas dans le ventre, parce que cette dernière expression signifie cavité. Les anciens donnaient à la cavité qui renferme le cerveau et le cervelet le nom de ventre supérieur.

Ils appelaient ventre moyen la cavité qui renferme les poumons et le cœur.

Ils réservaient à la cavité qui renferme le foie, les reins, la rate, l'estomac, etc., le nom de ventre inférieur ou bas-ventre.

Quel que soit l'usage qui ait prévalu, il ne nous est pas permis d'appeler autrement que bas-ventre la cavité inférieure du corps.

(2) *Que faut-il entendre par cette expression?*

« Et quia præterea totum systema nervorum et membranarum cohæ-
« ret ac mirifice inter se connexum est, non aliter fit, quam in chordis
« tensis, ut fibrilla una pulsa, altera quoque moveatur, in quo quidem
« mutua illa conspiratio fibrarum et membranarum, qua motus vitiatos
« et præternaturales communicant, consistit. » (FRIDERICI HOFFMANNI
Opera omnia physico-medica in sex tomos distributa. Tomus primus.
Sect. 1, cap. 5, § 3, p. 309. *De consensu partium nervosarum genera-
tim*, etc. In-folio. Genevæ, 1748.)

(3) MORGAGNI. Lettre 19, nº 57, p. 291, t. III de la version française de Desormeaux et Destouet. In-8. Paris, 1821.

(4) Sect. 3, liv. II, obs. 27, § 7 du t. I.

(5) *Ibid.*, obs. 22, § 2 du t. I.

(6) *Ibid.*, obs. 30 du t. I.

certains états morbides de l'estomac chez les enfants et même chez les adultes, Antoine de Haën (1) fait cette réflexion : « Ne possédons-nous pas des observations dans lesquelles l'utérus et la vessie sont signalés comme ayant été le point de départ de la toux due à des causes irritantes cachées dans leur intérieur ? »

Il n'y a pas que les maladies de l'estomac, du foie, de la rate, des reins, du pancréas, de l'utérus et peut-être de la vessie, qui puissent devenir cause de toux. Celle-ci s'est encore produite par l'inflammation, la gangrène et même le simple refroidissement d'une portion de l'intestin sortie de la cavité abdominale.

Elle s'est produite dans des cas de vers gastro-intestinaux.

Elle s'est produite enfin dans certains cas de refoulement du diaphragme dû à la grossesse, à l'hydropisie ascite, etc.

Nous allons fixer un instant notre attention sur les principales de ces causes, en ne nous dissimulant pas que nous en passons un très-grand nombre sous silence, notamment celles qui ont trait à la vessie.

Signalons, en conséquence :

A. {
    L'hypertrophie du foie;
    son inflammation ;
    ses blessures ;

B. L'augmentation de volume de la rate,

C. L'adhérence des reins au foie;

D. L'augmentation de volume du pancréas;

E. {
    La suppression des règles ;
    Leur établissement;
    L'abaissement de l'utérus ;
    Son élévation dans la grossesse;
    Une tumeur utérine ;

(1) ANT. DE HAËN. *Ratio medendi,* t. VIII, pars 14, p. 120. In-8. Parisiis, 1774.

F. {
La sortie du côlon à travers une plaie faite aux parois abdominales ;

L'inflammation gangréneuse de l'intestin ;

La gangrène de l'iléon ;

L'embarras gastrique et la dyspepsie ;

Les vers gastro-intestinaux ;
}

G. L'hydropisie ascite.

A. MALADIES DU FOIE.

HYPERTROPHIE DU FOIE.

« Dans certains cas, la toux n'est que le résultat d'une gêne mécanique causée par l'augmentation de volume du foie ; elle offre alors les mêmes caractères que la toux déterminée par l'ascite, ou toute autre intumescence du ventre ; elle est brève, petite et sèche ; elle s'accompagne d'une sensation habituelle de pesanteur dans l'hypochondre droit et à la base du poumon du même côté ; elle est ordinairement plus fréquente et plus pénible lorsque le malade est couché que lorsqu'il est debout. C'est en parlant d'elle que Galien a dit : « Quæ tussis « magis tussiendi cupiditas est, quam vera tussicula » (1).

INFLAMMATION DU FOIE.

Galien (2) a signalé la toux qui peut exister dans l'inflammation de la partie convexe du foie.

« Dans ce cas, dit-il, la difficulté de respirer est plus grande [que lorsqu'il s'agit de l'inflammation de la partie concave], la douleur du côté s'étend jusqu'à la clavicule droite et la toux peut se produire. »

Argenterius (3) mettait en doute que le foie malade

(1) JACCOUD. Note au t. II des *Leçons de clin. méd.* de Graves, p. 50.

(2) GALENI *De locis affectis*, lib. v, cap. 7, tomi VII, p. 495. Charterio edente.

(3) JOANNIS ARGENTERII *in Artem medicinalem Galeni Commentarii tres*, etc., p. 737 et suiv. du t. I. In-8. Parisiis, 1578.

pùt déterminer la toux ainsi que le croyait Galien. « Ga-
« lenius, a-t-il dit, in ea est opinione, quod tussis sicca
« sequatur hepatis inflammationem, sed cum tussis ne-
« queat fieri nisi in aspera arteria aliquid sit, quod mo-
« lestet, non video quomodo hepatis affectus tussim inferre
« possint. Necesse enim esset, ut humor, qui ab inflam-
« mato hepate resudat, primum transeat septum trans-
« versum, densum, et solidum; deinde recipiatur in
« substantiam pulmonis, postea vero in ipsius asperas
« arterias : quæ vix fieri posse puto, quum videamus per
« vulnera thoracis, plurimum aliquando humoris in
« ipsius cavitatem effundi, non tamen ob id tussim exci-
« tari. »

Etmuller (1) a noté parmi les symptômes de l'inflammation du foie, une toux sèche par intervalles.

Alexandre de *Tralles* (2), parlant de l'inflammation du
foie à la suite de celle de la plèvre, s'était exprimé de la
manière suivante : « Febricitant autem spirantque dif-
« ficulter etiam qui jecoris inflammatione laborant, la-
« tere distenduntur, indolescunt, et ex consensu tus-
« siunt : verum punctionem [sicut in pleuritide] non
« percipiunt neque pulsum durum habent. »

Le même auteur (3) avait dit un peu plus loin, en
énumérant les signes auxquels on peut reconnaître l'inflammation de la partie convexe du foie : « Febrim in -
« vehit ardentem, vomitum biliosum et æruginosum :
« frequenter jugulum detrahit, tussiculam movet et
« gravitatis potius quam inflammationis sensum infert. »

Nous avons déjà vu à quels caractères Alexandre
distinguait la toux de l'hépatite de celle de la pleurésie.

(1) ETMULLERI *Opera omnia in compendium redacta*, edit. secunda, p. 356.
1 vol. in-8. Amstelodami, 1702.

(2) ALEXANDRI TRALLIANI t. 1, lib. vi, cap. 1, p. 207. C. Henrico Stephano edente. In-folio. Anno 1567.

(3) *Ibid.*, t. I, lib. viii, p. 239. B et C.

C'est à la variété de toux dont nous venons de nous entretenir que M. Jaccoud (1) a fait allusion, quand il a parlé de la toux sympathique qui peut survenir dans le cours des Maladies du foie.

« Cette toux au lieu d'être brève et peu marquée est forte et très-pénible. Elle s'accompagne même quelquefois d'un sentiment de strangulation, et lorsque la séreuse qui recouvre la face convexe du foie est intéressée, la toux devient douloureuse, entrecoupée et enchaînée comme dans l'inflammation de la plèvre. C'est alors que, si le médecin était privé des renseignements fournis par la percussion et par l'auscultation, il serait fort exposé, en raison même des caractères de la toux, à méconnaître la phlegmasie hépatique, et à diriger son traitement contre une pleurésie absente. »

*Observations d'*ANT. BRASAVOLA (2). — *Blessures du foie.*

« Nos in cura duos habuimus, dit l'auteur, quibus jecur vulneratum fuerat (ut post eorum mortem videre licuit) ; hi quotidie bilem emovebant et intensa febre ardebant, tussique continua afficiebantur. »

C'est, à ce qu'il paraît, dans ses *Expositiones, commentaria* et *annotationes* in octo libros APHORISMORUM *Hippocratis et Galeni* (Aphor. 18, lib. 6), que le médecin de Ferrare a publié les observations précédentes. Il ne nous a pas été possible de nous procurer l'ouvrage de cet auteur.

Nous avons reproduit plus haut ces paroles de Morgagni : « On a remarqué des causes de toux qui avaient leur siége dans le pancréas, dans la rate en partie, et même dans les reins. »

(1) JACCOUD. Note au t. II des *Leçons de clinique médicale* de Graves, p. 50.

(2) BRASAVOLA cité par T. BONET dans le *Sepulchretum*, une première fois à la page 602 du t. I et une seconde fois à la page 363 du t. III.

Ce passage se rapporte à trois observations empruntées par Bonet à Thomas Bartholin, à Martinus Holtzapfelius et Charles Spon.

Nous les mettrons sous les yeux de nos lecteurs par
respect pour la grande autorité de Morgagni. Mais
nous ne nous dissimulons pas qu'elles ne sont pas con-
cluantes. Pour qu'elles le fussent, il faudrait que la
cause présumée de la toux fût, dans tous les cas,
unique.

Hercule Saxonia (1) nous paraît avoir été bien inspiré quand il a dit : « Fit aliquando tussis compressis
« pulmonibus ex lienis, jecoris, aut ventriculi, aut to-
« tius abdominis tumore. »

B. Maladies de la rate.

Observation de Thomas Bartholin (2).

Nous avons pensé qu'elle était mieux à sa place à l'article de l'hydropisie du thorax. C'est à cette hydropisie,
plutôt qu'à une augmentation de volume de la rate,
qu'il nous paraît plus logique de rapporter la toux signalée par l'auteur.

Si la rate, en tant que plus volumineuse qu'à l'état
normal, a pris une part quelconque, ainsi que l'ont
écrit Bonet et Morgagni, à cette toux, cette part a dû
être ici fort petite.

C. Maladies des reins.

Observation de Martinus Holtzapfelius (3) publiée par
Bonet (4). — *Tussicula ob renes jecori affixos.*

(1) Herculis Saxoniæ *Prælectionum practicarum* pars prima, p. 148.
1 vol. in-folio. Francofurti, 1610.
(2) Thomæ Bartholini *Cent.* ii, obs. 7, *Historiarum anat. rar.* In-8.
Hafniæ, 1654.
(3) Martinus Holtzapfelius. *Med. observat.*
(4) T. Boneti *Sepulchretum*, t. I, pp. 602, 743. In-folio. Genevæ, 1700.

« Quidam in magno æstu prægrande poculum vini exhausit, hinc sensit præcordia sibi collabi, incipiens tussire tussicula inani, etc.

« In thorace et pulmonibus nihil fere vitii deprehendi, Renes vero jecori per membranas quasi adnatos, etc. »

D. MALADIES DU PANCRÉAS.

Observation publiée par T. BONET (1) *et signée par* CHARLES SPON. — *Hypertrophie du pancréas occasionnant une toux sèche.*

« 7. Matrona in regione ventriculi dolebat, accedit febris, sitis, *tussicula arida :* Pancreas magnitudinem naturalem multo excedebat, scirrhosum omnino. Pulmones erant naturales. »

E. MALADIES DE L'UTÉRUS (2).

On a cité des exemples de toux produites par la SUPPRESSION DES RÈGLES, par l'ÉTABLISSEMENT DU FLUX MENSTRUEL, par un ABAISSEMENT DE L'UTÉRUS, par l'ÉLÉVATION DE CET ORGANE DANS CERTAINS CAS DE GROSSESSE, par une TUMEUR UTÉRINE.

Les anciens avaient dit de ces toux qu'elles avaient lieu par *consensus*. Plus récemment on les a qualifiées de *sympathiques*.

Nous laissons aux auteurs qui les ont rapportées la responsabilité de l'interprétation qu'ils en ont faite.

Mais nous ne pouvons pas ne point remarquer que si la toux a été déterminée par les causes que nous venons de signaler, ce doivent être là des exceptions bien rares.

(1) THEOPH. BONETI *Sepulchretum*, t. I, p. 602, et t. II, p. 82. Obs. 49. In-folio. Genevæ, 1700.

(2) Ce titre n'est pas très-exact, puisque les faits que nous lui rapportons ne constituent pas des maladies de l'utérus, la grossesse moins que tous les autres. Mais nous n'avons pas voulu agir à l'égard de cet organe autrement que nous ne l'avons fait pour le foie, la rate, etc.

Suppression des règles.

La suppression des règles, a-t-on dit, peut produire la toux.

Le retour du flux menstruel la fait disparaître.

Observation de MM. H. ROGER (1) *et* BLACHE. — *Etablissement du flux menstruel.*

M. H. Roger a vu avec M. Blache une jeune fille âgée de 12 à 13 ans, qui présentait une toux dont les accès apparaissaient le soir, très-régulièrement, lorsqu'elle se mettait au lit. Cette toux, qu'une médication très-variée n'avait pas fait cesser, a disparu au bout de quelques mois, à l'époque où la menstruation s'est établie.»

Observation de VALLEIX (2). — *Abaissement de l'utérus.*

« Une toux nerveuse produite par un abaissement de l'utérus, cessa par l'application d'un pessaire qui remit l'organe à sa place ordinaire. »

Elévation de l'utérus dans la grossesse.

Van Swieten (3) a cité Mauriceau (4) disant qu'on observe quelquefois une toux excessivement fatigante chez les femmes grosses dont l'utérus presse, en s'élevant, les organes abdominaux, empêchant ainsi le libre mouvement du diaphragme.

(1) H. ROGER. *Bulletins de la Société méd. des hôp. de Paris*, 2ᵉ série, p. 298.

(2) BOUCHUT. Page 909 des *Nouveaux éléments de pathologie générale.* Paris, 1857, et page 297 de la 2ᵉ série des *Bulletins de la Soc. méd. des hôp. de Paris*, séance du 22 mars 1854.

(3) VAN SWIETEN. Page 9 de la 1ʳᵉ partie du t. III des *Aphorismes* de Boerhaave.

(4) MAURICEAU. *Traité des maladies des femmes grosses*, t. I, liv. ɪ, chap. 16, p. 141. In-4. Paris, 1740.

*Observation d'*ANTOINE DE HAEN (1). — *Tumeur utérine.*

De Haën dit n'avoir jamais observé de toux plus violente et plus opiniâtre que celle dont une nouvelle accouchée lui fournit l'exemple. Il n'avait jamais vu non plus de toux plus rapidement et mieux guérie que celle de cette femme, par la sortie d'un corps oblong et calleux hors de la vulve.

«Nunquam, dit-il, violentiorem perseverantiorem que tussim vidi, quam puerperæ cujusdam : nunquam etiam vidi tussim citius perfectius que sanatam, quàm in illâ, corpore oblongo calloso pudendis expulso. »

F. MALADIES DE L'ESTOMAC ET DE L'INTESTIN.

Des quatre observations qui vont suivre, la première qui appartient à Morgagni étonnera peut-être plus le lecteur que les trois autres qui ont été rapportées par Albinus, Pfaffius et de Haën. Mais nous ne croyons pas moins devoir la reproduire.

Observation de MORGAGNI (2). — *Tumeur attachée à l'estomac.*

« Une vieille femme septuagénaire, autrefois nourrice, adonnée au vin, et toujours avide de cette boisson, était devenue incapable de servir au moins depuis dix-huit mois, à cause des incommodités qu'elle éprouvait, savoir : surtout *une toux sèche*, de la difficulté à respirer, une douleur de tête continuelle, qui tantôt augmentait, tantôt diminuait... Je demandai si elle se plaignait d'une dureté, d'une tumeur, et d'un sentiment de pesanteur dans le ventre : la réponse à ces questions fut négative. Mais enfin la malade était morte, après avoir éprouvé pendant peu de jours une sorte de péripneumonie.

Examen du cadavre. Une tumeur un peu arrondie, du poids de 500 grammes au moins, était attachée à la partie moyenne de la face postérieure de l'estomac... la tumeur lui était seulement unie

(1) ANT. DE HAËN. *Ratio medendi*, t. VIII, pars 14, cap. 4, p. 120. In-8, Parisiis, 1774.

(2) MORGAGNI. Lettre 19, n° 58, t. III, p. 292.

par le moyen de la tunique externe... Quant à la poitrine et à la
tête, je ne pus pas les examiner avec autant de soin... toutefois, je
sais que le cœur n'était affecté d'aucune lésion apparente, et que les
poumons, quoique adhérents à la plèvre et un peu durs, n'offrirent
cependant rien qui décelât une véritable inflammation et beaucoup
moins une maladie ancienne.»

*Observation d'*ALBINUS (1). — *Sortie du côlon à travers
une ouverture ancienne faite aux parois du bas-ventre.*

Un soldat âgé de près de 20 ans, avait reçu, en combattant, un
coup de lance dans le côté gauche, immédiatement au-dessous des
côtes. Le côlon avait été divisé transversalement. L'ouverture faite
aux parois du ventre ne s'était point fermée, et elle donnait passage
à deux portions du côlon, l'une supérieure et l'autre inférieure.

Le malade se couchait-il sur le côté droit, ces deux portions d'intestin rentraient dans le ventre. Cette rentrée s'opérait plus tôt et plus
facilement, lorsqu'on avait le soin de dilater avec le doigt l'orifice
de la plaie qui du reste était assez large.

Le malade racontait que dix ans auparavant, il supportait le froid
assez facilement, et qu'il n'avait éprouvé aucune incommodité, pour
s'être baigné par un temps des plus rigoureux, dans l'eau glacée du
Rhin.

Mais depuis, pour peu que son intestin reçût l'impression du froid,
il survenait aussitôt une toux qui ne cessait que lorsque cet intestin
était réchauffé.

Observation de R.-C. PFAFFIUS (2). — *Inflammation et
gangrène de l'intestin.*

Pfaffius a inséré dans les *Nouveaux actes des curieux de la nature,*
l'observation d'un homme âgé de 28 ans, qui fut atteint d'inflammation et de gangrène de l'intestin. Pour conserver désormais un passage libre aux matières fécales, on était dans la nécessité d'introduire une mèche dans la blessure, et «*ob accedentem molestam siccam
tussim,* cum sputo cruento continuisque vigiliis conjunctam, dit l'au-

----

(1) B. S. ALBINI *Academicarum annotationum,* lib. II, cap. 8, p. 31 à 35.
In-4. Leidæ, 1754.

(2) RUDOLPHUS CHRISTIAN. PFAFFIUS. Observ. 12. *Nova acta physico-
medica Acad. Cæsareæ,* t. II, p. 41 et suiv. In-4. Norimbergæ, 1761.

teur, pro avertendis gravioribus ex abdominis concussione metuendis symptomatibus, ordinariis remediis simul interponebantur pectoralia cum anodynis remixta, vulnerisque deligatio, pro qualicumque obtinenda mundificatione, ter quotidie repetebatur, ægro interim sub his circumstantiis denuo admodum imbecilli reddito et insigniter emaciato. » (*Oper. cit.*, p. 461.)

Observation d'ANTOINE DE HAEN (1). — *Gangrène de l'ileon.*

« Nosque idem, dit-il, prorsùm in feminâ observavimus anno 1672, cui intestinum, ut videbatur ileum, suppuratione et gangræna una cum toto inguine patefactum ; quam feminam usque ad incipientem vulneris consolidationem molesta tussis quatiit. »

EMBARRAS GASTRIQUE ET DYSPEPSIE.

J.-B. Basseville (2) s'est appuyé sur l'autorité d'Ettmuller et d'Hoffmann pour démontrer que la toux gastrique est la conséquence de l'irritation des papilles nerveuses de l'estomac, produite chez les enfants à la mamelle et chez les enfants un peu plus âgés, par une alimentation incessante.

On nous saura gré de reproduire ici le passage de la dissertation de Basseville où se trouve traitée cette question.

« Verum enim vero, dit-il, celeberrimorum in arte «virorum, libros evolventi, patebit subitaneam perspi- «rationis abolitionem vel imminutionem , innumeros «præsertim acutos accersere morbos. Maximas vero edit «strages in pueris perspirationis defectus. Cum tener- «rima sint in eis corporis stamina, cumque præterea «patentiores habeant cutis poros, facilior aeri externo

(1) ANT. DE HAEN. *Ratio medendi*, t. VIII, pars 14, p. 119. In-8. Parisiis, 1774.

(2) BASSEVILLE. *Thesis in hæc verba : Ergo puerorum clangosæ, vulgo Coqueluche, Emesis.* Parisiis. 14 febr., 1752. In t. II, p. 22 à 31 *Disputationum ad morb. hist.*, etc. Alb. Halleri. In-4. Lausannæ, 1757.

« conceditur aditus, quo humores lymphatici inspissan-
« tur, ad interiora ventriculum potissimum et pectus
« propelluntur. Et quoniam infantes, ob tenerum, et
« mobile, et sensile genus nervosum, ad motus spasti-
« cos et convulsivos sunt propensiores, mirum non est,
« illos præ aliis ætatibus hisce tussibus torqueri, acer-
« bioraque experiri, symptomata. Nec silendum pueros
« ratione destitutos, de vestitu parum sollicitos, semi-
« vestitos ut plurimum, temere sese omnibus aeris in-
« clementiis committere. Accedit præterea, quod debi-
« liori donati ventriculo pueri nullum servent in vivendi
« ratione modum, continuoque, sine fame, sine modo,
« sine fine, sine delectu comedant. Nec minus imminet
« infantibus periculum ex parte ventriculi, cum ad com-
« pescendos vagitus, continuo nutrices ipsis mammas
« porrigant; unde nimis gravatur ventriculus, hinc ali-
« menta, crassam, acidam et viscidam acquirunt indo-
« lem. Quandiu autem talia hospitantur in stomacho,
« papillæ vellicantur nerveæ, irritatur inde diaphragma,
« quod arcte nervorum consensu, cum orificio stomachi
« sinistro connectetur, hinc tussis exurgit, primo qui-
« dem inanis, cum rejectione mucilaginis viscidæ pos-
« tea conjuncta. Præterea infantes, ob organorum de-
« bilitatem, viscosam hanc Materiam, aut tussiendo
« rejicere nequeunt, aut deglutiunt. Talem tussim ex
« stomacho oriri signum est in tussiendo sonitus. Si
« enim ex profundo quasi loco, et imo pectore tussiunt,
« item quando ægri gravamen percipiunt in præcor-
« diis, hanc e ventriculo oriundam esse asserit Ettmullerus (1) ab iisdemque omnino causis oriundam. Hinc

(1) ETTMULLERUS. « Cognoscitur *stomacalis tussis* ex loco ubi primo sen-
« titur tussiendi stimulus, ex sonitu profundiore quam in pectore, ex vo-
« mitu tussin concitante, et adjuncta anorexia. » (*Opera omnia* in *Compendium* redacta. Secunda editio, p. 260. 1 vol. in-8. Amstelædami.
M.DCC.II.)

« sententiæ suffragantur melioris notæ Medici. Sic Frid.
« Hoffmannus (1) tussim ferinam a nimiâ ventriculi in-
« flatione, a lacte viscido ibi copiose stagnante, et dia-
« phragmatis descensum impediente oriri asserit. »

Remarques. — On connaît donc depuis très-long-
temps la toux qui, chez les enfants, prend sa source
dans l'estomac. Cette toux est quelquefois si violente,
qu'elle dure tant que le vomissement n'a pas eu lieu.
Puis, il s'écoule plusieurs heures après lesquelles survient un autre paroxysme auquel un vomissement vient
mettre fin.

Ettmuller (2) que je citais tout à l'heure, d'après Basseville, a parfaitement, en effet, étudié cette toux, son
point de départ et ses causes, dans l'article qu'il a consacré à la *toux des enfants.* « Tussis hæc, dit-il, est hu-
« mida, crassa, ... et ferè solet sequi adephagiam in-
« fantum, » c'est-à-dire la gloutonnerie des enfants.

Nous allons voir comment s'est exprimé M. Jaccoud (3),
faisant allusion, non pas à l'embarras gastrique auquel
sont soumis les enfants du premier âge, mais bien à celui
qu'on observe chez les adultes et les vieillards, et dont
Ettmuller encore (4) avait dit : « Humidæ stomachales
« oriuntur interdum, sed rarius ex prægresso errore
« diætae aut digestionis, et hinc congesto muco salso,
« qui ex profundo excernitur elevata regione stomachi. »

« La toux stomacale est produite accidentellement

---

(1) FRIDERICI HOFFMANNI *Opera omnia physico-medica,* in sex tomos
distributa. Tomus tertius, caput 11, *de Aliis infantum morbis,* § 13,
p. 495. In-folio. Genevæ, M.DCC.XLVIII.

(2) MICHAELIS ETTMULLERI *Operum omnium medico-physicorum,* tomus
primus, p. 540. In-folio. Lugduni, 1690.

(3) JACCOUD. Page 50 du t. II de sa version française des Leçons de
clinique médicale de Graves (*Clinical lectures on the practice of medicine
by the late Robert James Graves, professor in Ireland*).

(4) ETTMULLERI *Operum Compendium.* Editio secunda, p. 260. In-8.
Amstelædami, 1702.

par l'embarras gastrique, ou bien elle existe comme phénomène habituel chez les individus dyspeptiques ; la forme spéciale de la dyspepsie ne paraît pas avoir d'influence sur son développement. Au dire de Jos. Frank, elle serait surtout fréquente chez les vieillards qui ont passé leur vie dans l'oisiveté, et chez lesquels l'activité des fonctions digestives est plus ou moins compromise. Quoi qu'il en soit, la toux gastrique est précédée et accompagnée de troubles de la digestion ; le malade éprouve une sensation de pesanteur à l'épigastre, il a des nausées fréquentes, parfois même des vomissements ; le stimulus anormal qui donne naissance à la quinte de toux semble partir de l'estomac ou de l'hypochondre gauche ; les inspirations profondes n'augmentent pas la toux et elles ne donnent lieu à aucune sensation douloureuse ; en revanche, l'ingestion des aliments détermine presque immédiatement un accès. Cette toux gastrique est le plus ordinairement sèche ; lorsqu'elle est humide, le malade rejette des mucosités filantes et transparentes qui proviennent de l'estomac. Les crachats bronchiques sont très-rares.

La toux stomacale cesse pour quelque temps après un vomissement, soit spontané, soit artificiel. Enfin, l'examen de la poitrine ne donne que des résultats absolument négatifs. »

VERS GASTRO-INTESTINAUX.

Les vers siégeant dans l'estomac sont-ils susceptibles de donner lieu à la production de la toux ?

Les médecins sont partagés à cet égard, et ceux qui ont dit non, comme ceux qui ont dit oui, ont également invoqué le raisonnement et l'expérience, c'est-à-dire l'observation.

Ceux qui ne croient pas que les vers renfermés dans

l'estomac puissent déterminer la toux, l'attribuent à toute autre cause coexistant avec la présence des vers.

Ceux qui pensent autrement, ne voient pas pourquoi, en dehors de toute autre cause dont il faudrait d'ailleurs démontrer l'existence, les vers ne seraient pas capables de donner naissance à la toux.

Galien (1) a été des premiers à s'inscrire contre la toux gastrique vermineuse. Il a rencontré de nombreux adhérents.

On a prétendu qu'Alexandre de *Tralles* avait professé une opinion contraire. Je n'ai rien trouvé dans cet auteur qui légitimât ce dire.

Voici ce que cet auteur (2) écrivait au chapitre IX *De Affectu cardiaco :* « Etiam lumbrici sursum ad os «ventriculi ascendentes, cardiacos affectus, immodicas «animi defectiones et syncopas excitant, ut nonnulli «statim quum a lumbricis roduntur, intereant, qua- «propter non semper repentinas oris ventriculi synco- «pas a pravis humoribus fieri censendum est, sed etiam «lumbricorum indicia requirenda. »

Daniel Sennert (3) a pensé contrairement à Galien que les vers engendrés dans l'estomac et dans les intestins pouvaient exciter la toux « membranam œsophagi vel- «licando, quæ membranam asperam arteriam inves- «tientem in consensum trahit. »

Hercule Saxonia (4) qui pourtant admettait la toux

(1) GALENUS. HIPPOCRATIS *Epidemiorum,* lib. VI, et GALENI IN EUM *Commentarius,* p. 411 du t. IX de l'éd. de Chartier. In-folio, Paris. 1679.

(2) ALEXANDRI TRALLIANI *De Arte medicá,* t. I, lib. VII, p. 227. G. Henrico Stephano edente. In-folio, 1567.

(3) DANIELIS SENNERTI *Opera,* t. II, p. 501. D. In-folio. Parisiis, 1641.

(4) HERCULES SAXONIA. « Fit enim aliquando tussis compressis pul- « monibus ex lienis, jecoris aut ventriculi, aut totius abdominis tu- « more. » Page 148 *Prælectionum* P *racticarum* partis primæ capitis 26. 1 vol, in-folio, Francofurti, 1610

par *consensus*, dans certains cas de compression des poumons par une tumeur quelconque siégeant dans la cavité abdominale, allait moins loin que Daniel Sennert. «Ego quidem, disait-il (*oper. cit.*, p. 148), vidi tusses «excitatas ex *vermibus*, sed ascendentibus usque ad «fauces et titillationem inferentibus in ipso asperæ ar-«teriæ initio, qui paulo post ejiciebantur.»

Ainsi, la question est bien tranchée. Les uns croient que la toux peut naître de la présence des vers dans l'estomac et les autres le nient.

On ne saurait affirmer toujours la place qu'occupent dans les premières voies les vers dont nous parlons. Ils peuvent monter d'un instant à l'autre du tube digestif dans l'estomac ou bien se porter de l'estomac soit en haut, soit en bas.

Des exemples de vers qui sont sortis par la bouche sont fréquents dans les annales de la science. J'en ai recueilli quelques-uns dans ma pratique.

Deux d'entre eux, en particulier dans lesquels une sensation de picotement existait à la gorge, ont été marqués par une toux qui n'a cessé de tourmenter les malades, qu'après l'expulsion d'un ver long de 8 à 10 centimètres.

A part ces exemples, c'est dans le tube digestif que séjournent le plus souvent les vers, et c'est par le fondement qu'on les voit sortir.

Les observations suivantes vont le prouver.

Elles ne permettent pas de méconnaître le rapport de cause à effet ayant existé entre la présence des vers contenus dans l'intestin et la production de la toux.

Observation de JÉRÔME GABUCINI (1), reproduite par T. Bonet (*Sepulch,* t. I, p. 637.)

(1) HIERONYMI GABUCINI *medici Fanensis, De curandis lumbricis alvum occupantibus, Commentarius,* cap. 13. p. 135. In-16, 219 pages. Lugduni, 1549.

« Nos vero, inquit, puellam curavimus, in qua cuncta spectabantur symptomata, quæ pleuritide laborantibus solent obvenire : dolor in primis aderat punctorius in thoracis dextra parte, tussicula quædam sicca vel levi,quaque occasione commota... Sumpto ad lumbricos necandos ac educendos medicamento, statim plures eduxit, atque incolumis evasit. »

« Nous avons, dit-il, donné des soins à une jeune fille qui présentait tous les symptômes qu'on a l'habitude de rencontrer dans la pleurésie; un violent point de côté, surtout se faisait sentir dans la poitrine, à droite. La moindre cause occasionnelle fesait naitre une petite toux sèche... On fit prendre un médicament qui détermina la mort et la sortie de vers lombrics, et la malade revint à la santé. »

Observation de G. Baillou (1).

Cet auteur recueillit un fait semblable à celui de Gabucini.

Un enfant éprouvait dans les deux côtés, des douleurs violentes qu'on s'efforçait de combattre par des émissions sanguines.

Il sortit inopinément des vers, et tout rentra dans l'ordre. « Puero dolor erat circum latera ; detrahebatur audacter sanguis, dolores non concedebant, inopinato vermes exclusi sunt, dolores quieverunt. »

An vermes id facere potuerunt, continue Baillou, et il ajoute : « Mulierem vidimus cui stomachus et ventricu-«lus intumuerat cum suffocationis periculo ; exclusis «vermibus levata est.»

Observation de Lazare Rivière (2).

Vers la fin du mois d'avril de l'année 1633, une jeune fille âgée de 8 ans, fut prise de toux et de fièvre, et consécutivement de douleur de côté.

Ces symptômes firent croire à une pleurésie.

Le cinquième jour de la maladie, la jeune fille rendit à l'aide de lavements et d'une médication appropriée, trois ou quatre lombrics. Les jours suivants, elle en rendit encore quelques autres, et dès lors elle fut guérie.

---

(1) Guillelmi Ballonii *Epidemiorum et Ephemeridum* libri duo. Liber ɪ, p. 21. 1 vol. in-4. Parisiis, 1640.

(2) Lazari Riverii *Opera medica omnia*, p. 487, obs. 75. 1 vol. in-folio. Genevæ, 1737.

Réflexions. — Des douleurs dans les côtés ou seulement un point de côté accompagnaient la toux dans les observations de Gabucini et de Rivière. Cette coïncidence est remarquable. Si, dans des cas analogues, il venait à l'idée des médecins qu'ils ont affaire à une pleurésie, les moyens modernes d'exploration ne tarderaient pas à les détromper.

Nous allons voir maintenant un autre exemple bien rare de toux vermineuse. C'est un tænia qui la provoque, et ce ver occupe encore le tube digestif.

Observation de MM. GRAVES (1) *et* SHEKLETON.

Toux déterminée par le tænia.

« Une jeune dame présentait tous les signes d'une bronchite grave ; les accès de toux duraient pendant quatre heures avec une violence extraordinaire ; la toux était sèche, sonore, creuse ; elle revenait toutes les cinq ou six secondes, le jour aussi bien que la nuit, pendant le sommeil comme pendant la veille... L'auscultation ne faisait entendre que les râles ordinaires de la bronchite sèche.

Après avoir employé successivement les sangsues, les vésicatoires, le tartre stibié, les antispasmodiques sous toutes les formes, la ciguë, la jusquiame, l'opium, l'acide prussique, les médecins désarmés avaient cessé leurs visites.

Quelque temps après, la malade ayant été subitement atteinte d'une colique, elle prit, des mains d'une vieille femme, depuis longtemps attachée à sa famille, un mélange d'huile de térébenthine et d'huile de castor. Il s'ensuivit l'expulsion d'une masse considérable de tænia.

A dater de ce moment, tous les symptômes d'irritation pulmonaire avaient disparu, et la malade jouissait d'une santé parfaite.

G. MALADIES DU PÉRITOINE.

Hydropisie ascite.

Les anciens avaient remarqué que la toux pouvait

____

(1) GRAVES. *Leçons de clin. méd.,* p. 39 et 40 de la 1re édit. du t. II ou p. 41 de la 2e édit.

survenir dans le cours d'une hydropisie ascite, puisqu'ils la considéraient comme un mauvais signe.

Hippocrate (1) avait dit : « Hydropicis tussis succedens «malum.»

Et Galien (2) avait ajouté : « Morbis alios morbos et «symptomata supervenire Medicis moris fuit dicere, «quæ ipsius morbi augescentis ratione accidere consue-«verunt : Talis enim est Praxagoræ Liber *De superve-«nientibus*. Sic enim nunc de tussi dictum est : non enim «quum ex alia occasione fit hydropico tussis, signum «est exitiosum sed quum ipsius morbi ratione. Quum «enim in hydropicis affectibus aquosa humiditas tantâ «copiâ creverit, ut jam asperas arterias occupet, deinde «tussis superveniat, tunc ne haud id ita multo post «homo suffocetur, periculum imminet.»

Les modernes ont pensé de la toux qui survient dans l'ascite ce qu'en ont pensé les anciens. L'un d'eux a exprimé, à cet égard, l'opinion commune, en disant : *«Plerumque adest in ascite tussis sicca inanis mali ominis.»*

Explication de la toux dans les affections des organes
sous-diaphragmatiques.

Bonet (3) explique comment il comprend la production de la toux dans les affections des organes situés au-dessous du muscle diaphragme. « Viscerum inferiorum «affectiones, dit-il, eo quod cum diaphragmate conne-«xum habent, tussim inducunt.»

Morgagni (4), dit à son tour : « On a remarqué des causes de toux qui avaient leur siége dans le pancréas, dans la rate en partie, et même dans les reins, soit que

---

(1) HIPPOCRATIS *Aphorismus* XXXV, Charterio edente, t. IX, p. 270, E.
(2) GALENI *Commentarius*. Ibid., p. 270 et 271.
(3) T. BONETI *Sepulchretum*, t. I, p. 603. In-folio. Genevæ, 1700.
(4) MORGAGNI, lettre 19, n° 57, p. 291, t. III de la version française de Desormeaux et Destouet. In-8. Paris, 1821.

le diaphragme soit irrité par le contact même, soit qu'il le devienne par le tiraillement ou par une lésion du péritoine qui, comme vous le savez, est commun à ces viscères et à la face inférieure de la cloison, soit enfin que les poumons eux-mêmes éprouvent une action sympathique par l'affection des nerfs qui se distribuent aux uns et aux autres organes, ces toux, sèches par elles-mêmes et sans expectoration, sont la conséquence des affections des mêmes viscères. »

« La dernière des causes de cette espèce paraît surtout convenir à l'estomac, quand on considère que les nerfs que j'ai indiqués tout à l'heure se rendent en très-grande quantité à ce visère, qui est le premier de ceux du ventre qui les reçoit ; quoiqu'il puisse aussi se trouver quelqu'un qui croye que l'irritation se propage quelquefois de l'estomac par l'œsophage jusqu'au tronc de la trachée artère adhérent à celui-ci, ou même jusqu'au larynx, dans lequel la membrane interne de l'œsophage finit par s'introduire. »

Quelle explication a-t-on donnée de la toux gastrique?

« Il est clair, a dit M. Jaccoud (1) qu'il faut en chercher la condition pathogénique dans l'impression anomale subie par les rameaux gastriques du nerf vague. Transmise par un trajet rétrograde jusqu'aux centres nerveux, cette impression retentit sur les rameaux bronchiques du même nerf ; il y a donc encore là un phénomène réflexe, et il est assez intéressant de voir que cette interprétation n'avait point échappé à la sagacité de F. Hoffmann.

Voici un passage qui ne peut laisser aucun doute à cet égard : « Atque hic affectus raro solus est, quin ad-

____

(1) JACCOUD. Note de la p. 50 du t. II de sa version française des *Leçons de clinique médicale* de Graves.

«juncta habeat catarrhalia quædam signa : unde ali-
«qui a catarrhali decubitu in postremarum faucium
«tunica, per œsophagum potissimum continuata, orifi-
«cium ventriculi sinistrum, ipsique proximas glandu-
«las dorsales simul intumescere, nervosque paris vagi
«œsophagum ibi circumplexos, irritari, hoc vero ad
«pulmones, diaphragma et laryngem abeuntes ramos
«in consensum trahere, existimant. » (*Dissertatio medica*. Friderici Hoffmanni *Operum omnium physico-
medicorum* supplementum secundum, pars secunda,
p. 247, § 21. In-f°. Genevæ, 1753.)

Etmuller (1) expliquait la toux gastrique de la manière suivante :

« Certum est, disait-il, *tussim stomachalem* frequen-
«tiorem esse ; quando nempe occasionalis fomes in
«Œsophago et stomacho latitat, et hinc mediate asperam
«arteriam affligit; sive quatenus diaphragma ab affecto
«orificio ventriculi superiore vellicatur ; sive quod si-
«mul Œsophagus vellicatus contiguam sibi asperam
«arteriam per consensum afficiat ac in *tussim* proritet.»

Explication de la toux dans l'hydropisie ascite.

Faut-il en rapporter la cause à la difficulté que
l'épanchement apporte au développement de l'organe
pulmonaire, ou à l'irritation continuelle que cet organe éprouve de la part du liquide devenu plus âcre,
ainsi que la remarque en a été faite au § 1219 de Van
Swieten?

Daniel Sennert (2) résumant en quelque sorte tout
ce qu'on avait dit, avant lui, touchant l'explication de
la toux dans l'inflammation du foie, de la rate, etc., et
dans l'hydropisie ascite, s'exprimait en ces termes :

(1) MICHÆLIS ETMULLERI *Opera omnia in Compendium redacta*. Editio
secunda, p. 259. 1 vol. in-8. Amstelædami, 1702.

(2) DANIELIS SENNERTI *Opera*, t. II, p. 501. B et C. In-folio. Parisiis, 1641.

« Tussis excitatur hepate, liene, ventriculo intumes-
« cente aut inflammato, ut et in hydrope, sive id fiat,
« quod pulmo comprimitur, sive quod obstruitur, aut
« molestatur a materia ad pulmonem redundante, sive
« quod partium vicinarum membranæ affectæ membra-
« nas organorum respirationis in consensum trahunt et
« vellicant, sive quod vapores aliqui ad organa respira-
« tionis transmittuntur, eaque sive obstruunt, sive
« mordicant, quod etiam interdum in febribus accidere
« solet. »

Explication de la toux dans la grossesse.

François de le Boë (1), Sylvius recherchant les causes
de la toux dans la grossesse, s'exprimait ainsi :

« Non mirum, novumve succedere gravedini tussim,
« quoties humor serosus et salsus, æquè ac pituitosus ali-
« quandiu in cerebro moratus tandem ad fauces depluens
« properat in asperam arteriam, eamdemque mordet,
« aliterve irritat ad sui repulsionem, atque expectora-
« tionem tussi absolvendam.»

Nous ne pouvons pas admettre avec Sylvius la propagation de l'humeur séreuse du cerveau dans la gorge
et de la gorge dans la trachée artère. Mais nous conce-
vons fort bien la production de la toux par l'irritation
que la sérosité détermine sur la trachée.

Mauriceau (2), qui rapportait aussi la production de
la toux à l'existence de sérosités âcres distillant du
cerveau sur la trachée-artère et sur les poumons, la disait « causée d'autres fois par un sang de pareille nature,
qui venait à refluer de toute l'habitude du corps vers la
poitrine, en suite de la suppression des mois.Outre ces

---

(1) FRANCISCI DE LE BOE, SYLVII *Opera medica.* In-4, p. 843. Amstelodami, 1679.

(2) MAURICEAU. *Traité des maladies des femmes grosses,* t. I, liv. I,
chap. 16, p. 141. In-4°, Paris, 1740.

causes, la toux était encore souvent augmentée par la compression que la matrice de la femme grosse cause au diaphragme, qui ne peut pas avoir son mouvement libre en celles qui portent leur enfant bien haut. »

F. CAUSES DE LA TOUX RÉSIDANT DANS LE SYSTÈME NERVEUX.

En abordant cette question, nous ne nous dissimulons pas les difficultés qu'elle présente. Ces difficultés se sont offertes à tous les médecins qui ont eu sous les yeux des exemples de toux dont il leur était impossible d'assigner le siége véritable. Aussi, les ont-ils appelées *nerveuses*, *spasmodiques*, *convulsives*, faute de pouvoir remonter à la cause de leur production.

Observation de Willis (1).

Willis a rapporté l'observation suivante d'une toux affreuse accompagnée de hoquet, qu'il a dit être purement convulsive et de nature essentiellement nerveuse :

« Je fus un jour consulté, dit-il, pour un enfant noble âgé de 12 mois environ, qui ne tarda pas à succomber à la suite de *paroxysmes convulsifs* comme *épileptiques* qui l'avaient gravement affecté. Dans l'intervalle des *spasmes* des parties extérieures, cet enfant était pris d'une *toux des plus cruelles, compliquée de hoquet*. D'où j'arrivai à soupçonner que la matière morbifique était aussi bien fixée dans la *poitrine* que dans le cerveau.

Mais après la mort, le *cadavre étant ouvert*, les poumons furent trouvés en bon état et exempts de toute altération, si bien qu'il était évident que cette *toux purement convulsive*, dépendait d'une affection d'origine nerveuse. »

Remarques. — Dans cette observation, Willis pense d'abord à une cause matérielle fixée, soit à la partie supérieure des voies de l'air, soit dans les poumons. L'ou-

(1) WILLIS. *Opera medica et physica*. In-4. Lugduni, 1676, p. 565 capitis 12 *De morbis convulsivis*.

verture qu'il fait de son pauvre petit malade lui enlève ces points d'appui, et il reporte son esprit sur une affection nerveuse, en même temps qu'il prononce les mots de spasme et de convulsions.

Quel est donc le sens de ces mots ?

Les Grecs appelaient spasme toute espèce de convulsion. Ces deux expressions étaient synonymes pour eux.

Qu'est-ce donc que la convulsion ?

C'est le mouvement musculaire involontaire.

Mais ce mouvement involontaire du muscle diaphragme, des muscles intercostaux, des muscles de la glotte, intervient, avons-nous dit, dans la toux. Quelle nécessité y avait-il donc pour M. Notta à se demander si la toux qu'il avait observée sur une jeune malade était due à la chorée du muscle diaphragme ?

Observation du Dr Notta (1).

Toux nerveuse causée probablement par une chorée du diaphragme, et guérie par le tartre stibié à haute dose.

« Une jeune fille de 17 ans était tourmentée depuis quatre mois par une toux continuelle, se reproduisant plus de vingt fois par minute dans la journée et ne cessant que la nuit pendant le sommeil. Aucun symptôme ne pouvait faire soupçonner l'existence d'une lésion, soit des poumons, soit de leurs annexes.

Un premier accès d'une toux de même nature, survenu trois ans auparavant chez la même malade, avait cédé au bout de deux mois à l'action de la belladone donnée à doses successivement croissantes. Cette dernière médication fut employée la seconde fois et continuée jusqu'à l'apparition des phénomènes d'intoxication.

La toux persévérant avec la même intensité, M. Notta crut devoir l'attribuer à une sorte de chorée du diaphragme et eut l'idée d'essayer le tartre stibié à haute dose, dont l'efficacité a été récemment encore préconisée dans la chorée ordinaire. Il prescrivit en conséquence une potion avec 5 centigrammes de tartre stibié à

____

(1) Notta. *L'Union médicale*, t. XII, n° 83, 12° année, jeudi 15 juillet 1858. Ou bien encore *Gazette méd. de Lyon*, 1858, p. 444 et suiv.

prendre par cuillerée à bouche d'heure en heure. Le premier jour, la malade vomit quatre fois et alla onze fois à la garde-robe ; dès les premiers vomissements, la toux avait complétement cessé. L'émétique fut continué les deux jours suivants à la dose de 40 et 50 centigrammes afin de bien assurer la guérison qui, deux jours plus tard ne s'était pas encore démentie. »

Remarques. — Au lieu de parler de chorée du muscle diaphragme, il était bien plus simple de parler de spasme ou de convulsion, puisque Cullen et Sauvages ont rangé la chorée parmi les affections spasmodiques.

Mais il était plus simple encore d'employer un autre langage, puisque la toux pathologique implique toujours l'idée de la contraction du diaphragme.

L'observation de M. Notta est donc présentée, en dernière analyse, comme un exemple de toux dite *nerveuse*. Cela n'est pas plus clair que le *spasme nerveux*, dont parlait Etmuller (1), et qu'on observait, selon lui, chez les hypochondriaques et les hystériques, sans lésion aucune des organes respiratoires ?

Est-ce une toux nerveuse aussi que celle que nous allons rapporter ?

De quelle cause dépendait-elle ? Donnons-lui la qualification de nerveuse, si vous voulez. Mais en quoi cette dénomination nous satisfera-t-elle davantage que celle de chorée que nous critiquions tout à l'heure ?

Observation du Dr Hervez de Chegoin (2).

Une femme était sujette à une toux tellement incessante, qu'elle ne pouvait prononcer une parole. Un seau d'eau froide jetée sur le dos fit immédiatement cesser la toux. Pendant dix-huit mois, celle-ci ne reparut pas. Mais au bout de ce temps, il y eut un léger

(1) Michaelis Etmulleri *Opera omnia in Compendium redacta*, p. 253. 1 vol. in-8 Amstelædami, 1702.

(2) Hervez de Chegoin. P. 296 de la 2e série des *Bulletins de la Soc. méd. des hopit. de Paris*, séance du 22 mars 1854.

retour des accidents primitifs qui cédèrent à l'emploi des lotions d'eau froide et des bains de mer.

Remarques. — Si nous éprouvons ici quelque embarras à classer sous un titre qui nous satisfasse, l'observation de M. Hervez de Chegoin, n'éprouverons-nous pas un embarras plus grand encore à classer les observations que voici ?

Toux semblable à l'aboiement du chien.

Observations du Dr MAILLIOT.

Bien des personnes connaissent, et nous avons connu nous-même Mme la comtesse de D.... qui est atteinte depuis nombre d'années d'une sorte de toux avec aboiement que rien n'a jamais pu guérir.

Nous avons été témoin, depuis vingt-cinq ans, d'une toux pareille sur deux jeunes femmes.

Observation de Mme ROBERT.

Cette dame m'a raconté qu'une de ses voisines qui était d'ailleurs sujette à des attaques d'hystérie, toussait d'une façon si bizarre, que lorsqu'elle l'entendait, sans la voir, elle croyait à l'aboiement d'un chien.

Observation du Dr THIRIAL (1).

Ce médecin a rencontré une jeune fille de 17 ans, qui présentait avec tous les caractères de l'affection hystérique une toux qui simulait aussi assez exactement l'aboiement d'un chien.

Nous rencontrerons plus loin un fait semblable dans l'observation de Davies (2).

Dans quelle classe rangerons-nous l'observation suivante d'Elliotson, qui l'a donnée sous le titre de toux nerveuse, que lui a contesté M. Lasègue ?

Quoi qu'il en soit, elle nous servira de transition entre les toux dites nerveuses et les toux dites hystériques, dont nous la ferons suivre.

(1) THIRIAL. P. 295 de la 2e série des *Bulletins de la Soc. méd. des hopitaux de Paris*, séance du 22 mars 1854.

(2) DAVIES. *London medical Gazette*, 22 novembre 1834. *Hysterical Cough*, vol. XV, p. 262, London, 1835.

Cette transition sera d'autant plus naturelle d'ailleurs que la toux qu'on a décrite comme appartenant à l'hystérie, est considérée comme une toux nerveuse.

Observation d'Elliotson.

La toux a été qualifiée dans ce cas de *nerveuse* par cet auteur, et cependant elle a été classée par M. Lasègue (1) parmi les toux hystériques. Cette place est-elle légitime? Pour que le lecteur puisse en juger, nous allons traduire littéralement Elliotson,

« Je me rappelle fort bien, dit-il, avoir donné des soins à une jeune célibataire qui se plaignait de tousser à chaque respiration le jour comme la nuit. Elle respirait lentement, mais quand le moment de l'expiration arrivait, elle toussait. Il n'y avait pas d'expectoration et l'auscultation ne faisait entendre dans la poitrine rien d'anormal. La malade avait toussé de cette façon pendant des mois. Dès le principe, la toux cessait durant le sommeil. Mais lorsque je vis la malade, la toux ne lui permettait plus de dormir ; je ne lui fis aucun bien. J'ignore ce qu'elle devint, c'est le cas le plus extraordinaire que j'ai rencontré. Je ne doute pas que cette toux ne fût nerveuse, qu'elle ne dépendît d'aucune maladie inflammatoire ou organique, et qu'elle n'ait dû cesser entièrement d'elle-même de la façon la plus soudaine. »

TOUX HYSTÉRIQUE OU MIEUX TOUX DANS L'HYSTÉRIE.

Hippocrate, Arétée, Fernel, Duret, Montano, Houllier, Mercuriali et J. Heurnius, se sont accordés à reconnaître l'affection hystérique sous les traits suivants :

Étranglement du gosier, respiration fréquente et difficile, jusqu'à mettre en danger d'être suffoqué; perte de la parole, de tout sentiment et de tout mouvement.

(1) Lasègue. *De la toux hystérique*, obs. 2, p. 276 du 3ᵉ fasc. des *Actes de la Soc. méd. des hop. de Paris.* Cette observation se trouve, selon M. Lasègue, dans les Leçons d'Elliotson sur les maladies de poitrine (1833). Nous l'avons trouvée à la p. 738 *of the principles and practice of medicine... with notes and illustrations by N. Rogers. 1 vol. in-8. London,* 1839.

C'est à l'état morbide, autour duquel se groupent ces phénomènes, que se rattache la toux que nous allons décrire.

C'est à cet état que Sydenham (1) faisait allusion quand il écrivait : « D'autres fois, la maladie se fixe dans les poumons où elle produit une toux très-fréquente et presque continuelle, mais sans aucune expectoration ; et, quoique cette toux hystérique ne soit ni aussi violente, ni aussi douloureuse que celle qu'on nomme *convulsive*, elle donne beaucoup moins de relâche. Cependant elle est très-rare, et survient principalement aux femmes pituiteuses. »

On l'a observée, dit-on, chez des femmes qui n'avaient jamais eu d'attaques d'hystérie, qui ne présentaient ni la boule dite hystérique, ni la tympanite, ni la disposition aux larmes, ni l'excrétion d'urines aqueuses, abondantes.

Ces femmes avaient elles une disposition hystérique?

M. Lasègue (2) a fait de la toux hystérique l'objet d'une communication à la Société médicale des Hôpitaux de Paris, et le Dr Aran (3) a lu, devant cette Société, un rapport très-consciencieux sur le travail de son confrère. Se faisant l'interprète des membres de la Commission, M. Aran s'est demandé si, en ayant égard à une observation recueillie par lui-même, et aux conclusions qu'on peut déduire des observations réunies par M. Lasègue, il n'eût pas mieux valu laisser indécise la question de la véritable nature de cette toux, et la qualifier purement et simplement de nerveuse.

<hr>

(1) Thomas Sydenham. *Lettre à Guillaume Cole*, p. 236 de la version française de Jault in *Encyc. des Sciences méd.* Paris, 1835.

(2) Lasègue. *De la toux hystérique*, p. 269 à 287 du 3e fascicule des *Actes de la Société méd. des hôp. de Paris*, 1855.

(3) Aran. P. 292 et suiv. de la 2e série du *Bulletin de la Soc. méd. des hôp. de Paris*, séance du 22 mars 1854.

Nous ne pouvons pas nous prononcer entre M. Lasègue et la Commission médicale des Hôpitaux, parce qu'il ne nous a pas été donné d'observer la toux dont nous nous occupons en ce moment.

Mais, si nous nous en rapportons au dire des auteurs, cette toux mérite une description particulière.

Quels caractères a-t-elle présentés?
La clinique va nous l'apprendre.

Observation de M. LASÈGUE. (C'est la première de son Mémoire.)

Mlle D..., âgée de 16 ans et demi, s'était enrhumée quelques jours auparavant et avait toussé, sans que cette toux, d'ailleurs fréquente, eût présenté aucun caractère spécial. Le tout était guéri depuis huit jours, lorsque survint une nouvelle toux sans rhume cette fois. Cette toux sèche, par conséquent, survenait dès le réveil de la jeune malade, et elle continuait sans notables interruptions jusqu'au moment où elle s'endormait. Pour une inspiration, il y avait trois expirations accompagnées de toux. Puis il se produisait deux ou trois respirations sans toux.

Un mois après l'invasion de la toux, la malade éprouve de temps en temps un repos complet d'un quart d'heure, mais à peine deux jours se sont écoulés, que la toux, à la suite d'une attaque d'hystérie, redevient incessante, et ce n'est qu'à la fin du troisième mois qu'elle s'éloigne lentement et graduellement. La malade est encore sujette à quelques petites quintes régulièrement rhythmées, et c'est dans l'espoir d'obtenir une guérison complète, qu'elle entreprend un voyage. La toux n'a jamais lieu pendant le sommeil.

*Observation d'*ELLIOTSON (1). (La deuxième du Mémoire de M. Lasègue.)

C'est un exemple de toux nerveuse et non point de toux hystérique. Je l'ai analysée plus haut (p. 516).

(1) ELLIOTSON. *The principles and practice of medicine...* with notes and illustrations by N. Rogers, p. 738. 1 vol. in-8. London, 1839.

Observation de DAVIES (1). (La troisième du Mémoire de M. Lasègue.)

« Une jeune femme âgée d'une vingtaine d'années, d'un tempérament lymphatico-sanguin, avait eu plusieurs attaques d'hystérie. Elle fut un jour prise d'une toux incessante qui dura cinq ou six semaines, et qui ne se suspendait que pendant le sommeil ; elle avait perdu complétement la voix. Elle ne paraissait pas affectée, mais elle souriait et semblait croire que son état était plutôt ridicule qu'inquiétant. Aucun remède n'ayant eu d'efficacité, je lui conseillai de changer d'air. Elle entreprit un voyage sur les côtes. Elle était à peine arrivée à la mer que l'aboiement la quitta, et que sa voix revint.

« Elle voyagea pendant une semaine. Son affection revint lorsqu'elle aborda sur un point de la côte. Elle diminua, mais ne cessa pas complétement, lorsqu'elle reprit la mer... Quand elle rentra dans son domicile, elle redevint aussi mal qu'auparavant. Elle resta dans cet état, autant que je puis m'en souvenir, pendant deux mois environ, jusqu'à ce qu'un matin elle s'écria tout à coup : Maman, je puis parler. A partir de ce moment, la toux cessa et la voix lui revint. »

Observation de TROUSSEAU, communiquée à M. Lasègue. (C'est la quatrième de son Mémoire.)

Mlle C..., âgée de 17 ans, présente tous les attributs de la prédisposition hystérique. En mai 1852, elle commence à tousser ; cette toux devient de jour en jour plus fréquente ; elle se fait sans interruption tout le jour ; elle est sèche, vive, stridente, aiguë ; elle se répète avec un rhythme presque invariable et s'entend à d'assez grandes distances. La nuit ou le jour, le sommeil procure un calme absolu. Cet état de choses persiste, sans aucun changement jusqu'aux premiers jours de juillet.

La malade, qu'aucun moyen n'a jusqu'alors soulagée, part pour Orléans. Le lendemain, la toux a disparu. L'absence se prolonge plusieurs mois, sans que la toux revienne.

(1) DAVIES. *London medical Gazette*, 22 novembre 1834. *Hysterical Cough*, vol. XV, p. 262. London, 1835.

Observation de TODD (1). (La cinquième du Mémoire de M. Lasègue.)

L'auteur donne cette observation comme un exemple de la suspension de phénomènes hystériques pendant le sommeil.

Elle a trait à une jeune fille, âgée de 20 ans, qui n'avait jamais eu d'attaques d'hystérie.

Nous n'en dirons rien ici, parce que Todd ne parle nullement de la toux, et que c'est en définitive de la toux que nous nous occupons.

Observation de R. WHYTE (2). (La sixième du Mémoire de M. Lasègue.)

Une jeune fille âgée de 8 ans, éprouva dans le cours de l'année 1760 trois accès de toux sèche, avec un intervalle de six mois entre le premier et le second, et de six ou sept semaines entre le second et le troisième.

La toux était beaucoup plus vive lorsque la malade était levée que lorsqu'elle était couchée.

Le 3 février 1761, son état était le suivant :

Tant qu'elle se tenait couchée, elle n'avait ni toux ni dyspnée, il y avait 90 pulsations... S'asseyait-elle dans son lit, les pulsations montaient à 100 et même 102. Elle n'avait encore ni toux ni malaise.

Quand elle se tenait droite sur son lit ou sur un plancher, quand elle était assise sur le bord de son lit ou sur un siége ordinaire, elle était aussitôt prise d'une toux sèche, convulsive, qui continuait sans interruption, jusqu'à ce qu'elle se fût recouchée.

Il y avait deux mois qu'on avait abandonné toute médication poursuivie sans succès pendant trois mois, lorsque subitement, la toux cessa pour revenir plus tard à deux reprises différentes et avec moins de durée.

____

(1) *Dans quel ouvrage le médecin anglais a-t-il publié cette observation ?* M. Lasègue a négligé de nous l'apprendre.

(2) ROBERT WHYTE, *Observations on the nature, causes, and cure of those disorders which have been commonly called nervous, hypochondriac or hysteric.* In-8, p. 266 à 286. Edinburgh, 1765.

Observation du Dr LUBERT. (La septième du Mémoire de M. Lasègue.)

Mlle X..., âgée de 20 ans, d'un tempérament sanguin, se plaignit à la suite d'un coryza et d'un léger catarrhe des bronches, d'une petite toux sèche, brève, gutturale, qui se renouvelait au moins toutes les demi-minutes.

A cela près, elle jouissait d'une bonne santé.

La toux cessait, lorsque la malade était couchée, il en était de même lorsqu'elle pinçait de la guitare. Il n'en fut pas autrement un jour qu'elle assistait à l'Opéra pendant que les acteurs chantaient.

A peine abandonnait-elle la guitare, à peine les acteurs commençaient-ils à parler, que la toux recommençait.

L'arrière-gorge finit par se fatiguer, par s'irriter, il y eut des mucosités sanguinolentes.

Un matin, sans cause connue, la toux ne revint pas. Il y avait deux mois qu'on avait cessé tout traitement qui avait duré luimème dix-sept mois.

La toux se reproduisit deux ans après, on ne fit rien pour y porter remède, elle dura six mois. Elle disparut d'elle-mème alors, et la malade se porte bien depuis.

Observation de CHOMEL (1). (La huitième du Mémoire de M. Lasègue.) L'auteur la rapporte à l'état nerveux.

Une demoiselle de 21 ans, d'un tempérament nerveux et lymphatique, d'un caractère irritable, était sujette depuis quelque temps à une toux qui commençait tous les jours à deux heures, et se prolongeait pendant sept ou huit heures avec une violence extraordinaire au début ; cette toux était beaucoup moins longue et moins intense qu'elle ne devait l'ètre plus tard.

Au moment où la malade était soumise à l'observation de Chomel, la toux se produisait par quintes entre lesquelles il n'y avait, pour ainsi dire, pas d'intervalle, elle avait un son rauque et si fort, qu'elle faisait arrêter quelquefois les passants dans la rue. Pendant les quintes, la malade ne rendait que peu de liquide clair et écumeux.

Les quintes qui duraient depuis un an, s'étaient suspendues une seule fois pendant un mois.

(1) CHOMEL. *Nouveau journal de médecine*, 1820.

Une fièvre intermittente survenue d'une manière intercurrente avait été guérie sans que la toux se soit modifiée.

La malade qui avait fait usage, sans résultat aucun, d'une foule de médicaments, prit en une heure et demie trois pilules, contenant chacune un quart de grain d'extrait de belladone.

Une violente attaque d'hystérie remplaça l'accès de toux.

Chomel ne vit dans cette manifestation, qu'une forme nouvelle de l'affection nerveuse de la malade.

Deux autres pilules furent prises le lendemain, une heure avant l'accès. Celui-ci reparut, dura de quarante à cinquante minutes et fut suivi d'une attaque d'hystérie.

Le 16 août, la malade refusa la belladone et l'accès de toux reparut.

Le 17, la malade ayant repris la belladone, l'accès se présenta seulement avec les symptômes hystériques.

Le 18 et le 19, la belladone étant continuée, l'attaque hystérique eut lieu, mais la toux ne se montra pas.

On remplaça la belladone que la malade refusa, par du quinquina rouge, et au bout de cinq jours, les accès ne duraient plus qu'une demi-heure, puis enfin, ils disparurent au bout de quelque temps, le quinquina étant toujours continué.

Observation du Dr SINCLAIR (1). (La neuvième du Mémoire de M. Lasègue.)

Une jeune fille âgée de 18 ans (Betsey Robertson), bien réglée, avait eu des attaques d'hystérie.

Un jour qu'elle avait pris 50 gouttes de laudanum mêlées à un peu d'eau, elle se prit à tousser ; cette toux se répéta sans interruption, sans mal de gorge... se suspendit pendant le sommeil, revenant le matin aussi tenace, et dura quatre jours, après quoi elle ne revint plus.

Observation du Dr TARDIEU, communiquée à M. Lasègue. (C'est la dixième de son Mémoire.)

L. H..., âgée de 20 ans, réglée à 14, d'un caractère mobile, capricieux, n'a jamais eu d'attaques hystériques.

(1) MARTIN SINCLAIR. *Edinb. med. and Surg. journ.*, 1825. Volume twenty-third, p. 38 à 42.

A la suite d'un rhume de cerveau qui dure deux jours, d'une extinction de la voix qui en dure trois, sans toux, de l'apparition de ses règles qui cessent le jour même, il survient une toux sèche, brusque, saccadée, consistant en une seule expiration sonore, se répétant sans relâche et périodiquement toutes les vingt secondes.

Cette toux cesse pendant le sommeil. Malgré toute médication, elle persiste pendant trois mois.

On fait prendre la belladone. La toux cesse.

La malade passe une journée hors de l'hôpital, il y a le soir même une rechute.

L'extrait de belladone est administré de nouveau. Au bout de peu de jours, la toux a cessé complétement et la guérison se maintient.

CONCLUSIONS.

Quelle que soit la cause de la toux que nous venons de rencontrer dans les observations précédentes, toujours est-il qu'elle n'a de ressemblance, dans quelques cas, qu'avec la toux dite nerveuse, et la toux qu'on a qualifiée de spasmodique.

Il est remarquable qu'on n'a point observé chez l'homme la toux qui simule l'aboiement du chien.

Il est remarquable que la belladone seule paraît avoir été capable de suspendre la toux. Encore même, à quelles conditions? En produisant chez la malade de Chomel d'affreuses attaques d'hystérie, et chez la malade de Tardieu un coma presque complet, des vomissements, du délire, etc.

Il est remarquable qu'on a presque toujours employé sans succès une foule de moyens thérapeutiques.

Il est plus remarquable encore que l'amélioration ou la guérison se sont produites surtout par un changement de lieu, et que la toux a disparu le plus souvent spontanément, comme elle était venue, alors qu'on avait abandonné depuis plus ou moins longtemps tout traitement.

Quelle singulière toux que cette toux !

Elle n'a pas lieu pendant le sommeil. Mais, continue, pour ainsi dire, pendant le jour, elle laisse aux malades quelques heures de répit pendant la nuit, pour les reprendre généralement à leur réveil.

En effet, elles ont à peine ouvert les yeux que la toux recommence.

Elle n'est pas toujours précédée d'un chatouillement laryngé.

Elle détermine quelquefois à la gorge une sensation douloureuse.

Elle est sèche ordinairement.

On l'a notée, par exception, vive, stridente, aiguë.

Elle se manifeste à une certaine heure de la journée, pour durer un temps plus ou moins long, ou bien elle occupe tout le temps qui sépare le moment du réveil du moment où les malades s'endorment de nouveau , soit dans le jour, soit dans la nuit.

On peut donc dire, sous ce rapport, qu'elle est, durant le jour, intermittente ou continue.

Et, chose bizarre ! on a observé encore une autre intermittence.

Dans les deux faits relatés par les D\u02b3\u02e2 Whyte et Lubert, la toux se suspendait lorsque les malades se couchaient. Elle se suspendait, chez la malade du D\u02b3 Lubert, tout le temps qu'elle pinçait de la guitare, ou que les artistes du Grand-Opéra chantaient, pour revenir aussitôt qu'ils reprenaient leurs dialogues.

Elle se suspendait, dans le cas du D\u02b3 Whyte, lorsque la malade restait assise dans son lit. S'asseyait-elle sur le bord du lit, ou sur un siége ordinaire, prenait-elle la position verticale, elle était reprise d'une toux sèche, convulsive, ininterrompue jusqu'à ce qu'elle se couchât.

Dans l'observation de M. Lasègue, une attaque d'hystérie devient le point de départ d'une toux incessante, qui se prolonge sans aucun changement pendant trois mois consécutifs.

Dans l'observation de Chomel, le temps que durait ordinairement la toux, avant que la malade eût pris de la belladone, est occupé par une attaque d'hystérie d'abord, et partagé ensuite par la toux, et une seconde attaque d'hystérie. Puis, enfin, les phénomènes hystériques se substituent à la toux elle-même qui ne se montre plus.

Comment se conduit la toux dite hystérique?

Tantôt elle se produit sans interruption, tantôt elle laisse aux malades quelques minutes, quelques heures, quelques jours, quelques semaines de repos.

Ici chaque respiration est accompagnée de la toux, et celle-ci se produit une fois seulement ou plus fréquemment à chaque expiration ; elle est le plus souvent quinteuse.

Là, deux ou trois respirations se font sans toux.

Son rhythme est régulier, monotone, toujours le même.

Elle ne se transforme pas en d'autres formes d'hystérie.

Dans quatre cas (1), sur les dix réunis par M. Lasègue, il s'était produit de violentes attaques d'hystérie.

Elle est tenace, persistante, irritante parfois, et jamais rémittente.

Rien, pour ainsi dire, ne l'influence, ni les phénomènes physiologiques, ni les phénomènes pathologiques.

Elle cesse un instant à tel ou tel moment, à telle ou telle heure, sans qu'on sache pourquoi, et sans qu'on

(1) 1re, 3e, 8e et 9e observations.

puisse saisir la relation qui peut exister entre le fait lui-même et la condition particulière dans laquelle se trouve la malade.

Cette suspension momentanée, capricieuse de la toux, est inexplicable.

Est inexplicable également sa disparition aussi brusque qu'inattendue, au moment où rien ne la faisait pressentir, après une existence de quelques jours, de quelques semaines, de quelques mois.

NOTE CRITIQUE

Sur un passage du deuxième livre Περι Νουσων (**Des Maladies**)
d'Hippocrate, ayant pour titre: Ο Πλευμων προσπεσών ἐς το πλευρον
(**Poumon tombant sur le côté**), **passage dans lequel se trouve
signalé pour la première fois, dans l'antiquité, sous le nom de**
BRUIT DE CUIR, **le phénomène sonore que l'on désigne indiffé-
remment aujourd'hui sous les noms de** BRUIT DE CUIR NEUF, **de**
BRUIT DE FROTTEMENT PLEURÉTIQUE, **de** BRUIT DE FROTTEMENT
ASCENDANT ET DESCENDANT, **etc.**

Par le docteur L. MAILLIOT.

Au moment où les médecins commencent à comprendre que
l'art de guérir est autant l'œuvre du passé que l'œuvre du présent et de l'avenir, il n'est pas sans intérêt de jeter quelquefois les regards en arrière.

Nous sommes loin du temps où l'on ne craignait pas d'en-
treprendre de longs voyages pour aller à la recherche non-seulement d'un nouveau monde (1), mais même d'un simple exemplaire d'Hippocrate (2).

(1) « Trois vaisseaux, ou plutôt trois barques, la *Santa-Maria*, la *Pinta* et la
Nina furent en état de prendre la mer le vendredi 3 août 1492. Au lever du jour,
Colomb, accompagné jusqu'au rivage par le prieur et par les religieux du couvent
de la Rabida, qui bénirent la mer et ses voiles... monta sur le plus grand de ses
trois bâtiments, la *Santa-Maria*. » (Lamartine, *Vie des Grands Hommes*, p. 297 et
suiv. Paris 1855.) « Dans la nuit du 11 au 12 octobre 1492, comme il se prome-
nait seul, à minuit, sur la dunette de son vaisseau et plongeait son regard perçant
dans les ténèbres, une lueur de feu passa, s'éteignit et repassa devant ses yeux au
niveau des vagues... (*Ibid.*, 317.) Puis, il perdit de vue la lueur éteinte, et veilla
jusqu'à deux heures du matin, priant, espérant et désespérant seul sur le pont...
Il était plongé dans cette angoisse, quand un coup de canon retentissant sur l'océan,
à quelques centaines de brasses devant lui, éclata comme le bruit d'un monde à
son oreille, et le fit tressaillir et tomber à genoux sur la dunette. C'était le cri de
terre !... (*Ibid.*, p. 318.) Le crépuscule en se répandant dans l'air fit peu à peu sortir les formes d'une île du sein des flots... (*Ibid.*, p. 319.) Colomb baptisa cette île
du nom du Christ. » (*Ibid.*, p. 322.)

(2) « Dégoûté de la vaine *garrulité* des médecins arabes et de l'insupportable
prolixité des commentateurs, Cornarius (c'est le même que Cornario) résolut de
puiser une connaissance approfondie de la médecine dans les sources grecques. On
n'aurait pu trouver alors dans toute l'Allemagne un seul exemplaire grec des
œuvres d'Hippocrate; et des versions latines, il n'existait que celles des *Aphorismes*
et des *Prognostics*, etc. Cornarius résolut de courir le monde (en 1528 environ) pour

Cet exemplaire une fois découvert, les médecins instruits, ceux surtout qui se passionnaient pour l'étude, firent leurs délices de la lecture d'Hippocrate, et après l'avoir admiré, ils s'appliquèrent, à qui mieux mieux, à le traduire dans la langue des savants et à le commenter.

Ces interprètes et ces commentateurs auraient, pour la plupart, pu se préoccuper de leur propre gloire, ils ne songèrent qu'à celle du divin vieillard de Cos; ils voulurent qu'il continuât à rendre les oracles que depuis des siècles les hommes avaient cessé d'entendre.

Malheureusement, les ouvrages de ces médecins érudits ne sont pas dans toutes les mains, et malheureusement aussi les langues grecque et latine ne sont guère plus cultivées que dans les lycées. Voilà pourquoi le goût de la science antique a fini presque par se perdre : on n'estime pas ce qu'on ne comprend pas. De mauvaises versions françaises d'Hippocrate ont donné une fausse idée de cet auteur. Ramenons-y, pour un instant, l'esprit de nos lecteurs, en mettant sous leurs yeux un fragment de ses œuvres qui a exercé depuis plus de trois siècles la patience et la sagacité des médecins.

On lit dans le livre *Des Maladies* que nous avons cité :

« Ο πλεύμων προσπεσών ές το πλευρον.

» Ην ὁ πλεύμων προς το πλευρον προσπέση, 6ηξ ἴσχει και ορθοπνοίη. Και σίαλόν 6ησσεται λευκον. Και οδυνη το στῆθος, και το μεταφρενον ισχει. Και ωθεει προσκειμενος. Και δοκέει τι εγκεεσθαι 6αρυ εν τοίσι στήθέσι. Και κεντέουσιν όδυναι όξεῖαι. Και τρίζει το

---

se mettre à la recherche de ces précieux trésors de l'antiquité. Il parcourut la Livonie, le Holstein, le Mecklenbourg; il voyagea en Belgique, en Angleterre, en France, en Suisse, et il se préparait à passer en Italie, lorsqu'il trouva à Bâle, chez le célèbre imprimeur Froben, un exemplaire de l'édition grecque d'Hippocrate publiée par les Aldes... (1526).

» La seule traduction latine qui existât alors des œuvres d'Hippocrate était celle de Calvo, publiée à Rome en 1525, et elle n'avait point franchi les Alpes. »

(*Dictionnaire historique de la Médecine ancienne et moderne* par Dezeimeris, t. 3, première partie, p. 1 et 2. In·8°, Paris, 1836.)

αἱμα οἱον μασθλης. Και την πνοιήν επεχεί. Και επι μέν τὸ πονεον, ἀνέχεται κατακείμενος. Ἐπὶ δέ τὸ ὑγιές, οὔ. Αλλα δοκεει τι αὐτῷ, οἷον ἐκκρέμασθαι βαρὺ ἐκ τοῦ πλευροῦ. Καὶ διαπνέειν δοκέει διὰ τοῦ στήθεος. Τουτὸν λούειν θερμῷ πολλῷ, δὶς τῆς ἡμέρης. Και μελίκρητον πιπἵσκείν. Καὶ ἐκ τοῦ λουτροῦ, οἶνον λευκον κεραννύς, και μελί ολίγον. Και δαὐκου καρπον τρίψας. Και τῆς κενταυριης διείς, τουτοισι διδοναι χλίαρον καταρυμφανείν. Και προστίθεναι προς το πλευρον ες ασκείον, ἡ ες βοίην κυστιν υδωρ χλιαρὸν εγχεων. Και ταίνιη συνδειν τα στηθεα. Και κεισθαι επι το υγίες. Και τον χυλον διδοναι της πτισανης χλίαρον. Και επιπινειν οἶνον υδαρεα. Ην δε εκ τρωματος τουτο γενηται, ἡ τμηθεντι εμπυω, γινεται γαρ, τουτω κυστιν προς συριγγα προσδησας, εμπίπλαναι της φυσης, και εισιεναι εσω, και μοτον στερεον κασσιτερινον εντιθεναι, και απωθεείν προσω. Ουτω διαιτων, τυγχανοις αν μαλιστα. »

(Απαντα τα του Ἱπποκρατους. — Omnia opera Hippocratis. F^t. 67, petit in-folio de 233 feuillets chiffrés. Venetiis, in ædibus Aldi et Andreæ Asulani soceri. Mense maii MDXXVI.)

Ce passage est-il sorti tel quel des mains de son auteur, ou bien a-t-il subi quelques altérations en traversant les âges?

Il est impossible de répondre à cette question d'une manière satisfaisante. Ce que l'on peut dire avec certitude, c'est que, à part quelques variantes sans importance, et qui ne changent rien au sens de l'article que nous venons de transcrire, le texte de Froben (*Cornarii curâ*), de Foës et de Chartier est exactement le même que celui d'Alde.

Cependant Foës a pensé que ce texte avait dû être très-probablement altéré en quelques points, notamment à l'endroit où il est question du bruit de cuir qui se produit dans la poitrine (1).

(1) « Καὶ τριζει το αιμα οιον μασθλης. Sic quidem legunt quotquot vidimus exemplaria, sed lectionem nobis videri corruptam in *Œconomiâ* nostrâ scripsimus, ubi etiam locum reposuimus, et Galeni expositionem emendavimus. Neque enim dubium est quin ad hunc locum referatur, quod Galeno in *Exegesi* μασθλης θερμης exponitur, sed δερμα legendum esse **ex** Hesychio diximus. » (Note 156 de Foës, p. 695. In : Του μεγαλου Ἱπποκρατους, etc. 1 **vol.** in-fol. Genevæ, 1657.)

Il a cru, en conséquence, qu'on devait substituer au mot
αίμα celui de ςηθεα (1).

De cette façon, la poitrine, et non pas le sang, produisait un
bruit tout à fait semblable à celui du cuir.

Chartier a accepté sans restriction (2) cette variante du célèbre praticien de Metz. Toutefois il n'en a pas moins conserve
dans le texte le mot αίμα, que Foës avait également conservé,
parce qu'il l'avait retrouvé dans tous les exemplaires d'Hippocrate parvenus à sa connaissance.

Van Swiéten s'est rangé plus tard (3) à l'opinion de **Foës** et
de Chartier, et tout récemment (4) M. Littré a suivi l'exemple
de ces grands médecins, mais en supprimant d'une manière
absolue les mots αίμα et ςηθεα.

Pour expliquer cette suppression, M. Littré commence par
établir qu'il faut lire dans Galien δερμα au lieu de θερμης. Ce
point de départ une fois admis, M. Littré suppose que la glose
το δερμα se sera trouvée d'abord en marge de l'ouvrage, en regard de μασθλης, et qu'elle aura pris ensuite place dans le texte
pour s'altérer enfin en το αίμα (5). Si l'existence primitive de
la glose peut à la rigueur être admise, l'altération de δερμα en
αίμα nous paraît beaucoup moins admissible.

Nous comprendrions plutôt que Galien eût écrit, dans son
Explication des Termes d'Hippocrate, à côté de μασθλης, le mot
δερμα, et que ce mot se fût transformé, par le fait des copistes,
en θερμα d'abord, et ensuite en θερμη, qui signifient l'un et
l'autre la même chose (6), puisque les Attiques écrivaient
Θερμα, ης (η) pour θερμη, ης (η).

(1) Voyez le mot Μασθλης, p. 241, dans : *OEconomia Hippocratis alphabeti
serie distincta...* Anutio Foesio mediomatrico medico authore. In-f°, Genevæ, 1662.
(2) *Operum Hippocratis* Coi *et Galeni,* tome VII, note 177, p. 889. In-f°, *Lutetiæ
Parisiorum,* MDCXLIX.
(3) Voyez ses *Commentaires* du § 826 des *Aphorismes* de Boerhaave, p. 725 du t. II.
(4) *OEuvres complètes d'Hippocrate,* par E. Littré, de l'Institut, t. VII, n° 59, p. 92.
In-8°, Paris, 1851.
(5) *OEuvres complètes d'Hippocrate.* Note 3 de la p. 92, t. VII. In-8°, Paris, 1851.
(6) « θερμα. πυρετος. » (Ησυχιου λεξικον. HESYCHII *Lexicon cum notis doctorum
virorum integris, vel editis antehac,* p. 1700. Edente, duobus voluminibus, in-fol.
JOANNE ALBERTI. Lugduni Batavorum, 1746.)

Mais ce ne sont là, dans tous les cas, que des suppositions ; et tandis que d'une part les auteurs (1) s'accordent à lire dans Galien le mot θερμης, à côté de celui de μασθλης, d'une autre part le célèbre grammairien du cinquième ou du sixième siècle, Hesychius traduit par δερμα (2), et non par θερμη, le mot μασθλη, que la majorité des interprètes d'Hippocrate ont traduit à leur tour par les mots *pellis* ou *corium*.

Nous disons la majorité, parce que nous n'en connaissons qu'un seul, Marco Fabio Calvo, qui ait traduit par le mot *ferment* le mot μασθλη (3). D'où il résulte que pour Galien, comme pour Calvo, si toutefois Galien a bien écrit θερμης, la pensée du père de la médecine était celle-ci : « Le sang fait du bruit à l'égal du feu ou d'un ferment. »

Nous nous expliquerons plus loin à l'égard de cette interprétation.

Comment les principaux interprètes d'Hippocrate ont-ils traduit le fragment de ses œuvres qui fait l'objet de cette note ?

Nous allons le montrer en mettant en regard les unes des autres les versions latines de Calvo (1525), de Cornario (1546), de Foës (1595) et de Chartier (1649).

« Pulmonis lateri cohærentia. — Cùm pulmo lateri cohæret, tussit, difficile spirat, album spuit, pectus scapulasque dolitat, impingitque, quidque grave in pec-	« Pulmo ad latus prolapsus. — Si pulmo ad latus prolapsus fuerit, tussis tenet, et erectæ cervicis spiratio, et salivam tussiendo rejicit albam, et	« Pulmo in latus procumbens. — Si pulmo in latus incubuerit, tussis et spirandi difficultas, quà spiritus erectà cervice trahitur, detinet, sputum album	« Pulmo in latus decumbens. — Si pulmo in latus prociderit, tussis et orthopnœa detinet, sputum album tussi expuitur, dolor pectus et dorsum occu-

(1) « Μασθλης . θέρμης. » In : Γαληνου των Ιπποκρατους γλωσσων ἐξήγησις, p. 84 du Dictionnaire de médecine, in-8°, publié par Henri Etienne, sous ce titre : *Dictionarium medicum,* vel *Expositiones vocum medicinalium,* etc., anno 1564. — Voyez la même explication reproduite à la lettre M, 1° dans Foës (του μεγαλου Ιπποκρατους παντων των ιατρων κορυφαίου τα ευρισκομενα. 1 vol. in-fol. Genevæ, 1657); 2° dans Chartier (*Magni* HIPPOCRATIS *Coi et* CLAUDII GALENI *Opera,* t. II, p. 96. Lutetiæ Parisiorum, 1639.)

(2) « Μασλη, και μασθλης. δερμα (μασθλη idem quod Ιμασθλη (sup) IS. VOSS. Phot. Lex. MS. Μασθλης. δερμα, και υποδημα τι ιακωτερον..) (Ησυχιου λεξικον. HESYCHII *Lexicon, cum notis doctorum virorum integris, vel editis antehac,* etc. Edente Joanne Alberti, duobus voluminibus in-fol. Lugdini Batavorum, 1746. Au mot Μασλη et à la note 16, correspondant à ce mot.)

(3) « Dolor ingens lancinat, sanguen uti fermentum gliscit. » (HIPPOCRATIS *Coi medicorum omnium,* etc. M. FABIO CALVO interprete, p. 297. 1 vol. in-f° Romæ, 1525.)

tore esse videtur. Dolor ingens lancinat, sanguen uti fermentum gliscit, quod respirationem impedit. Super latus affectum cubat, super sanum non : quod grave quid sibi superjacere videtur, per pectusque spirare.

» Multa calida hunc quotidiè bis lavato, mulsumque propinato, posteaque balneum, tepidum vinum album cum mellis pusillo, quo dauci semen tritum centauriumque decoxeris, potato : plenumque calidæ aquæ utriculum vesicamve bubulam ad latus affectum dato : pectusque fasciato, superque sanum latus cubato : ptisanæ succum calidum sorbeto, vinum dilutum potato. Quod si vulnere fiat, vel cum quis purulentus sectus sit (fit enim), vesicam tumefactam cum fistulá alligatá indito, penicillum plumbeum, validum, solidumve, fistulamve sive moton maximè intrudito. Sic nutricans maximè consequeris. » (HIPPOCRATIS *De Morbis* liber secundus, p. 297. In : HIPPOCRATIS *Coi, medicorum omnium longe principis, octoginta volumina, quibus maxima ex parte, annorum circiter duo millia latina caruit lingua* etc. ; Marco Fabio Calvo interprete. 1 vol. in-f°. Romæ, 1525.

dolor ad pectus, et dorsum emergit, et incumbens pulmo impellit, et grave quiddam in pectore incumbere videtur, et dolores acuti pungunt, et sanguis stridet velut pellis, et spirationem cohibet, et ad affectum quidem latus decubitum sustinet, non autem ad sanum ; verum veluti grave quiddam ipsi de latere pendere videtur, et per pectus transpirare se putat.

» Hunc calidâ multâ bis in die lavato, et aquam mulsam ipsi bibendam dato. Post balneum vinum album cum modico melle misceto, et dauci ac centaurii semina trita his diluito, et tepida hæc sorbenda præbeto. Et infusam aquam calidam in utriculum, aut vesicam bubulam ad latus apponito, et fascia pectori alligato. Decumbat in latus sanum. Ptisanæ Succum tepidum præbeto, et vinum aquosum insuper bibendum. At si ex vulnere hoc fiat, aut suppurato secto (fieri enim in his solet) huic vesicam ad fistulam alligatam flatu impleto, ac intro mittito, et peniculum solidum stanneum indito, ac ulterius propellito. Sic curationem instituens, maximè profeceris. » (HIPPOCRATIS *De Morbis* liber II, p. 213. In : HIPPOCRATIS *Coi, medicorum omnium longe principis, Opera quæ ad nos extant omnia.* Iano Cornario interprete. 1 vol. in-f°. Basileæ, per Hieronymum Froben et Nic. Episcopium. Mense martio, 1546.

cum tussi expuitur, dolor pectus et dorsum occupat, pulmo lateri adhærescens propellit, et pondus quoddam lateri incumbere videtur, dolorque acutus pungit, sanguis velut corium stridet, et respirationem retinet, in latus quidem affectum (æger) decubitum sustinet, in sanum verò minimè, verum ei pondus quoddam ex latere dependere, et per pectus transpirare, videtur.

» Hunc calida multa bis die lavato et aquam mulsam propinato. A balneo vinum album pauco ammixto melle, in quo dauci et centaureæ tritum semen maduerit, his tepidum sorbendum dato, ad latus aquam tepidam in utriculum aut vesicam bubulam infusam admoveto, et fascia pectus alligato, ac in latus sanum decumbere jubeto, ptisanæ succum tepidum et vinum aquosum, superbibendum dato. Quòd si ex vulnere istud contingat, aut cùm quis purulentus factus fuerit (id enim accidere solet) vesicam fistulæ adalligatam et flatu impletam, huic intrò immittito, et penicillum stanneum solidum indito, et penitissimè intrudito. Hac curatione institutâ, voti maximè compos fies. » (HIPPOCRATIS *Coi De Morbis* liber II, sect. v. p. 40 In: Του μεγαλου Ιπποκρατους παντων των ιατρων κορυφαιου τα ευρισκομενα, Foësio interprete, 1 vol. in-fol. Francofurti, 1595.)

pat; et incumbens PULMO propellit, et pondus quoddam lateri incumbere videtur, et dolores acuti pungunt; sanguis velut corium stridet, et respirationem prohibet; in latus quidem affectum decubitum sustinet, in sanum verò minimè, verùm ei pondus quoddam ex latere pendere, et per pectus transpirare videtur.

« Hunc calidâ multâ bis in die lavato, et aquam mulsam propinato. A balneo vinum album, pauco admixto melle, in quo dauci et centaureæ tritum semen maduerit, tepidum sorbendum dato; et ad latus aquam tepidam in utriculum, aut vesicam bubulam infusam admoveto, et fasciâ pectus alligato; ac in latus sanum decumbat. Ptisanæ succum tepidum, et vinum aquosum superbibendum dato. Quod si ex vulnere istud fiat, aut purulento secto (fieri namque hoc solet) vesicam fistulæ alligatam et flatu impletam huic intrò immittito, et penicillum stanneum solidum indito, et ulteriùs protrudito. Hâc curatione institutâ, voti maximè compos fies. » (HIPPOCRATIS *De Morbis,* liber II, p. 575. B. In : *Operum* HIPPOCRATIS *Coi et* Galeni, Pergameni, *medicorum omnium principum.* Renato Charterio, Vindocinensi, doctore medico Parisiensi, interprete. Tomus VII. Lutetiæ Parisiorum. 1649.

Ces quatre versions diffèrent sous quelques rapports l'une de l'autre. Nos lecteurs apprécieront facilement ces différences.

Quant à nous, voici comment nous traduisons mot à mot ce passage :

Ο πλευμων προσπεσών ες το πλευρον.
Poumon   tombant   sur le   côté.

Ην ο πλευμων προσπέση προς το πλευρον, 6ηξ
si le poumon   tombe   contre le côté, la toux

ισχει, και ορθοπνοιη. Και σιαλον λευκον 6ησσεται.
tient, et l'orthopnée. Et une salive blanche est rendue

            Και οδυνη ισχει το   στηθος
avec la toux.   Et la douleur tient la partie antérieure de

    και το μεταφρενον. Και προσκείμενος ωθεει.
la poitrine et le dos.   Et étant contigu il pousse

Και δοκεει   τι   6αρυ εγκεεσθαι εν τοισι
Et il semble quelque chose de lourd être placé dans la

στηθεσι. Και οδυναι οξειαι κεντεουσιν. Και το αιμα τρίζει
poitrine. Et des douleurs aiguës piquent. Et le sang crie

οιον μασθλης. Και επεχει την πνοίην. Και μεν
comme du cuir. Et il arrête la respiration. Et à la vérité

κατακειμένος ανεχεται επι το (πλευρον) πονεον. Δε επι το ὑγιές,
gardant le lit il reste sur le (côté) malade. Mais sur le sain,

οὔ. Αλλα δοκεει   αυτω οῖον   τι
non. Mais il semble à lui-même comme quelque chose

6αρυ εκκρεμασθαι εκ του πλευρου. Και δοκεει διαπ-
de lourd être suspendu au côté.   Et il semble res-

νεειν δια του στηθεος. Λουειν τουτον πολλῷ θερμῷ,
pirer par la poitrine. Laver lui dans beaucoup d'eau chaude,

δις της ημερης. Και πιπισκειν μελικρητον. Και εκ
deux fois par jour. Et faire boire de l'hydromel. Et après

του λουτρου, κερραγνυς οίνον λευκον και ολιγον μελί. Και
le bain, mêlant du vin blanc et un peu de miel. Et

τριψας   καρπου   δαυκου. Και της κενταυρίης,
ayant broyé la semence du daucus. Et de la centaurée,

διείς, διδοναι τευτοίσι καταρυμφανείν χλίαρον. και προστίθενα
délayant, donner à eux   à avaler   tiède.   Et   poser

προς το πλευρον   ασκειον,   η   κυστιν   βοίην,
sur le côté une petite outre, ou bien une vessie de bœuf,

εγχεων   ες   υδωρ χλίαρον. Και συνδειν   τα στηθεα
versant dedans de l'eau tiède. Et attacher la poitrine

    ταινίη.   Και κείσθται επὶ το (πλευρον) υγιες. Και
à une bandelette. Et se coucher sur (le côté) sain. Et

διδοναι τον χυλον της πτίσανης χλίαρον. Και επιπίνειν οίνον
donner la tisane d'orge tiède.   Et boire du vin

υδαρεα. Δε ην τουτο γενηται εκ   τρωματος,   η
trempé. Mais si cela arrive à la suite d'une blessure ou

εμπυω   τμηθεντι,   γαρ   γινεται,
à celui qui suppure ayant été opéré, car cela arrive,

προσδησας κυστιν προς συριγγα,   εμπίπλαναι
ayant attaché une vessie à un chalumeau, remplir

της φυσης, και εισιεναι εσω τουτω, και εντιθεναι μοτον
d'air, et introduire dedans à lui, et mettre une tente

στερεον κασσιτερίνον, και απωθεείν   προσω.   Διαιτων
solide d'étain, et repousser devant soi. En prescri-

    ουτω,   τυγχανοις αν   μαλιστα.
vant un régime de cette façon, vous réussirez principalement.

<table>
<tr><td>Abandonnant le mot à mot, nous traduisons :</td><td>Et nous mettons en regard de notre traduction celle de M. Littré :</td></tr>
<tr><td>Poumon tombant sur le côté.</td><td>Poumon tombant contre le côté.
(Fausses membranes dans la plèvre.)</td></tr>
<tr><td>Si le poumon tombe sur le côté, li survient de la toux et de l'ortho-linée. Le malade expectore une sa-pve blanche. Il ressent de la dou-leur entre les omoplates et à la par-tie antérieure de la poitrine. Une fois contigu aux parois thoraciques,</td><td>« Quand le poumon tombe contre le côté, le malade a toux et ortho-pnée, l'expectoration est incolore ; de la douleur se fait sentir à la poi-trine et au dos ; le poumon pousse, appuyant sur le côté ; il semble au malade qu'il a un poids dans la</td></tr>
</table>

le poumon pousse et il semble que quelque chose de lourd est fixé dans la poitrine. Les douleurs deviennent aiguës et pongitives. Le sang crie comme le cuir. Le malade retient son souffle, il ne peut plus se coucher que sur le côté affecté. Il éprouve la sensation d'un poids qui serait suspendu à ce côté.

Il semble respirer par la poitrine.

Faites prendre un grand bain d'eau chaude deux fois par jour et donnez de l'hydromel.

Faites prendre chaud, après le bain, du vin blanc, légèrement miellé, dans lequel vous aurez préalablement fait digérer des semences broyées du daucus et de la centaurée.

Appliquez en même temps, sur le côté, une petite outre ou une vessie de bœuf remplie d'eau chaude, et maintenez-la sur la poitrine au moyen d'un bandage. Le malade se couchera sur le côté sain. Vous lui donnerez de la tisane d'orge tiède et il boira du vin trempé.

Si ce dont il s'agit ici se développe à la suite d'une blessure ou de l'opération de l'empyème, ce qui arrive, attachez une vessie à un chalumeau ; remplissez-la d'air, et faites pénétrer cet air dans la poitrine du malade.

Remplacez ensuite le chalumeau par une tente d'étain solide que vous pousserez en avant (1).

· Ces moyens de traitement seront le plus souvent couronnés de succès.

poitrine ; des douleurs aiguës le piquent, un bruit comme de cuir se fait entendre, et la respiration s'arrête. Le malade peut rester couché sur le côté douloureux, mais il ne le peut sur le côté sain, sentant alors comme quelque chose de pesant suspendu au côté. On dirait qu'il respire par la poitrine.

» Ce malade, on le lavera, avec beaucoup d'eau chaude, deux fois par jour ; on lui fera boire du mélicrat.

» Après le bain, il prendra chaud ceci : Mêlez du vin blanc et un peu de miel ; pilez la graine du daucus et de la centaurée et faites digérer. Vous appliquerez contre le côté, dans une petite outre ou dans une vessie de bœuf, de l'eau chaude.

» Vous serrerez la poitrine avec un bandage ; et le malade se couchera sur le côté sain. Il prendra chaude la décoction d'orge, et, par-dessus, du vin coupé d'eau.

» Si cette affection survient à la suite d'une blessure ou d'une incision pour l'empyème (cela arrive quelquefois), on attachera une canule à une vessie, on remplira d'air la vessie, et on poussera l'air dans l'intérieur ; on mettra en place une sonde solide d'étain, et on la poussera en avant. C'est par ce traitement que vous réussirez surtout. »

---

(1) « La vessie pleine d'air ne me paraît avoir pu être introduite, dit Gardeil (Note de la p. 243 du tome iiie de sa Traduction des *Œuvres médicales* d'Hippocrate), que dans la vue d'empêcher les adhérences du poumon avec la plèvre. »

Ce n'est pas la vessie qu'il fallait dire, mais bien le chalumeau attaché à cette vessie. C'est à la faveur de ce chalumeau que l'air pénétrait dans la poitrine. On se proposait par ce moyen d'éloigner le poumon des parois thoraciques, et on le maintenait éloigné à l'aide d'une tente d'étain solide. Hippocrate pouvait ainsi, à son insu, empêcher ou détruire les adhérences, mais il ne savait pas qu'il obtenait ce résultat, son but unique étant de remettre le poumon censément à sa place.

Prosper Martiano l'a compris ainsi lorsqu'il a dit : « Pulmonis vero lobos lateri

Quelle était la pensée du père de la médecine en parlant du poumon tombant sur le côté ?

La voici : Cet auteur était persuadé, sans doute, qu'à l'état normal, le poumon n'était pas contigu aux parois thoraciques.

S'il avait cru le contraire, il n'aurait point parlé, dans le passage même que nous commentons, de remettre le poumon à sa place en le repoussant de dehors en dedans avec une tente d'étain pleine et solide, après avoir préalablement fait pénétrer de l'air dans la poitrine à travers la plaie résultant d'une blessure ou de l'opération de l'empyème (1).

S'il avait cru le contraire encore, il n'aurait pas dit dans son livre *Des Lieux dans l'homme* (2), que le poumon se rapproche des côtes à mesure que la fluxion augmente.

Il y avait là, incontestablement, une erreur d'anatomie, puisque les côtes sont toujours contiguës au poumon quand les plèvres sont saines ; mais cette erreur s'explique par le peu de connaissances anatomiques qu'on avait du temps d'Hippocrate.

agglutinatos, insufflatione dimovendo ad naturalem statum reduxit. » (*Magnus* Hippocrates *Cous* Prosperi Martiani *medici Romani notationibus explicatus*. Romæ, 1626, in-fol., p. 182, c. — ou Patavii, 1719, in-fol., p. 126.)

Et Foës n'a pas interprété autrement le texte hippocratique, puisqu'il s'est exprimé de la manière suivante : « Mira est hæc Hippocratis industria. Hoc enim artificio flatus per fistulam immissus, pulmonem à latere in quod impegit, removet et propulsat. At plumbeus aut stanneus penicillus quàm penitissimè intrò immissus, pulmonem suo loco continet, et ne ad latus iterum adhærescat prohibet. Penicillum autem ad hanc rem firmum et solidum ideò requirit, non cavum aut fistulosum, ut in pure emittendo. » (Του μεγαλου Ιπποκρατους... Foësio authore. Note 158 de la p. 695 ; 1 vol. in-fol. Genevæ, 1657.)

(1) « Ην δε εκ τρωματος τουτο γενηται, η τμηθεντι εμπυω, γινεται γαρ, τουτω κυστίν προς συριγγα προσδησας, εμπιπλαναι της φυσης, και εισιεναι εσω, και μοτον στερεον κασσιτερίνον εντιθεναι, και απωθεειν πρσσω. ». (In Foësio, p. 482. 40. Genevæ, 1657.) In Charterio, t. VIII, p. 575. C. Lut. Parisior., 1649. — In Aldo, feuillet 67, Venetiis, 1526.)

(2) « Όταν ές τόν πλεύμονα ρεύση έκ της κεφαλης (C'est à ce passage que fait allusion Martiano. Voyez plus haut la note extraite de cet auteur) διά του βρόγχου καί τῶν ἀρτηριῶν, ο πνεύμων ατεψαφαρός ἐὼν καὶ ξηρός φύσει, ἔλκει ἐφ'ἑωυτόν τό ὑγρὸν ὅ, τι αν δύνηται. καὶ ἐπὴν εἰσρύση, μειζων γίνεται, και ὅταν μὲν ἑσ ὅλον ρεύση, μείζων ὁ λοβὸς γενόμενος, ἀμφοτέρων ἔψαυσεν τῶν πλευρέων, και περιπλευμονίην εποιησεν. Οταν δέ της ἑτέρης μοῦνον, πλευρίτις (Περι Τόπων τῶν κατ'Ανθρωπου. Foësio authore, p. 414. 30, Genevæ, 1657. — Et dans Chartier, t. VII, p. 365. E. Paris, 1649.)

A quelle cause faut-il attribuer cette erreur d'Hippocrate?

A la sensation qu'éprouvaient les malades lorsque des adhérences commençaient à s'établir entre la plèvre pulmonaire et la plèvre pariétale. Il leur semblait que quelque chose de lourd se fixait dans leur poitrine. Ils accusaient cette sensation, et cela suffisait pour faire croire à Hippocrate qu'il se passait là quelque chose d'analogue à ce qui se produit dans la péripneumonie, où le poumon devient en effet plus pesant.

Hippocrate avait donc mal interprété le résultat des adhérences pleurétiques en tant que sensation de pesanteur éprouvée par les malades.

Partant, il avait méconnu la cause réelle du bruit de cuir, dont la signification nous est aujourd'hui bien connue.

N'arrive-t-il pas tous les jours qu'on entende parfaitement bien un phénomène sonore, et qu'on l'interprète mal?

Hippocrate lui-même n'a-t-il pas cru que le bruit de flot pouvait se produire dans le simple épanchement de pus dans la poitrine? C'est par la même raison qu'il a cru pouvoir attribuer à l'ébullition du sang un phénomène sonore qui se passait évidemment à la surface interne des parois thoraciques.

Si ce phénomène n'eût pas différé, pour cet auteur, des autres bruits qu'il avait signalés dans la péripneumonie et dans d'autres maladies des voies aériennes, il ne l'aurait pas désigné d'une façon toute particulière.

Quelle maladie les médecins ont-ils cru reconnaître dans la description donnée par Hippocrate ?

De tous les auteurs qui se sont occupés de ce sujet, Marco Fabio Calvo, parmi les anciens, est celui qui nous paraît s'être le plus rapproché de la vérité en traduisant, comme nous l'avons vu : Ο πλευμων προσπεσων ες το πλευρον, par ces mots : *Pulmonis lateri cohærentia* (1).

(1) Hippocratis Coi, medicorum omnium longè principis, Opera, p. 297. Romæ, 1525.

Mais parmi les modernes, M. Littré est le seul qui se soit rendu compte de la maladie, ou, pour mieux dire, de la lésion dont il s'agissait réellement (1).

Ce qui le prouve, c'est le titre de *Fausses membranes dans la plèvre* dont il a fait précéder sa version française.

Ni Foës, ni Chartier ne s'étaient prononcés sur la nature de la maladie dont Hippocrate avait voulu parler.

Mais van Swiéten avait dit positivement qu'elle n'était autre que la péripneumonie. (*Comment.* du § 826 des *Aphorismes* de Boerhaave, page 725 de la 2ᵉ partie du tome II.)

Si telle eût été la pensée d'Hippocrate, il aurait intitulé son article : Περίπνευμονιη ; mais ce n'est pas à la péripneumonie qu'il songeait. Il est évident, d'ailleurs, que les symptômes véritables de la péripneumonie ne se trouvent point dans sa description.

Nous ferons la même remarque à l'égard de la pleurésie franche, et nous dirons que si l'auteur avait voulu traiter de cette maladie, il n'aurait pas donné d'autre titre à son article que celui de Πλευριτις.

Des réflexions analogues à celles que je fais ici ont été faites déjà depuis longtemps (dès l'année 1626), par Prosper Martiano, dans ses notes savantes sur Hippocrate. Voici comment il s'est exprimé à cet égard : « Quamvis ex destillatione à capite in pulmones, unde et pleuritis, et peripneumonia generantur, pulmo latus attingens ipsi adhæreat, id Hipp. attestante lib. *De Locis in Hom.* (voyez ce passage dans la version de Cornario donnée par Paitoni, t. I, n° 24, p. 72. Venise, 1737), et confirmante experientiâ. De hâc tamen non intelligendus est hoc in loco Hipp., sed de eâ agglutinatione, quæ absque inflammatione, et sine febre contingit : materia scil. crassa, et viscida, pulmonis lobos glutinis instar lateri affigente, ut optimè Salius adnotavit. » (*Magnus* HIPPOCRATES *Cous* PROSPERI MARTIANI, *medici Romani notationibus explicatus.* 1 vol. in-fol. Romæ, 1626, p. 182, c.)

____

(1) Œuvres *complètes* d'HIPPOCRATE, n° 59, p. 93 du t. VIIᵉ. In-8°, Paris, 1851.

Quel est le phénomène sonore dont voulait parler Hip pocrate ?

Foës le croyait analogue à celui qui se trouve indiqué dans le troisième livre *Des Maladies* (1) et dans le livre *Des Affec- tions internes* (2).

C'est ainsi, disait-il, qu'il faut entendre, dans le livre II *Des Maladies* (3), que la poitrine crie ou qu'elle fait un certain bruit à l'instar du cuir ou de la peau. « Sic igitur lib. II *De Morbis* intelligitur pectus stridere aut sonitum quemdam edere velut corium aut pellis (4). »

Van Swiéten, traitant de la *Péripneumonie* à propos du § 826 des *Aphorismes* de Boerhaave, émit une opinion (5) sinon aussi tranchée, du moins assez semblable à celle de Foës.

M. Littré nous paraît être le seul qui n'ait pas confondu le bruit particulier dont il est question dans cette note avec les bruits divers qui se produisent dans le poumon.

CONCLUSIONS.

1° En croyant que le poumon pouvait tomber sur le côté, Hippocrate a commis une erreur d'anatomie. Mais il faut re- connaître dans sa description la formation et l'existence de fausses membranes pleurétiques déterminant par leurs adhé- rences les douleurs et les autres symptômes que les malades

(1) « Και τα στηθεα αυτω αειδειν δοκεει. » (Του μεγαλου Ιπποκρατους... Foësio authore, p. 489. 33, in-fol. Genevæ, 1657. — Chartier a reproduit ce passage à la p. 585. B. du t. VII. Paris, 1649.)

(2) « Και οιδημα κατεχει τα στηθεα, και φλεγγεται βραχεως. » (Foësio authore, p. 535. 19 de l'édition de Genève, 1657, et dans Chartier, p. 643. F. du t. VII.)

(3) Le passage ici rappelé n'est autre que celui qui fait le sujet de cette note. Il est consigné à la p. 482, 20, de Foës, et à la p. 575. B. du t. VIIe de Chartier.

(4) ŒCONOMIA *Hippocratis*, p. 241. Genevæ, 1662.

(5) « Plerumque tunc simul adest (*in peripneumonia*) ingratus in pectore strepitus, qui fit, vel ab aere muco hic collecto irretito; vel a vesiculis pulmonum siccis, hincque crepitantibus instar corii arefacti, dum inspirando extenduntur. Simile quid indicare *videtur* Hippocrates, dum *De pulmone in latus decumbente* agit, ubi tunc talia symptomata enumerat, quæ peripneumoniæ optimè conveniunt..... Neque hanc emendationem Foësii ratione carere docet alter Hippocratis locus. » (*De Morbis*, lib. III, cap. VII, p. 585 Charterii), etc. — (*Comment.* du § 826 des *Aphorismes* de Boerhaave, page 725 de la deuxième partie du tome II. Turin, 1747.)

accusent, et par leur frottement l'une sur l'autre, le bruit de cuir neuf.

Martiano avait bien reconnu cet état de la plèvre quand il le rapportait à une matière épaisse et visqueuse qui faisait attacher les poumons à l'égal d'une colle.

Cet état, que n'accompagnaient ni l'inflammation ni la fièvre, pouvait naître à la suite d'une blessure ou de l'opération de l'empyème; mais il ne se rapportait, à proprement parler, ni à la pleurésie ordinaire, ni surtout à la péripneumonie.

2° Hippocrate a parfaitement entendu le bruit de cuir neuf.

Il l'a fait dépendre du sang, au lieu de l'attribuer au frottement des plèvres simplement desséchées, ou recouvertes de fausses membranes.

3° Mais il a bien vu qu'il se produisait au moment où les plèvres étaient en contact.

4° Il a vu également qu'il pouvait être consécutif à une blessure ou à l'opération de l'empyème.

5° Ce bruit de cuir différait entièrement, pour lui (son texte en est la preuve), des bruits anormaux qu'il avait entendus dans les poumons.

6° Foës, Chartier, Van Swiéten ne connaissaient point le phénomène sonore résultant du frottement des plèvres, et cette ignorance les a induits forcément en erreur.

7° Mais ce phénomène ayant été, pour ainsi dire, retrouvé de nos jours, et l'ouverture des cadavres ayant permis de découvrir la véritable cause de sa production, M. Littré a pu, sans trop de difficulté, mais non pour cela sans quelque mérite, rapporter l'effet à la cause, en interprétant sainement un point d'auscultation dont le sens véritable avait échappé pendant vingt-deux siècles à la pénétration des médecins.

8° Comme il avait entendu le bruit de cuir sur le côté du thorax, Hippocrate a pu dire que la respiration paraissait se faire par la poitrine.

« X. — *Bruit de cuir neuf.* — J'ai, t. vii, p. 1, montré que les médecins hippocratiques avaient connu le bruit de cuir qui se produit dans la poitrine. « Ce phénomène ayant été, pour ainsi dire, retrouvé de nos jours, dit M. L. Maillot (lisez Mailliot), et l'ouverture des cadavres ayant permis de découvrir la véritable cause de sa production, M. Littré a pu sans trop de difficulté, mais non pour cela sans quelque mérite, rapporter l'effet à la cause, en interprétant sainement un point d'auscultation dont le sens véritable avait échappé pendant vingt-deux siècles à la pénétration des médecins. » Ce m'est satisfaction et appui que d'obtenir de la sorte le concours de M. L. Maillot à mon sentiment. J'ai été le premier qui a, d'une façon systématique, appliqué l'ensemble des connaissances actuelles en médecine à l'interprétation des textes hippocratiques. Cela, d'après du moins mon expérience personnelle, est plus difficile que peut-être on n'est disposé à le croire. Le fait est que, sans compter les problèmes que je ne soupçonne pas, j'en laisse, à mon su et vu, bon nombre dont la solution m'a échappé.

En déterminant qu'il s'agit du bruit de cuir dans le passage hippocratique, j'ai modifié le texte, qui est : καὶ τρίζει τὸ αἷμα οἷον μάσθλης (1) , et dans lequel j'ai supprimé τὸ αἷμα. M. L. Maillot n'approuve pas cette suppression ; d'accord avec moi sur le sens général, il veut que l'on garde τὸ αἷμα, et traduit : « Le sang crie comme le cuir. »

Il est, sans doute, en général, prudent de ne pas toucher aux textes, du moins sans autorité de manuscrits ; et je ne m'y serais pas décidé, si la leçon τὸ αἷμα eut été assurée ; mais un manuscrit excellent et qui est de première autorité, en place de τὸ αἷμα, a τὸ δέρμα, qui ici ne signifie rien, mais qui met, je l'ai cru du moins, sur la voie de la vraie leçon. En effet, μάσθλης

----

(1) Littré. T. X, p. xxviii et suiv. de sa version française des *OEuvres complètes* d'Hippocrate. In-8. Paris, 1861.

était un mot archaïque; on l'a expliqué en marge par τὸ δέρμα;
de la marge, τὸ δέρμα, ce qui arrive souvent aux gloses, a passé
dans le texte; puis δέρμα, par une raison ou par une autre, a
été changé en αἷμα. Pour qui connaît les manuscrits, il n'y a
là rien que de plausible. D'ailleurs, conserver αἷμα (à supposer
que ce sens soit, comme M. Maillot le pense satisfaisant),
laisse subsister une difficulté sérieuse, à savoir que la présence de δέρμα dans un manuscrit de premier ordre reste
inexpliquée: au lieu que ma correction fait comprendre comment δέρμα et αἷμα peuvent se trouver, suivant les manuscrits,
dans ce même texte. »

RÉFUTATION DE M. LITTRÉ PAR L'AUTEUR.

Tout en remerciant M. Littré de l'honneur qu'il a fait à ma
brochure, je dois répondre à son article.

Je passe sous silence l'inexactitude avec laquelle mon nom
se trouve quatre fois écrit. C'est aux typographes qu'on a l'habitude de rapporter de pareilles fautes.

Ma réponse portera sur le fond même de la question.

Je ne puis pas revenir ici sur la discussion à laquelle je me
suis livré dans ma critique relativement au mot αἷμα, que
M. Littré a supprimé du texte grec, ce serait faire des répétitions inutiles. Mais je persiste à croire que ce mot a pu faire
primitivement partie du texte hippocratique. J'ai nommé les
auteurs dont je n'ai fait, du reste, que partager la manière de
voir.

Force a donc été de traduire: *Le sang crie comme le cuir.*

Ai-je pensé que ce sens fût satisfaisant, comme M. Littré
me l'attribue? Non, certainement. J'ai dit, au contraire,
qu'Hippocrate s'était trompé dans l'interprétation du bruit de
cuir, en l'attribuant au sang, au lieu de le rapporter aux
plèvres desséchées ou recouvertes de fausses membranes.
Mais je n'ai pas cru pour cela devoir supprimer le mot sang,
puisqu'il se trouve dans tous les exemplaires que Foës a pu
consulter.

J'ai traduit Hippocrate tel que je l'ai trouvé et non pas tel que j'aurais voulu qu'il fût. Si j'avais consulté mon goût, j'aurais écrit στηθεα à la place de αἷμα, comme Foës l'avait proposé.

M. Littré se fonde, pour faire la suppression du mot αἷμα, sur ce qu'il a trouvé dans un manuscrit de première autorité, δέρμα à la place de αἷμα, et il pense que ce δέρμα, qui a pris place dans le texte, met sur la voie de la véritable leçon.

Je ne saurais être de cet avis. Je conviens que δέρμα et μασθλης, font double emploi, et que δέρμα devrait être seulement à la marge. Mais de ce qu'un copiste a fait cette faute, et de ce qu'il a supprimé αἷμα, il n'en résulte pas qu'il faille supprimer ce mot, qu'ont conservé Calvo, Cornario, Foës et Chartier, premiers interprètes d'Hippocrate.

Foës avait pensé, je le répète, que le texte relatif au bruit de cuir avait dû être altéré, et il aimait à lire : *La poitrine fait du bruit comme le cuir.* Cette version, que M. Littré renouvelle, ne fait que supprimer la cause présumée de ce bruit. La difficulté n'était pas de savoir si le bruit provenait de la poitrine, ceci n'est pas douteux, et Hippocrate le fait entendre assez clairement. Mais de quelle partie de la poitrine provenait le bruit de cuir? Quelle cause le produisait? M. Littré fait éluder à l'auteur cette difficulté, en lui faisant dire : *Un bruit semblable à celui du cuir se fait entendre.* Hippocrate croyait qu'il provenait du sang, et il le disait. J'insiste donc, et je répète avec lui : *Le sang fait du bruit comme le cuir.* Pourquoi cette insistance de ma part? Parce que le texte est là et qu'un seul manuscrit ne saurait avoir assez d'autorité pour l'emporter sur tous les autres manuscrits.

ERRATA.

Pag.	Lign.	
2.	16	Lomnius, *lisez :* Lommius.
5.	6	de la note 12. et. *lisez* ei.
8.	7	de la note. tractit. *lisez* tradit. transmittitur. *lisez* transmittatur.
8.	15	de la note. Guillelmi. *lisez* Guilielmi.
24.	4	toux. *lisez* voix.
25.		note 3. — Retranchez la virgule qui sépare le nom d'Hippocrate du titre de son ouvrage.
64.		note 2. — Mettez ce signe (avant le mot recueil, qui est écrit en lettres italiques.
86.	14	Faites précéder cette ligne de la lettre B.
129.	20	phtisie. *lisez* phthisie.
145.	1	de la note. *lisez :* M. Cruveilhier a cru devoir désigner *après Laennec*, etc.
156.	17 et 18.	Amphoique, *lisez* amphorique.
162.	21	Ajoutez au commencement de cette ligne le signe suivant :(.
169.	11	Au lieu de Cruveilhier, *lisez :* Laennec.
171.	2	Retranchez le point et la virgule.
183.	»	Ajoutez à la note : *De la pneumonie chronique simple.* Thèse n° 24, soutenue le 3 février 1842, et *lisez* Raymond, au lieu de Raymont.
218.	»	Note 3. Au lieu de lire : qui fait suite à celle, *lisez* qui précède celle. Voyez aux pages 370 et 371 les deux observations auxquelles il est fait ici allusion.
231.	20	p. 7 *lisez* 17. C'est, en effet, la p. 17 du tirage à part

Pag.	Lign.	
		qui correspond à la p. 72 du t. vi de la *Revue médico-chirurgicale* de Paris pour l'année 1849.
233.	1	Au lieu de 5° seulement *lisez :* 4° et 5°.
300.	»	Après la p. 300, la pagination recommence depuis 1 jusqu'à 80. *lisez* 301, 302 et ainsi de suite jusqu'à la page 380 inclusivement.
313.	»	Tintement métallique. Ecrivez avant le 1° : *Théorie de Laennec.*
340.	11	Effacez la virgule après le mot Compression.
361.	13	Trente-trois. *lisez* trente-et-un.
369.	11	a. *lisez* la.
391.	26	Symptòmatiques. *lisez* sympathiques.
403.	2	de la note 2. divextus, *lisez* divexatus.
408.	28	Forcing. *lisez* foreign.
475.	»	Toux *tubaire.* C'est à Laennec (1) et non pas à M. Cruveilhier (2) qu'appartient cette qualification de la toux. Il faut que cette comparaison soit bien juste, pour que l'idée en soit venue séparément à ces deux médecins.
492.	28	Argenterius n'est autre qu'Argentier.
493		de cette page, à la p. 508 inclusivement, continuez le titre courant de la p. 492.

(1) Laennec. *Ausc. méd.*, 2° édit., t. 1, p. 90.

(2) Cruveilhier (J.), p. 296 du t. XIII du *Dict. de méd. et de chir. pratiques.*

| 512. | 5 | F. *lisez* E. |

TABLE ANALYTIQUE DES MATIÈRES.

CHAPITRE PREMIER.

AUSCULTATION DES VOIES SUPÉRIEURES DE L'AIR A L'ÉTAT PHYSIOLO-
GIQUE (FOSSES NASALES, PHARYNX, LARYNX, TRACHÉE-ARTÈRE)...

CHAPITRE DEUXIÈME.

NOTES RELATIVES

CHAPITRE TROISIÈME.

Auscultation de la voix et de la toux

ARTICLE Ier. — AUSCULTATION DE LA VOIX.

ARTICLE II.

Note critique sur un passage du deuxième livre *Des Maladies*
d'Hippocrate.
Réflexions de M. Littré sur cette note.
Réfutation de M. Littré par l'auteur.

Paris. — Typ. A. PARENT, rue Monsieur-le-Prince, 31.